W0263692

Monographien aus dem
Gesamtgebiete der Psychiatrie

60

Herausgegeben von
H. Hippius, München. W. Janzarik, Heidelberg
C. Müller, Onnens (VD)

Manfred M. Fichter

Verlauf psychischer Erkrankungen in der Bevölkerung

Unter Mitarbeit von
I. Meller, W. Witzke, S. Weyerer, J. Rehm,
H. Dilling und M. Elton

Geleitwort von H. Hippius

Mit 55 Abbildungen und 207 Tabellen

Springer-Verlag
Berlin Heidelberg New York
London Paris Tokyo
Hong Kong Barcelona

Prof. Dr. med. Dipl.-Psych. Manfred M. Fichter

Leiter des Forschungsbereichs Epidemiologie und Evaluation an der Psychiatrischen Universitätsklinik München, Nußbaumstraße 7, D-8000 München 2

und

Ärztlicher Direktor der Psychosomatischen Klinik Roseneck im Verbund mit der Medizinischen Fakultät der Ludwig-Maximilians-Universität München, Am Roseneck 6, D-8210 Prien

Die Untersuchung wurde von der Deutschen Forschungsgemeinschaft (DFG) als Projekt D4 am Sonderforschungsbereich 116 (Psychiatrische Epidemiologie), Zentralinstitut für Seelische Gesundheit in Mannheim (Direktor Prof. Dr. Dr. H. Häfner), Außenstelle München an der Psychiatrischen Universitätsklinik München (Direktor Prof. Dr. H. Hippius) sowie im DFG-Projekt F; 333-1/1 gefördert.

ISBN-13: 978-3-642-84202-3   e-ISBN-13: 978-3-642-84201-6
DOI: 10.1007/978-3-642-84201-6

CIP-Titelaufnahme der Deutschen Bibliothek
Fichter, Manfred M.: Verlauf psychischer Erkrankungen in der Bevölkerung / Manfred M. Fichter. Unter Mitarb. von I. Meller ... Geleitw. von H. Hippius. - Berlin ; Heidelberg ; New York ; London ; Paris ; Tokyo ; Hong Kong ; Barcelona : Springer-Verlag, 1990
   (Monographien aus dem Gesamtgebiete der Psychiatrie ; 60)
NE: GT

Geleitwort

Die psychiatrisch-epidemiologische Forschung in Oberbayern kann nunmehr auf eine beträchtliche Tradition zurückblicken. Brugger (1937) führte im Landkreis Rosenheim, nicht weit von Traunstein, ein Untersuchungsgebiet der "Oberbayerischen Verlaufsuntersuchung", eine Feldstudie durch. Er beschränkte sich damals auf eine Zählung der Geisteskranken im Sinne des Psychosebegriffs von Karl Jaspers (1913) und ermittelte eine psychiatrische Morbidität von etwas über 3 %. In den 70er Jahren wurden von Dilling und Mitarbeitern an der Psychiatrischen Klinik und Poliklinik der Ludwig-Maximilians-Universität in München drei psychiatrisch-epidemiologische Untersuchungen durchgeführt: 1. In der ersten Studie Anfang der 70er Jahre wurde in einem von der Weltgesundheitsorganisation geförderten Projekt die administrative Prävalenz in psychiatrischen Einrichtungen (niedergelassene Nervenärzte, psychiatrische Kliniken) untersucht (Dilling & Weyerer, 1978). 2. In der nächsten Studie wurde die Häufigkeit psychischer Erkrankungen bei Patienten in den Praxen praktischer Ärzte und Allgemeinärzte untersucht (Dilling, Weyerer & Enders, 1978). 3. Schließlich untersuchten Dilling und Mitarbeiter die psychiatrische Morbidität an einer repräsentativen Bevölkerungsstichprobe von 1668 Personen in drei Orten des Landkreises Traunstein (Dilling, Weyerer & Castell, 1984). Sie legten damit den Grundstein für die ab 1980 von Fichter und Mitarbeitern durchgeführte Oberbayerische Verlaufsuntersuchung.

Die "Oberbayerische Verlaufsuntersuchung" wurde von der Deutschen Forschungsgemeinschaft im Rahmen des Sonderforschungsbereichs 116 (Psychiatrische Epidemiologie) an der Universität Heidelberg/Mannheim, Außenstelle München, gefördert.

Die vorliegende Studie ist in mehrfacher Hinsicht bemerkenswert: 1. Im Rahmen der Oberbayerischen Verlaufsuntersuchung wurde eine größere Zufallsstichprobe aus drei Orten Oberbayerns zu zwei, 5 Jahre auseinanderliegenden Zeitpunkten von psychiatrisch geschulten Ärzten untersucht. 2. Als Informationsquelle dienten nicht nur die Ergebnisse dieser (teil-)strukturierten Interviews, sondern auch strukturierte Angaben der Hausärzte und umliegender psychiatrischer Kliniken über die Probanden sowie Angaben der Kranken- und Rentenversicherungsträger über stationäre Behandlungen. 3. Neben einer detaillierten Erfassung der Psychopathologie wurden auch Lebensereignisse, chronische Schwierigkeiten und das Ausmaß der sozialen Unterstützung in sehr sorgfältigen Explorationen erfaßt. 4. Ganz besonders hervorzuheben ist der Verlaufscharakter der Untersuchung; die Ergebnisse der Oberbayerischen Verlaufsuntersuchung gehen weit über eine deskriptive psychiatrische Epidemiologie hinaus. Ihre Ergebnisse ermöglichen es, Zusammenhänge der psychiatrischen Morbidität mit anderen Bereichen (soziodemographische Merkmale, adversive Lebensereignisse und chronische

Belastungen) analytisch zu erfassen. Auch sind die anhand einer repräsentativen ländlichen Bevölkerung gewonnenen Ergebnisse von großer Bedeutung für die Untersuchung ätiologischer Faktoren psychischer Erkrankungen. Auch werden über die Beschreibung des Neuauftretens psychischer Erkrankungen in dem 5-Jahres-Intervall (5-Jahres-Inzidenz) hinaus protektive Faktoren und Risikofaktoren für den Verlauf psychischer Erkrankungen im Detail analysiert.

Eine Untersuchung, die sich über einen so langen Zeitraum erstreckt und bei einer so großen Stichprobe im Felde durchgeführt wurde, ergeben sich sehr umfangreiche und vielfältige Daten. In diesem Buch ist es Herrn Fichter und seinen Mitarbeitern gelungen, diese Materialfülle strukturiert und in übersichtlicher Form darzustellen. Die Ergebnisse sind von Interesse für klinisch und wissenschaftlich interessierte Nervenärzte, für alle, die sich mit Verbreitung und Ursachen psychischer Erkrankungen befassen, Sozialversicherungsträger und jene, die an maßgeblicher Stelle an staatlichen Behörden die Bedarfs- und Versorgungsplanung psychiatrischer Dienste zur Aufgabe haben. Das Buch enthält analytisch-epidemiologische Ergebnisse für psychische Erkrankungen insgesamt und für einzelne diagnostische Gruppierungen (Alkoholismus, Schmerzsyndrome, affektive Erkrankungen, psychosomatische Erkrankungen, psychische Erkrankungen bei älteren Menschen, Hypertonus und psychische Erkrankungen) über die Einnahme psychoaktiver Substanzen, über die Bedeutung des Familienklimas auf Auflösung und Verlauf psychischer Erkrankungen, Zusammenhänge zwischen psychischen Erkrankungen und Mortalität, Krankheitsverhalten und die Inanspruchnahme medizinischer Dienste und über den Einfluß von akuten Lebensereignissen und chronischen Belastungen auf Auflösung und Verlauf psychischer Erkrankungen. Im letzten Kapitel sind die Ergebnisse zum Verlauf psychischer Erkrankungen (Inzidenz, Remission, Chronizität) und die Bedeutung verlaufsbeeinflussender Faktoren dargestellt, und Kausalmodelle zum Verlauf psychischer Erkrankungen wurden mit komplexen linearen statistischen Verfahren überprüft.

Nur wenige werden abschätzen können, wieviel Zeit, Fleiß und Mühe in einer solchen Arbeit stecken. Allein an der Durchführung und Auswertung des zweiten Querschnitts der Oberbayerischen Verlaufsuntersuchung waren im Laufe der Zeit 9 Ärzte, 7 Psychologen und 2 Dokumentationsassistentinnen an der Psychiatrischen Universitätsklinik tätig. Mehrere Jahre nach dem Beginn des ersten Querschnitts der Oberbayerischen Verlaufsuntersuchung wurde in den USA die große epidemiologische Verlaufsstudie, die unter der Bezeichnung "Epidemiological Catchment Area Study" bekannt ist, begonnen. Die Oberbayerische Verlaufsuntersuchung stellt im internationalen Vergleich eine der großen Verlaufsuntersuchungen an einer repräsentativen Bevölkerungsstichprobe dar und übertrifft viele der anderen Studien qualitativ, besonders auch durch ihre breite Datenbasis aus unterschiedlichen Informationsquellen. Andere zukünftige Studien im oberbayerischen Raume werden auf dieser Studie aufbauen. Ich wünsche diesem Buch, daß es eine breite Leserschaft besonders bei jenen findet, die an verantwortlicher Stelle mit Fragen der Verlaufsforschung, der psychiatrischen Epidemiologie, der Ätiologie psychischer Erkrankungen und der bedarfsgerechten Gestaltung der psychiatrischen Versorgung befaßt sind.

München, Juni 1989   Hanns Hippius

Danksagungen

Besonderen Dank sagen möchte ich Herrn Prof. Dr. H. Hippius (Direktor der Psychiatrischen Universitätsklinik München), Herrn Prof. Dr. Dr. H. Häfner (Direktor des Zentralinstituts für Seelische Gesundheit in Mannheim), Herrn Prof. Dr. Dr. M. H. Schmidt (Sprecher des ehemaligen Sonderforschungsbereichs 116 (Psychiatrische Epidemiologie) und Lehrstuhl für Kinder- und Jugendpsychiatrie in Heidelberg/Mannheim). Diese Verlaufsuntersuchung wäre nicht möglich gewesen ohne die fundierte erste Querschnittsuntersuchung von 1975 - 79 durch Dilling, Weyerer & Castell (1984). Dank gebührt auch allen Gutachtern. Besonders hervorzuheben sind hier die konstruktiven Anregungen von Herrn Prof. Angst, Herrn Prof. Cohen, Herrn Prof. Helmchen, Herrn Prof. Katschnig und Herrn Prof. Strotzka. Darüber hinaus danke ich den anderen Mitgliedern des ehemaligen Sonderforschungsbereichs 116 (Psychiatrische Epidemiologie) für die vielen fruchtbaren Anregungen, der Deutschen Forschungsgemeinschaft für ihre Förderung, den Projektmitarbeitern für ihre Einsatzbereitschaft, der Ärzteschaft des Landkreises Traunstein und deren gewählten Vertretern für ihre hilfreiche Unterstützung, den Bürgermeistern der Gemeinden Traunstein, Traunreut und Palling, dem Landrat des Landkreises, Herrn Landrat L. Schmucker, der Direktorin des Gesundheitsamtes Traunstein, Frau Dr. F. Achatz, sowie Herrn Prof. Dr. F. Poustka, Herrn Priv.-Doz. Dr. Bischof und den mit unserer Studie befaßten Mitarbeitern der Sozialversicherungsträger für ihre Mithilfe an diesem Projekt (Frau Dr. Wille, Frau Dr. Schulz (BfA); Herr Mahn (LVA Oberbayern); Herr Frech (AOK Traunstein)).

Für besondere wissenschaftliche Anregungen danke ich Prof. George Brown (London), Prof. Bruce Dohrenwend (New York), Prof. Jane Murphy (Boston), Prof. Barry Gurland (New York) und Prof. Darrell Regier (NIMH, Rockville Md.).

Eine besondere Danksagung gebührt den Ärzten der Psychiatrischen Universitätsklinik München, die bei Wind und Wetter die Erhebungsarbeiten im Felde durchführten: Frau Dr. Susanne Schmidt-Auberger, Herrn Dr. Christoph Buchborn, Frau Dr. Sabine Gomahr, Herrn Dr. Karl Leibl, Herrn Dr. Sebastian Maier-Madignier, Frau Dr. Ingeborg Meller, Frau Dr. Anne Morath und Herrn Dr. Wolfgang Witt. Weiterer Dank gilt jenen, die ebenfalls an den statistischen Auswertungen und Dokumentationen beteiligt waren: Frau Therese Eiberger, Herrn Dr. Eduard Haub, Herrn Dr. Hans-Joachim Koch, Herrn Raimar Koloska, Frau Maria Kurtz-Adam, Herrn Dr. Jürgen Rehm, Frau Cornelia Robert, Herrn Dr. Siegfried Weyerer und Herrn Dr. Wolfgang Witzke. Frau Manuela Kroker danke ich für ihre Geduld und Sorgfalt bei der Manuskriptgestaltung.

Die Untersuchung wurde von der Deutschen Forschungsgemeinschaft (DFG) im Rahmen des Sonderforschungsbereichs 116 (Psychiatrische Epidemiologie) und dem Projekt Fl 333-1/1 gefördert.

M. M. Fichter, November 1989

Danksagung und Verantwortlichkeiten für EDV-Berechnungen und statistische Auswertungen

<table>
<tr><td></td><td>Kapitel</td></tr>
<tr><td>1. Dr. Wolfgang Witzke</td><td>3.1.1.1</td></tr>
<tr><td>2. Dr. Martin Elton</td><td>3.1.1.2</td></tr>
<tr><td>3. Dipl.-Psych. Raimar Koloska</td><td>3.1.2</td></tr>
<tr><td>4. Dr. Wolfgang Witzke</td><td>3.1.3</td></tr>
<tr><td>5. Dipl.-Psych. Raimar Koloska</td><td>3.1.4</td></tr>
<tr><td>6. Dr. Wolfgang Witzke</td><td>3.1.5</td></tr>
<tr><td>7. Dr. Wolfgang Witzke</td><td>3.1.6</td></tr>
<tr><td>8. Dipl.-Psych. Raimar Koloska (Ausnahme: die mit § bez. Teile)</td><td>3.1.7</td></tr>
<tr><td>9. Dr. Wolfgang Witzke</td><td>3.1.9</td></tr>
<tr><td>10. Dipl.-Psych. Raimar Koloska</td><td>3.1.10</td></tr>
<tr><td>11. Dr. Martin Elton</td><td>3.1.11</td></tr>
<tr><td>12. Dr. Wolfgang Witzke (allg. Statistiken)</td><td>3.2</td></tr>
<tr><td>13. Dr. Wolfgang Witzke, Dr. Hans-Joachim Koch und Dipl.-Psych. Maria Kurtz-Adam</td><td>3.3</td></tr>
<tr><td>14. Dr. Wolfgang Witzke (allg. Statistiken), Dipl.-Psych. Raimar Koloska (Konfigurations-Frequenzanalysen) und Dr. Jürgen Rehm (lin. Kausalanalysen)</td><td>3.4</td></tr>
</table>

Für Andreas, Alina und Julian

Inhaltsverzeichnis

1 Einleitung und Stand der Forschung

Manfred M. Fichter

Definition und Geschichte der psychiatrischen Epidemiologie

Die *Epidemiologie* beschäftigt sich mit der "Verteilung einer Krankheit in Zeit und Raum sowie mit Faktoren, die diese Verteilung beeinflussen" (Lilienfeld, zitiert nach Cooper & Morgan, 1977, S. 11).

Folgendes sind wichtige Begriffe in der epidemiologischen Terminologie: **Grundgesamtheit** (Population) und **Stichprobe**: Die *Grundgesamtheit* stellt die Summe aller Individuen dar, über die es quantitative Aussagen über die Verteilung psychischer Erkrankungen zu machen gilt (z.B. die gesamte Bevölkerung der Bundesrepublik Deutschland). Da es aus praktischen und kostenmäßigen Gründen meist nicht möglich ist, die Grundgesamtheit insgesamt zu untersuchen, beschränkt man sich in der Regel auf die Auswahl einer für die Grundgesamtheit repräsentativen Stichprobe. Die Erstellung einer kompletten Liste der Personen der Grundgesamtheit und eine darauf aufbauende *Stichprobenziehung* ist in den meisten europäischen Ländern durch das Vorliegen von Gemeinderegistern bei der gegebenen Anmeldepflicht erheblich einfacher als in nordamerikanischen Ländern. In den meisten nordamerikanischen psychiatrisch-epidemiologischen Untersuchungen wurden sogenannte "household-samples" zugrunde gelegt und nach bestimmten Festlegungen bestimmte Personen eines Haushaltes untersucht. Hier kann es zu Verzerrungen kommen, nicht zuletzt, da bestimmte Personenkreise (Gefängnisinsassen, Patienten in Kliniken, Heimbewohner) dabei in der Regel nicht erfaßt werden. Bei einer **stratifizierten** Stichprobe können Personen einer bestimmten "Strata" (z.B. rassische Minoritäten) mit einer höheren Quote für die Stichprobe gezogen werden, so daß eine größere Datenbasis für diese Minoritätengruppe vorliegt; dies muß später bei der Berechnung von Morbiditätsraten durch entsprechende Gewichtung wieder berücksichtigt werden.

Die Möglichkeiten der Anwendung quantitativer Methodik für die Untersuchung von Grundgesamtheiten bzw. Stichproben aus der Grundgesamtheit gehen in der psychiatrischen Epidemiologie weit über die Erfassung von Morbiditätsraten in klinischen oder Feldstichproben und die Analyse der tatsächlichen medizinisch-psychiatrischen Versorgung und des Versorgungsbedarfs hinaus. So können mit epidemiologischen Methoden Personenkreise mit erhöhtem Risiko für eine psychische Erkrankung erfaßt und daraus Modelle für die Ätiologie psychischer Erkrankungen erarbeitet werden. Dabei können sowohl psychosoziale als auch biologische sowie multifaktorielle Risiken Berücksichtigung finden. So werden in der genetischen Epidemiologie Methoden der Molekulargenetik und der Epidemiologie verbunden (Egeland, 1987).

Generell lassen sich folgende drei epidemiologischen Betrachtungsebenen sehen: 1. **deskriptive** Ebene, 2. **analytische** Ebene, 3. **experimentelle** Ebene. Während in der experimentellen Forschung z.B. im Rahmen eines "Case-Control"-Versuchsplans die unabhängige Variable vom Versuchsleiter variiert wird, beinhaltet die epidemiologisch-evaluative Forschung in der Regel eine gleichzeitige Betrachtung zweier oder mehr Variablen. Die deskriptive Epidemiologie stellt Zusammenhänge beschreibend dar. Die analytische Epidemiologie arbeitet Risikofaktoren (z.B. soziodemographische Merkmale, belastende Lebensereignisse) für eine spätere Erkrankung oder für eine Zustandsveränderung heraus. Darüber hinaus gibt es auch Übergänge von der epidemiologisch-evaluativen Forschung zur experimentellen klinischen Forschung.

Die **Geschichte der epidemiologischen Forschung** ist eng verbunden mit wissenschaftlichen Strömungen und Konzepten über Ursachen und Behandlung psychischer Erkrankungen. In der Mitte des 19. Jahrhunderts führte der Bedarf für den Aufbau von psychiatrischen Kliniken in Nordamerika und Westeuropa zur wissenschaftlichen Bearbeitung der Rolle von Urbanisierung, Industrialisierung und Imigration als ursächlich relevante Faktoren für die Entstehung psychischer Erkrankungen. Während des zweiten Weltkrieges gewann die Diagnostik psychischer Erkrankungen für die Rekrutenauswahl sowie die Frage, welchen Einfluß belastende (Kriegs-)Erlebnisse auf Auslösung und Verlauf psychischer Erkrankungen haben, an Bedeutung. In dieser historischen Phase der Entwicklung der psychiatrischen Epidemiologie erschien es genügend, Methoden zur Hand zu haben, die es erlaubten, Beeinträchtigung durch psychische Erkrankung (Mental Impairment) mit Hilfe von standardisierten Fragebögen oder Interviews zu erfassen, während eine psychiatrische Diagnose unwesentlich erschien. Dies führte im sogenannten "Goldenen Zeitalter" der psychiatrischen, sozialen Epidemiologie in Nordamerika zu einer Reihe von Studien über psychische Erkrankungen in der Bevölkerung. Erwähnenswert sind in diesem Zusammenhang die "Midtown Manhattan"-Studie (Srole et al., 1962), der "Nation-wide Survey of Mental Health" von Gurin et al. (1960, 1968), die "Stirling County"-Studie von Leighton et al. (1963) und die "Baltimore Morbidity"-Studie (Commission on Chronic Illness, 1957).

Nordamerikanische Feldstudien

In der **"Midtown Manhattan"-Studie** wurde eine Stichprobe von 1.660 Erwachsenen interviewt. Nach den für heutige Begriffe etwas vagen Kriterien für die Fallidentifikation zeigten 23,4 % der Bevölkerung eine bedeutsame Beeinträchtigung durch psychische Erkrankungen. Werden leichtere Behinderungen durch psychische Symptome mit einbezogen, erhöht sich die Morbiditätsrate gar auf 81,5 %. Die Studie wurde wegen der Form der Fallidentifikation und der Tatsache, daß sie zwischen einzelnen psychiatrischen Diagnosen nicht unterschied, kritisiert. Die hohe berichtete Morbiditätsrate wurde als "Manhattan Madness" belächelt. Diese Kritik an der Studie hatte jedoch die beachtliche Auswirkung, daß in späteren und derzeitigen Bevölkerungsstudien die Kriterien zur Fallidentifikation verfeinert wurden. Der Verzicht auf eine diagnostische Klassifikation mag zum damaligen Zeitpunkt sinnvoll gewesen sein, führte später aber zu einer Gegenreaktion der *Operationalisierung psychiatrischer Diagnosen*.

In der **"Baltimore Morbidity"-Studie** wurden 809 Personen einer Stichprobe aus Haushalten in Baltimore von Ärzten untersucht. In der Studie wurden alle Altersgruppen nicht-institutionalisierter Personen in der Stadt erfaßt. Psychiatrische Diagnosen nach dem internationalen Diagnoseschlüssel (ICD) wurden von Psychiatern anhand der Interviewprotokolle gestellt und eine Prävalenzrate von 10,9 % wurde berichtet.

2

In der "**Stirling County**"-**Studie** untersuchten Leighton und Mitarbeiter 1.010 erwachsene Bürger eines ländlichen Landkreises in Kanada, der 20.000 Einwohner umfaßte. Nach ihren Ergebnissen kamen sie zu der Schätzung, daß 20 % der erwachsenen Bevölkerung eine behandlungsbedürftige psychische Erkrankung aufwiesen. 57 % der Stichprobe wiesen Symptommuster auf, die einer der Hauptkategorien für psychische Erkrankungen nach DSM-I (American Psychiatric Association) entsprachen. Den Ergebnissen der Studie zufolge fand sich eine besonders hohe Morbiditätsrate psychischer Erkrankungen in Verbindung mit sozialem und ökonomischem Abstieg, wenngleich die ursächlich relevanten Variablen dafür nicht identifiziert werden konnten. Hervorzuheben ist weiterhin der Versuch, implizite Kriterien des "Diagnostic and Statistical Manual of Mental Disorders I" der American Psychiatric Association (DSM-I) explizit in Itemformulierungen für das psychiatrische Interview zu fassen. Damit wurde ein guter Grundstein für eine Verlaufsuntersuchung gelegt, die von Murphy et al. (1985, 1986a, 1986b) auf der Basis des "Diagnostic and Statistical Manual of Mental Disorders" (DSM-III) der American Psychiatric Association (1980) fortgeführt wurde.

Das Einheitskonzept psychischer Erkrankungen, das z.B. in der Midtown Manhattan Studie in den USA seinen Niederschlag fand, basierte auf Theorien der sozialen Verursachung psychischer Erkrankungen und war stark von der Lehre Adolf Meyers an der Johns Hopkins Universität beeinflußt. Dieser hatte die Bedeutung sozialer, ökonomischer und persönlicher Entwicklungsfaktoren für die Ätiologie psychischer Erkrankungen besonders hervorgehoben. Es spielte nach diesem Konzept keine große Rolle, zwischen verschiedenen psychischen Erkrankungen zu unterscheiden, da sozialer Streß allen gemeinsam als vermeintliche Ursache zugrunde lag (Klerman, 1979). Die psychiatrische Epidemiologie erlebte in diesen "Goldenen Jahren" einen Aufschwung, dessen Ergebnisse in der Übersicht über wesentliche Feldstudien von Dohrenwend & Dohrenwend (1976) zusammenfassend dargestellt wurden. In dieser historischen Phase der Entwicklung der psychiatrischen Epidemiologie wurden Verfahren der Stichprobenziehung und der Verwendung standardisierter Fragebögen und Interviews zur systematischen Informationserfassung weiterentwickelt. In diesen Instrumenten fanden psychosoziale Faktoren, Hilfesuchverhalten, die soziale Rolle, Lebensereignisse und Persönlichkeit besondere Beachtung.

Eine Kritik an den Studien aus dieser Zeit ist die Vernachlässigung der psychiatrischen Diagnostik für einzelne psychische Erkrankungen und das Fehlen der Erfassung von Morbiditätsraten für einzelne Diagnosegruppen. So kam es, daß für die USA (anders als z. B. für Skandinavien) Ende der 70er Jahre bei den Anhörungen der "Presidential Commission on Mental Health" (1978), veranlaßt durch Präsident Carter, kaum Informationen über behandelte und unbehandelte psychische Erkrankungen einzelner Diagnosegruppen vorlagen. Ende der 60er Jahre war es bereits zu einer Stagnation der amerikanischen psychiatrischen Epidemiologie gekommen. Allgemeine Theorien (z.B. "social class versus social drift" als ursächliche Faktoren für Schizophrenie) wurden weiter heftig diskutiert, ohne daß substantielle neue Befunde dazukamen. Parallel dazu erfuhren andere Gebiete der Medizin wie die Psychopharmakologie, Neurobiologie, Genetik und psychiatrische Diagnostik beträchtliche Fortschritte. In dieser Phase der Theoriemüdigkeit war das "Diagnostic and Statistical Manual for Mental Disorders III" der American Psychiatric Association (1980) als explizit-pragmatisches Verfahren zur operationalen psychiatrischen Diagnostik entwickelt worden. Damit hatte sich die amerikanische Psychiatrie weit von dem Einheitskonzept für psychische Beeinträchtigungen fortentwickelt. Als Schrittmacher für diese Entwicklung ist die Arbeitsgruppe an der Washington University in St. Louis zu nennen.

Die Initiative der Presidential Commission on Mental Health Ende der 70er Jahre führte zu dem **Epidemiologic Catchment Area (ECA) Programm** *des* **National Institute of Mental Health**. Die Studie wurde multizentrisch in 5 Zentren durchgeführt. Die Ziele waren: 1. Die Beschaffung von Informationen über die Morbiditätsraten einzelner psychischer Erkrankungen in der Bevölkerung, 2. die Abschätzung des Versorgungsbedarfes für psychisch Kranke und 3. die Erarbeitung von Inzidenzraten und Ausarbeitung von Risikofaktoren. Bei der Stichprobenziehung wurde sowohl von Haushalten als auch von Personen in Heimen, Gefängnissen und Kliniken ausgegangen. Nach dem Versuchsplan sollten in jedem der 5 Projektzentren bei 2-3 Querschnitten im jährlichen Abstand jeweils mindestens 3.000 Personen untersucht werden. Dem allgemeinen Trend entsprechend wurde besonderer Wert auf die Entwicklung eines standardisierten und reliablen Meßinstrumentes zur Erfassung einzelner psychischer Erkrankungen gelegt. Zu diesem Zweck wurde das "Diagnostic Interview Schedule" (DIS) von Robins et al. (1981) entwickelt. Das DIS stellt ein in hohem Maße strukturiertes Interview für Laieninterviewer in epidemiologischen Feldstudien dar und erlaubt es, Diagnosen mittels EDV nach DSM-III, nach den "Feighner-Kriterien" (Feighner et al., 1972) und nach den "Research Diagnostic Criteria" zu stellen. Kritisch hervorzuheben ist die Verwendung von Laieninterviewern in der ECA-Studie. Möglicherweise ist die Verminderung der Datenqualität ein Preis, der hier für die Erreichung hoher Fallzahlen bezahlt wurde. Erste Ergebnisse des ersten Querschnittes wurden im Oktoberheft des "Archives of General Psychiatry" (1984) veröffentlicht. Zusammenfassend berichteten Burke & Regier (1988) folgende 6-Monats-Prävalenzraten für DIS/DSM-III Erkrankungen (Tabelle 1a):

Tabelle 1a: 6-Monats-Erkrankungs- und Behandlungsrate nach der amerikanischen "Epidemiological Catchment Area" (ECA)-Studie (Burke & Regier, 1988). x = Mittelwert; SE = Standard Error

Erkrankung	6-Monats-Prävalenzrate		Behandlungsrate psych. Erkrankung bei "Mental Health Specialist or Medical Physician" für Probanden mit psych. Erkrankung im 6-Monats-Zeitraum (in Prozent)	
	x	(SE)	x	(SE)
- keine psychische Erkrankung nach DIS	80,9		4,5	(0,2)
- DIS-Erkrankungen insgesamt	19,1	(0,4)	17,6	(0,9)

Erkrankung	6-Monats-Präva-lenzrate		Behandlungsrate psych. Erkrankung bei "Mental Health Specialist or Medical Physician" für Probanden mit psych. Erkrankung im 6-Monats-Zeitraum (in Prozent)	
	x	(SE)	x	(SE)
- DIS-Erkrankungen außer kognitive Beeinträchtigung u. Störungen durch psychotrope Substanzen	13,7	(0,4)	22,0	(1,2)
- Störungen durch psychotrope Substanzen	6,0	(0,3)	12,4	(1,3)
- Alkoholmißbrauch/-abhängigkeit	4,7	(0,2)	12,7	(1,5)
- Drogenmißbrauch/-abhängigkeit	2,0	(0,1)	11,0	(2,0)
- Schizophrene/schizophrenieforme Erkrankungen	0,9	(0,1)	48,1	(5,5)
- Schizophrenie	0,8	(0,1)	48,6	(5,9)
- schizophrenieforme Erkrankungen	0,1	(0,0)	43,8	(15,3)
- Affektive Erkrankungen	5,8	(0,3)	30,5	(2,1)
- manische Episode	0,5	(0,1)	32,8	(6,9)
- Typische depressive Episode	3,0	(0,2)	38,2	(2,8)
- Dysthymie	3,3	(0,2)	24,2	(2,5)
- Angstsyndrome	8,9	(0,3)	20,1	(1,3)
- Phobien	7,7	(0,3)	18,6	(1,4)
- Panikattacken	0,8	(0,1)	50,4	(5,4)
- Zwangssyndrome	1,5	(0,1)	26,5	(4,2)
- Somatoforme Störungen	0,1	(0,0)	60,9	(9,0)
- Antisoziale Persönlichkeit	0,8	(0,1)	17,3	(4,0)
- Kognitive Beeinträchtigung (schwer)	1,3	(0,1)	6,6	(1,5)

In den 5 Zentren waren insgesamt 18.572 Personen untersucht worden. Aufgrund der besonderen Stichprobenziehung, die mangels eines Gemeinderegisters erforderlich war (stratifizierte "household-samples" und Stichproben aus Institutionen) mußten unter Berücksichtigung des "U.S. Zensus für nicht-institutionalisierte Personen" von 1980 korrigierende Gewichtungen vorgenommen werden. Nach den Ergebnissen der

ECA-Studie hat etwa jeder 5. Proband (19,1 %) eine psychische Erkrankung nach DSM-III. Die vergleichsweise höchsten 6-Monats-Morbiditätsraten fanden sich für Angstsyndrome (8,9 %), was hauptsächlich durch die hohen Prävalenzraten bei phobischen Erkrankungen (7,7 %) bedingt ist. Die zweithäufigste diagnostische Gruppierung waren Störungen durch die Einnahme psychotroper Substanzen: 4,7 % wiesen Alkoholmißbrauch oder -abhängigkeit und 2,0 % Drogenmißbrauch oder -abhängigkeit auf. Affektive Erkrankungen waren etwa in der gleichen Häufigkeit wie Störungen durch psychotrope Substanzen zu finden (5,8 %); dies setzt sich etwa zur Hälfte aus typisch depressiven Episoden sowie Dysthymie zusammen. Andere diagnostische Kategorien waren deutlich seltener vertreten.

Robins et al. (1984) berichteten erste Lifetime-Prävalenzraten für DIS/DSM-III Erkrankungen. Die Lifetime-Prävalenzschätzungen aus der ECA-Studie wurden von Parker (1987) und Kendall (1988) äußerst kritisch hinterfragt, so daß diese Ergebnisse mit Skepsis gesehen werden müssen. Es dürfte nicht einfach sein, in einem zeitlich begrenzten Interview durch Laien, auch bei bester Ausbildung der Interviewer und hoher Motivation der Probanden, in begrenzter Zeit verläßliche Angaben über Symptome und Erkrankungen zu erhalten, die Jahre und Jahrzehnte zurückliegen.

Europäische Feldstudien

In Westeuropa nahm die psychiatrische Epidemiologie eine etwas andere Entwicklung als in Nordamerika. Untersuchungen im letzten Jahrhundert und in den ersten Jahrzehnten dieses Jahrhunderts erfaßten im wesentlichen psychotisch gestörte Geisteskranke und kamen auf Morbiditätsraten um 3 Promille bis 3 %. Cooper und Morgan (1977) beschrieben eine frühe norwegische Untersuchung, die von gemeindebediensteten Pfarrern und deren Lehrern durchgeführt wurde; sie kam zu sehr niedrigen Morbiditätsraten (2,65 Promille in städtischen und 3,03 Promille in ländlichen Regionen). Eschenburg (1885) berichtete ebenfalls als Morbiditätsraten für hospitalisierte und nicht hospitalisierte Geisteskranke um 3 Promille in Lübeck. In diesem Jahrhundert führte Brugger (1931) eine Geisteskrankenzählung in Thüringen und im Allgäu (1933) durch. Außerdem beschrieb er 1937 die Ergebnisse einer Feldstudie im Landkreis Rosenheim - sehr nah am Untersuchungsgebiet der Oberbayerischen Verlaufsuntersuchung. Brugger war vorwiegend am Einfluß genetischer Faktoren auf psychische Erkrankungen interessiert; er berichtete eine psychiatrische Morbiditätsrate von 3,5 %. Nach dem 2. Weltkrieg lag die psychiatrisch-epidemiologische Forschung in Deutschland - anders als in Nordamerika, in dem das "Goldene Zeitalter der psychiatrischen Epidemiologie" begann - darnieder. Essen-Möller führte 1947 eine beachtliche Feldstudie in Lundby durch (Essen-Möller 1956). In dieser Studie wurden so gut wie alle Einwohner eines umschriebenen Gebietes in Südschweden persönlich untersucht. Diese **"Lundby-Studie"** wurde in einem erneuten Querschnitt 1957 von Hagnell sowie 1972 von Hagnell und Öjesjö als Verlaufsstudie fortgeführt (Hagnell, 1966, 1981; Hagnell et al., 1982; Hagnell und Öjesjö, 1975). Bei der Lundby-Studie handelt es sich um eine der wenigen Langzeitverlaufsuntersuchungen einer Bevölkerungsstichprobe. Die untersuchte Population bestand 1947 aus 2.550 Personen. Eine andere skandinavische Verlaufsuntersuchung wurde von Lehtinen und Väisänen (1981) anhand einer Stichprobe von 1.000 Personen im Alter von 15 bis 64 Jahren in **Finnland** durchgeführt. Die erste Erhebungswelle war 1969/1971 (Prävalenzrate 26 %); die zweite Erhebung wurde nach einem Intervall von 5 Jahren durchgeführt. Sie berichteten über eine jährliche Inzidenzrate von 15,2 per Tausend Einwohner. 18 % der Probanden hatten im Fünfjahres-Intervall eine Behandlung wegen psychischer Erkrankungen (meist beim Hausarzt) erhalten. 3,9 % der Probanden waren im Fünfjahres-Intervall in einer psychiatrischen Klinik stationär behandelt worden (Psychiatric Hospital Care).

Eine repräsentative Stichprobe von 800 Frauen in **Göteborg** war von Hällström (1984) untersucht worden. Er berichtete eine Punktprävalenzrate für "typische (Major) depressive Episoden" nach den DSM-III-Kriterien (American Psychiatric Association, 1980) von 6,9 % (Episode einer Melancholie 2,9 %; nicht-melancholische Episode 4,0 %).

In Skandinavien, England und Nordamerika führte die Errichtung von **Fallregistern** ambulant und stationär behandelter psychisch Kranker zu wichtigen psychiatrisch-epidemiologischen Erkenntnissen zum Krankheitsverlauf und über die psychiatrische Versorgung für Männer und Frauen und Angehörige verschiedener sozialer Schichten. Dagegen wurden in der Bundesrepublik Deutschland durch eine restriktive Datenschutzpolitik Versuche einer derartigen evaluativen Versorgungsforschung "erstickt" (vgl. Häfner, 1983). Allerdings konnten im Rahmen eines **Sonderforschungs-bereichs für "Psychiatrische Epidemiologie"** der Deutschen Forschungsgemeinschaft von der Mannheimer und der Münchener Arbeitsgruppe wichtige Ergebnisse zur psychiatrischen Epidemiologie erarbeitet werden. In diesem Rahmen führte die Arbeitsgruppe um M. H. Schmidt (Schmidt et al., 1981, 1985; Esser und Schmidt, 1986, 1987) psychiatrische epidemiologische Längsschnittstudien bei 8- bzw. 13-jährigen Kindern und Jugendlichen durch. Castell und Mitarbeiter (Artner et al., 1984) untersuchten eine Stichprobe von 454 Kindern im Alter von 3 bis 14;11 Jahren im Rahmen der von Dilling initiierten ersten Querschnittuntersuchung der "Oberbayerischen Verlaufsuntersuchung" im Raum Traunstein. Dilling und Weyerer legten mit ihrer Feldstudie von 1975 bis 1979 an einer Stichprobe von 1.668 Probanden im Alter von 15 Jahren und älter den Grundstein für die "Oberbayerische Verlaufsuntersuchung". Die Arbeitsgruppe um H. Schepank (Schepank, 1987) untersuchte im Rahmen einer repräsentativen Kohorten-Feldstudie der Altersjahrgänge 1935, 1945 und 1955 eine Stichprobe deutscher Erwachsener in der Stadt **Mannheim**. Die Fallidentifikation war analog aber nicht identisch mit der in der "Oberbayerischen Verlaufsuntersuchung". In die Fallidentifikation ging ein: Die ICD (8)-Diagnose, Ergebnisse des halbstandardisierten Interviews (CGI nach Goldberg et al., 1970) und eine Schweregradeinteilung. Letztere unterschied sich von der Schweregradeinteilung in der "Oberbayerischen Verlaufsuntersuchung", so daß direkte Vergleiche leider nicht möglich sind. Die Arbeitsgruppe berichtete über eine Morbiditätsrate von 25 % für psychosomatische, neurotische und andere, überwiegend "psychogene" Erkrankungen (Schepank, 1982; Hönmann und Schepank, 1982; Schepank et al., 1984; Schepank, 1987; Hönmann, 1986). 11,6 % der Probanden wiesen psychovegetative bzw. psychosomatische Störungen auf, die bei Frauen signifikant häufiger als bei Männern vorkamen. Eine Altersabhängigkeit für diese Erkrankungen zeigte sich nicht. In der Studie wurden auch retrospektiv Risikofaktoren aus der frühen Kindheit erfaßt und mit der späteren Falldiagnose in Beziehung gesetzt. Bedeutsam erscheinende Risikofaktoren waren: Psychopathologische Züge in der Beziehung der Eltern zueinander, psychopathologische

Züge bei der Mutter, psychopathologische Züge beim Vater und ein Mutterdefizit bis zum 6. Lebensjahr (Hönmann und Schepank, 1982). "Da diese Ergebnisse von psychoanalytisch geschulten Experten, denen der Gesundheitszustand der Probanden bekannt war, auf der Basis eines Interviews anhand von Rating-Skalen gewonnen wurden, scheint es derzeit zunächst jedoch noch erforderlich, diese Befunde methodisch abzusichern, da Zirkelschlüsse nicht auszuschließen sind" (Hönmann, 1986, S. 386).

Die Arbeitsgruppe um Angst untersuchte eine *repräsentative Kohorte von 20jährigen im* **Kanton Zürich** (Angst, Dobler-Mikola und Binder, 1984; Angst und Dobler-Mikola, 1984a,b; Angst und Dobler-Mikola, 1985a,b). Im Jahre 1978 wurde eine Stichprobe von 2.201 Männern und 2.346 Frauen in einem 2-stufigen Vorgehen untersucht. Basierend auf den Ergebnissen der Hopkins-Symptom-Check-List (SCL 90) wurden 292 Männer und 299 Frauen mit besonders hohen bzw. niedrigen Werten auf der Skala für ein nachfolgendes, halbstrukturiertes Interview (SPIKE) ausgewählt. Die Studie war als Verlaufsuntersuchung angelegt. Die Prävalenzraten für depressive Syndrome waren für Männer und Frauen für einen 3-Monats-Zeitraum gleich. Depressive Syndrome mit einer Erkrankungsdauer von einem Jahr oder länger waren bei Frauen häufiger. Die Ergebnisse bestätigten die Hypothese eines Kontinuums depressiver Verstimmungen vom normalen bis zum pathologischen Bereich (Angst und Dobler-Mikola, 1984a). In einer folgenden Arbeit kamen die Autoren zu dem Schluß, daß eine ungleiche Geschlechterverteilung für Depression zumindest für ihre Stichprobe einen Definitions-Artefakt darstellte (Angst und Dobler-Mikola, 1984b). Angst und Dobler-Mikola (1985b) berichteten eine 1-Jahres-Prävalenzrate für "Major Depression", "Minor Depression" und Angsterkrankungen nach DSM-III von insgesamt 16,4 %. "Major Depression" zeigte in 36 % eine Komorbidität mit Angsterkrankungen, "Minor Depression" zeigte in 60 % eine Komorbidität mit Angsterkrankungen. Eine Sub-Klassifikation von Angstsyndromen erwies sich als problematisch. Angstzustände, Panikattacken, Agoraphobie, einfache Phobie und soziale Phobie zeigten mehr Gemeinsamkeiten als Unterschiede. Die Querschnittsprävalenzrate betrug für Angstzustände 2,9 % und für Phobien 4,3 % (insgesamt 7,2 %). Ein Fünftel dieser Fälle mit Angstsyndromen oder Phobien hatte in den vorausgegangenen 12 Monaten eine Behandlung gehabt (Angst und Dobler-Mikola, 1985a). Die Autoren argumentierten gegen eine forcierte kategoriale diagnostische Differenzierung von Angstsyndromen und Phobien.

Wittchen et al. (1987/88) untersuchten eine *Stichprobe von* **657 Probanden aus der Bundesrepublik Deutschland** im Vergleich zu einer Stichprobe stationär behandelter Patienten. Sie verwandten u.a. das "Diagnostic Interview Schedule" (Robins et al, 1981, 1982). Die Gesamtprävalenz psychischer Erkrankungen lag für die erwachsene Bevölkerung etwas unter 20 %. Im Vergleich zu der Studie von Dilling et al. ergaben sich Unterschiede hinsichtlich einzelner diagnostischer Kategorien, die jedoch mit zunehmendem Schweregrad geringer wurden. In der Bevölkerung waren leichte Erkrankungen, wie Angststörungen und psychosomatische Erkrankungen häufiger als schwerere Depressionen und Psychosen vertreten. Bemerkenswert waren die hohen Morbiditätsraten für Abhängigkeiten. Außerdem folgerten die Untersucher, daß Hinweise für eine Unterversorgung mit fachpsychiatrischen/psychotherapeutischen Diensten vorlag und vom Hausarzt relativ oft versäumt wurde, eine fachspezifische Behandlung (psychiatrisch bzw. psychotherapeutisch) einzuleiten. Bei dieser Stichprobe fand sich bei Frauen eine im Vergleich zu Männern höhere Morbiditätsrate für psychische Erkrankungen sowie ein "drastisch erhöhtes Risiko" für Alleinstehende, Geschiedene, Verwitwete und getrennt lebende Personen.

"Psychiatric Epidemiology Counts" - mit dieser Überschrift begann D.X. Freedman als Herausgeber der "Archives of General Psychiatry" sein "Editorial" zum Oktoberheft 1984 dieser Fachzeitschrift. In diesem Heft der wesentlichen amerikanischen Psychiatrie-Fachzeitschrift spiegelt sich die wachsende Bedeutung wider, welche in den letzten Jahren in Nordamerika und Westeuropa der psychiatrisch-epidemiologischen Forschung zukam. Beendete und laufende Untersuchungen in Europa (darunter auch die unsrige) erreichen zwar nicht diese Größenordnung der ECA-Studie, dürften aber dadurch, daß Erhebungen von ärztlichen Interviewern durchgeführt wurden, der amerikanischen Studie an Validität keineswegs nachstehen (vgl. Boyd et al., 1984; Eaton et al., 1984; Freedman, 1984; Klerman, 1986; Mezzich et al., 1984; Murphy et al., 1984; Myers et al., 1984; Regier et al, 1984, Robins et al.,1984; Weissman et al., 1988).

In *Verlaufsuntersuchungen* an repräsentativen Bevölkerungsstichproben können Erkenntnisse *zur wahren Inzidenz* und dem Verlauf psychischer Erkrankungen gewonnen werden. Bisher wurden in der Literatur jedoch nur wenige derartige Verlaufsuntersuchungen beschrieben. Durch unterschiedliche Zeitintervalle und verschiedene Verfahren der Fallidentifikation ist ein Vergleich der wenigen in der Literatur dargestellten Untersuchungen erschwert.

Bei einigen Studien sind andere methodische Probleme zu nennen: Die mögliche Verzerrung durch retrospektive Erfassung, eine verzerrende Kausalattribuierung durch den Befragten oder durch den Interviewer, die Problematik von Mittelwertsvergleichen, die Relativität von Ereignisstichproben und ihrer Einschätzung, die bei psychisch Kranken problematische Erfassung von Lebensereignissen durch Selbsteinschätzungsfragebogen und die Notwendigkeit der Berücksichtigung des Gesamtkontextes für die Beurteilung von Lebensereignissen und chronischen Schwierigkeiten.

Folgendes sind die wesentlichen Ziele der **Oberbayerischen Verlaufsuntersuchung**:

1. Erfassung der wahren Punkt-**Prävalenz** (7 Tage) und 5-Jahres-Prävalenz psychischer Erkrankungen für eine repräsentative Bevölkerungsstichprobe von drei ländlichen Gemeinden in Oberbayern und Darstellung der Prävalenzraten für verschiedene psychische (und auch körperliche) Erkrankungen. Im einzelnen finden sich in dieser Monographie Häufigkeitsangaben zu den folgenden Themenbereichen: 1. Psychische Erkrankungen allgemein, 2. Alkoholismus, 3. Einnahme von psychotropen Substanzen, 4. Schmerzsyndrome, 5. Depression und Angstsyndrome, 6. Psychosomatische Erkrankungen, 7. Gerontopsychiatrische Erkrankungen, 8. Hypertonus und psychische Erkrankung, 9. Mortalität und psychische Erkrankung, 10. Familienklima und psychische Erkrankung und 11. Persönlichkeitsfaktoren und psychische Erkrankungen.

2. Analyse der **Inanspruchnahme ambulanter und stationärer medizinischer Dienste** im 5-Jahres-Intervall für psychische Erkrankungen insgesamt sowie für spezielle psychische Erkrankungen (Alkoholismus, Depression, psychosomatische Erkrankungen, etc.).

3. Erfassung einschneidender **Lebensereignisse und chronischer Schwierigkeiten** auf der Basis des von G. Brown entwickelten Interviews und die Analyse des Zu-

9

sammenhangs zwischen äußeren belastenden Faktoren und dem Verlauf psychischer
Erkrankungen.

4. Analyse des **Verlaufs psychischer Erkrankungen** im Zweipunktevergleich der
ersten und zweiten Querschnittserhebung und im detaillierten, quartalsweise erfaßten
Verlauf für fünf Jahre. Über die rein deskriptive Darstellung hinaus werden erste Befunde linearer Kausalanalysen unter Verwendung neuerer komplexer statistischer Pro-
gramme (LISREL) am Beispiel depressiver Erkrankungen, Angstsyndrome und psychosomatischer Erkrankungen dargestellt.

2 Methodik

Manfred M. Fichter & Wolfgang Witzke

2.1 Untersuchungsgebiet

Von Dilling und Weyerer (1984) wurden drei Gemeinden im Landkreis Traunstein (südöstliches Bayern) als im wesentlichen repräsentativ für eine großstadtferne kleinstädtisch-ländliche Region ausgesucht. Es handelte sich dabei um die Kreisstadt *Traunstein* sowie die Orte Traunreut und Palling.

Nach dem "Statistischen Jahrbuch für die Bundesrepublik Deutschland" (1988) belegen folgende Zahlen den ländlichen Charakter des Erhebungsgebietes: Der Regierungsbezirk Oberbayern (in dem der Landkreis Traunstein liegt) hat eine Bevölkerungsdichte von 213 Einwohner je qkm (im Vergleich dazu: Bundesgebiet insgesamt = 246 Einwohner je qkm; Berlin (West) = 3.914 Einwohner je qkm, Hamburg = 2.082 Einwohner je qkm, Stadt München = 4.107 Einwohner je qkm). Im Landkreis Traunstein leben nur 94 Einwohner je qkm. Die Besiedlungsdichte ist damit noch etwas geringer als in den am wenigsten besiedelten Bundesländern der Bundesrepublik Deutschland: Niedersachsen (152 Einwohner je qkm), Bayern (156 Einwohner je qkm) und Schleswig-Holstein (166 Einwohner je qkm). Im April 1986 waren in der BRD 92,6 % der Erwerbstätigen Deutsche und 7,6 % waren Ausländer. Die Anteile einzelner Tätigkeitsbereiche, gegliedert nach Wirtschaftsabteilungen, gehen aus Tabelle 2 a hervor.

Tabelle 2 a: Prozentanteil der Personen nach Tätigkeit in verschiedenen Wirtschaftsabteilungen:

- 4,6 %	in Land- und Forstwirtschaft, Fischerei	
- 1,9 %	in Energie- und Wasserversorgung, Bergbau	41,0 %
- 33,2 %	im verarbeitenden Gewerbe	prod. Gewerbe
- 5,9 %	im Baugewerbe	
- 12,3 %	im Handel	21,6 %
- 5,7 %	in Verkehr- und Nachrichtenübermittlung	Handel/Verkehr
- 3,6 %	in Kreditinstituten u. Versicherungsgewerbe	
- 20,7 %	erbrachten Dienstleistungen	32,8 %
- 1,8 %	in Organisationen ohne Erwerbszweck	Sonstige
- 10,3 %	in Gebietskörperschaften und Sozial- versicherungen	(Dienst- leistg. etc.)

Im Landkreis Traunstein war der Anteil der Erwerbstätigen in Land- und Forstwirtschaft (besonders in der Gemeinde Palling) vergleichsweise hoch (9,3 %), während
der Anteil der Erwerbstätigen in Handel und Verkehr (16,1 %) vergleichsweise niedrig
war. 1986 waren nach ihrer *Stellung im Beruf* in der Bundesrepublik Deutschland tätig:
8,9 % als Selbständige, 2,7 % als mithelfende Familienangehörige, 8,8 % als Beamte,
40,2 % als Angestellte und 39,3 % als Arbeiter.

Tabelle 2a enthält die Einzelheiten der demographischen Charakterisierung für das
Erhebungsgebiet zum Zeitpunkt der beiden Erhebungen.

Traunstein liegt ca. 100 km von München und 40 km von Salzburg entfernt, so daß
die Region von Großstadteinflüssen relativ unberührt bleibt. Zur Zeit der
Stichprobenziehung 1974 war Traunstein mit 14.418 Einwohnern der größte Ort des
Landkreises und ist als Dienstleistungsort zu bezeichnen; immerhin arbeiten 40 % der
Erwerbstätigen in diesem Bereich. Fast 40 % der Einwohner leben seit Geburt, weitere
16 % seit mehr als 5 Jahren hier. Vor Beginn des 2. Querschnitts der Oberbayerischen
Verlaufsuntersuchung (1978) erhöhte sich die Einwohnerzahl, vor allem bedingt durch
Eingemeindungen, um ca. 3.000. Abb. 2 a und 2 b stellen regionale Besonderheiten in
graphischer Form dar und Tabelle 2 b gibt eine demographische Charakterisierung für
die drei untersuchten Orte.

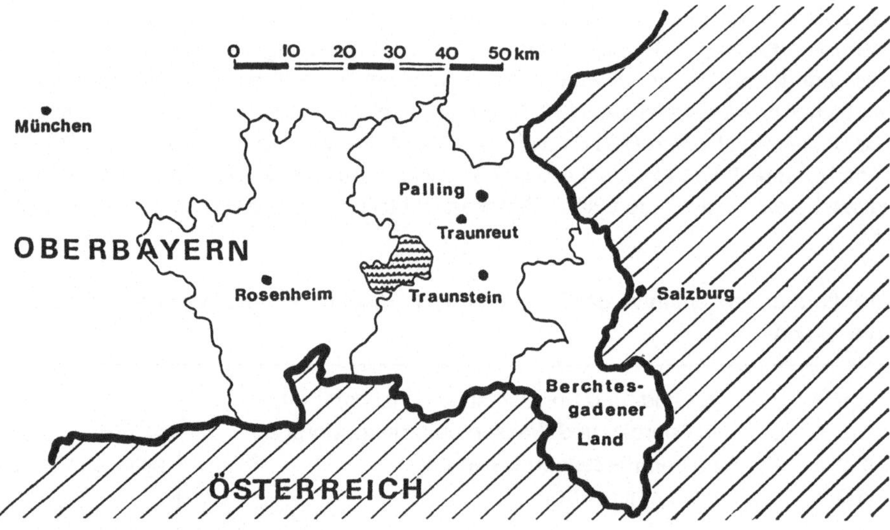

Abb. 2a: Untersuchungsgebiet

Traunreut, die zum Zeitpunkt der Stichprobenziehung zweitgrößte Stadt des Landkreises, erhöhte ihre Einwohnerzahl durch Eingemeindungen von 12.655 (1974) auf
17.893 (30.9.1977). Der Großteil der Bevölkerung dieses Ortes, der erst in der
Nachkriegszeit gegründet wurde, besteht aus deutschstämmigen Einwanderern aus
den Ostgebieten und dem Sudetenland, doch liegt auch der Ausländeranteil (besonders Jugoslawen) mit 14% recht hoch. Die Bevölkerungsmobilität liegt wie in Traun-

12

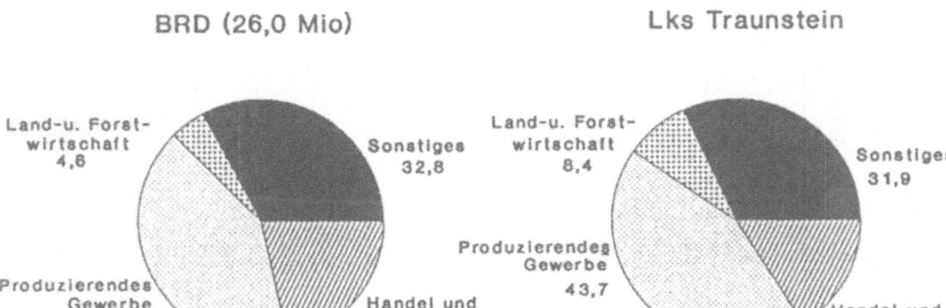

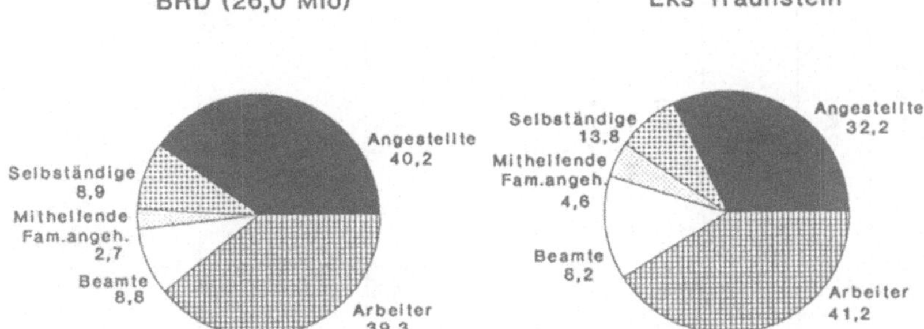

Abb. 2b: Erwerbstätige 1986 nach Wirtschaftsbereichen und nach Stellung im Beruf

stein bei etwa 10% jährlich. Da ca. 80% der Berufstätigen in produzierenden Großbetrieben arbeiten, kann man Traunreut als Industriegemeinde bezeichnen. Die demographischen Charakteristika der drei Gemeinden sind aus Tabelle 2 a zu ersehen.

Eine ganz andere Sozialstruktur liegt in der Gemeinde **Palling** vor. So leben über 60% der Einwohner seit Geburt, ein weiteres Viertel seit über 5 Jahren im Landkreis Traunstein. Die Mobilitätsrate ist mit ca. 5% jährlich relativ gering. 40% der Berufstätigen sind in der Land- oder Forstwirtschaft beschäftigt. Von dieser Gruppe bewirtschaftet jeder Zehnte eine Nutzfläche von mindestens 30 ha. Aus diesem Grund ist Palling eine vorwiegend auf Bodenkultur ausgerichtete Landgemeinde. In der Zeit von 1974 bis 1979 stieg die Einwohnerzahl von 1.973 auf 2.863, was vor allem auf die Gebietsreform zurückzuführen ist; dies hat jedoch keinen direkten Einfluß auf die Verlaufsuntersuchung, da hier nur solche Personen befragt wurden, die schon vor 1975 ausgewählt wurden. Auch für den Vergleich der Prävalenzraten der 70er mit denen der 80er Jahre spielt die Gebietsreform keine Rolle, da auch die 80er-Prävalenzstichprobe aus den Bewohnern der früheren engen Ortsgrenzen ausgewählt wurde.

Tabelle 2 b: Demographische Charakterisierung der drei Untersuchungsorte

Demographische Charakteristika	Traunstein		Traunreut		Palling		
	bei 1. Erhebung 70er Jahre	bei 2. Erhebung 80er Jahre d)	bei 1. Erhebung 70er Jahre	bei 2. Erhebung 80er Jahre d)	bei 1. Erhebung 70er Jahre	bei 2. Erhebung 80er Jahre d)	Landkreis Traunstein 1987 d)
Fläche a) am 1.1.1975 in qkm 4.03	36,0	48,6		45,0	33,0	53,8	
Wohnbevölkerung a)	14.418	17.036	12.655	18.507	1.973	2.911	145.408
Bevölkerungsbewegung (1974) a)							
Zugezogene (%)	7,0	--	9,7	--	5,7	--	--
Fortgezogene (%)	9,5	--	10,5	--	3,5	--	--
Geschlecht männlich (%)	44,5 e)	44,2	48,0 e)	47,3	48,8 e)	48,0	47,4
weiblich (%)	55,5 e)	55,8	52,0 e)	52,7	51,2 e)	52,0	52,6
Alter 0-15 (%)	21,2	13,4	24,8	19,7	27,3	19,6	15,9
15-44 (%)	37,3	40,0	46,5	38,5	37,2	42,9	42,2
45-64 (%)	25,8	25,2	19,0	26,9	21,8	21,6	25,2
65+ (%)	15,7	21,3	9,7	15,0	13,7	15,9	16,4
Erwerbstätigkeit b)							
Land- und Forstwirtschaft (%)	4,4	3,1	0,2	2,7	40,5	19,6	9,3
Produzierendes Gewerbe (%)	28,5 b)	27,5	79,2 b)	66,1	37,9 b)	47,4	42,2
Handel und Verkehr (%)	26,7	24,7	8,1	10,1	10,2	13,6	16,1
Dienstleistung (%)	40,4	44,7	12,5	21,1	11,4	19,4	32,4
Berufliche Stellung							
Selbständige (%)	13,0	11,0	4,4	6,8	21,5	16,1	13,8
Mithelfende Familienangehörige (%)	5,9	2,2	2,0	1,6	26,0	12,8	4,6
Beamte (%)	16,7	16,2	2,8	5,4	3,1	4,7	8,2
Angestellte (%)	33,6	40,0	28,1	32,0	10,0	26,5	32,2
Arbeiter (%)	30,8	30,6	62,7	54,2	39,5	39,9	41,2
Personen in Einpersonenhaushalt c) (%)	15,3	36,2	9,7	28,3	6,4	17,8	27,5
Durchschnittl. Personenzahl pro Haushalt c) (%)	3,3	--	3,3	--	4,7	--	--
Erwerbslose (%)		1,8		3,9		0,6	1,9
Anteil der Ausländer (%)		2,7		9,7		1,0	3,7

Quelle: a) Gemeindedaten 1975, Stichtag 31.12.74; b) Gemeindedaten 1973, Stichtag 27.05.70; c) Ergebnisse der Feldstudie; d) Gemeindedaten 1987, Bayer. Landesamt für Statistik und Datenverarbeitung; e) Gemeindedaten 1973, Stichtag 31.12.72.

2.2 Stichproben und Versuchsplan

2.2.1 Stichprobe der ersten Querschnittserhebung

Für die erste Querschnittserhebung (Dilling & Weyerer,1984 b) wurde das Stichpro-
benkollektiv auf 1.500 festgelegt, und zwar 600 für jede der beiden Städte sowie 300
für Palling. Die Probanden wurden aus den Einwohnerkarteien der jeweiligen
Gemeindeverwaltungen "systematisch" ausgewählt, d.h. daß eine festgelegte Quote
von allen Einwohnern in die Stichprobe aufgenommen wurde. Von den 1.944 Personen, die angeschrieben wurden, verweigerten 132 (6,8%) die Teilnahme, 14,2% waren
neutrale Ausfälle, vor allem Personen, die nicht zur Bevölkerung gehörten. Die end-
gültige Stichprobe bestand aus 1.668 Personen und zeigte bezüglich der Alters- und
Geschlechtsverteilung eine gute Übereinstimmung mit der Allgemeinbevölkerung, so
daß auf ein hohes Maß an Repräsentativität geschlossen werden kann. Die erste Querschnittserhebung konnte an 1.536 von 1.668 Probanden durchgeführt werden (vergl.
Dilling & Weyerer, 1984).

2.2.2 Verlaufsstichprobe

Wie aus Tabelle 2 c und Abb. 2 c zu ersehen ist, konnten 1.386 (83%) der ursprünglich
1.668 Probanden im Rahmen der 5-Jahres-Follow-up-Untersuchung noch einmal befragt werden. 80 Probanden (4,8%) waren zwischenzeitlich verstorben. Die Schwundquote durch Verweigerung und Nichtauffindbarkeit war mit 12,3% außerordentlich gering. Die Ergebnisse der Verlaufsuntersuchung sind damit erheblich repräsentativer als
vergleichbare amerikanische Untersuchungen, bei denen die Schwundquote z.T. über
50% lag. Dies lag nicht zuletzt daran, daß auch 44 der früheren Verweigerer interviewt
werden konnten. Auch Probanden, die zwischenzeitlich verzogen waren, wurden - soweit es möglich war - noch einmal aufgesucht und befragt.

2.2.3 Repräsentative Stichprobe der 80er Jahre

Innerhalb der 5 Jahre, die zwischen den beiden Erhebungen lagen, hat sich die Bevöl-
kerungsstruktur durch Zu- und Wegzug sicherlich verändert, so daß für die
Verlaufsstichprobe eine Repräsentativität für die 80er Jahre nicht als gegeben angesehen werden kann. Es wurde deshalb nach den gleichen Quoten und mit demselben
Verfahren wie bei der ursprünglichen Stichprobenziehung eine Stichprobe der im
zurückliegenden 5-Jahres-Intervall zugezogenen Personen gewonnen. Da der Anteil
der Zugezogenen nicht in der definierten, sondern in der befragten Stichprobe mit den
Verhältnissen in der Gesamtbevölkerung übereinstimmten sollte, wurde zunächst eine
etwas größere Gruppe von Zugezogenen angeschrieben und aufgesucht (insgesamt
568), wovon durch Wegzug, Tod, Verweigerung etc. wieder 174 entfielen. 394 Zugezogene wurden interviewt. Davon wohnten 353 Personen in den ursprünglichen Ortsgrenzen.

Tabelle 2 c: Stichproben des 1. und 2. Querschnittes. * = % der Verweigerer beim 1. Querschnitt

	N	%
1. Querschnitt t_1: Querschnittsstichprobe Prävalenz 70er Jahre		
- Stichprobe älter 15 J. (A)	1.668	100,0
- befragte Probanden (B)	1.536	92,1
- davon in Palling	295	93,9
Traunreut ges.	620	76,8
" Ausländer	68	66,7
Traunstein	621	75,5
- Verweigerer	132	7,9
2. Querschnitt (t_2):		
1. Verlaufsstichprobe		
- befragte Personen von A	1.386	83,1
- Verweigerer von A	202	12,1
- Verstorbene von A	80	4,8
- befragte Probanden von B		
(Verlaufsstichrobe im engeren Sinne)	1.342	87,4
- befragte Probanden		
der Verweigerer vom 1. Querschnitt	44	33,3*
2. Repräsentative Stichprobe der 80er Jahre		
(Prävalenzstichprobe 80er Jahre)		
- definierte Stichprobe älter 15J. (0)	1.979	100,0
- davon befragt (N)	1.666	84,2
- davon verweigert/Ausfall	313	15,8
a) Teilnehmer nach Altersgruppen		
(in Jahren) 15 - 19	171	10,3
20 - 24	152	9,1
25 - 44	522	31,3
45 - 64	463	27,8
65 - 74	218	13,1
75 +	140	8,4
b) Teilnehmer nach Geschlecht		
Männer	736	44,2
Frauen	930	55,8
3. Kinder- und Jugendlichenstichprobe		
a) **Gesamtstichprobe von Kindern** ($<$ 15 J.		
bei t_2) **und Jugendlichen** (15-20 J. bei t_2)		

	N	%
- bei t_1 gezogene Stichprobe (A)	454	100,0
- davon bei t_1 befragt (B)	375	82,6
- Nachuntersuchung von B:		
- nachuntersucht	285	76,0
- weggezogen	43	11,5
- Teilnahme verweigert	39	10,4
- Ausländer (n.u.)	8	2,1
b) **Kinderstichprobe** beim 2. Querschnitt		
im Alter unter 15 J.	118	100,0
- davon befragt	96	81,4
- davon weggezogen	14	11,9
- davon verweigert	8	6,8
c) **Stichprobe von Jugendlichen** im Alter		
von 15-20 Jahren bei t_2	257	100,0
- davon nachuntersucht	189	73,5
- davon Nachinterview verweigert	31	12,1
- davon Ausländer (n.u.)	8	3,1
- zwischenzeitlich weggezogen	29	11,3
4. "Life-Event"-Stichprobe		
- Fälle bei t_1 bzw. t_2	19	100,0
- Fälle bei t_1 bzw. t_2, davon befragt	153	77,7
- Gesunde Kontrollen bei t_1, t_2		
und Intervall (befragt)	89	100,0

Um die Ergebnisse der Studie in den 80er Jahren mit denen der 70er Jahre vergleichen zu können, sollte das zugrunde gelegte Untersuchungsgebiet das gleiche sein. Aus der Stichprobe wurden deshalb nach Abschluß der Befragung alle Personen ausgegliedert, die zum Zeitpunkt der Befragung außerhalb der alten Ortsgrenzen wohnten, darunter auch 41 der 394 Zugezogenen. Da die Verlaufsstichprobe nur noch Personen über 20 Jahre enthielt, wurde in die 80er-Prävalenzstichprobe auch der Teil der ursprünglichen Kinderstichprobe (Castell etc.) übernommen, der das 15. Lebensjahr vollendet hatte. Von ursprünglich 397 Kindern zwischen 3 und 15 Jahren (davon 375 befragte) waren dies 287, wovon allerdings insgesamt wieder 39 durch Wegzug, Verweigerung etc. ausfielen. Zwar konnten 248 befragt werden, aufgrund der engen Ortsgrenzen konnten aber nur 201 in die 80er-Prävalenzstichprobe aufgenommen werden. Die drei Teilstichproben, Verlaufsstichprobe, bis dahin Zugezogene und ehemalige Kinderstichprobe, ergaben zusammen 1.706 befragte Probanden. Rechnet man die Verweigerer und Ausfälle dieser Teilstichproben hinzu, so kommt man auf 2.019 Personen, die theoretisch in die 80er-Prävalenzstichprobe gehören. Die

Ausfallquote durch Verweigerung und Nichtauffindbarkeit beträgt damit 15,5%. Nach Abschluß der Befragung wurde noch einmal kontrolliert, ob die befragte Stichprobe in bezug auf Alter, Geschlecht und Anteil der Zugezogenen mit den Verhältnissen in der Population des Landkreises in etwa übereinstimmt. Dabei wurde festgestellt, daß sich, bedingt durch den zeitlichen Ablauf der Befragungen, eine Überrepräsentierung der 15- und der 20jährigen ergab. Durch eine Zufallsauswahl unter diesen beiden Altersgruppen wurde die Altersverteilung der Stichprobe der Gesamtbevölkerung wieder angeglichen. Die repräsentative Stichprobe für die 80er Jahre verkleinerte sich dadurch auf 1.666. Diese Stichprobe mit Personen über 15 Jahre bildet die Grundlage für die meisten der nachfolgenden Ergebnisse.

2.2.4 Kinderstichprobe

Neben der Stichprobe der über 15jährigen wurde bei der 1. Querschnittserhebung auch eine Stichprobe von Kindern zwischen 4 und 15 Jahren gezogen (N = 454), von denen 375 befragt bzw. verschiedenen Tests unterzogen wurden (vergl. Artner et al, 1984). Von den ursprünglich 454 Kindern waren zum Zeitpunkt der 2. Erhebung 118 noch jünger als 15 Jahre und wurden deshalb nicht zusammen mit der 80er-Prävalenzstichprobe von Erwachsenen untersucht, sondern mit einem zum Teil anderen Instrumentarium als die älteren Probanden als getrennte Stichprobe nachbefragt.

Abb. 2 b gibt eine Übersicht über die einzelnen Stichproben nach Altersklassen zu beiden Erhebungszeitpunkten.

2.2.5 Stichprobe bei kritischen Lebensereignissen (Life Events)

Hier wurde ein Fall-Kontroll-Versuchsplan verwendet. Fälle, welche folgende Kriterien erfüllten, fielen in die Life-Event-Stichprobe zur Beurteilung eines getrennten Interviews nach G. Brown zur Erfassung von Lebensereignissen und chronischen Schwierigkeiten.

1. Kriterium: Geschlecht weiblich

2. Kriterium: Alter beim 2. Querschnitt 20-65 Jahre

3. Kriterium: Vorliegen einer der folgenden Diagnosen beim 1. Querschnitt (t_1)
oder beim 2. Querschnitt (t_2) oder im 5-Jahres-Intervall mit
Schweregrad von 2, 3 oder 4

1. Querschnitt (ICD 8):
    296.0   Involutionsdepression
    296.2   Depression bei Zyklothymie
    296.3   zirkuläre Verlaufsform manisch-depressiver Psychosen
    296.8   soweit depressive Symptomatik
    296.9   nicht näher bezeichnete affektive Psychosen
    298.0   reaktive depressive Psychose
    300   Neurosen
    305   psychosomatische Störungen oder

2. Querschnitt (ICD 9):
  296.1/3/4/5/6/8/9 endogene affektive
         Psychose mit überwiegend depressiver Symptomatik
  298.0   reaktive depressive Psychose
  300   Neurosen
  306   körperliche Funktionsstörungen psychischen Ursprungs
  309.0   kurzdauernde depressive Reaktion
  309.1   längerdauernde depressive Reaktion
  309.2   Anpassungsstörung mit überwiegend emotionaler Symptomatik
  311   anderweitig nichtklassifizierbare depressive Zustandsbilder
  316   psychosomatische Erkrankungen im engeren Sinne

4. Kriterium: (Ausschluß)

Als Ausschlußkriterium dienten folgende Diagnosen (S $\geq$ 1):

ICD 8	ICD 9	(als 1. oder 2. Diagnose)
290	290	Demenzen
291	291	Alkoholpsychosen
292/293/294	293/294	org. Psychosen
-	292	Drogenpsychosen
295	295	Schizophrenie
297	297	Paranoide Syndrome
298.2/3/9	298.2/3/4/8/9	andere Psychosen
309	310	spezifische nichtpsychotische Störungen nach Hirnschäden
310-315	317-319	Oligophrenien

Es erfüllten 197 Probanden die Fallkriterien 1-4, und 153 von ihnen (77,7%) nahmen an einem getrennten Life-Event-Interview (LEDS) teil. Diese Fälle lassen sich hinsichtlich des Verlaufes in folgende 3 Gruppen unterteilen:

1. Chronisch Kranke

Kriterien:

1. Im 1. Querschnitt (A 10) entsprechende Diagnose S$\geq$2
2. Im 2. Querschnitt (D 4) entsprechende Diagnose S$\geq$2
3. Verlauf: Maximaler Schweregrad im 5-Jahres-Intervall der o.g. Diagnose Schweregrad $\geq$ 2

2. Remissionen

Kriterien für Remissionsgruppe R1:

1. Im 1. Querschnitt (A10) entsprechende Diagnose S$\geq$2
2. Im 2. Querschnitt (D 4) psych. gesund S$\leq$1

Kriterien für Remissionsuntergruppe R2, wie R1 und zusätzlich:

3. Besserung erfolgte innerhalb der letzten 2 Jahre vor der Nachuntersuchung

3. Neuerkrankte (Indizenz) I1

Kriterien:

1. Im 1. Querschnitt (A10) gesund ($S \leq 1$)
2. Im 2. Querschnitt (D 4) entsprechende Dg. $S \geq 2$

Kriterien für Neuerkrankungsgruppe I2:
wie I1 und zusätzlich: Gesund im Verlauf der ersten 3 Jahre ($S \leq 1$) und
Erkrankungsbeginn ($S \geq 2$) in den letzten beiden Jahren.

Insgesamt wurden 89 gesunde Probanden (Schweregrad 0 bei t_1, t_2 und im Intervall) den Fällen paarweise zugeordnet ("gematched"), wobei ein gesunder Proband jeweils einem Fall der Kategorien 1-3 (chronisch, Remission, Neuerkrankung) zugeordnet werden konnte.

Erläuterungen zu Abb. 2 c

Stichproben:
A - ursprünglich gezogene Stichprobe von Personen über 15 J. beim 1. Querschnitt,
    N = 1.668 (Dilling & Weyerer, 1984 a,b)
B - untersuchte Probanden beim 1. Querschnitt (t_1) N = 1.536
C - ursprüngliche Stichprobe der Kinder und Jugendlichen bis 15 J. zum
    1.Querschnitt (t_1); N = 454
D - interviewte Personen der ursprünglichen Kinder- und Jugendlichenstichprobe
    beim 1. Querschnitt; N = 375
E - Verlaufsstichprobe erwachsener Probanden ($\geq$ 20 Jahre), welche bei beiden
    Querschnitten t_1 und t_2 untersucht worden waren ; N = 1.342)
F - gezogene Stichprobe neu zugezogener Probanden $\geq$ 15 J.; N = 540
G - befragte Probanden der Verlaufsstichprobe von Kindern unter 15 J. zum
    2. Querschnitt t_2
H - interviewte Probanden (Alter $\geq$ 15 J.), welche bei t_2 noch in alten
    Ortsgrenzen wohnten (N = 1.152 + 201 = 1.353)
I - befragte Probanden der Zugezogenenstichprobe $\geq$ 15 J. beim 2. Querschnitt t_2;
    N = 353
K - interviewte Probanden der Prävalenzstichprobe für die 80er Jahre
    repräsentativ für 3 Gemeinden (2. Querschnitt) N = 1.666. Die gezogene
    Prävalenzstichprobe für die 80er Jahre umfaßte 1.979 Personen; davon waren 313
    Personen neutrale Ausfälle, z. B. nicht überwiegend im Gebiet wohnend.
L - Verlaufsstichprobe Jugendlicher (Alter beim 2. Querschnitt: 15-19;11 J. bei
    t_2 in alten Ortsgrenzen, N=271)
M - 44 Probanden aus der ursprünglichen Erwachsenenstichprobe für den
    1. Querschnitt (A), welche bei t_1 verweigerten und denoch bei t_2 zur Mitarbeit
    gewonnen werden konnten

VA   = Verweigerer und Ausfälle
VA 1 = Verweigerer/Ausfälle von A (N = 132)
VA 2 = Verweigerer/Ausfälle der Verlaufsstichprobe sowohl vom
    1. als auch vom 2. Querschnitt (N=88)
VA 3 = Verweigerer/Ausfälle der Verlaufsstichprobe bei t_2 (N=114)

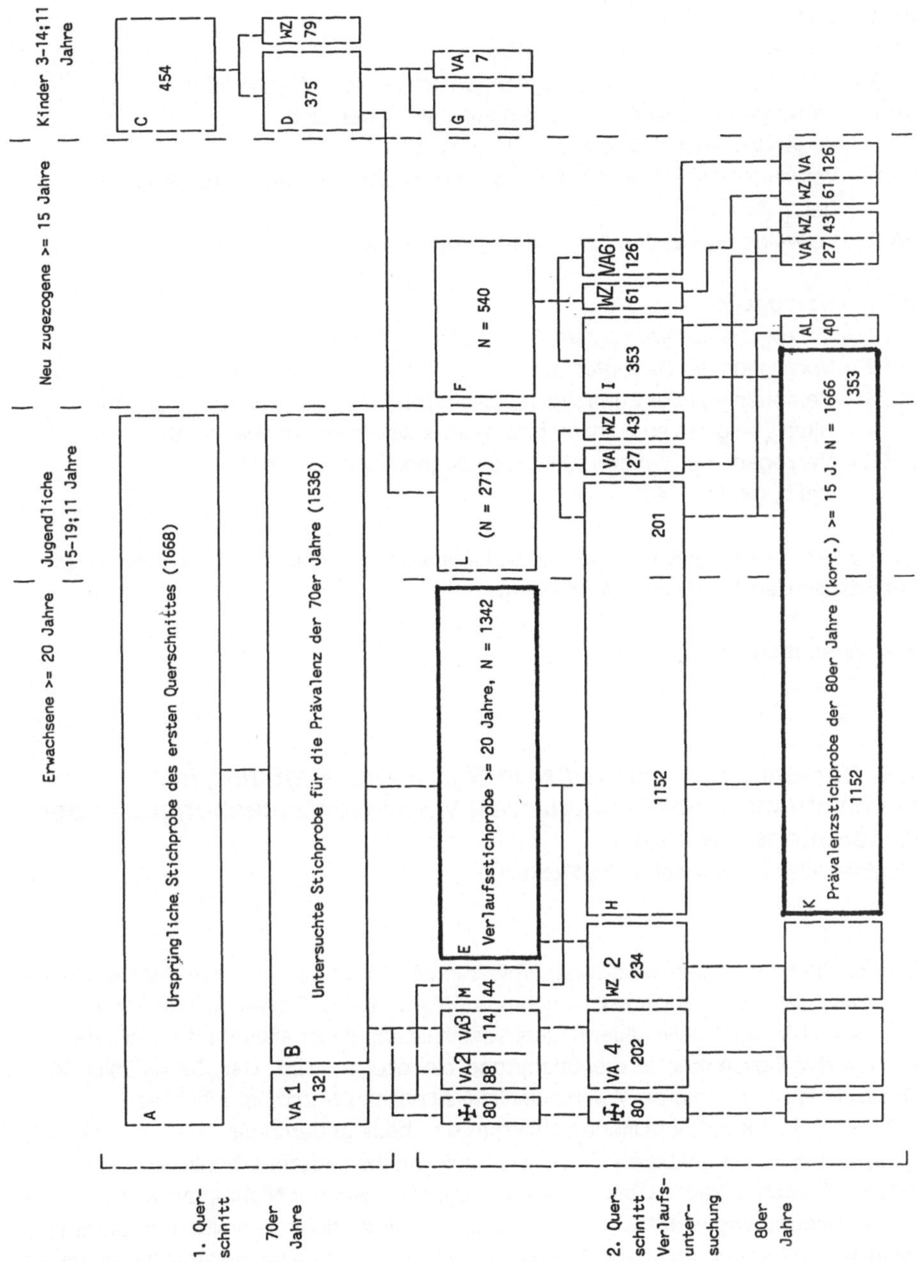

Abb. 2 c: Stichproben (A-K) verschiedener Altersgruppen beim ersten (t1) und zweiten (t2) Querschnitt.

21

VA 4 = VA 2 und VA 3 (N=202)

VA 5 = VA 4 abzügl. Verzogene (N=177)

VA 6 = Verweigerer/Ausfälle der Zugezogenenstichprobe F (N = 126)

VA 7 = Verweigerer/Ausfälle der ursprünglichen Kinder- und
Jugendlichenstichprobe unter 15 J. bei t_1

VA 8 = Verweigerer/Ausfälle der Jugendlichenverlaufsstichprobe (15-19;11 J.)
bei t_2 (N = 27)

VA 9 = Verweigerer/Ausfälle der Kinderverlaufsstichprobe bei t_2 (N = 7)

WZ = Verzogene

WZ 1 = Verzogene der Verweigerer bei t_1 bzw. t_2 (N=25)

WZ 2 = Verzogene der Befragten der Verlaufsstichprobe bei t_2 (N= 234)

WZ 3 = Personen aus der Zugezogenenstichprobe, welche aber außerhalb der
alten Ortsgrenzen wohnen bzw. wieder weiter Verzogene (N=61)

WZ 5 = Verzogene der Verlaufsstichprobe Jugendlicher 15-19;11 J.
bei t_2 (L), (N = 43)

AL = Altersüberhang: Korrektur (wegen Überrepräsentation der 15- und 20jährigen in
der Prävalenzstichprobe der 80er Jahre)

+ = Verstorbene

2.3 Zur Beteiligungsrate ("Non-Response"-Problem) in psychiatrisch-epidemiologischen Verlaufsuntersuchungen in der Allgemeinbevölkerung

Siegfried Weyerer & Manfred M. Fichter

Bei der Planung epidemiologischer Untersuchungen ist das Problem der Beteiligung bzw. der Ausfallrate sehr ernst zu nehmen (Pflanz, 1973). Die Ausfallrate kann die Ergebnisse über den Zufallsfehler hinaus beeinflussen; dieser entsteht dadurch, daß nur ein Teil der Gesamtheit in die Stichprobe einbezogen wird. Der Zufallsfehler ist in *Zufallsstichproben* über die Wahrscheinlichkeit abschätz- und berechenbar.

Dagegen ist für systematische Fehlerquellen - bedingt durch die Nicht-Berücksichtigung von nicht erreichbaren Personen - kein mathematisches Schätzungsverfahren möglich (Kellerer, 1960). Über die Verteilungsmerkmale der Nicht-Interviewten lassen sich nur Vermutungen anstellen. Grundsätzlich in Kauf nehmen sollte man diese Fehlerquellen daher nur, wenn die Ausfallquote klein ist und damit systematische Verzerrungen der Schätzungen im geringen Ausmaß zu erwarten sind. Ganz allgemein haben Ergebnisse der empirischen Sozialforschung gezeigt, daß Frauen, ältere Personen und Angehörige niedriger sozialer Schichten überdurchschnittlich häufig verweigern (Mayer & Pratt, 1966). Wenn nun, wie in zahlreichen Feldstudien gezeigt werden konnte (Dohrenwend et al., 1980), diese Personengruppen besonders häufig an psychischen Erkrankungen leiden, so hat dies eine Unterschätzung der wahren Prävalenz zur Folge. Mit hohen systematischen Verzerrungen der Schätzungen ist jedoch zu rechnen bei hoher Non-Response-Rate und hoher zwischenzeitlicher Mortalitätsrate. Das Problem einer hohen Mortalitätsrate ist insbesondere dann von Bedeutung, wenn wie in der Lundby-Studie der Follow-up-Zeitraum sehr lang ist und in der Ausgangspopulation auch ältere Menschen einbezogen wurden. Ergebnisse über den Zusammenhang zwischen den im ersten Querschnitt festgestellten psychischen Erkrankungen und der Mortalität finden sich für die Lundby-Studie (Rorsman et al. 1982), die Midtown-Manhattan-Studie (Singer et al., 1976) und die Untersuchung in Alachua County (Markush et al., 1977).

Über die Probanden, die in einmaligen Querschnittsstudien verweigert haben, liegen im allgemeinen nur wenige soziodemographische Charakteristika vor. Eine Registrierung der Ablehnungsgründe läßt nur sehr begrenzte Aussagen zu, da nicht selten die Kooperation ohne Angabe von Gründen abgelehnt wird (Allehoff et al.,1983). Detaillierte Aufschlüsse lassen sich dagegen über die Verweigerer gewinnen, die nur in der Erstuntersuchung, nicht aber im Rahmen einer Nachuntersuchung interviewt werden konnten. In Tabelle 2 d geben wir einen Überblick über Verlaufsuntersuchungen in der Allgemeinbevölkerung. Unberücksichtigt blieben dabei Untersuchungen, die sich ausschließlich auf spezielle Untergruppen wie etwa Kinder und Jugendliche oder auf ältere Menschen beziehen.

Bei der Bestimmung der "Non-Response-Rate" im Rahmen von prospektiven Feldstudien ist die unterschiedliche Ausgangspopulation zu berücksichtigen. In der Lundby-Studie und in der finnischen Untersuchung von Lehtinen und Vaisanen (1979), die sowohl in der ersten als auch in der zweiten Untersuchung eine sehr hohe Beteiligung aufwiesen, war die Ausgangspopulation zu beiden Querschnitten jeweils identisch. In anderen Untersuchungen dagegen wurden nur diejenigen Probanden in die Nachuntersuchung einbezogen, die bei der Erstuntersuchung kooperiert hatten. In einigen Untersuchungen (Hornstra und Klassen, 1977; Vernon und Roberts, 1981; Henderson et al., 1981; Bebbington et al., 1981) wurden Teilstichproben der im ersten Querschnitt interviewten Probanden nachuntersucht. Die durchschnittliche "Non-Response-Rate" in der Erstuntersuchung lag mit 17,7% (Schwankungsbreite: 1,2% - 38,4%) etwa gleich hoch wie in der (ersten) Follow-up-Untersuchung (15,7%); hier lag die Schwankungsbreite zwischen 0,5% und 42,1%. Zu berücksichtigen ist jedoch, daß sich hierbei die "Response-Rate" in den meisten Untersuchungen auf die Probanden bezieht, die sich am Erstinterview beteiligt hatten. Es zeigt sich weiterhin, daß auch bei relativ kurzem Intervall bis zur Nachuntersuchung von maximal einem Jahr die "Non-Response-Raten" keinesfalls niedriger als bei den längerfristigen Longitudinalstudien waren.

Bei der Analyse der Probanden, bei denen eine Nachuntersuchung nicht möglich war, ist zu berücksichtigen, daß diese Gruppe in den einzelnen Untersuchungen sehr unterschiedlich zusammengesetzt sein kann. So waren beispielsweise 536 der 1.660 in der Midtown-Manhattan-Studie nicht mehr auffindbar, so daß der Anteil der Verstorbenen nicht genau bestimmt werden kann. In der 2-Jahres-Follow-up-Studie in New Haven waren von den "Non-Respondern" (19%) 8% Verweigerer und 11% Weggezogene. Clark et al. (1983) unterschieden in der Los Angeles County Study die "Non-Responder" nach Weggezogenen, nicht Erreichbaren und Verweigerern, wobei zwischen diesen drei Gruppen bezüglich demographischer Charakteristika zum Teil

Tabelle 2 d: Übersicht über longitudinale Feldstudien

1. QUERSCHNITT

Autoren	Untersuchungs-gebiet/-jahr	Altersgruppe in Jahren	Ausgangs-stichprobe	Non-Responders abs.	%	Interviewte abs.	%
Essen-Möller (1956)	Lundby (Schweden), ländlich, 1947	0+	2.550	30	1,2	2.520	98,8
Srole et al. (1962)	Midtown-Manhattan (USA), städtisch	20 bis 59	1.911	251	13,1	1.660	86,9
Myers et al. (1972)	New Haven (USA), städtisch, 1967	18	1.095	157	14,3	938	85,7
Hällström (1973)	Göteborg (Schweden), städtisch, 1968/1969	44-, 52-, 56- und 60jährige Frauen	899	99	11,0	800	89,0
Lehtinen (1975)	Süd-/Nordfinnland, städtisch/ländlich, 1969 bis 1972	15 bis 64	1.000	59	5,9	941	94,1
Schwab et al. (1979)	Alachua County (Florida, USA), städtisch/ländlich	16+	2.315	348	15,0	1.967	85,0
Comstock & Helsing (1976)	Kansas City (USA), städtisch, 1971 bis 1973	18+	1.617	444	27,5	1.173	72,5
Helgason (1978)	Island, städtisch/ländlich, 1974	20 bis 49	3.016	599	19,9	2.417	80,1
Vernon & Roberts (1982)	Alameda County (Kalifornien, USA), städtisch, 1974/75	20 bis 59				4.864 3.119	
Henderson et al. (1981)	Canberra (Australien), städtisch, 1977	18+	891	135	15,2	736	84,8
Bebbington et al. (1981)	Camberwell London (England), städtisch, 1978	18 bis 64	1.012	212	20,9	800	79,1
Clark et al. (1983)	Los Angeles County (USA), städtisch, 1979/80	18+	1.531	531	34,7	1.000	65,3
Schepank et al. (1984, 1988)	Mannheim Stadt	25-, 35-, 45jährige	776	176	22,7	600	77,3
Angst et al. (1984, 1989) g)	Kanton Zürich Kohortenstudie	19 bis 20	960 Interview 1979	369	38,4	591	61,6
Dilling & Weyerer (1980)	Oberbayern kleinstädtisch/ländlich 1975 bis 1977	15+	1.668	132	7,9	1.536	92,1

Autoren	Follow-up-Zeitraum	Stichprobe	Verstorbene		Non-Responders		Interviewte [a]	
			abs.	%	abs.	%	abs.	%
Hagnell (1966)	10 Jahre	2.550	253	9,9	23	0,9	2.274	89,2
Öjesjö & Hagnell (1980)	25 Jahre	2.550	673	26,4	39	1,5	1.838	72,1
Srole [b] (1975)	20 Jahre	1.660	266	16,0	699	42,1	695	36,4
Weissman & Myers (1980)	2 Jahre	938		4,0		19,0	720	65,8
Weissman & Myers (1980)	8 bis 9 Jahre	720		9,0		19,0	515	47,0
Samuelsson (1982)	6 Jahre	800	12	1,5	111	13,9	677	84,6
Lehtinen & Väisänen (1979)	5 Jahre	1.000	42	4,2	5	0,5	953	95,3
Schwab et al. (1979) [c]	3 Jahre	Teilstich-probe	60				517	(22,3)
Hornstra & Klassen (1977) [d]	1 Jahr	190 Teilstichprobe			59	31,3	131	(8,1)
		440			98	22,3	342	(21,2)
Helgason & Asmundson (1980)	5 Jahre	2.417	24	1,0	538	22,3	1.855	61,5
Vernon & Roberts (1982) [e]	4 Jahre	Teilstichprobe Weiße und Neger					705	43,0
Henderson et al.	4 Monate	323 Zufallsstichprobe			41	12,7	282	(31,7)
	8 Monate	323			79	24,5	244	(27,4)
	12 Monate	323			92	28,5	231	(25,9)
Bebbington et al. (1981) [f]	1 Monat	354 Teilstichprobe			44	12,4	310	(30,6)
Clark et al. (1983)	4 Monate	1.000			109	10,9	891	58,2
Schepank et al. (1988)	3 Jahre	600	3	0,0	69	11,5	528	68,0
Angst et al. (1984, 1989)	2 Jahre	960	--	--	135	14,1	456	47,5
	7 Jahre		--	--	134	13,9	457	47,6
Fichter	5 Jahre	1.668	80	4,8	205	12,3	1.383	82,9

Erläuterungen zu Tabelle 2 d:

a) von den im ersten Querschnitt 1.660 interviewten Probanden waren nach 20 Jahren 536 nicht mehr auffindbar; von den 1.124 Probanden sind 266 verstorben und 695 konnten interviewt werden.

b) Prozentsatz bezogen auf die Ausgangsstichprobe im ersten Querschnitt. In Klammern: Teilstichprobe bezogen auf Ausgangsstichprobe.

c) Schwab et al. (1979), S. 180 ff: "Because we had funds for only about 500 interviews, we used a stratified random sampling procedure to insure that all of the subgroups in the original population were included in the follow-up. ...To obtain 517 follow-up interviews, we had to search for 1.183 of the original 1.645 respondents... About 60 of the respondents had died."·

d) Hornstra & Klassen (1977), S. 119: "An area probability sample of 1.171 adult residents of Kansas City, MO, aged 18 or over, were interviewed in a continuous weekly survey from October 1971 through January 1973. Completed interviews were obtained from 71 %. A subsample of 190 respondents (those interviewed during October through December 1971), of which 131 or 69 % completed 1-year follow-up interviews, comprised the first sample for this study. Subsequently a second subsample (those who completed initial interviews from July 1972 through December 1972) of 440 respondents was also selected to receive 1-year follow-up interviews. Interviews were completed with 342 or 80 %." (342/440 = 77,7 %; fehlerhafte Berechnung)

e) Vernon & Roberts (1982), S. 47/48

f) enthält alle 99 psychiatrischen Fälle aus dem 1. Querschnitt und eine Zufallsstichprobe von 255/621 Gesunden (below the treshold level of ID).

g) geschichtete Stichprobe von 4.547 Probanden, die einen Screening-Fragebogen erhielten.

beträchtliche Unterschiede bestehen. So ist bei den Verweigerern im Vergleich zu den Weggezogenen und nicht Erreichbaren der Anteil Weißer, junger Probanden, Personen mit niedrigem Einkommen und Lediger relativ niedrig.

Charakterisierung der "Non-Responder"

Im folgenden soll festgestellt werden, inwieweit sich "Responder" und "Non-Responder" bei der Nachuntersuchung bezüglich soziodemographischer Merkmale unterscheiden. Die Midtown-Manhattan-Studie ist im Vergleich zu den anderen Untersuchungen dadurch gekennzeichnet, daß von den ursprünglich 1.660 untersuchten Probanden ein sehr hoher Anteil (32,3%) 20 Jahre später nicht mehr auffindbar war. In dieser Gruppe war ein relativ hoher Anteil von Probanden, die außerhalb der USA geboren waren, mehr Männer, ältere Menschen und Verheiratete sowie solche mit höherer Schulbildung. Kein signifikanter Unterschied zwischen dieser Gruppe und den übrigen Personen fand sich bezüglich der Gemeindegröße, in der sie aufgewachsen waren, sowie einer Reihe von Gesundheitsindikatoren wie Rauchen, Alkoholismus, Fettleibigkeit, Selbsteinschätzung des Gesundheitszustandes, psychischer Gesundheit, Herzerkrankungen und Bluthochdruck (Singer et al., 1976).

In der New Haven-Studie fand sich bezüglich der Variablen sozialer Schicht, Rasse, Geschlecht, Religion, Familienstand, Alter und psychischer Status kein signifikanter Unterschied zwischen der ursprünglichen Kohorte und der zwei Jahre später Interviewten. Eine Ausnahme bildet lediglich die Gruppe der unter 30jährigen, deren Anteil von 25% in der Ursprungsstichprobe auf 19% abnahm. Die nach 8-9 Jahren interviewten Probanden unterschieden sich hinsichtlich soziodemographischer Merkmale nicht signifikant von den im 1. Querschnitt untersuchten Probanden, mit Ausnahme der Variablen Rasse und sozialer Schicht. Nichtweiße und Angehörige der unteren sozialen Schichten waren in der 2. Nachuntersuchung unterrepräsentiert. Während sich bei den nichtweißen Probanden keine schichtspezifischen Unterschiede zwischen Interviewten und Nichtinterviewten fanden, zeigte sich bei den Probanden kaukasischer Abstammung, daß Angehörige der Schicht 1 bis 4 zu 84% interviewt werden konnten. Bei Mitgliedern der Schicht 5 (unterste soziale Schicht) war dies hingegen nur bei 73% der Fall. Der entsprechende Prozentsatz bei den Nichtweißen lag bei 62% bzw. 60%. Ebenso wie in der ersten Nachuntersuchung fand sich hinsichtlich psychiatrischer Symptome auch bei der zweiten Nachuntersuchung kein signifikanter Unterschied zwischen Interviewten und Nichtinterviewten.

In der 6-Jahres-Verlaufsuntersuchung von Samuelsson (1982) waren beim 2. Querschnitt 1,5% verstorben, 3,8% weggezogen und 10,1% verweigerten die Teilnahme an der Nachuntersuchung. Bezüglich des Alters und der sozialen Schicht war zwischen Nachuntersuchten und Nicht-Nachuntersuchten kein signifikanter Unterschied. Bezüglich des Familienstandes war die Gruppe der Nichtinterviewten bei den Unverheirateten und Geschiedenen überrepräsentiert (p < 0,05). Anhand von Krankheitsberichten konnte festgestellt werden, daß im Laufe von 6 Jahren nichtinterviewte Probanden (8,9%) fast dreimal so häufig stationär psychiatrisch behandelt wurden als die Probanden, die sich am Follow-up-Interview beteiligt hatten (p < 0,01). Im Gegensatz dazu fand sich bei ambulanter psychiatrischer Behandlung ("Responder" 9,6%; "Non-Responder" 8,1%) und der Häufigkeit psychiatrischer Diagnosen ("Responder" 20,0%; "Non-Responder" 15,3%) kein signifikanter Unterschied zwischen beiden Gruppen.

In der Verlaufsstudie in Alachua County, Florida (Schwab et al., 1979), waren im Vergleich zur ursprünglichen Stichprobe jüngere Probanden unterrepräsentiert, da viele Collegestudenten den Wohnort gewechselt hatten und nicht nachuntersucht wurden. Der Anteil der Frauen und Schwarzen war in der Stichprobe der Nachuntersuchten leicht erhöht. Der Mittelwert des Wertes im "Health Opinion Survey" war bei der ursprünglichen Kohorte (n = 1.645) mit 27,5 etwa gleich hoch wie bei der Stichprobe der Nachuntersuchten (n = 517; Mittelwert = 28,0).

In der 5-Jahres-Follow-up-Studie von Helgason und Asmundson (1980) war die Antwortrate bei den Frauen mit 78,1% geringfügig höher als bei den Männern (75,3%). Die Prävalenz psychiatrischer Erkrankungen war bei "Non-Respondern" (vor allem bei den Männern und den Probanden im Alter zwischen 30 - 44 Jahren) deutlich erhöht.

In der Alameda County-Studie (Vernon und Roberts, 1982) war die Beteiligungsrate bei den Weißen mit 86% deutlich höher als bei den Schwarzen (69%) und Mexiko-Amerikanern (67%). Bezüglich demographischer Merkmale wie Geschlecht, Alter, Schulbildung, Beschäftigungsstatus und Anzahl der Umzüge wurden nur wenige statistisch signifikante Unterschiede festgestellt. Bei den Weißen haben sich mehr

Frauen, bei den Schwarzen mehr Probanden mit höherer Schulbildung an der Nachuntersuchung beteiligt. Weiße und Schwarze wiesen unter den "Non-Respondern" höhere Werte bei der CES-Depressions-Skala auf. Die Unterschiede waren jedoch statistisch nicht signifikant. Bei der PERI-Demoralisationsskala waren nur bei den weißen "Non-Respondern" die Mittelwerte erhöht; die Unterschiede waren allerdings auch nicht statistisch signifikant. Bezüglich des Hilfesuchverhaltens fanden sich in keiner ethnischen Gruppe nennenswerte Unterschiede zwischen den Interviewten und den Nicht-Interviewten.

In der Camberwell Studie von Bebbington et al. (1981) war die Beteiligung bei den im ersten Querschnitt psychisch Gesunden mit 89,4% nur geringfügig höher wie bei den mit Hilfe des PSE identifizierten psychiatrischen Fällen (82.8%).

Eine sehr differenzierte Analyse über das "Non-Response"-Problem liegt für die Los Angeles County-Studie (Clark et al., 1983) vor. Im Vergleich zu den Interviewten waren bei den "Non-Respondern" häufig Männer, Angehörige ethnischer Minderheiten, jüngere Altersgruppen, Probanden mit geringem Einkommen und niedriger Schulbildung, Ledige, Probanden mit drei und mehr erwachsenen Haushaltsmitgliedern und solche, die in einem Appartement wohnten. Bei ihnen war der Mittelwert der CES-Depressionsskala mit 10,9 signifikant höher ($p < 0,05$) als bei den Interviewten (9,0). Dieselbe Beziehung fand sich auch, wenn die Probanden bei einem Schwellenwert von 16 Punkten (CES-D-Skala) als depressiv oder nichtdepressiv klassifiziert wurden. Der Anteil der Depressiven war bei den "Non-Respondern" mit 26,6% deutlich ($p < 0,01$) höher als bei den "Respondern" (18,2%). Mit Hilfe einer schrittweisen Diskriminanzanalyse wurde bestimmt, in welchem Umfang demographische Variablen oder das Vorhandensein depressiver Symptome die Beteiligungsrate an der Nachuntersuchung beeinflußten. Bei dieser Analyse wurden Geschlecht, Alter, Familienstand, Rasse, Schulbildung und Einkommen berücksichtigt. Variablen, die in der Erstuntersuchung die Prävalenz der Depression beeinflussen (Frerichs et al., 1981). Es zeigte sich, daß die "Non-Response-Rate" hauptsächlich durch demographische Faktoren (vor allem Schulbildung, Alter, Geschlecht und Familienstand) und nicht durch das Vorhandensein depressiver Symptome erklärt werden konnte. Mit Hilfe einer Maximum-Likelihood-Regression bzw. einer Diskriminanzanalyse wurde der mittlere Depressionsscore bzw. der prozentuale Anteil Depressiver für die Stichprobe der Nachuntersuchten unter Berücksichtigung der Verweigerer prognostiziert. Bei den nachuntersuchten Probanden fand sich ein Wert von 8,3 Punkten der CES-D-Skala und 16,8 % wurden als depressiv klassifiziert (CES-D $\leq$ 16 Punkte). Bei Einschluß der Verweigerer blieb der CES-Depressionswert gleich, und 17,3 % wurden als depressiv klassifiziert.

2.4 Informationsquellen

Als Informationsquellen dienten:
1. die **von psychiatrisch geschulten Ärzten durchgeführten Interviews** mit den Probanden;

2. **Befragung von Angehörigen**, bei Kindern und Jugendlichen z.B. der Eltern bzw.
der Hauptbezugsperson;

3. Auskünfte der jeweiligen **Hausärzte** und, soweit eine Inanspruchnahme vorlag, der
Nervenärzte;*

4. Angaben der **Kranken- und Rentenversicherungsträger;***

5. Recherchen in den **Archiven stationärer psychiatrischer Einrichtungen** Oberbayerns;*

6. **Erhebung von Todesursachen** bei den Probanden, die im ersten Querschnitt
befragt wurden, im Zeitraum bis zur zweiten Befragung aber verstorben sind.

Für diese Sekundärerhebungen (*) mußte eine entsprechende Einverständniserklä-
rung der Probanden vorliegen, weshalb diese Angaben nicht von allen Probanden
gewonnen werden konnten. Die Angaben der niedergelassenen Ärzte zu den Probanden und die sekundärstatistischen Angaben der Sozialversicherungsträger (mit Stern
gekennzeichnet) sind in den folgenden Ergebnissen noch nicht enthalten.

2.5 Fallidentifikation

Die Fallidentifikation erfolgte nach folgenden drei Kriterien:

1. Stellung von bis zu zwei **psychiatrischen Diagnosen** nach ICD 8 bzw. ICD 9 bzw.
DSM-III

2. der **Schweregrad** der psychischen Erkrankung erreicht einen Grad von mindestens
2, 3 oder 4 nach der folgenden Einteilung von Cooper 1978).

Die *Schweregrad*einteilung erfolgte in den Abstufungen:

0 =	keine psychiatrische Abnormität
1 =	leichte psychische Auffälligkeit oder isolierte Symptome, die keine medizinische Intervention verlangen
2 =	deutliche psychische Störung, die nur allgemeinärztliche Versorgung erfordert
3 =	schwere psychische Störung, die eine Überweisung zum Psychiater, Psychotherapeuten oder zu einer Fachein-richtung erfordern
4 =	sehr schwere psychische Störung, die eine Einweisung in eine psychiatrische/psychotherapeutische Klinik oder ein vergleichbares Krankenhaus erfordern.

Cooper (1978) bzw. Cooper & Sosna (1982) hatten bei ihrer geriatrischen Stichprobe noch als drittes Fallidentifikationskriterium: und/oder Erreichen einer Punktzahl
von mindestens 20 oder mehr Punkten im Cooper-Goldberg-Interview (Goldberg et
al.,1970). Da sich nur wenige zusätzliche Fälle bei Einbeziehung dieses dritten Kriteri-
ums ergaben, wurde aus Gründen der "Sparsamkeit" davon abgesehen, es zu ver-
wenden. Für die Prävalenzstichprobe der 80er Jahre wären zu den identifizierten 342

Fällen von psychisch Kranken im 7-Tage-Querschnitt mit Schweregrad größer/gleich 2 noch 6 weitere Fälle mit Schweregrad 0 und 24 Fälle mit Schweregrad 1 mit 20 oder mehr Punkten im Goldberg-Interview hinzugekommen.

Die folgende Tabelle 2 e gibt eine Übersicht über die Zuordnung von Schweregrad und Punktwert im Goldberg-Interview.

Tabelle 2 e: Verteilung der Punktwerte im Goldberg-Interview nach Schweregrad

	7-Tage-Prävalenz 80er Jahre Ges.-Punktwert im Goldberg-Interview			5-Jahres-Prävalenz Ges.-Punktwert im Goldberg-Interview		
	0 -19	≥ 20	Zeilensumme	0 - 19	≥ 20	Zeilensumme
Schweregrad 0	1.021	6	1.027	940	6	946
der psych. 1	256	24	280	176	5	181
Erkrankung 2-4	228	114	342	389	133	522

2.6 Versuchsplan und Zeitintervall

Eine Mitte der 70er bzw. Anfang der 80er Jahre gezogene Zusatzstichprobe wurde in einer psychiatrischen Exploration von psychiatrisch geschulten Ärzten *im Feld* untersucht (s.o.). Für die Verlaufsuntersuchung war ein 5-Jahres-Intervall konzipiert. Das tatsächliche Intervall zwischen 1. und 2. Querschnitt ist für die zu beiden Zeitpunkten untersuchte Verlaufsstichprobe (N = 1.342) bzw. die Life-Event-Teilstichprobe in Tabelle 2 f dargestellt.

Tabelle 2 f: Untersuchungsintervall zwischen 1. Querschnitt (t_1) und 2. Querschnitt (t_2)

	Verlaufsstichprobe N = 1.342		Life-Event-Teilstichprobe	
Intervalldauer	in Tagen	in Jahren	in Tagen	in Jahren
Mittelwert	1.836	5,03	1.807	4,95
SD	117	0,32	107	0,29
Minimum	1.284	3,52	1.555	4,26
Maximum	2.193	6,01	2.164	5,93

Somit betrug das tatsächliche Intervall für die Stichprobe der bei t_2 > 20jährigen fast genau 5 Jahre (5,03 $\pm$ 0,3 J.).

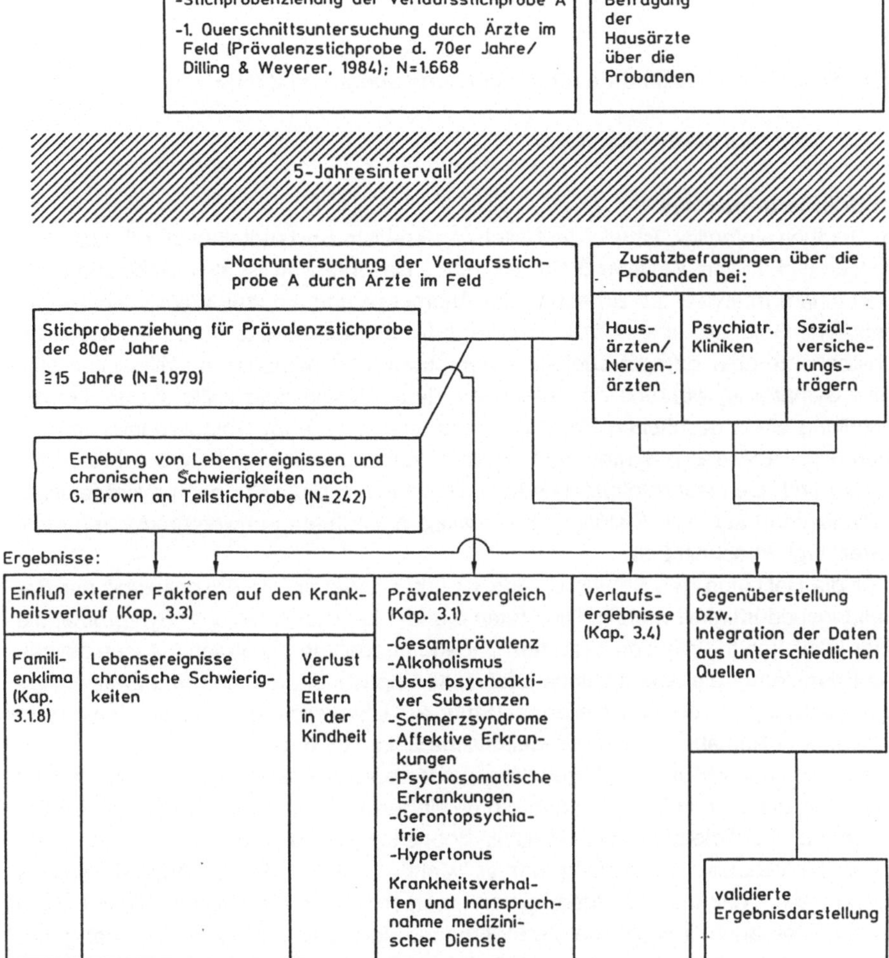

Abb. 2 d: Übersichtsdiagramm zum Untersuchungsplan und Ablauf

2.7 Erhebungsinstrumentarium

2.7.1 Erhebungsinstrumente für Erwachsene und Jugendliche

2.7.1.1 Standardisierte Interviews

Das Goldberg-Interview
Das Goldberg-Interview ist wie die Beschwerden-Liste Bestandteil beider Feldstudien gewesen (vgl. Dilling, Weyerer & Castell, 1984). Das Interview ist als Kombination zwischen freiem Interview zur Erhebung der Anamnese und strukturiertem Interview geeignet (vgl. Goldberg et al.,1970). Grundlage für die Auswertung der Ergebnisse sind Selbstberichte über erfragte subjektive Symptome und bemerkte Auffälligkeiten (objektive Symptome) während des Interviews, deren Feststellung völlig auf die Fremdbeurteilung eines geschulten Psychiaters zurückgeht. Die im Goldberg-Interview erfaßten (vgl. Tabelle 2 g) Symptome werden für die letzten 7 Tage bzw. 5 Jahre aufgezeichnet und nach einer dokumentierten Leitlinie (siehe dazu Cooper, unveröffentlichtes Manuskript) auf einer 5-stufigen Ratingskala nach ihrem Schweregrad von 0 bis 4 beurteilt (vgl. Abschnitt 2.5).

Für die Definition des **Schweregrads** ist unter anderem die Abschätzung der Behandlungsbedürftigkeit wichtig. Die Stufen 0 und 1 kennzeichnen eher Symptome, die keiner ärztlichen Intervention bedürfen. Dagegen bedeuten die Stufen 2-4 eine psychische Erkrankung, die eine ärztliche Intervention notwendig machen und zwar entweder Versorgung durch den Hausarzt (Stufe 2), Überweisung zu einem Psychiater (Stufe 3) oder Aufnahme in eine psychiatrische Einrichtung (Stufe 4).

Zur Gesamtauswertung der Ergebnisse werden sowohl Beurteilungen der objektiven Symptome, als auch subjektiven Symptome einbezogen und zu einem Summenscore verrechnet, wobei die objektiven Items ein doppeltes Gewicht erhalten.

Für die Verlaufsuntersuchung war es wichtig, anhand des Goldberg-Interviews sicherzustellen, daß die Registrierung von unterschiedlichen Prävalenzraten in beiden Querschnitten auch tatsächliche Veränderungen darstellen und nicht mit einer geringen Zuverlässigkeit des klinischen Urteils begründbar ist. Die Stabilität des klinischen Urteils (Intraraterreliabilität) sollte durch ein intensives Interviewtraining mit Hilfe derselben Videobänder, wie sie beim 1. Querschnitt verwendet wurden, an einem standardisierten Leitfaden - dem Cooper-Goldberg-Interview - erreicht werden.

Die durchgeführten Reliabilitätskontrollen berücksichtigten folgende Aspekte:
(1) Abschätzung der Interraterreliabilität in der psychiatrischen Symptomeinschätzung
(2) Abschätzung der Interraterreliabilität in der Fallidentifikation
(3) Prüfung der Intraraterreliabilität (Stabilität) bei gleichliegenden Fällen.

Durchführung der **Reliabilitätskontrollen**: Zur Durchführung der Reliabilitätskontrollen wurden 20 Patienten der Psychiatrischen Universitätsklinik München interviewt. Die Interviews lagen auf Video aufgezeichnet vor. In einer anschließenden Sitzung hatten die im Feld beteiligten Ärzte des Projektes 23 psychiatrische Symptome des Goldberg-Interviews mit einer 5-stufigen Skala nach Schweregrad einzuschätzen. Die Ratingsitzungen wurden bei Ende des 2. Querschnitts mit denselben ärztlichen Interviewern und mit den gleichen Videobändern wiederholt. Der Abstand zwischen Erst-

und Zweitrating konnte Erinnerungseffekte weitgehend ausschließen. Zur Erfassung der Inter- und Intraraterreliabilität kamen nonparametrische Statistiken zur Anwendung.

Zur Schätzung der Symptomübereinstimmung sind die Schweregradratings in die Kategorien "nicht behandlungsbedürftig" für die Stufen 0 und 1 und als "behandlungsbedürftig" für Schweregrade darüber dichotomisiert. Für die Konkordanzanalyse der Urteile hinsichtlich der verschiedenden psychiatrischen Symptome des Goldberg-Interviews ist das Übereinstimmungsmaß "Ü" von Fricke (siehe hierzu Lienert, 1978, S. 16 ff) die Grundlage:

$$\ddot{U} = \frac{4\,\text{Summe}\,T_j^2 - 4\,m\,\text{Summe}\,T_j + N\,m^2}{N\,m^2}$$

m : Anzahl der Beurteiler
N : Anzahl der beurteilten Personen
T_j : Anzahl der Übereinstimmungen pro Fall

Der Ü-Koeffizient erreicht den Wert eins, wenn die Übereinstimmung der Urteiler über die psychiatrische Symptomeinschätzung perfekt ist und den Wert null, wenn absoluter Dissens besteht, d.h. die Hälfte der Interviewer voneinander abweicht.

Zur Beurteilung der Intra- und Interraterreliabilität wurden die Spearmanschen Rangkorrelationen über die summierten Schweregradeinschätzungen berechnet.

Symptomeinschätzung: Insgesamt lag die Interraterübereinstimmung für die zwei Zeitpunkte bei durchschnittlich Ü=0,70. Höhere Übereinstimmungen sind in der Bewertung von objektiven Symptomen gegenüber den subjektiven Symptomen zu erzielen (siehe Tabelle 2 g).

Tabelle 2 g: Interraterreliabilität für einzelne Items des Goldberg-Interviews

Subjektive Symptome	Ü	Objektive Symptome	Ü
Vegetative und andere		langsam	0,77
somatische Symptome	0,56	abwehrend	0,94
Müdigkeit	0,58	demonstrativ	0,92
Schlafstörungen	0,78	depressiv	0,44
Hypnotikagebrauch	0,79	ängstlich	0,57
Reizbarkeit	0,66	gehoben	0,96
Konzentrationsmangel	0,60	affektiv verflacht	0,97
Depression	0,75	Wahn	0,98
Angst	0,68	Halluzination	0,97
Phobien	0,83	gestörte Intelligenz	1,00
Zwang	0,76	Hypochondrie	0,78
Depersonalisationsgefühle	1,00	depressive Gedanken	0,68

Hohe Übereinstimmungen fanden sich bei den Symptomen: Halluzination, Wahn, "gehoben", gestörte Intelligenz. Die Übereinstimmung kommt jedoch allein deshalb zustande, weil wenig Fälle mit diesen Symptomen für das Rating zur Verfügung standen.

Eine abfallende Übereinstimmung war bei Symptomen feststellbar, bei denen häufiger mittlere Schweregrade zu erwarten sind. Diese Tendenz fand sich auch allgemein wieder, wenn man die Übereinstimmung mit dem gemittelten Schweregrad in Beziehung setzt. Es besteht in diesem Fall eine signifikante negative Korrelation von $r = -0,41$ ($p < 0,05$). Diese ist unter anderem darauf zurückzuführen, daß besonders bei Fällen mit Schweregraden im mittleren Bereich die Übereinstimmung in der Symptomeinschätzung schwerer zu rechnen ist. Nur bei sehr schweren und leichten Fällen ist mit einer erhöhten Übereinstimmung zu rechnen.

Intra- und Interraterreliabilität der Interviewer im Goldberg-Interview: Deutlich bessere Reliabilitätsgütekennwerte ergaben sich mit der Verwendung von summierten Einschätzungen. Die Spearmanschen Rangkorrelationen zwischen den Ratern lagen in einem Bereich von $r = 0,96$ bis $r = 0,74$ (siehe Tabelle 2 h; Rangkorrelationen in der oberen Dreiecksmatrix).

Die durchschnittliche Korrelation liegt bei $r = 0,86$. Weit höher lagen die Übereinstimmungen der Rater mit ihren eigenen Urteilen (Intraraterübereinstimmung) zu zwei Ratingzeitpunkten. Die Interkorrelationen der Einschätzungen bewegten sich durchgehend in dem Bereich von $r = 0,83$ bis $r = 0,96$ (siehe Tabelle 2 h; Rangkorrelationen in

Tabelle 2 h: Intrarater- und Interraterübereinstimmungen der sieben ärztlichen Interviewer (1-7) dieser Studie (Spearmansche Rangkorrelationen)

Interviewer Nummer (1 - 7)

	1	2	3	4	5	6	7
1	0,83**	0,91**	0,92**	0,89**	0,93**	0,79**	0,91**
2		0,95**	0,88**	0,94**	0,88**	0,85**	0,93**
3			0,87**	0,85**	0,90**	0,72**	0,88**
4				0,96**	0,86**	0,87**	0,90**
5					0,93**	0,81**	0,88**
6						0,92**	0,74**
7							0,95**

* $p < 0,05$ (N = 19)

** $p < 0,01$ (N = 19)

der Hauptdiagonale); die durchschnittliche Korrelation war mit r=0,92 weit höher als die Interraterübereinstimmungen. Damit kann auch angenommen werden, daß sich das klinische Urteil in diesen Reliabilitätskontrollen als relativ stabil erweist und somit nicht durch wechselnde Standards bestimmt ist.

Zusammenfassend konnte im Rahmen der Reliabilitätsprüfung des Cooper-Goldberg-Interviews die Güte der klinischen Urteile für die Felduntersuchung abgeschätzt werden. Es ergaben sich insgesamt hohe Übereinstimmungen für die Inter- und Intraraterreliabilität.

Das Life-Event-Interview nach Brown (LEDS) und die PERI-Life-Event-Skala nach Dohrenwend et al. (1978)

1. Lebensereignisse

Die Diskussion methodischer Fragen der Life-Event-Forschung wird gegenwärtig intensiv geführt. Neben den allgemeinen Problemen von retrospektiven Untersuchungen wurden insbesondere Fragen der Definition der Population der empirisch zu untersuchenden Lebensereignisse, der Einfluß dritter Faktoren auf Lebensereignisse und Erkrankung, Fragen der Differenzierung zwischen Ereignissen (Events), chronischen Schwierigkeiten (Difficulties) und Probleme der Messung des Ausmaßes der Bedrohung von Lebensereignissen diskutiert (vgl. Dohrenwend & Dohrenwend, 1978; Andrews & Tennant, 1978; Siegrist, 1980; Katschnig, 1980a, 1980b, 1986). In dieser Feldstudie wurde als Erhebungsinstrument für Life-Events die "Life Event and Difficulty Schedule" (LEDS) von G. Brown gewählt. Der gewählte Interviewleitfaden ist von Katschnig und Mitarbeitern ins Deutsche übersetzt worden. Zusätzlich wurden noch einige Fragen aufgenommen, um eine genauere Einschätzung des Schweregrades der Belastung eines konkreten Lebensereignisses zu ermöglichen. In einem umfangreichen englischsprachigen Kommentar sind Definitonen und Regeln zur Durchführung und Codierung des Interviews zusammengestellt. Die Interviewer nahmen an einer intensiven Schulung bei G. Brown am Bedford College in London bzw. in Wien bei H. Katschnig teil und konnten somit für die Interview-Durchführung intensiv vorbereitet werden. Im Rahmen dieses Interviews werden neben Lebensereignissen auch chronische Schwierigkeiten (Chronic Difficulties) für das zurückliegende 5-Jahres-Intervall erhoben.

Bei der Durchführung des Life-Event-Interviews wurde sichergestellt, daß die Interviewer keine Kenntnisse bezüglich Diagnose und psychiatrischer Symptomatik hatten. Sie wurden nach dem Interview zum 2. Querschnitt und getrennt davon von einem "blinden" Interviewer durchgeführt. Das Life-Event-Interview umfaßte Fragen über folgende fünf Bereiche: 1. Gesundheit, 2. außergewöhnliche Ereignisse und Krisensituationen, 3. Arbeitsbereich des Probanden und Arbeitsbereich des Partners - Hauptverdieners, 4. Wohnsituation, 5. Ehe, Familie und Freunde.

Folgende Kennwerte wurden für jedes erfaßte Lebensereignis erfragt:
1. Zeitpunkt (in Wochen vor dem Life-Event-Interview)
2. Genauigkeit der Datierung
3. Unabhängigkeit der Ereignisse

4.   Vorhersehbarkeit
5.   Veränderung der täglichen Lebensroutine
6.   Trat Lebensereignis bereits früher auf?
7.   Einschätzung des Lebensereignisses
8.   Hilfe bei der Bewältigung des Lebensereignisses
9.   Unmittelbare objektive Bedrohung im sozialen Kontext (1 = stark bedrohlich;
     2 = mittelgradig bedrohlich; 3 = etwas bedrohlich; 4 = wenig/nicht bedrohlich)
10. Unmittelbare subjektiv empfundene Bedrohung (1 = stark bedrohlich;
     2 = mittelgradig bedrohlich; 3 = etwas bedrohlich; 4 = wenig/nicht bedrohlich)
11. Längerandauernde bedrohliche Folgen (über 1 Woche hinaus) im sozialen
     Kontext (1 = stark bedrohlich; 2 = mittelgradig bedrohlich; 3 = etwas
     bedrohlich; 4 = wenig/nicht bedrohlich)
12. Längerandauernde bedrohliche Folgen (über 1 Woche hinaus), subjektiv
     empfunden (1 = stark bedrohlich; 2 = mittelgradig bedrohlich; 3 = etwas
     bedrohlich; 4 = wenig/nicht bedrohlich)
13. Fokus (0 = Proband; 1 = Ehepartner; 2 = Kinder)

2. Chronische Schwierigkeiten

Chronische Schwierigkeiten wurden entsprechend den von G. Brown in der im Manual
festgelegten Weise erfaßt und von den trainierten Interviewern eingeschätzt. Das
Manual war uns rechtzeitig vor Beginn der Befragungen von G. Brown zur Verfügung
gestellt worden. Es enthält Operationalisierungen und Fallbeispiele, die als wichtige
Ankerpunkte dienen. Folgende Kennwerte wurden zu jeder erfaßten chronischen
Schwierigkeit erfragt:

1.   *Bisherige Dauer* der Schwierigkeit ("Wie lange besteht sie schon?")
2.   *Beginn und Ende* der Schwierigkeit (quartalweise über 5-Jahreszeitraum analog
     Schweregrad der psychischen Erkrankung erfaßt)
3.   *Erwartete Dauer* der Schwierigkeit
4.   *Bereich* der Schwierigkeiten (Gesundheit, Krisen, Arbeit, Wohnen,
     Ehe/Freunde/Partnerschaft)
5.   Fokus der Schwierigkeit (Befragter, Partner, Kind(er), Eltern(teil), andere(s)
     Haushaltsmitglied(er), Verwandte, Freunde (nicht im Haushalt), andere
     Personen)
6.   Praktische *Unterstützung und Hilfe*
7.   *Person/Institution, welche praktische Hilfe gab*
8.   *Emotionale Unterstützung*
9.   *Person/Institution, welche emotionale Unterstützung gab*
10. *Coping-Maßnahmen und Bewältigung* der Schwierigkeiten
11. *Belastung durch die Schwierigkeit im sozialen Kontext* ("objektive" Schwierigkeit
     sensu G. Brown entsprechend den Definitionen im Manual) (1 u. 2 = stark;
     3 u. 4 = mittel; 5 u. 6 = wenig (wurde nur erfaßt, falls Einschätzung der
     subjektiven Schwierigkeiten zwischen 1 - 4 lag); 7 = keine "objektive"
     Schwierigkeit)
12. *Subjektiv empfundene Belastung* (1 u. 2 = stark; 3 u. 4 = mittel; 5 u. 6 = wenig
     (wurde nur erfaßt, falls "objektive" Schwierigkeit zwischen 1 - 4 lag))

Spezielle Bereiche für **chronische Schwierigkeiten bei Jugendlichen**: Aufenthalt im Heim, eigenes Fehlverhalten (z. B. Diebstahlneigung), Konflikt mit Vorgesetzten, Arbeitssuche, Schwierigkeiten im Studium, weiter Weg zur Arbeit, schlechte Arbeitsbedingungen, finanzielle Schwierigkeiten, Berufstätigkeit der Mutter (solange Pb im elterlichen Haushalt wohnt), Proband ist Waise/Halbwaise.

Social Interview Schedule (SIS)

Eine weitere Ergänzung erfuhr das Interview in der Follow-up-Studie durch die Einführung der deutschen überarbeiteten Version des englischen standardisierten "Social Interview Schedule" (SIS) nach Clare und Cairns (1978). Als ein halbstrukturiertes Interview wurde es in seiner Struktur nach konzeptuellen und methodologischen Erwägungen angelegt. Leitlinie für die Konstruktion bildet das Konzept der Rollenanpassung. Theoretisch wird zwischen drei Kategorien der Anpassung unterschieden (vgl. Faltermaier, Wittchen, Ellmann & Lässle (1985) sowie Hecht, Faltermaier & Wittchen (1987), Wittchen & Hecht, (1987/88).

Entsprechend der theoretischen Orientierung wird unterschieden zwischen Fragen der Kategorie "objektive materielle Bedingungen" (O) und Fragen, die die soziale Kompetenz (M) betreffen, d.h. Auskunft darüber erbringen sollen, wie das Individuum mit Gegebenheiten des Lebens umgeht und anfallende Ereignisse verarbeitet und schließlich Fragen, die auf die Selbstschilderung der Rollenzufriedenheit (S) des Individuums abzielen. Die Kategorie "objektive Bedingungen" (O) bezieht sich auf elementare Voraussetzungen für das Erfüllen von vielen Rollenerwartungen wie sie z.B. durch Finanzen gegeben sind. Fragen über die Kategorie "Management (soziale Kompetenz)" sollen Auskunft darüber erbringen, wie das Individuum mit Gegebenheiten des Lebens umgeht und anfallende Ereignisse verarbeitet. Die Kategorie "Rollenzufriedenheit" bezieht sich schließlich auf Selbstschilderungen über die eingenommenen Rollen des Individuums.

Insgesamt besteht das SIS aus 39 Items, die sich auf acht verschiedene Rollengebiete verteilen (z.B. Wohnbedingungen oder Freizeit und soziale Aktivitäten). Zu den meisten Rollengebieten gibt es mindestens ein Item für jede der drei Dimensionen, "objektive Bedingungen", "soziale Kompetenz" und "Zufriedenheit". Jedes Item wird auf einer Vierpunkte-Skala geratet, wobei die verbale Umschreibung der Punkte 0 - 3 nach den Dimensionen verschieden ist. Da nicht für alle Personen alle Rollengebiete von Bedeutung sind, wurde für jede Person nur eine Teilmenge von Fragen herangezogen (z.B. ist die Frage nach der Zufriedenheit in der Ehe nur für Verheiratete relevant). Deshalb werden die einzelnen Skalen, die aus der Summe der jeweiligen zutreffenden Items mit einem Wert größer 0 oder gleich zwei bestehen, auf die Anzahl der beantworteten Items relativiert (vgl. Faltermaier et al., 1985). Ausgehend von den postulierten Dimensionen "objektive materielle Bedingungen" (O), "soziale Kompetenz" (social management = M) und "Zufriedenheit" (satisfaction = S) werden drei verschiedene Summenscores gebildet, die die Maße der spezifischen Anpassung darstellen sollen. Ein globaler Summenscore über alle Dimensionen ist ein Gesamtmaß für die Anpassung.

Eigene Untersuchungen zum SIS: Faktorenanalytische Studien, nach dem Hauptkomponentenverfahren über die häufigsten Kombinationen der Rollengebiete, erbrachten durchweg einen starken, unrotierten ersten Faktor, auf dem alle Items relativ hoch laden. Weder unrotiert noch nach Varimaxrotation ergaben sich Faktoren für die drei einzelnen Dimensionen "objektive Bedingungen", "soziale Kompetenz" und "Zufriedenheit" (vgl. Rehm, Witzke, Fichter, Eiberger & Koloska, im Druck). Die differenzierte Skalenbildung, ausgehend von drei relativ unabhängigen Kategorien (subjektiv, objektiv, management), erscheint damit eher fraglich.

2.7.1.2 Psychometrische Selbstbeurteilungsinstrumentarien

Coping-Fragebogen
Obwohl theoretische und konzeptuelle Fragen im Bereich Streß und Streßverarbeitung (bzw. "Coping") auf zunehmendes Interesse stoßen (vgl. Lazarus, 1981; Lazarus & Folkman, 1985), blieben Versuche der operationalen Umsetzung durch Standardmeßinstrumente bislang die Ausnahme. So liegen zur Erfassung von Copingmustern im Sinne von habituellen, transaktionellen Verarbeitungsmustern im deutschen Sprachraum bisher keine Meßinstrumente vor (vgl. Prystav, 1981). Um den Einfluß von Bewältigungsprozessen (Coping) auf den Krankheitsverlauf abzuschätzen, wurde eine Neukonstruktion eines Meßinstrumentes notwendig. Für diesen Zweck wurde eine Kurzskala gebildet, die sowohl klinischen, als auch testtheoretischen Gesichtspunkten genügen sollte. Die Items stellen eine Auswahl einer größeren Itemsammlung von Junk (1980) dar.

Tabelle 2 i: Item-Testkennwerte der Copingskala, N = 1.003

Itemkurzbezeichnung	Item-Mittelwerte	Item-varianz	Trenn-schärfe
- Verantwortung übernehmen	1,36	29,98	0,39
- In-sich-Hineinfressen	1,61	29,37	0,33
- Hilfe durch Freund	1,68	31,37	0,14
- Veränderungsangst	0,68	30,71	0,42
- Veränderungsanpassung	1,04	29,48	0,47
- Zielsicherheit	1,07	30,16	0,42
- Angst vor Ablehnung	0,61	31,29	0,39
- Hilfe in Familie	0,71	32,21	0,24
- Streit vermeiden	1,78	29,5	0,32
- Problemlösung	0,52	31,37	0,44

Ausgewählt wurden Items, die sich auf dispositionelle Verarbeitungsmuster beziehen. Beispiele für Items sind: "Wut in sich hineinfressen", "Streit vermeiden" oder "Angst vor Ablehnung". Zusätzlich zu den Items, die dispositionelle Copingmuster betreffen, sollten Fragen nach Copingressourcen mitberücksichtigt werden (zum Konstrukt "Ressource" siehe Caplan, 1964, 1976). Hierzu wurden Fragen nach freundschaftlicher und familiärer Unterstützung gestellt. Insgesamt setzt sich die Kurzskala aus 10 vierstufigen Rating-Items zusammen. Ein globaler Summenscore über die einzelnen Items dient zur Abschätzung von Copingressourcen.

Reliabilität der Kurzskala: Eine Itemanalyse über die 10 Copingitems erbrachte nur wenig zufriedenstellende Kennwerte (siehe Tabelle 2 i).

Auffallend geringe Trennschärfen mit $r=0,13$ und $r=0,24$ finden sich bei Fragen nach sozialen Ressourcen (Familie, Freund) (siehe Tabelle 2 i). Insgesamt ist auch die interne Konsistenz gering, was sich auch in einem relativ niedrigen Wert für Cronbachs Alpha von 0,57 ausdrückt (Cronbachs Alpha gilt in der klassischen Testtheorie als Standardmaß für eine gemeinsame Dimension der Items). Ein möglicher Grund dafür ist, daß Copingressourcen in Form von sozialer Unterstützung und in Form von Verarbeitungsmustern relativ unabhängig voneinander sind. Der Skalensummenwert kann daher nur als grobes Copingmaß herangezogen werden.

Die **Beschwerden-Liste (BL)** nach von Zerssen

Die Beschwerden-Liste ist sowohl in der Studie von Dilling, Weyerer & Castell (1984a) als auch in unserer Nachfolgeuntersuchung zur Anwendung gelangt. Der Test wurde als eigenständiger Teil in einer Serie von Tests der Münchener Selbstbeurteilungsskalen (KSB-S) in den siebziger Jahren entwickelt (vgl. v. Zerssen, 1976, S.6). Mit dem Meßinstrument wird der Versuch unternommen, ausgehend von einer operationalen Definition eine quantitative Abschätzung subjektiver Beeinträchtigung durch (vorwiegend) körperliche und Allgemeinbeschwerden (vgl. v. Zerssen, 1976, S.6) auf der Symptomebene zu erreichen. Ingesamt existieren zwei Parallelformen (BL - BL') mit je 24 Items und einer Ergänzungsform (BL^0), von denen jedoch nur die BL gemeinsamer Bestandteil beider Untersuchungen war.

Entsprechend der Instruktion sowie des Vorspanns: "Ich leide unter folgenden Beschwerden" werden 24 verschiedene Symptome genannt, die sich in grobe inhaltliche Bereiche wie Allgemeinbeschwerden (z.B. Schwächegefühl und Müdigkeit) oder körpernahe Beschwerden (z.B. Schluckbeschwerden, Gelenk- und Gliederschmerzen), die körpernahen Allgemeinbeschwerden (z.B. Appetitlosigkeit) bis hin zu psychischen Beschwerden (z.B. Angstgefühl, trübe Gedanken, innere Gespanntheit) gliedern. Für jedes Item ist ein Skalenwert anzugeben, der zwischen $0=$ gar nicht über $1=$ kaum, $2=$ mäßig bis $3=$ stark variieren kann. Über die Summe aller dieser Itemwerte läßt sich schließlich der Gesamtscore des Tests bilden.

Reliabilität und Validität der Beschwerden-Liste: Die Beschwerden-Liste gehört zu den Meßinstrumenten, die sich sowohl in der klinischen Praxis als auch nach bisherigen Validierungsuntersuchungen gut bewährt haben. Reliabilitätsuntersuchungen (vgl. Zerssen, 1976; Stieglitz, Baumann, Tobien & v. Zerssen, 1980; Dilling, Weyerer & Castell, 1984; Rehm, Witzke, Fichter, Eiberger & Koloska; im Druck) sprechen für die hohe interne Konsistenz und damit Reliabilität der Skala. Ein zentraler Anwendungsbereich der Beschwerden-Liste liegt in der Quantifizierung des subjektiven Befundes für Querschnitt- und Längsschnittuntersuchungen in der Epidemiologie (vgl. v. Zerssen, 1976, S. 48). Modellanalysen (vgl. Koloska, Rehm & Fichter, 1987) nach dem probabilistischen Modell von Rasch (1966) erbrachten hohe Modellanpassungen mit Chi-Quadrat von 33,83 (Stichprobe: Zufallsauswahl von $N=232$, $df=23$; festgelegtes Signifikanzniveau: 5 %). Damit dürfte die relative Stichprobeninvarianz des Meßinstrumentes und damit Brauchbarkeit der BL in epidemiologischen Querschnittsunter-suchungen belegt sein. Mit graphischen Modellkontrollen nach dem gleichen Meßmo-dell im Altersverlauf konnten jedoch einige Strukturparameterveränderungen und da-mit Abweichungen vom Modell aufgezeigt werden. Trotz dieser vereinzelten struktu-rellen Abweichungen der Items im Verlauf, spricht vieles für die hohe Eindimensionali-tät der Skala. Die deutlichen korrelativen Zusammenhänge der BL und der Demorali-sationsskala (siehe Abschnitt 2.4) mit r=0,68 (p < 0,001) sowie Logit-Analysen von Verlaufsdaten sprechen dafür, daß über die Beschwerdensymptomatik am ehesten eine psychische Überforderung meßbar wird (vgl. Koloska, Rehm & Fichter, 1987).

Demoralisationsskala (PERI-D)
Als Selbstbeurteilungsskala innerhalb psychiatrischer Interviews wurde im Rahmen der Follow-up-Studie die PERI-Symptomskala nach Dohrenwend et al. (1980b) aus-gewählt und auf deutsche Sprachverhältnisse adaptiert.
Dohrenwend et al. (1980) beabsichtigen mit dem Instrument die Erfassung von Demo-ralisation im Sinne von Frank (1973). Nach Franks Theorie der Demoralisation ist der Zustand Demoralisation umschrieben durch Gefühle von Hilf- und Hoffnungslosigkeit, Angst, niedrige Selbsteinschätzung, Furcht und zerstreutem Denken. Grund für die genannten Symptome ist ein subjektiv erfahrenes Ungleichgewicht zwischen Bewälti-gungsmöglichkeiten des Individuums und Einwirkungen der Umwelt, das mit dem Gefühl einhergeht, tägliche Probleme des Alltags nicht lösen zu können (vgl. Figueiredo & Frank, 1982). Mit der Demoralisationsskala ist damit das empfundene subjektive Ausmaß von Ungleichgewicht quantifizierbar.

Reliabilität und Validität der Peri-Demoralisationsskala: Die in diesem Projekt ins Deutsche übersetzte Kurzform der Demoralisationsskala von Dohrenwend et al. (1980b) erbrachte in den Reliabilitätsuntersuchungen hohe Gütekennwerte.

Die Ergebnisse einer Hauptkomponentenanalyse zeigen (vgl. Rehm et. al., im Druck), daß die Eindimensionalität der PERI-Demoralisationsskala zumindest nach Kriterien der klassischen Testtheorie im hohen Maße gegeben ist. Modell-Analysen nach dem Raschmodell erbrachten teilweise Abweichungen vom Meßmodell (vgl. Rehm, Koloska & Fichter, 1987). Die Faktorenanalyse nach dem Hauptkomponenten-modell weist auf einen Faktor mit hoher Varianzerklärung (siehe Tabelle 2 k) hin.

Es überrascht nicht, daß die Demoralisationskala auch hohe Kennwerte der internen Konsistenz aufweist mit einem Cronbachs Alpha von Alpha=0,91. Kausalanalysen

Tabelle 2 k: Faktorenlösung der PERI-Demoralisationsskala (Hauptkomponen-tenanalyse, n = 945), Prävalenzstichprobe 80er Jahre

Varianzerklärung des ersten Faktors	35,3 %
des zweiten Faktors	6,1 %
Durchschnittliche Faktorladungen (1. Faktor)	0,581
Spannweite der Faktorladungen	0,264-0,758
Standardabweichung der Faktorladungen	0,125

(vgl. Fichter et al., 1988) bestätigen die Vermittlerrolle von Copingprozessen (im Sinne des Konzepts der Demoralisation) zwischen kritischen Lebensereignissen und chronischen Schwierigkeiten auf spätere psychische Krankheiten. Nach den bisherigen Ergebnissen spricht vieles dafür, daß mit dem Demoralisationsscore eine quantitative Abschätzung des Ausfalles von Coping-Ressourcen möglich ist.

Münchner Alkoholismus-Test (MALT)

Der Münchner Alkoholismus-Test (MALT) ist zur Hälfte eine Selbstbeurteilungsskala, die in den 70iger Jahren von Feuerlein et al. entwickelt wurde. Mit dem Test wird der Versuch unternommen, die in der klinischen Praxis wichtige Unterscheidung von Alkoholikern und Nicht-Alkoholikern zu ermöglichen (vgl. Feuerlein et. al.,1979, S.7). Hierzu werden eine Reihe von Items aus einer umfassenden Liste von Symptomen, die vom NCA (National Committee on Alcoholism) herausgegeben wurde, ausgewählt. Statistisches Kriterium für die Auswahl der Items ist einerseits die Sensitivität, Alkoholiker zu identifizieren *und gleichzeitig* die Spezifität, Nicht-Alkoholiker auszuschließen. Zur besseren Realisierung des Testkonstruktionsziels enthält der Test einen Fremdbeurteilungsteil (Malt-F) und einen Selbstbeurteilungsteil (Malt-S). Der Malt-F enthält drei Fragen über rein medizinisch objektivierbare Alkoholfolgekrankheiten (Lebererkrankungen, Polyneuropathie und Delirium tremens), zwei Fragen über den Alkoholkonsum, ein Fremdbeurteilungsitem über die Feststellung der Alkoholfahne und schließlich ein fremdanamnestisches Item bezüglich Familienangehöriger. Der Selbstbeurteilungsteil (Malt-S) erfaßt diagnostisch relevante Bereiche wie "Trinkverhalten", "psychische und soziale Beeinträchtigungen" und "somatische Störungen". Beispiele für Items sind: "Ich habe manchmal auch dann Alkohol getrunken, wenn es mir vom Arzt verboten wurde", "Ich glaube, Alkohol zerstört mein Leben", "In der letzten Zeit leide ich häufig an Zittern der Hände". Sowohl Fremdbeurteilungsitems als auch die Items, die im Selbstbeurteilungsteil auszufüllen sind, werden dichotom codiert mit "1=stimmt" und "0=stimmt nicht". Der Summenscore wird über die Selbst- und Fremdbeurteilungsitems gebildet, wobei Fremdbeurteilungsitems eine vierfache Gewichtung erhalten.

Das Freiburger Persönlichkeitsinventar (FPI)

Das Freiburger Persönlichkeitsinventar (FPI) ist ein mehrdimensionaler Persönlichkeitstest, der im klinischen und nichtklinischem Bereich zur Diagnostik wichtiger Eigenschaftsdimensionen beitragen soll. Konstruktionsziel der Testautoren (Fahrenberg, Selg & Hempel) ist die Gewinnung valider operationaler Persönlichkeitseigenschaftsdimensionen aus einer begrenzten Merkmalsstichprobe. Zur Festlegung operationaler Eigenschaftsdimensionen werden klinisch relevante Themenbereiche wie der psychovegetativen (emotionalen) Labilität, der Extraversion und der Aggressivität berücksichtigt. In dieser Studie wurden die Persönlichkeitsdimensionen Extraversion vs. Introversion und Neurotizismus berücksichtigt.

Fragen der Skala "Neurotizismus" beziehen sich auf Selbstschilderung über Teilnahmslosigkeit, Unruhe, Sorgen etc. und kennzeichnen die Richtung des klinischen Pols emotionale Labilität. Items der Skala "Introversion vs. Extraversion" beziehen sich auf Schilderungen über Kontakt, Geselligkeit und anderes interpersonales Verhalten.

IPC-Fragebogen (Kontrollüberzeugungen)

Der IPC ist ein Instrument, mit dem die Erfassung unterschiedlicher Kontrollüberzeugungen möglich ist (zum Konzept Kontrollüberzeugung siehe Rotter, 1966, 1967, 1972).

Die Aussagen des Testes beziehen sich ausschließlich auf die Person selbst. Es wird erfaßt, wie stark die Person das Gefühl hat, Kontrolle über die widerfahrenden Ereignisse zu haben und nicht, was sie glaubt, wie stark "Leute allgemein" diese Kontrolle haben. Entsprechend der deutschen Form des IPC von Levenson (1974) (siehe dazu Mielke, 1979, 1982) lassen sich Kontrollüberzeugungen des IPC-Konzeptes am besten über die drei Faktoren "interne Kontrollüberzeugung" (i=internal), "Kontrolle durch andere Mächte" (p=power) und "Kontrolle durch Zufall" (c=chance) abbilden (vgl. Krampen, 1979; Mielke, 1979). Interne Kontrollüberzeugung besteht dabei in dem Gefühl, sehr viele Kontrollmöglichkeiten zu haben, während eine Person mit externer Kontrollüberzeugung überzeugt ist, wenige Kontrollmöglichkeiten zu haben und deshalb die Macht durch andere oder den Zufall in der Erklärung von widerfahrenden Ereignissen betont. Der von Mielke ins Deutsche übersetzte Fragebogen erreichte zufriedenstellende Gütekennwerte (vgl. dazu Mielke, 1982). Aufgrund eines drucktechnischen Fehlers konnten nur die ersten 12 der insgesamt 24 Items der Skala in unserer Untersuchung verwendet werden.

Parental-Bonding-Instrument (PBI)

Das Parental-Bonding-Instrument (PBI) von Parker (1979) ist ein Fragebogen, mit dem das grundlegende Verhalten der Bindung zwischen Eltern und Kind meßbar wird.

Grundlage für diese Erhebung ist eine in diesem Projekt adaptierte deutsche Version. Basierend auf multivariaten, faktorenanalytischen Konstruktionstechniken begründet Parker (1979, 1980) ein zweifaktorielles Beschreibungssystem. In der Sichtweise des Kindes sind die grundlegenden Faktoren für die Bindung zwischen Eltern (Mutter und Vater) und Kind die Faktoren "Kontrolle" und "Fürsorge".

Zur Erfassung dieser Beziehungsmerkmale nimmt das Kind bzw. der Jugendliche eine getrennte Einschätzung von Mutter und Vater anhand einer Reihe von vierstufi

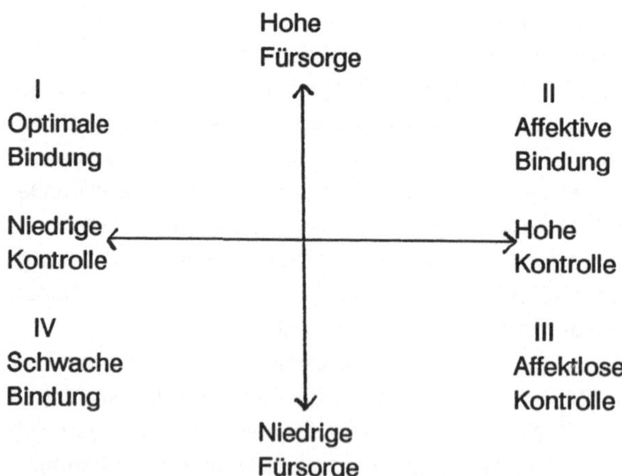

Abb. 2 e: Vier Quadranten bei einer 2-Faktorenlösung der PBI

gen Items mit den Kategorien von 0 (0=trifft nicht zu) bis 3 (3=trifft sehr zu) vor. Einige Items sind zur Ausschließung von Antwortstilen in umgekehrter Richtung gepolt. Items der Skala "Fürsorge" beziehen sich vornehmlich auf Fragen nach der positiven Zuwendung der Eltern. Beispiele hierfür sind: "Sprach mit warmer Stimme zu mir", "Half mir, wenn es nötig war" oder "Schien meine persönlichen Probleme zu verstehen". Items der Skala "Kontrolle" kennzeichnen ein elterliches Verhalten, welches einer Entwicklung des Kindes in Richtung Autonomie im Wege steht. Hierfür stehen typische Items wie "Läßt mich die Dinge nicht tun, die ich gerne machen wollte", "Wollte mich nicht erwachsen werden lassen". Für die Endauswertung des Tests werden jeweils die 12 Items der Skala "Fürsorge" und die 13 Items der Skala "Kontrolle" zur Summenwertbildung herangezogen. Ausgehend von der zweidimensionalen Struktur des Tests lassen sich nach Parker (1979) vier Arten von Bindungen voneinander abgrenzen (siehe Abb. 2 e).

Eine optimale Beziehung zwischen Eltern und Kind ist durch eine geringe Kontrolle und eine hohe Fürsorge gekennzeichnet (Quadrant I). Die affektive Kontrolle besteht bei hoher Fürsorge und hoher Kontrolle (Quadrant II), während bei affektloser Kontrolle kaum fürsorgliches elterliches Verhalten gezeigt wird (siehe Quadrant III). Eine schwache Bindung oder eine Vernachlässigung besteht, wenn weder kontrollierendes noch fürsorgliches Verhalten gezeigt wird (Quadrant IV). Ein genereller Risikofaktor für

Tabelle 2 I: Faktorenlösung der PBI-Items getrennt nach den Einschätzungen des Vaters und der Mutter (Haupt-Komponentenanalyse, varimaxrotiert) und interne Konsistenzschätzungen der jeweiligen Skalen

	PBI-Items Mutter	PBI-Items Vater
Varianzaufklärung des		
1. Faktors	32,9 %	38,2 %
2. Faktors	11,9 %	10,0 %
Durchschnittliche Faktorladungen des		
1. Faktors	0,34	0,41
2. Faktors	0,34	0,34
Spannweite der Faktorladungen des		
1. Faktors	0,79 bis -0,35	0,83 bis -0,46
2. Faktors	0,71 bis -0,40	0,46 bis -0,83
Standardabweichungen der Faktorladungen des		
1. Faktors	0,26	0,12
2. Faktors	0,22	0,22
Cronbachs Alpha	0,89	0,91

psychiatrische Störungen ist nach Parker (1979, 1980) insbesondere die "affektlose Kontrolle".

Untersuchungen zur deutschen Version des PBI: Nach Anpassung des PBI auf deutsche Sprachverhältnisse wurde im Rahmen des Projektes die postulierte faktorielle Struktur des PBI an dieser Version überprüft. Dabei zeigte sich bei einer Hauptkomponentenanalyse mit anschließender Varimaxrotation (nach dem Kaiserkriterium) eine deutliche zweifaktorielle Struktur, mit der die Skalenzugehörigkeit der Items eindeutig nach der Höhe der positiven Faktorladung repliziert werden kann. Der erste Faktor erklärte dabei sowohl bei der Einschätzung der Mutter (32,9%), wie bei der des Vaters (38,9%) den größten Anteil der gemeinsamen Varianz (siehe Abb. 2 d). Sämtliche Items der Skala "Fürsorge" lagen hoch positiv auf dem Faktor.

Ein weiterer extrahierter Faktor mit 10,0% Varianzaufklärung (Einschätzung des Vaters) bzw. 11,9 % Varianzaufklärung (Einschätzung der Mutter) fällt zum ersten Faktor ein wenig ab. Die Items, die auf diesem Faktor positiv laden, lassen sich der Skala "Kontrolle" zuordnen. Mit diesem positiven Ergebnis überraschen die hohen Reliabilitätsschätzungen über Cronbachs Alpha nicht, die für beide Skalen nahe bei 0,90 liegen (siehe Tabelle 2 l). Damit hat sich das zweidimensionale Konzept zur Erfassung der Bindung auch für die deutsche Version empirisch bewährt.

Familienklima-Testsystem (FKS)
Das Familienklima-Testsystem (FK-System) ist ein aus mehreren getrennten Teilen bestehender Test, der unabhängig voneinander von den einzelnen Familienmitgliedern (Mutter, Vater und Kindern) auszufüllen ist. Das FKS entwickelte sich aus der von Moos (1974) vorgestellten "Family-Environment Scale", die von Schneewind in den 70iger Jahren auf deutsche Sprachverhältnisse hin adaptiert wurde. Zur Einschätzung des Familienklimas innerhalb der Familie nimmt der Test auf folgende Themenbereiche Bezug: A. Zusammenarbeit, B. Offenheit, C. Konfliktneigung, D. Selbständigkeit, E. Leistungsorientierung, F. Kulturelle Orientierung, G. Aktive Freizeitgestaltung, H. Religiöse Orientierung, I. Organisation und J. Kontrolle.

Insgesamt besteht das FK-System aus 116 dichotomen Zustimmungsfragen, die entweder mit Ja (1) oder Nein (0) zu beantworten sind. Ausgehend von den oben angeführten 10 Themenbereichen werden für die entsprechenden Fragen zehn Summenscores gebildet. Die verschiedenen Scores sollen ein differenziertes Bild des vorherrschenden Familienklimas liefern.

Eigene Untersuchungen zur internen Konsistenz der Subskalen des FK-Systems: Die interne Konsistenzanalyse der einzelnen Subskalen des FK-Systems erbrachte weit geringere Gütekennwerte als die im Manual von Schneewind (1980) veröffentlichten (siehe Tabelle 2 m).

Die Reliabilitätsschätzungen - berechnet über die Kuder-Richardson 20 - liegen teilweise sogar im negativen Bereich. Dies ist auf die z.T. negativen Trennschärfen der Items zurückzuführen. Dem FK-System kommt nach diesen Ergebnissen nur ein begrenzter Nutzen zu. Die Interpretation der Summenscores der heterogenen Subskalen ist nur schwer möglich.

Tabelle 2 m: Interne Konsistenzen geschätzt über die Formel 20 von Kuder-Richardson

		N	FKS (Mutter)	N	FKS (Jugend-liche)
			r		r
A	Zusammenhalt	113	0,61	136	0,50
B	Offenheit	110	-0,16	134	0,50
C	Konfliktneigung	110	0,26	135	0,64
D	Selbständigkeit	108	0,49	135	0,63
E	Leistungsorientierung	104	0,47	138	0,35
F	Kulturelle Orientierung	104	0,42	131	-0,04
G	Aktive Freizeitgestaltung	106	0,58	137	0,69
H	Religiöse Orientierung	108	0,61	131	0,67
I	Organisation	108	0,53	133	0,17
J	Kontrolle	110	0,61	131	0,71

2.7.2 Erhebungsinstrumente für Kinder/Jugendliche im Alter von 10-14;11 Jahren: "Diagnostic Interview Schedule for Children" (DISC)

Von Costello (University of Pittsburgh) wurde das "Diagnostic Interview Schedule for Children" (DISC) als diagnostisches Interview entwickelt. Es ist ähnlich konzipiert wie das "Diagnostic Interview Schedule" (DIS) für Erwachsene. Verschiedene Items werden mit Hilfe eines EDV-Progammes zu operationalen Diagnosen zusammengefaßt. Das entsprechende Programm zur Verwendung mit SPSS wurde uns freundlicherweise von Prof. A. F. Costello zur Verfügung gestellt. Das DISC wurde im Auftrag des Nationalen Institute of Mental Health (NIMH) entwickelt, um in größeren epidemiologischen Feldstudien bei Kindern und Jugendlichen eingesetzt zu werden. Es existiert eine Form für das Interview mit der Bezugsperson und eine für ein Interview mit dem Probanden. Beide Formen der DISC Version XV.II vom Oktober 1983 wurden von unserer Arbeitsgruppe im April 1985 ins Deutsche übersetzt. Es existiert ein Trainingsmanual (Dulcan, Costello & Kalas, 1985) und "Instructions for DISC Programs" (Costello, ohne Datumsangabe). Die Skalierung jedes Items sieht folgende Kategorien vor: 0 = nein, 1 = fraglich/manchmal, 2 = ja bzw. oft, und 9 = unbekannt (weiß nicht). Wir ergänzten das DISC mit einigen Zusatzfragen aus dem Interview der Mannheimer Arbeitsgruppe um M. Schmidt (Esser & Schmidt, 1987), die jedoch unabhängig vom DISC ausgewertet werden. Außerdem wurde bei Kindern und Jugendlichen das "Strukturierte Interview zur Anorexia nervosa und Bulimia" - SIAB nach Fichter (1988) und das Anorexia-nervosa-Inventar zur Selbstbeurteilung - ANIS (Fichter & Keeser, 1980) sowie die 30-Item-Version der General Health Questionnaire (GHQ-30) von Goldberg (1972) verwendet. Die Ergebnisse von Jugendlichen im Alter von 15;00 - 19;11 Jahren gehen in die Gesamtergebnisse ein.

3 Ergebnisse des 2. Querschnittes der Oberbayerischen Verlaufsuntersuchung

3.1 Zur Prävalenz psychischer Erkrankungen und einzelner Syndrome

3.1.1 Prävalenz der 80er Jahre für psychische Erkrankungen Erwachsener nach Diagnosegruppen und soziodemographischen Merkmalen

3.1.1.1 Ergebnisse der Oberbayerischen Verlaufsuntersuchung zur Häufigkeit psychischer Erkrankungen nach dem Internationalen Diagnoseschlüssel (ICD 9)

Manfred M. Fichter, Wolfgang Witzke & Horst Dilling

Eine wesentliche methodische Voraussetzung für den sinnvollen Vergleich zweier Querschnitte im Rahmen einer Verlaufsuntersuchung ist die Verwendung derselben Kriterien zur Fallidentifikation. Nachdem in dem 5-Jahres-Intervall keine wesentlichen oder gar gravierenden Veränderungen im Untersuchungsgebiet stattfanden, ist für beide Querschnitte eine etwa gleich hohe Morbiditätsrate zu erwarten. Beim Vergleich der beiden Prävalenzstichproben (70er Jahre und 80er Jahre, 15 Jahre und älter) ergab sich eine Punktprävalenz (7 Tage) von 19,2% für den ersten Querschnitt und 21,2% für den zweiten Querschnitt für psychische Erkrankungen mit Schweregrad 2, 3 oder 4. Da sich die Stichproben teilweise überlappen, sind die sonst üblichen statistischen Tests nicht anwendbar. Es handelt sich weder um rein verbundene noch um völlig unabhängige Stichproben. Wenn man trotz dieser Tatsache mittels Chi-Quadrat-Test oder Konfigurationsfrequenz-Analyse testet, ergibt sich für die 7-Tage-Prävalenzrate zum 1. und 2. Querschnitt ($S \geq 2$) kein Unterschied. In Abbildung 3.1.1 a sind auch die Prävalenzraten für leichte psychische Erkrankungen (Schweregrad = 1) angegeben, welche für den ersten Querschnitt 20,1% und für den zweiten Querschnitt 16,8% betrugen (Punktprävalenz). 57,2% der Prävalenzstichprobe der 80er Jahre hatten weder bei der Untersuchung noch in dem vorausgehenden 5-Jahres-Intervall eine leichte oder schwerere psychische Erkrankung und weitere 10,9% hatten in diesem Zeitraum nur leichte psychische Auffälligkeiten; 32,0% zeigten in diesem Zeitraum psychische Erkrankungen mit Schweregrad 2, 3 oder 4. Eine psychische Erkrankung mit Schweregrad 2 entspricht in der Regel zumindest einer Behandlungsbedürftigkeit durch den Hausarzt.

Tabelle 3.1.1 a zeigt die Zusammenhänge zwischen der Höhe des Gesamtwertes im Goldberg-Interview (subjektiv und objektiv) und dem maximalen Schweregrad psychischer Erkrankungen. Der Zusammenhang ist statistisch sowohl für die Punktprävalenz (7 Tage) als auch für die Streckenprävalenz (5 Jahre) signifikant.

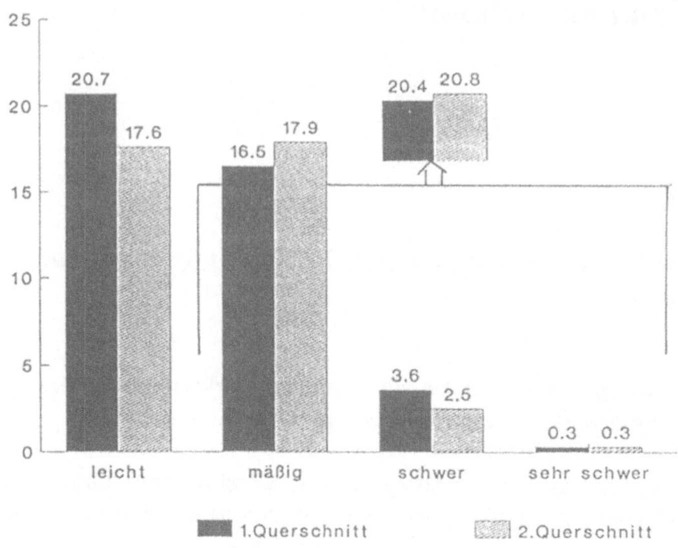

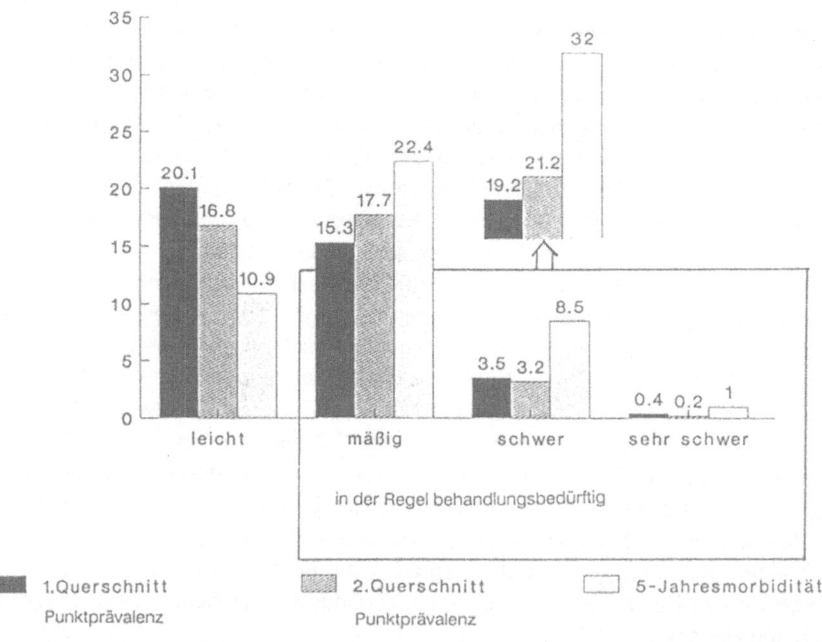

Abb. 3.1.1 a: Psychiatrische Morbidität (7-Tage-Punktprävalenz) nach Schweregrad unter Berücksichtigung von 1. und 2. psychiatrischer Diagnose. Prävalenzstichproben der 70er bzw. 80er Jahre

Tabelle 3.1.1 a: Psychische Erkrankungen nach Goldberg-Score, Prävalenzstichprobe 80er Jahre (80er Prävalenzstichprobe, N=1.666)

| Goldberg-Score | Maximaler Schweregrad (%) | | | | | |
| | 7 Tage | | | 5 Jahre | | |
	S = 0	S = 1	S = 2-4	S = 0	S = 1	S = 2-4
0 bis 4	86,0	9,8	4,2	79,9	9,4	10,7
5 bis 9	64,6	23,4	12,0	58,8	15,6	25,6
10 bis 14	32,7	30,4	36,9	29,5	15,7	54,8
15 bis 19	23,9	16,8	59,3	21,2	5,3	73,5
20 bis 24	7,7	29,2	63,1	7,7	6,2	86,2
24 +	1,3	6,3	92,4	1,3	1,3	97,5

$$Chi^2 = 748,7 \qquad Chi^2 = 598,6$$
$$df = 10 \qquad df = 10$$
$$p < .001 \qquad p < .001$$

Weitere Indikatoren für die psychiatrische Morbidität sind 1. die subjektive Wahrnehmung und Einschätzung der eigenen Gesundheit durch den Probanden, 2. die Selbsteinschätzung in der Beschwerdenliste nach von Zerssen, 3. die Anzahl somatischer Diagnosen, 4. der Summenscore der PERI-Demoralisationsskala, 5. der maximale Schweregrad der somatischen Diagnosen (7-Tage-Punktprävalenz) und 6. der Summenscore der Coping-Skala. Die Ergebnisse dazu sind in Tabelle 3.1.1 b dargestellt. Alle untersuchten Variablen zeigten einen statistisch signifikanten Zusammenhang mit den Prävalenzraten für psychische Erkrankungen.

Tabelle 3.1.1 c gibt eine Darstellung der psychiatrischen Morbidität (7-Tage-Prävalenz) für beide Querschnitte, aufgegliedert nach Untersuchungsort und sozialen Merkmalen der Probanden. Da nicht bei allen Probanden das vollständige Interview erhoben werden konnte, kann die Probandenzahl, auf die sich die Prozentangaben beziehen, leicht schwanken.

Bezogen auf den maximalen Schweregrad der gesamten 5 Jahre zeigt sich eine Erhöhung der Prävalenzrate psychischer Erkrankungen in der Dienstleistungsgemeinde Traunstein bei Frauen in der mittleren Altersgruppe (45-64 Jahre), bei verwitweten, besonders aber bei getrennt lebenden oder geschiedenen Personen, in unteren sozialen Schichten, bei Personen mit niedriger Schulbildung, bei nichtberufstätigen oder arbeitslosen Personen, bei solchen ohne Berufsausbildung und bei alleinlebenden. Besonders unter den Arbeitslosen ist die Prävalenzrate mit 50% für die letzten 7 Tage und 60,9% für die letzten 5 Jahre besonders hoch. Wie bei anderen Bereichen auch, z.B. Familienstand und Partnerschaft, muß man von einer Wechselwirkung zwischen Prävalenzraten und Arbeitslosigkeit ausgehen.

Tabelle 3.1.1 b: 7-Tages- und 5-Jahres-Prävalenz psychischer Störungen (Schweregrad $\geq$ 2) in Abhängigkeit von somatischen Erkrankungen und subjektiven Beschwerden (80er Prävalenzstichprobe, N=1.666)
Chi^2-Test; *=p<.001. Die Chi^2-Tests wurden mit einer Einteilung des Schweregrades in 0/1/2-4 durchgeführt, in der Tabelle erscheinen jedoch nur die Schweregrade 2-4.

		7-Tages-Prävalenzrate %		5-Jahres-Prävalenzrate %	
Subjektive Einschätzung	gut	12,0	Chi^2 = 212,6*	22,2	Chi^2 = 171,8*
der Gesundheit	mäßig	32,4		44,4	
df = 4	schlecht	55,8		68,0	
Anzahl somatischer	0	12,8	Chi^2 = 130,2*	16,2	Chi^2 = 118,9*
Diagnosen	1	25,5		24,4	
(7 Tage bzw. 5 Jahre)	2	30,0		32,2	
df = 10	3	45,8		41,2	
	4	47,2		47,7	
	5	87,5		63,0	
Beschwerden-Liste	0- 4	9,4	Chi^2 = 219,3*	13,9	Chi^2 = 241,1*
df = 10	5- 9	11,4		20,9	
	10-14	16,2		25,2	
	15-19	21,0		34,2	
	20-24	36,3		54,8	
	25+	48,9		64,4	
PERI-Demoralisations-	0- 4	8,5	Chi^2 = 244,4*	11,3	Chi^2 = 252,1*
skala	5- 9	6,5		10,3	
df = 10	10-14	7,6		18,6	
	15-19	17,3		29,0	
	20-24	17,2		33,7	
	25+	39,4		54,5	
Maximaler Schweregrad	0	10,5	Chi^2 = 120,1*		
somatischer Diagnosen	1	15,0			
(7 Tage)	2	27,6			
df = 8	3	42,7			
	4	25,0			
Coping-Skala	0- 4	7,3	Chi^2 = 172,7*	13,0	Chi^2 = 175,2*
(Punktwert)	5- 9	13,6		21,9	
df = 10	10-14	17,0		26,5	
	15-19	22,9		39,2	
	20-24	42,9		61,0	
	25+	61,3		77,4	

Tabelle 3.1.1 c: Psychiatrische Morbidität (7 Tage bzw. 5 Jahre) und soziodemographische Charakteristika (*Prävalenzstichprobe* der 80er Jahre, N=1.666; *15 Jahre und älter*)

Soziodemographische Charakteristika		N	Maximaler Schweregrad 7 Tage			Maximaler Schweregrad 5 Jahre		
			S = 1 %	S = 2-4 %	Chi-Quadrat-Test p <	S = 1 %	S = 2-4 %	Chi-Quadrat-Test p <
Ort	PA	321	17,4	19,3		13,7	28,7	
	TR	695	14,2	21,3	ns	8,5	31,8	.05
	TS	648	19,3	21,9		12,0	33,8	
Geschlecht	männlich	735	17,0	20,0	ns	12,4	29,1	.05
	weiblich	929	16,7	22,1		9,7	34,2	
Alter	15-19 J.	171	11,7	12,9		5,3	24,0	
	20-24 J.	152	16,4	17,8		11,2	28,9	
	25-44 J.	521	19,8	20,2	.01	13,2	33,0	.001
	45-64 J.	463	16,6	25,1		9,5	37,4	
	65-74 J.	218	14,2	19,7		10,6	26,1	
	75+ J.	139	17,3	28,1		13,7	32,4	
Familien-stand	ledig	430	12,8	21,6		7,2	32,6	
	verh.	943	18,7	18,3	.001	13,1	29,0	.001
	getr./ gesch.	89	21,3	32,6		11,2	48,3	
	verw.	202	14,9	28,2		7,9	37,6	
Schicht	I-II	189	15,9	16,9		12,2	23,3	
	III	652	16,3	18,1	.001	12,1	29,0	.001
	IV	600	18,5	21,3		10,1	33,5	
	V	215	14,9	33,5		8,4	44,7	
fester Partner	nein	530	14,2	28,3		7,4	38,1	
	ja, zus.	1.012	18,7	17,8	.001	12,8	29,1	.001
	ja, n.zus.	116	12,9	17,2		9,5	29,3	
Schulbil-dung	niedrig	1.170	16,9	23,7		10,9	34,4	
	mittel	283	19,8	13,1	.001	12,4	25,8	.05
	hoch	125	12,8	16,0		9,6	24,0	
berufstätig	ja	818	19,6	17,7	.001	12,5	29,8	.05
	nein	802	13,8	25,1		9,1	33,9	
arbeitslos	nein	1.615	17,3	20,2	.001	11,1	31,1	.001
	ja	46	2,2	50,0		2,2	60,9	
Berufsaus-bildung	nein	756	13,8	23,9	.01	8,2	33,6	.01
	ja	907	19,3	18,9		13,0	30,7	
Einperso-nenhaush.	ja	274	18,2	31,8	.001	10,2	43,4	.001
	nein	1.389	16,5	19,1		11,0	29,7	

ns = nicht signifikant

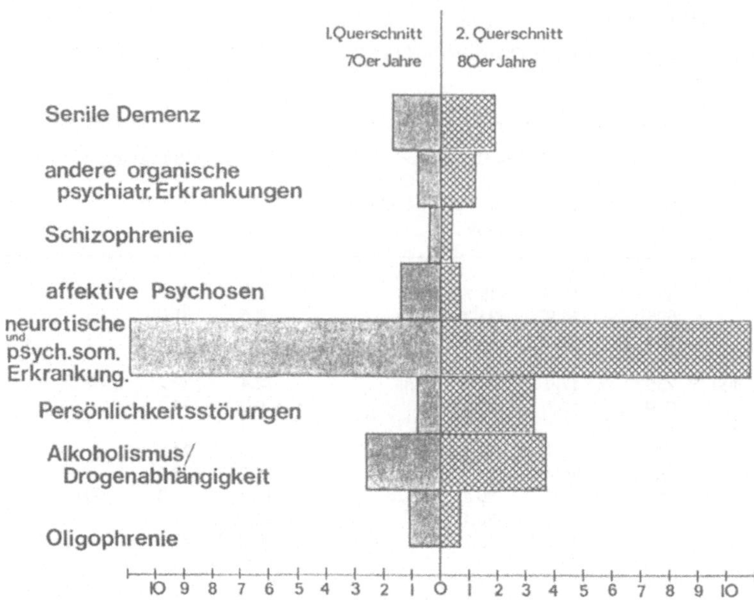

Abb. 3.1.1 b: Häufigkeitsraten psychiatrischer Diagnosen nach ICD 8 (in %) mit Schweregrad $\geq$ 2 (mäßig bis sehr schwer). Repräsentative Stichproben $\geq$ 15 Jahre für 70er und 80er Jahre

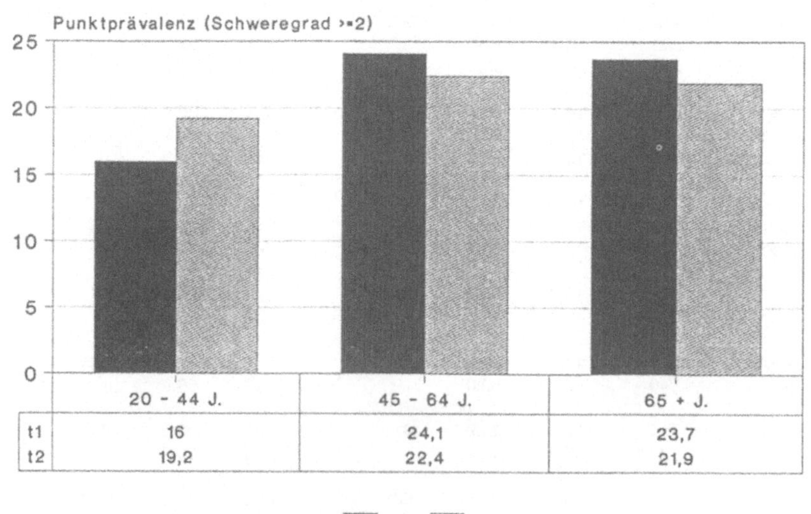

Abb. 3.1.1 c: Psychiatrische Morbidität nach Altersgruppen

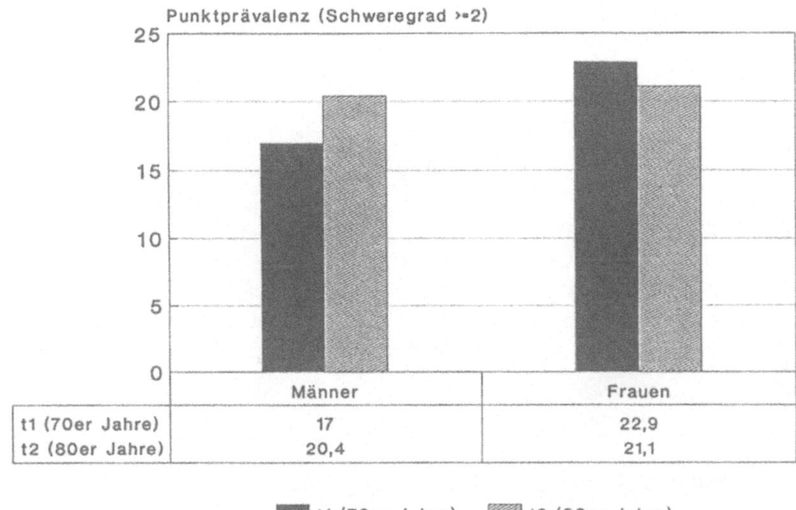

Abb. 3.1.1 d: Psychiatrische Morbidität nach Geschlecht

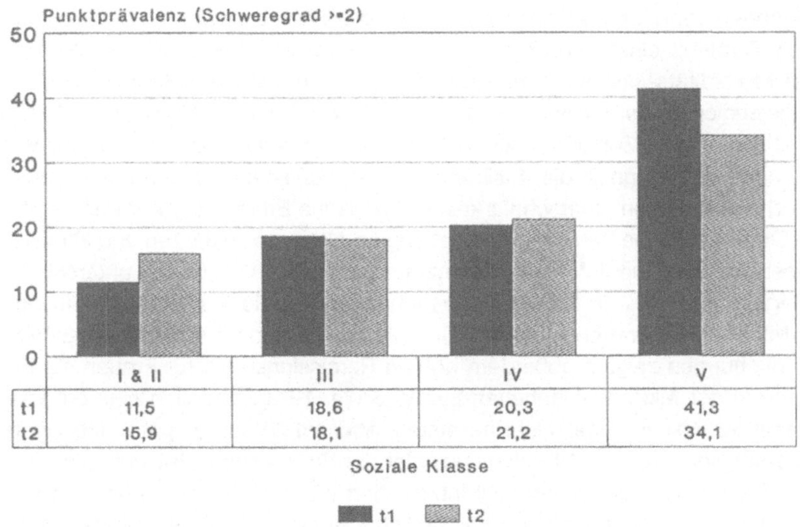

Abb. 3.1.1 e: Psychiatrische Morbidität nach sozialer Klasse

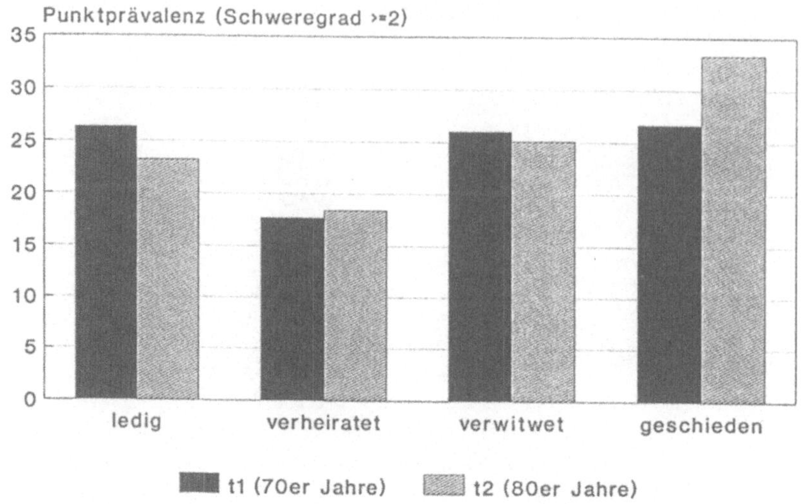

Abb. 3.1.1 f: Psychiatrische Morbidität nach Familienstand

Für die Prävalenzstichprobe der 80er Jahre war der Unterschied in der Prävalenzrate zwischen Männern und Frauen geringer als für die Prävalenzstichprobe der 70er Jahre. Diese Tendenz einer Nivellierung geschlechtsspezifischer Unterschiede hinsichtlich der Morbiditäts- und Behandlungsraten fand sich auch in mehreren anderen Bevölkerungsstudien. In der finnischen Untersuchung von Lehtinen & Väisänen (1979) betrug die Differenz der Morbiditätsrate vom 1. und 2. Querschnitt 9,3%. Wenn wir übereinstimmend mit Hagnell die Risikopopulation definieren als jene Personengruppe, welche zum ersten Querschnitt keine psychische Erkrankung aufwies, ergibt sich für die Oberbayerische Verlaufsuntersuchung im Alter von 20 Jahren und älter bei der Verlaufsstichprobe eine 5-Jahres-Inzidenzrate von 19,2% und für die untersuchte finnische Region von 7,6%. In beiden Untersuchungen lag die 5-Jahres-Inzidenzrate für Männer höher als für Frauen (Differenz für Finnland 1% und für Oberbayern 6,7%). Beide Untersuchungen zeigten außerdem höhere Remissionsraten für Frauen als für Männer. Auch in der Midtown-Manhattan-Study (Srole, 1974) fand sich eine erhöhte Morbiditätsrate für Frauen. Zwar nicht im ersten, aber im 20 Jahre später liegenden zweiten Erhebungsquerschnitt. Allerdings war hier der Stichprobenschwund so erheblich, daß die Ergebnisse nur mit Vorsicht interpretiert werden können. In der Florida-Health-Study von Schwab et al. (1979) zeigte sich - wenngleich nur sehr geringfügig ausgeprägt - eine ähnliche Tendenz: Die Prävalenzraten zum ersten Querschnitt betrugen 20,8% für Männer und 35,0% für Frauen und lagen nach einem 3-Jahres-Intervall für Männer bei 24,7% und für Frauen bei 35,6%.

Beim zweiten Querschnitt der Oberbayerischen Verlaufsuntersuchung wurden Diagnosen sowohl nach ICD-8 (zum Vergleich mit dem ersten Querschnitt), mit ICD-9 und nach den Kriterien des Diagnostic and Statistical Manual der American Psychiatric Association (DSM-III) gestellt. Entsprechend den Aufschlüsselungen von Dilling & Weyerer (1984 a,b) wurden acht Diagnosegruppen zusammengefaßt (vgl. Tabelle

54

Tabelle 3.1.1 d: Häufigkeit psychiatrischer Diagnosen zum 1. und 2. Querschnitt (repräsentative Stichproben, 15 Jahre und älter) nach Kategorien und Schweregraden (0 = keine Erkrankung - 4 = sehr schwere Erkrankung). Punktprävalenz letzte 7 Tage

ICD-8 Diagnose	Schweregrad	1. Querschnitt (N = 1.536)		95 % Konfidenz-bereich	2. Querschnitt (N = 1.666)		95 % Konfidenz-bereich
		n	%		n	%	
Senile Demenz	1	22	1,4	0,81- 1,99	12	0,7	0,30- 1,10
(290; 293.0)	2	19	1,2		22	1,3	
	3	8	0,5		9	0,5	
	4	--	--		1	0,1	
	2-4	27	1,7	1,05- 2,25	32	1,9	1,24- 2,56
Andere organische	1	7	0,5	0,15- 0,85	20	1,2	0,68- 1,72
psychiatrische	2	9	0,6		16	1,0	
Erkrankungen	3	3	0,2		4	0,2	
(292; 293.1-9; 294	4	--	--		--	--	
außer 294.3; 309)	2-4	12	0,8	0,35- 1,25	18	1,2	0,68- 1,72
Schizophrenie	1	--	--		2	0,1	-0,05- 0,25
(295)	2	2	0,1		3	0,2	
	3	4	0,3		3	0,2	
	4	--	--		--	--	
	2-4	6	0,4	0,08- 0,72	6	0,4	0,10- 0,70
Affektive Psychosen	1	5	0,3	0,03- 0,57	8	0,5	0,16- 0,84
(296; 297; 298; 299)	2	16	1,0		8	0,5	
	3	6	0,4		3	0,2	
	4	--	--		--	--	
	2-4	22	1,4	0,81- 1,99	11	0,7	0,30- 1,10
Neurotische und	1	214	13,9	12,17-15,63	168	10,1	8,65-11,55
psychosomatische	2	162	10,5		160	9,6	
Erkrankungen	3	20	1,3		19	1,1	
(300; 305-308)	4	1	0,1		1	0,1	
	2-4	183	11,9	10,28-13,52	180	10,8	9,31-12,29
Persönlichkeits-	1	46	3,0	2,15- 3,85	77	4,6	3,59- 5,61
störungen	2	13	0,8		48	2,9	
(301; 302)	3	--	--		6	0,4	
	4	--	--		--	--	
	2-4	13	0,8	0,35- 1,25	54	3,3	2,44- 4,16
Alkoholismus/Dro-	1	34	2,2	1,47- 2,93	62	3,7	2,79- 4,61
genabhängigkeit	2	31	2,0		51	3,1	
(291; 294.3; 303;	3	8	0,5		8	0,5	
304)	4	2	0,1		1	0,1	
	2-4	41	2,6	1,75- 3,45	60	3,7	2,79- 4,61
Oligophrenie	1	10	0,7	0,28- 1,12	4	0,2	-0,01- 0,41
(310-315)	2	6	0,4		8	0,5	
	3	7	0,5		1	0,1	
	4	3	0,2		1	0,1	
	2-4	16	1,1	0.54- 1.66	10	0,7	0,30- 1,10

3.1.1 d). Die Veränderungen der Häufigkeiten dieser Kategorien sind insgesamt gering. Beim zweiten Querschnitt wurden etwas weniger Diagnosen aus dem Bereich der affektiven Psychosen und der Oligophrenie vergeben, dafür häufiger Persönlichkeitsstörungen und Alkoholismus.

Prävalenzraten für verschiedene Diagnosegruppen nach *ICD-9* sind in Tabelle 3.1.1 e dargestellt. Gezeigt sind die Punktprävalenz- und (5-Jahres-) Streckenprävalenzraten für die Prävalenzstichprobe der 80er Jahre zum Zeitpunkt t_2 (zweiter Querschnitt). Die häufigsten Kategorien sind Neurosen, psychosomatische Störungen, Persönlichkeitsstörungen und Alkoholismus. Die in der Kategorie Alkoholismus/Drogenabhängigkeit enthaltenen Drogenabhängigen machen einen verschwindend geringen Anteil aus, so daß sie praktisch vernachlässigt werden können. Der größte Unterschied zwischen den 7-Tages- und 5-Jahres-Prävalenzraten (ohne Einschluß der 7-Tages-Prävalenzrate) fand sich für psychosomatische Erkrankungen.

Tabelle 3.1.1 e: Prävalenz verschiedener Diagnosekategorien nach ICD 9 (7 Tage/5 Jahre; N = 1666) bei t_2 (Prävalenzstichprobe der 80er Jahre)
* leichte psychische Erkrankungen (S = 1) wurden retrospektiv über das 5-Jahres-Intervall vermutlich bei der Erhebung unterschätzt

Diagnose nach ICD-9	Schweregrad	7 Tage (t_2) n	%	5 Jahre (incl. t_2)* n	%	Inanspruchnahme über 5 Jahre (%) Nervenarzt	Nervenarzt bzw. psychiat. Klinik
Funktionelle	1	10	0,6	3	0,2		
Psychosen	2	10	0,6	18	1,1		
(295-299)	3	6	0,4	12	0,7	45,2	45,2
	4	--	--	2	0,1		
	2-4	16	1,2	32	1,9		
Geistige	1	4	0,2	4	0,2		
Behinderung	2	11	0,7	11	0,7		
(317-319)	3	2	0,1	2	0,1	28,6	28,6
	4	1	0,1	1	0,1		
	2-4	14	0,9	14	0,9		
Organische	1	6	0,4	3	0,2		
Psychosen	2	13	0,8	9	0,5		
(290-294)	3	12	0,7	16	1,0	16,1	25,8
	4	1	0,1	6	0,4		
	2-4	26	1,6	31	1,9		
Spezielle	1	9	0,5	7	0,4		
Syndrome	2	11	0,7	14	0,8		
(307)	3	3	0,2	4	0,2	16,7	16,7
	4	--	--	--	--		
	2-4	14	0,9	18	1,0		
Neurosen	1	58	3,5	22	1,3		
(300)	2	78	4,7	99	5,9		
	3	9	0,5	31	1,9	29,3	29,3
	4	--	--	4	0,2		
	2-4	145	5,2	134	8,0		
Nichtpsychotische	1	26	1,6	25	1,5		
Psychosyndrome	2	25	1,5	25	1,5		
(310)	3	2	0,1	2	0,1	21,4	21,4
	4	--	--	1	0,1		
	2-4	27	1,6	28	1,7		
Anpassungs-	1	33	2,0	15	0,9		
störungen	2	25	1,5	59	3,5		
(308, 309)	3	3	0,2	26	1,6	20,0	20,0
	4	--	--	1	0,1		
	2-4	28	1,7				
Psychosomatische	1	83	5,0	55	3,3		
Erkrankung	2	49	2,9	103	6,2		
(306, 316)	3	4	0,2	28	1,7	13,6	14,4
	4	1	0,1	2	0,1		
	2-4	54	3,2				
Persönlichkeits-	1	76	4,6	74	4,4		
störungen	2	46	2,8	48	2,9		
(301)	3	5	0,3	7	0,4	12,7	12,7
	4	--	--	--	--		
	2-4	51	3,1	55	3,3		
Alkoholismus/	1	48	2,9	53	3,2		
Drogen-	2	44	2,6	48	2,9		
abhängigkeit	3	7	0,4	20	1,2	8,7	11,6
(303, 304, 305)	4	1	0,1	2	0,1		
	2-4	52	3,1	70	4,2		

Zum Zeitpunkt der Befragung litten 3,2% aller Probanden unter einer behandlungsbedürftigen psychosomatischen Erkrankung; irgendwann im Verlauf der vorausgehenden 5 Jahre waren es jedoch 8,0%. Dies spricht für eine geringe Stabilität und Chronizität von psychosomatischen Erkrankungen.

Vor wenigen Jahren wurde von Regier et al. (1984), Myers et al. (1984), Robins et al. (1984) und Eaton & Kessler (1984) über erste Ergebnisse der "Epidemiologischen Catchment Area Study" berichtet. Dargestellt wurden allerdings nur erste Ergebnisse des ersten Querschnitts der ECA-Studie und Verlaufsergebnisse stehen noch aus. Die häufigsten psychischen Erkrankungen bei diesen, anhand einer großen Stichprobe in mehreren Regionen der USA durchgeführten Untersuchungen waren Phobien, Alkoholmißbrauch und/oder -abhängigkeit, Dysthymie und typische (major) Depression. Bei Frauen waren Phobien und typische Depressionen, bei Männern Abhängigkeitserkrankungen die häufigsten Diagnosen. In den amerikanischen Untersuchungen hatten die Altersgruppen der 45- bis 64jährigen und der 65jährigen und älteren vergleichsweise niedrige psychiatrische Morbiditätsraten. In beiden Querschnitten der Oberbayerischen Verlaufsuntersuchung lagen die Morbiditätsraten dieser beiden älteren Gruppen höher als für die jüngeren Probanden (20-44 Jahre). Nachdem im Rahmen der Oberbayerischen Verlaufsuntersuchung auch Diagnosen nach den DSM-III-Kriterien gestellt wurden, wird zu einem späteren Zeitpunkt ein direkterer Vergleich mit der amerikanischen Verbundstudie nach Diagnosen möglich sein. Für die in Tabelle 3.1.1 e aufgelisteten Diagnosegruppen sind in Abbildung 3.1.1 c die Altersverteilungen getrennt für Männer und Frauen graphisch dargestellt. Kürzlich berichteten Burnam et al. (1987) und Karnott (1987) über Ergebnisse des 1. Querschnittes des ECA-Studienteiles in Los Angeles. Amerikaner mexikanischer Herkunft hatten niedrigere Raten für Drogenmißbrauch und -abhängigkeit und höhere Raten für schwereres "Cognitive Impairment" im Vergleich zu "Non-Hispanic-Whites". Insgesamt waren die Prävalenzraten und Verteilungen auf soziodemographische Untergruppen ähnlich wie in den anderen Regionen der ECA-Studie.

Hinsichtlich der Prävalenzraten für Probanden mit verschiedenen Risikofaktoren (Arbeitsbelastung, psychische Erkrankung/Behandlung der Eltern, aufgewachsen außerhalb des Elternhauses) fanden sich bedeutsame Unterschiede. Als statistisch signifikant erwiesen sich sowohl für die Punktprävalenz als auch für die Streckenprävalenz psychischer Erkrankungen folgende Risikofaktoren (Chi^2-Test, $p < 0,05$): 1. Psychische Erkrankungen in der Familie; 2. Psychische Behandlung der Geschwister; 3. Psychiatrische Behandlung der Kinder; 4. Rauchen (Anzahl der täglich konsumierten Zigaretten - vermutlich als Ausdruck innerer Spannung und von Streß) und 5. Fehlen von angemessener sozialer Unterstützung (vgl. im Anhang, Tabellen 3.1.1 o-r).

Tabelle 3.1.1 f zeigt die Prävalenzraten für psychische Erkrankungen nach ICD-8 für einen 6-Jahres-Zeitraum. Für die Berechnung wurden hier beide Querschnitte (t_1 und t_2), das Jahr vor t_1 sowie die retrospektiv erhobenen Angaben für den dazwischenliegenden 5-Jahres-Zeitraum zugrunde gelegt. Die Raten entsprechen somit nicht einer Life-Time-Prävalenz, umfassen jedoch einen beträchtlichen Zeitraum (6 Jahre) und basieren auf zwei Querschnitten.

Zur Prävalenz psychischer Erkrankungen liegen mehrere neuere Arbeiten vor wie z.B. die zitierten Publikationen zur amerikanischen ECA-Studie, Arbeiten zum 1. Querschnitt der Oberbayerischen Verlaufsuntersuchung (Dilling & Weyerer, 1984), eine

Tabelle 3.1.1 f: Prävalenzrate psychischer Erkrankungen in Bevölkerungsstudien nach 1970 (nach Cheng 1988) ergänzt und modifiziert

Studie	Alter in Jahren	Stichprobe N	Instrument und Falldefinition	Prävalenzrate (%)	roh	(gewichtet)
Comstock & Helsing (1976) Kansas City	$\geq$ 18	1.154	CES-D ($\geq$ 16) 7 Tage, Depression	Neger Weiße	26,4 19,8	(17,6) (20,1)
Eaton & Kessler (1981) USA	24-74	2.867	CES-D ($\geq$ 16) 7 Tage, Depression	Neger Weiße	23,0 15,8	(21,3) (16,0)
Finlay-Jones & Burville (1977) West-Australien	15-69	2.324	GHQ-60 $\geq$ 12 7 Tage	Männer Frauen Gesamt	13,6 18,7 16,3	
Andrews et al. (1977) Sydney	20-69	863	GHQ-20 7 Tage	Gesamt	24,0	
Goldberg et al. (1976) England	$\geq$ 16	213	GHQ-60 7 Tage	Gesamt	21,6	
Weissman & Myers (1970) New Haven, USA	$\geq$ 26	511	SADS-RDC Punktprävalenz	Gesamt Gesamt incl. Pers.St.	14,7 17,8	
Carstairs (1975) Süd-Indien	?	1.241	zweistufig Punktprävalenz	Männer Frauen	32,0 40,0	
Brown & Harris (1978) Camberwell, London	18-65	458	PSE 1-Jahres-Rate	Frauen (Fälle) Frauen (Fälle u. Grenzfälle)	16,6 34,3	
Prudo et al. (1981) Äußere Hebriden, Schottland	18-65	355	PSE 1-Jahres-Rate	Frauen (Fälle) Frauen (Fälle u. Grenzfälle)	13,5 33,0	
Orley & Wing (1979) Uganda	$\geq$ 18	206	PSE-CATEGO 1-Monats-Rate, ID $\geq$ 5	Männer Frauen Gesamt	20,0 27,0 25,3	
Bebbington et al. (1981) Camberwell	18-64	800	zweistufig, PSE (ID $\geq$ 5) 1-Monats-Rate	Männer Frauen Gesamt	6,2 15,1 10,9	
Tarnopolsky et al. (1978) London	$\geq$ 15	208	GHQ und CIS 7 Tage, OSR $\geq$ 2	Gesamt	26,0	
Cheng (1988) Taiwan	$\geq$ 15	1.044	GHQ und CIS 7 Tage, OSR $\geq$ 2 incl. psychot. u. organ. Erkrank.	Männer Frauen Gesamt	16,2 31,4 24,2	(18,0) (33,3) (26,2)
Regier et al. (1988) ECA Studie in 5 Regionen der USA	$\geq$ 18	18.571	DIS (DSM III) 1-Monats-Rate	Männer Frauen Gesamt	-- -- --	(14,0) (16,6) (15,4)
Dilling & Weyerer (1984) Traunstein, 1. Querschnitt 70er Jahre	$\geq$ 15	1.536	CIS (OSR > 2) 7 Tage	Männer Frauen Gesamt	15,1 21,3 18,6	
Fichter et al. Traunstein, 2. Querschnitt 80er Jahre	$\geq$ 15		CIS (OSR > 2) 7 Tage	Männer Frauen Gesamt	20,0 22,1 21,2	

Monographie von Schepank (1987) über "Psychische Erkrankungen in der Stadtbevölkerung", das von Weissman, Myers & Ross herausgegebene Buch über "Community Surveys of Psychiatric Disorders", welches einen Überblick über den neuesten Stand verschiedener Feldstudien gibt sowie eine Monographie von Wittchen & von Zerssen (1988) über eine z.T. von Infra-Test untersuchte bundesweite Bevölkerungsstichprobe in Deutschland. Da eine detaillierte Darstellung zur *Prävalenz* psychischer Erkrankungen unseren Bericht über den *Verlauf* psychischer Erkrankungen sprengen würde, sehen wir an dieser Stelle davon ab und verweisen auf die Tabellen 3.1.1 g - i im Anhang.

Tabelle 3.1.1 h: Häufigkeit psychiatrischer Diagnosen (approximative Life-Time-Prävalenz) unter Berücksichtigung von 1 Jahr vor t_1, t_1 5-Jahres-Intervall und t_2 (=6 Jahre/2 Querschnitte) und 1. und 2. psychiatrische Diagnose, aufgeschlüsselt nach Diagnosekategorien

ICD-8 Diagnosekategorien	Maximaler Schweregrad = 1		Maximaler Schweregrad 2-4	
	N	%	N	%
Senile Demenz (290; 293.0)	21	1,6	35	2,6
Andere organische psychiatrische Erkrankungen (292; 293.1-9; 294 außer 294.3; 309)	7	0,5	29	2,2
Schizophrenie (295)	1	0,1	8	0,6
Affektive Psychosen (296; 297; 298; 299)	3	0,2	39	2,9
Neurotische und psychosomatische Erkrankungen (300; 305-308)	151	11,3	397	29,6
Persönlichkeitsstörungen (301; 302)	95	7,1	49	3,7
Alkoholismus u. Drogenabhängigkeit (291; 294.3; 303; 304)	78	5,8	83	6,2
Oligophrenie (310-315)	11	0,8	17	1,3

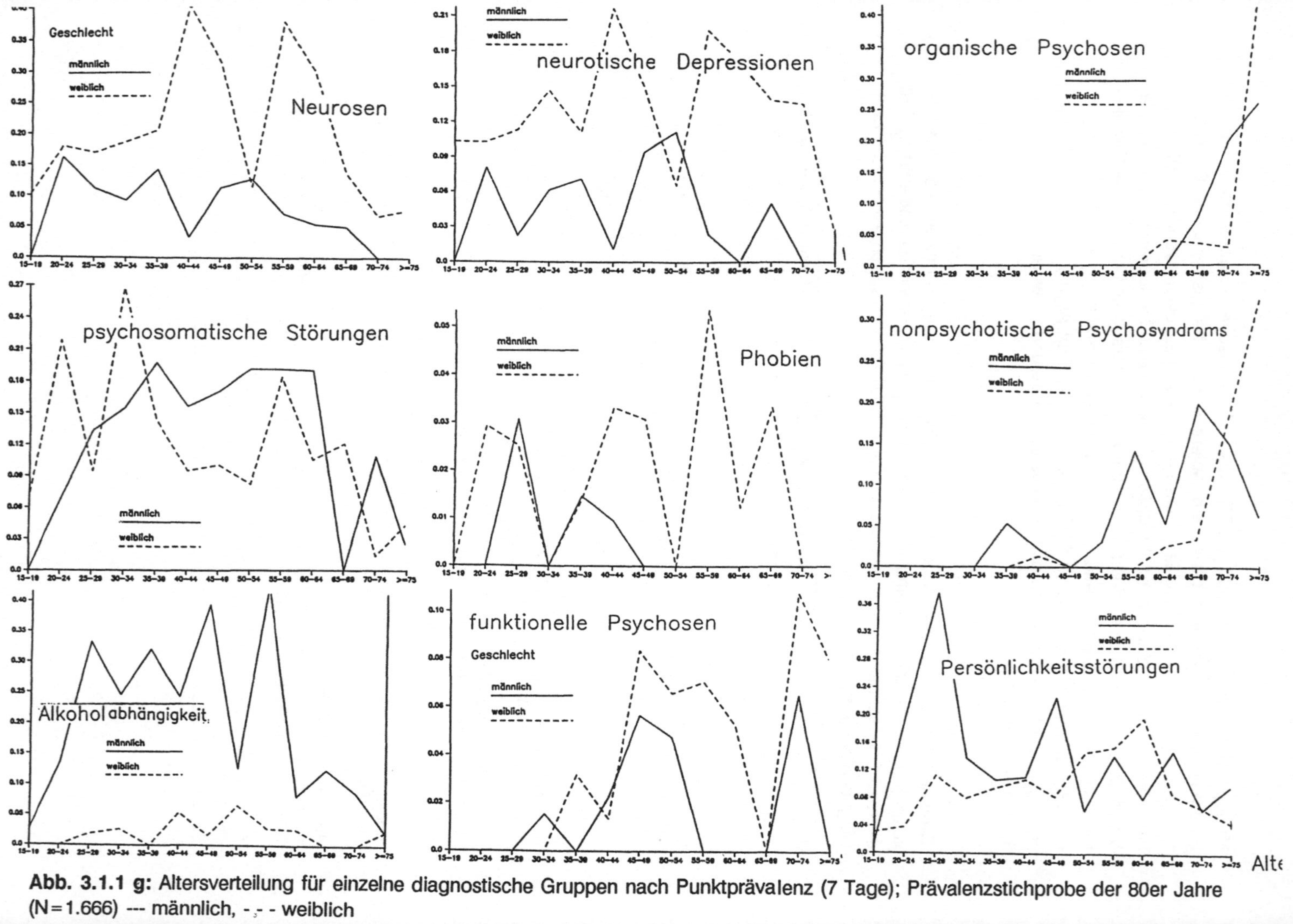

Abb. 3.1.1 g: Altersverteilung für einzelne diagnostische Gruppen nach Punktprävalenz (7 Tage); Prävalenzstichprobe der 80er Jahre (N=1.666) --- männlich, - - - weiblich

3.1.1.2 Häufigkeit psychischer Erkrankungen nach dem "Diagnostic and Statistical Manual for Mental Disorders" (DSM III) der American Psychiatric Association

Manfred M. Fichter & Martin Elton

Zusätzlich zur Diagnostik nach dem Internationalen Diagnoseschlüssel (ICD 9) wurde beim 2. Querschnitt in der Oberbayerischen Verlaufsuntersuchung bei der Klassifikation jedes Falles auch das "Diagnostic and Statistical Manual for Mental Disorders" (DSM III) verwendet. Von den ärztlichen Interviewern wurde dabei anhand der operationalisierten DSM-III-Kriterien festgestellt, ob zum Zeitpunkt der Untersuchung oder im vorausgehenden 5-Jahres-Intervall eine Diagnose nach DSM III vorlag (5-Jahres-Zeitraum). Zusätzlich wurde bei jedem so diagnostizierten Fall die oben geschilderte Schweregradeinteilung von 1 (leicht), 2 (deutlich), 3 (schwer), 4 (sehr schwer) vorgenommen. Die Ergebnisse sind im einzelnen in Tabelle 3.1.1.2 a sowohl für einzelne Diagnosen als auch für übergeordnete diagnostische Gruppen dargestellt. Diagnosen aus dem DSM III, die bei der Untersuchung nicht vorkamen, sind in der Tabelle meist weggelassen. Aus der Tabelle ist die Häufigkeitsrate (in %) für leichtere Fälle, schwerere Fälle und für die Gesamtzahl der Fälle (leicht und schwer) dargestellt. Die Unterscheidung in Schweregrade ist eine zusätzliche Variable, die im DSM III ursprünglich nicht vorgesehen ist. Zum Vergleich mit anderen Studien dient am besten die Gesamtrate für leichtere und schwere Fälle zusammen.

Tabelle 3.1.1.2 a: Häufigkeit psychischer Erkrankungen über einen 5-Jahres-Zeitraum nach dem "Diagnostic and Statistical Manual of Mental Disorders" (DSM III) in der Bevölkerung Oberbayerns (> 20 Jahre); Prävalenzstichprobe der 80er Jahre; N = 1.495 untersuchte Probanden. Da bis zu zwei Diagnosen pro Person auch innerhalb einer Hauptgruppe vorliegen können, entspricht die Summe der Einzeldiagnosen nicht immer der Diagnosenzahl pro Hauptkategorie

| Achse I | Gesamthäufigkeit nach Schweregrad S | | | | | |
| | leicht (S=1) | | schwer (S≥2) | | gesamt (S≥1) | |
	N	%	N	%	N	%
1. **Störungen in der Adoleszenz**	4	0,27	6	0,40	10	0,67
Eßstörungen	0	0	2	0,13	2	0,13
1.1 307.10 Anorexia nervosa	0	0	0	0	0	0
307.51 Bulimie	0	0	2	0,13	2	0,13
1.2 **Stereotype Bewegungsstörungen**	3	0,20	2	0,13	5	0,33
307.22 Chronische motorische Tic-Störung	1	0,07	1	0,07	2	0,13
307.20 Atypischer Tic	1	0,07	1	0,07	2	0,13
307.30 Atypische stereotype Bewegungsstörung	1	0,07	0	0	1	0,07
1.3 **Andere Störung mit körperlichen Manifestationen**	1	0,07	3	0,20	3	0,20
307.00 Stottern	0	0	1	0,07	1	0,07
307.60 Funktionelle Enuresis	0	0	2	0,13	2	0,13
307.46 Schlafwandeln	1	0,07	0	0	1	0,07
2. **Organisch bedingte psychische Störungen**	33	2,21	60	4,01	93	6,22

Achse I	Gesamthäufigkeit nach Schweregrad S					
	leicht (S=1)		schwer (S≥2)		gesamt (S≥1)	
	N	%	N	%	N	%
2.1 Senile und präsenile						
Demenzen	3	0,20	23	1,54	26	1,74
Primär degenerative Demenz, seniler Beginn						
290.30 mit Delir	0	0	2	0,13	2	0,13
290.21 mit Depression	0	0	3	0,20	3	0,20
290.00 unkompliziert	3	0,20	11	0,73	14	0,94
290.10 Primär degenerative Demenz, präseniler Beginn	0	0	1	0,07	1	0,07
290.40 Multi-Infarkt-Demenz unkompliziert	0	0	1	0,07	1	0,07
290.42 Multi-Infarkt-Demenz mit Delir	0	0	1	0,07	1	0,07
290.43 Multi-Infarkt-Demenz mit Depression	0	0	4	0,27	4	0,27
2.2 Substanzinduziert	5	0,33	3	0,20	8	0,54
Alkohol						
303.00 Intoxikation	1	0,07	1	0,07	2	0,13
291.00 Entzugsdelir	0	0	1	0,07	1	0,07
305.40 Intoxikation durch Barbiturat (327.00)	1	0,07	0	0	1	0,07
292.81 Delir infolge von Amphetamin/Sympathiko-mimetikum	0	0	1	0,07	1	0,07
305.90 sonstige Intoxikation (327.90)	3	0,20	0	0	3	0,20
2.3 Hirnorganische Psychosyndrome, deren Ätiologie oder pathophysiologischer Prozeß entweder als zusätzliche Diagnose außerhalb des Abschnittes der psychischen Störungen der ICD-9-CM vermerkt oder unbekannt ist	25	1,67	35	2,34	60	4,01
294.10 Demenz	1	0,07	5	0,33	6	0,40
294.00 Anamnestische Syndrom	0	0	4	0,27	4	0,27
293.81 Organisches Wahnsyndrom	0	0	1	0,07	1	0,07
293.82 Organische Halluzinose						
293.83 Organisches affektives Syndrom	2	0,13	4	0,27	6	0,40
310.10 Organische Persönlichkeitsstörung	22	1,47	21	1,40	43	2,87
3. Störungen durch psychotrope Substanzen	45	3,01	64	4,28	109	7,29
3.1 305.0x Alkoholmißbrauch gesamt	32	2,14	42	2,81	74	4,95
305.00 Alkoholmißbrauch	5	0,33	11	0,74	16	1,07
305.01 Alkoholmißbrauch	25	1,67	26	1,74	51	3,41
305.02 Alkoholmißbrauch	0	0	1	0,07	1	0,07
305.03 Alkoholmißbrauch	2	0,13	4	0,27	6	0,40
3.2 303.9x Alkoholabhängigkeit gesamt	0	0	14	0,94	14	0,94
303.90 Alkoholabhängigkeit (nicht einstufbar)	0	0	2	0,13	2	0,13

Achse I	Gesamthäufigkeit nach Schweregrad S					
	leicht (S = 1)		schwer (S≥2)		gesamt (S≥1)	
	N	%	N	%	N	%
303.91 Alkoholabhängigkeit (anhaltend)	0	0	10	0,67	10	0,67
303.93 Alkoholabhängigkeit (in Remission)	0	0	2	0,13	2	0,13
3.3 Sonstige	13	0,87	8	0,53	21	1,40
305.40 Mißbrauch von Barbituraten oder ähnlich wirkenden Sedativa oder	1	0,07	0	0	1	0,07
305.41 Hypnotika	4	0,27	1	0,07	5	0,33
305.51 Oplatmißbrauch	1	0,07	0	0	1	0,07
305.90 Mißbrauch von Phenicyclidin	3	0,20	0	0	3	0,20
305.91 (PCP) oder ähnlich wirkenden Arylcyclohexylamin (328.4x)	4	0,27	4	0,27	8	0,54
304.61 Abhängigkeit von anderen spezifizierten Substanzen	0	0	1	0,07	1	0,07
304.91 Abhängigkeit von nicht einstufbaren Substanzen	0	0	1	0,07	1	0,07
304.81 Abhängigkeit von einer Substanzkombination, außer Oplaten und Alkohol	0	0	1	0,07	1	0,07
4. Schizophrene Störungen	2	0,13	5	0,33	7	0,47
Schizophrenie						
295.1x desorganisierte	0	0	1	0,07	1	0,07
295.2x katatone	0	0	0	0	0	0
295.3x paranoide	0	0	0	0	0	0
295.6x residuale	2	0,13	4	0,27	6	0,40
5. Paranoide Störungen	0	0	2	0,13	2	0,13
297.10 Paranoia	0	0	1	0,07	1	0,07
297.90 Atypische paranoide Störung	0	0	1	0,07	1	0,07
6. Psychotische Störungen, die nicht andernorts klassifiziert sind	2	0,13	1	0,07	3	0,20
295.40 Schizophreniforme Störung	0		0		0	
298.80 Kurze reaktive Psychose	0		0		0	
295.70 Schizoaffektive Störung	1	0,07	1	0,07	2	0,13
298.90 Atypische Psychose	1	0,07	0	0	1	0,07
7. Affektive Störungen	17	1,14	113	7,56	130	8,70
7.1 Typische (major) affektive Störungen	0	0	29	1,40	29	1,40
7.1.1 Bipolare Störungen	0	0	3	0,20	3	0,20
296.6x gemischte bipolare Störung	0	0	1	0,07	1	0,07
296.53 depressive bipolare Störung mit Melancholie	0	0	1	0,07	1	0,07
296.56 depressive bipolare Störung in Remission	0	0	1	0,07	1	0,07
7.1.2 Typische (major) Depression	0	0	26	1,74	26	1,74

Achse I	Gesamthäufigkeit nach Schweregrad S					
	leicht (S = 1)		schwer (S ≥ 2)		gesamt (S ≥ 1)	
	N	%	N	%	N	%
296.20 einzelne typische depressive Episode (nicht einstufbar)	0	0	1	0,07	1	0,07
296.23 einzelne typische depressive Episode mit Melancholie	0	0	2	0,13	2	0,13
296.24 einzelne typische depressive Episode mit psychotischen Merkmalen	0	0	1	0,07	1	0,07
296.26 einzelne typische depressive Episode in Remission	0	0	3	0,20	3	0,20
296.30 rezidivierende typische depressive Episode (nicht einstufbar)	0	0	10	0,67	10	0,67
296.33 rezidivierende typische depressive Episode mit Melancholie	0	0	4	0,27	4	0,27
296.36 rezidivierende typische depressive Episode in Remission	0	0	5	0,33	5	0,33
7.2 Andere spezifische affektive Störungen	**17**	**1,14**	**83**	**5,55**	**100**	**6,69**
301.13 Zyklothyme Störung	5	0,33	7	0,47	12	0,80
300.40 Dysthyme Störung (oder depressive Neurose)	12	0,80	76	5,08	88	5,89
7.3 Atypische affektive Störungen	**0**	**0**	**1**	**0,07**	**1**	**0,07**
296.70 Atypische bipolare Störung						
296.82 Atypische Depression	0	0	1	0,07	1	0,07
8. Angstsyndrome	**18**	**1,20**	**45**	**3,01**	**63**	**4,21**
8.1 Phobische Störungen	**7**	**0,47**	**12**	**0,80**	**19**	**1,27**
300.2 Agoraphobie mit oder ohne Panikattacken	0	0	0	0	0	0
300.23 Soziale Phobie	2	0,13	2	0,13	4	0,27
300.29 Einfache Phobie	5	0,33	10	0,67	15	1,00
8.2 Angstzustände (oder Angstneurosen)	**6**	**0,40**	**25**	**1,67**	**31**	**2,07**
300.01 Paniksyndrom	1	0,07	5	0,33	6	0,40
300.02 Generalisiertes Angstsyndrom	4	0,27	20	1,34	24	1,61
300.30 Zwangssyndrom (oder Zwangsneurose)	1	0,07	0	0	1	0,07
8.3 Posttraumatische Belastungsreaktion	**5**	**0,33**	**8**	**0,54**	**13**	**0,87**
308.30 akut	0		0		0	
309.81 chronisch oder verzögert	2	0,13	3	0,20	5	0,33
300.00 Atypisches Angstsyndrom	3	0,20	5	0,33	8	0,54
9. Somatoforme Störungen	**7**	**0,47**	**14**	**0,94**	**21**	**1,40**
300.11 Konversionssyndrom (oder hysterische Neurose, Konversionstyp)	1	0,07	4	0,27	5	0,33
307.80 Psychogenes Schmerzsyndrom	4	0,27	3	0,20	7	0,46

Achse I	Gesamthäufigkeit nach Schweregrad S					
	leicht (S=1)		schwer (S≥2)		gesamt (S≥1)	
	N	%	N	%	N	%
300.70 Hypochondrie (oder hypochondrische Neu rose)	2	0,13	8	0,54	10	0,67
10. Dissoziative Störungen (oder hysterische Neurosen, dissoziative Form)	0	0	1	0,07	1	0,07
300.13 Psychogenes Weglaufen (Fugue)	0	0	1	0,07	1	0,07
11. Psychosexuelle Störungen (sexuelle Dysfunktionen u.a.)	2	0,13	4	0,27	6	0,40
302.72 Gehemmte sexuelle Erregung	0	0	3	0,20	3	0,20
302.75 Ejaculatio praecox	1	0,07	1	0,07	2	0,13
302.00 Andere psychosexuelle Störungen, Ich-dystone Homosexualität	1	0,07	0	0	1	0,07
12. Störungen der Impulskontrolle, die nicht andernorts klassifiziert sind	0	0	2	0,13	2	0,13
312.31 Pathologisches Spielen	0	0	1	0,07	1	0,07
312.34 Intermittierende explosive Störung	0	0	1	0,07	1	0,07
13. Anpassungsstörung	7	0,47	66	4,41	73	4,89
309.00 mit depressiver Stimmung	7	0,47	56	3,75	63	4,21
309.24 mit ängstlicher Stimmung	0	0	4	0,27	4	0,27
309.28 mit gemischten emotionalen Zügen	0	0	5	0,33	5	0,33
309.83 mit Rückzug	0	0	1	0,07	1	0,07
14. Psychische Faktoren mit Einfluß auf den körperlichen Zustand	51	3,41	121	8,09	172	11,50
316.00 Psychische Faktoren mit Einfluß auf den körperlichen Zustand	51	3,41	121	8,09	172	11,50
15. Geistige Behinderung	-	-	-	-	13	0,87
317.00 leichte geistige Behinderung	-	-	-	-	7	0,47
317.01 leichte geistige Behinderung (mit anderen Verhaltenssymptomen)	-	-	-	-	1	0,07
318.00 mäßige geistige Behinderung	-	-	-	-	2	0,13
318.10 schwere geistige Behinderung	-	-	-	-	2	0,13
319.00 nicht einstufbare geistige Behinderung	-	-	-	-	1	0,07

Achse I - **Summe der Diagnosen nach DSM III:** Mehrfach-Diagnosen
innerhalb derselben Kategorie 1-15 wurden als eine
Diagnose gewertet (1 x 305.40 und 3 x 305.90 ist in
Hauptgruppe 2.3 und 3.3 enthalten)

701 Diagnosen

| Achse I | Gesamthäufigkeit nach Schweregrad S | | | | | |
| | leicht (S = 1) | | schwer (S $\geq$ 2) | | gesamt (S $\geq$ 1) | |
	N	%	N	%	N	%
- Gesamthäufigkeit psychischer Erkrankungen pro 100 Personen						
- gesamt	137	9,16	453	30,30	590	39,4
- ohne 316.00 (psychische Faktoren)	102	6,82	360	24,08	462	30,9
- ohne 316.00 und ohne Anpassungsstörungen (13)	97	6,49	303	20,27	400	26,7
- ohne 316.00, ohne Anpassungsstörungen (13) und ohne geistige Behinderung (15)	96	6,42	294	19,66	390	26,0
Achse II: Persönlichkeitsstörungen						
301.00 Paranoide	0	0	9	0,60	9	0,60
301.20 Schizoide	1	0,07	3	0,20	4	0,27
301.22 Schizotypische	0	0	1	0,07	1	0,07
301.50 Histrionische	15	1,00	14	0,94	29	1,94
301.60 Dependente	0	0	2	0,13	2	0,13
301.40 Zwanghafte	8	0,54	4	0,27	12	0,80
301.84 Passiv-aggressive	2	0,13	0	0	2	0,13
301.89 Atypische, gemischte oder andere	15	1,00	11	0,74	26	1,74
Gesamthäufigkeit von Persönlichkeitsstörungen pro 100 Personen	41	2,74	44	2,94	85	5,69
Achse I und Achse II: Gesamthäufigkeit pro 100 Personen						
- psychische Erkrankungen und Persönlichkeitsstörungen	152	10,17	478	31,97	630	42,1
- psychische Erkrankungen (ohne 316.00) und Persönlichkeitsstörungen	128	8,56	393	26,29	521	34,8
- psychische Erkrankungen (ohne 316.00, ohne Anpassungsstörungen (13)) und Persönlichkeitsstörungen	127	8,49	338	22,61	465	31,1
- psychische Erkrankungen (ohne 316.00, ohne Anpassungsstörungen (13), ohne geistige Behinderung (15)) und Persönlichkeitsstörungen	126	8,43	330	22,07	456	30,5

Die 5-Jahres-Gesamthäufigkeit psychischer Erkrankungen pro 100 Personen nach den Ergebnissen der Oberbayerischen Verlaufsuntersuchung ist am Ende der Tabelle 3.1.1.2 a dargestellt. Sie betrug für alle in der Tabelle genannten Diagnosen (Schweregrade leicht und schwer) 39,5 %. Werden "psychische Faktoren mit Einfluß auf den körperlichen Zustand (316.00), Anpassungsstörungen und geistige Behinderung aus der Häufigkeitsberechnung ausgeklammert, ergibt sich eine 5-Jahres-Prävalenzrate von 26,1 %. Nachdem in der Oberbayerischen Verlaufsuntersuchung bis zu zwei psychiatrische Diagnosen gestellt werden konnten, wurde im Fall von Doppeldiagnosen innerhalb einer Kategorie nur eine Diagnose (die schwerere) in die Berechnung einbezogen. Aus den von Myers et al. (1984) berichteten Ergebnissen der ECA-Studie errechnet sich eine 6-Monats-Prävalenzrate für DSM-III-Diagnosen (nach dem DIS) von 19,7 % (ohne Anpassungsstörungen und ohne "psychische Faktoren mit Einfluß auf den körperlichen Zustand"). Nachdem der für die Prävalenzerhebung zugrunde gelegte Zeitraum (5 Jahre vs. 6 Monate) in der Oberbayerischen Verlaufsuntersuchung länger war, ergibt sich insgesamt eine plausible Übereinstimmung aus den Ergebnissen beider Untersuchungen. Die "Life-time"-Raten für psychische Erkrankungen (DIS-, DSM-III-Diagnosen) wurden in der ECA-Studie für New Haven mit 24,2 %, für Baltimore mit 23,0 % und für St. Louis mit 25,2 % angegeben (Myers et al., 1984). Hierbei handelt es sich jedoch um retrospektive Erfassungen, welche das Problem des "underreporting" mit sich bringen. Die aus der ECA-Studie berichteten "Life-time"-Häufigkeitsraten für psychische Erkrankungen stimmen recht genau mit der 5-Jahres-Häufigkeitsrate aus der Oberbayerischen Verlaufsuntersuchung (26,1 %) überein. Eine psychische Erkrankung (Achse I) oder eine Persönlichkeitsstörung fand sich für den 5-Jahres-Zeitraum in Oberbayern bei 42,1 % der untersuchten Stichprobe (sämtliche Diagnosen: Schweregrad leicht und schwer). Eine schwerere psychische Erkrankung oder eine Persönlichkeitsstörung fand sich für das 5-Jahres-Intervall in Oberbayern bei 32,0 % der Stichprobe.

In Tabelle 3.1.1.2 b sind die 5-Jahres-Prävalenzraten für DSM-III-Diagnosen aus der Oberbayerischen Verlaufsuntersuchung den 6-Monats-Prävalenzraten der "Epidemiological Catchment Area Studie" aus den USA gegenübergestellt. Für die Ergebnisse der ECA-Studie wurden die von Myers et al. (1984) angegebenen Zahlen für die Untersuchungen in New Haven, Baltimore und St. Louis zu einem Mittelwert zusammengerechnet. Dabei wurden die unterschiedlichen Stichprobengrößen berücksichtigt. Vergleichbare Werte fanden sich für Störungen durch psychotrope Substanzen (Oberbayern 7,3 %; USA 6,4 %) und für schizophrenieforme und schizophrene Erkrankungen. Affektive Erkrankungen und Angstsyndrome hatten in beiden Untersuchungen einen hohen Anteil. Die 6-Monats-Prävalenz für affektive Erkrankungen lag für die USA bei 5,7 % und die 5-Jahres-Prävalenzrate in Oberbayern bei 8,7 %. Die häufigsten Diagnosen innerhalb der Gruppe "affektive Erkrankungen" waren in beiden Untersuchungen Dysthymie und typische (major) Depression. Dysthymie war in Oberbayern, typische (major) Depression in den USA etwas häufiger. Angstsyndrome und somatoforme Erkrankungen wurden in den USA häufiger diagnostiziert (USA 9,8 %; Oberbayern 5,6 %). Dieser Unterschied geht hauptsächlich auf die hohe Rate an Phobien, die in den USA (8,5 %) mit Hilfe der "Diagnostic Interview Schedule" (DIS) gestellt wurden, zurück. Die Diagnose "Zwangserkrankungen" wurde in den USA, die Diagnose "somatoforme Störung" in Oberbayern etwas häufiger gestellt. Die 5-Jahresrate für senile und präsenile Demenzen lag in Oberbayern bei 1,74 %. Organisch bedingte psychische Störungen hatten in Oberbayern insgesamt eine 5-Jahres-Prävalenzrate von 6,2 % (senile und präsenile Demenzen, substanzinduzierte hirnorganische Störungen und sonstige hirnorganische Psychosyndrome). Die Diagnose "Anpassungsstörung" wurde in der Oberbayerischen Verlaufsuntersuchung in 73 Fällen gestellt (4,9 %); die Diagnose einer psychosexuellen Störung wurde in nur 6 Fällen gestellt (0,4 %), doch ist hier davon auszugehen, daß die Probanden ihre sexuellen Probleme nur mit großer Zurückhaltung berichteten. Eine geistige Behinderung fand sich in der Oberbayerischen Verlaufsuntersuchung bei 0,9 %. Die Diagnose "Psychi-

Tabelle 3.1.1.2 b: Häufigkeit diagnostischer Kategorien nach dem "Diagnostic and Statistical Manual of Mental Disorders" (DSM III) für 3 Orte der "Epidemiological Catchment Area (ECA) Studie" (Myers et al., 1984) und für die Oberbayerische Verlaufsuntersuchung

| Erkrankungsgruppen | 6-Monats-Prävalenz ECA-Study (USA)* N = 9.543 | | 5-Jahres-Prävalenz Oberbayerische Verlaufsuntersuchung, N = 1.495 | | | | | |
| | | | leicht s=1 | | schwer s=2 | | Gesamt s≥1 | |
	N	%	N	%	N	%	N	%
- Störungen durch psychotrope Substanzen (3) [§]	612	6,41 (0,5)	45	3,01	64	4,28	109	7,29
- Alkoholmißbrauch/ -abhängigkeit	480	5,03 (0,5)	32	2,14	56	3,75	88	5,89
- Schizophrenie (4) [§]	87	0,91 (0,2)	2	0,13	5	0,33	7	0,47
- Schizophrenieforme Erkrankungen ohne Schizophrenie (5+6) [§]	13	0,14 (0,1)	2	0,13	3	0,20	5	0,33
- Affektive Erkrankungen (7) [§]	545	5,71 (0,5)	17	1,14	113	7,56	130	8,70
- Manische Episode/bipol.	59	0,62 (0,2)	0	0,00	3	0,20	3	0,20
- Typische (major) Depression	280	2,93 (0,4)	0	0,00	26	1,74	26	1,74
- Dysthymie	285	2,99 (0,3)	12	0,80	76	5,08	88	5,89
- Angstsyndrome + somatoforme Erkrankungen (8+9) [§]	937	9,81 (0,6)	25	1,67	59	3,95	84	5,61
- Phobie	808	8,47 (0,6)	7	0,47	12	0,80	19	1,27
- Panikerkrankung (Paniksyndrom)	80	0,84 (0,2)	1	0,07	5	0,33	6	0,40
- Zwangserkrankung	152	1,59 (0,3)	1	0,07	0	0,00	1	0,07
- Somatoforme Störung	9	0,09 (0,1)	7	0,47	14	0,94	21	1,40
- Geistige Behinderung (15) [§]	612	6,41					13	0,87
- schwere geistige Behinderung	115	1,20 (0,2)	-	-	2	0,13	-	-
- leichte geistige Behinderung	497	5,21	11	0,74	-	-	-	-
- Psychische Faktoren mit Einfluß auf den körperlichen Zustand (14) [§]	-	-	51	3,41	121	8,09	172	11,50
- Anpassungsstörung (13) [§]	-	-	7	0,47	66	4,41	73	4,89
- Störungen in der Adoleszenz (Eß- und Bewegungsstörungen) (1) [§]	-	-	4	0,27	7	0,47	11	0,74

* Angaben von Myers et al., umgerechnet auf Mittelwerte für die 3 Orte New Haven (N = 3.058), Baltimore (N = 3.481) und St. Louis (N = 3.004) mit Standardfehler (in Klammern)
[§] Zahl entspricht diagnostischer Kategorie in Tabelle 3.1.1.2 a
- keine Angabe bei Myers et al. bzw. entfällt

sche Faktoren mit Einfluß auf den körperlichen Zustand" (316.00) wurde in Oberbayern relativ häufig (11,5 %) gestellt. Eßstörungen waren in dem Untersuchungszeitraum (1980 - 1985) in Oberbayern noch offensichtlich selten. Eine Anorexia nervosa lag in keinem Fall, eine Bulimie in 2 Fällen (0,13 %) vor.

Tabelle 3.1.1.2 c gibt in Anlehnung an Weissman (1988) eine Übersicht über die Prävalenzrate in Prozent für typische (major) Depression in verschiedenen Untersuchun-

Tabelle 3.1.1.2 c: Prävalenzraten in Prozent für typische (major) Depression auf der Basis von Studien in der Bevölkerung unter Verwendung von RDC- bzw. DSM-III-Kriterien (modifiziert nach Weissman 1988)

Untersucher	Ort	N	Alter in J.	Diagnostik	Prävalenz- rate in %
1. Querschnitt					
- Murphy (1980)	Sterling County, Kanada	2.125	$\geq$18	DSM III [1]	4,1
- Blazer & Williams (1980)	North Carolina, USA	997	$\geq$65	DSM III [1]	3,7
- Weissman & Myers (1978)	New Haven, USA	511	$\geq$26	SADS/RDC	4,3
- Angst & Dobler-Mikola (1984)	Zürich	591	23-24	DSM III [2]	1,8
6-Monats-Zeitraum					
- Elliot, Huizinge & Morse (1985)	USA, National Survey of Deviant Behavior	1.496	18-24	DIS/DSM III [3]	5,5
1-Jahres-Zeitraum					
- Uhlenhut et al., 1983	USA, National Survey of Drug Abuse	3.161	$\geq$18	DSM III [2]	5,1
- Angst & Dobler-Mikola (1984)	Zürich	591	23-24	DSM III [2]	7,0
5-Jahres-Zeitraum					
- Fichter	Oberbayern	1.495	$\geq$15	DSM III [5]	1,74 (Dysthymie 5,89)
Life-time					
- Weissman & Myers (1978)	New Haven, USA	511	$\geq$26	SADS/RDC	18
- Elliot, Huizinge & Morse (1985)	USA, Nat. Survey of Deviant Behavior	1.496	18-24	DIS/DSM III DSM III [3]	8,4
- Murphy (1980)	Sterling County, Kanada	1.003	$\geq$18	DSM III [1]	16,0

1) Datenneuanalyse; 2) von Symptomskala abgeleitet; 3) Alter 18 bis 24 Jahre;
4) Datenreanalyse aus publizierten Daten; 5) alle Fälle (leicht und schwer)

gen, bei denen direkt oder indirekt die DSM-III-Kriterien (oder RDC-Kriterien) zugrunde gelegt worden waren. Auch bei Berücksichtigung der unterschiedlichen Zeiträume, auf die sich die Prävalenzraten für typische Depressionen beziehen, ergibt sich eine erhebliche Streubreite. Die in Oberbayern gefundene Rate für typische Depression (1,4 %) liegt vergleichsweise niedrig. Allerdings wurde in Oberbayern eine beträchtliche Prävalenzrate von 5,9 % für Dysthymie ermittelt. Insgesamt hatte sich in Oberbayern von den 70er zu den 80er Jahren eine bedeutsame und eindeutige Verminderung depressiver Erkrankungen und depressiver Symptome gezeigt. Dies schlägt sich vermutlich in der vergleichsweise niedrigen Häufigkeitsrate für typische Depression nieder. Die 5-Jahres-Häufigkeitsrate für affektive Erkrankungen lag mit 8,7 % in Oberbayern im Vergleich zur ECA-Studie (6-Monats-Prävalenz 5,7 %) etwas höher. In der

ECA-Studie war allerdings im Vergleich zur Oberbayerischen Verlaufsuntersuchung seltener die Diagnose einer Dysthymie gestellt worden.

Sowohl in der ECA-Studie in den USA als auch in der Oberbayerischen Verlaufsuntersuchung waren Alkoholmißbrauch/-abhängigkeit, Dysthymie, typische (major) Depression und Phobie in der Rangordnung der häufigsten 5 Diagnosen vertreten. Die Reihenfolge der Rangordnung war in beiden Studien etwas unterschiedlich. Phobien, die in der ECA-Studie die häufigste Diagnosegruppe darstellten (8,5 %), waren in Oberbayern sehr viel seltener (1,3 %; Rang 5). Wenn man die Diagnose "Phobie" ausklammert, war die Rangfolge der häufigsten Diagnosen in beiden Studien identisch: 1. Alkoholmißbrauch/-abhängigkeit, 2. Dysthymie und 3. typische (major) Depression. Tabelle 3.1.1.2 d zeigt die Rangordnung der häufigsten diagnostischen Kategorien nach DSM III nach den Ergebnissen der "Epidemiological Catchment Area (ECA) Studie" (6-Monats-Prävalenzrate) (Myers et al., 1984) und den Ergebnissen der Oberbayerischen Verlaufsuntersuchung (5-Jahres-Prävalenzrate; Schweregrad leicht und schwer) - ohne Anpassungsstörung, ohne psychische Faktoren auf den körperlichen Zustand (316.00) und ohne geistige Behinderung.

Tabelle 3.1.1.2 d: Rangordnung der häufigsten diagnostischen Kategorien nach DSM III nach den Ergebnissen der "Epidemiological Catchment Area (ECA) Studie" (6-Monats-Prävalenzrate, Myers et al., 1984) und der "Oberbayerischen Verlaufsuntersuchung" (5-Jahres-Prävalenzrate; Schweregrad leicht und schwer (1-4)) - ohne Anpassungsstörung, ohne psychische Faktoren mit Einfluß auf den körperlichen Zustand (316.00) und ohne geistige Behinderung.

	ECA-Studie	Oberbayerische Verlaufsuntersuchung
Rang 1	Phobie (8,47 %)	Alkoholmißbrauch/-abhängigkeit (5,89 %)
Rang 2	Alkoholmißbrauch/-abhängigkeit (5,03 %)	Dysthymie (5,89 %)
Rang 3	Dysthymie (2,99 %)	Typische (major) Depression (1,74 %)
Rang 4	Typische (major) Depression (2,93 %)	Somatoforme Störung (1,40 %)
Rang 5	Zwangserkrankung (1,59 %)	Phobie (1,27 %)

3.1.1.3 Folgerungen zur Häufigkeit psychischer Erkrankungen

Eine große Anzahl von Studien über die Häufigkeit psychischer Erkrankungen in der Bevölkerung zu einem Zeitquerschnitt wurde in der Literatur berichtet. Dohrenwend et al. (1980) haben Studien dazu zusammengestellt. Diese Zusammenstellung zeigt die durch unterschiedliche Methodologie bedingte hohe Streubreite der Ergebnisse. In den zitierten Studien wurden Prävalenzraten zwischen 0,6 % und 69,0 % angegeben. Tabelle 3.1.1.2 c gibt eine Übersicht über Ergebnisse von Studien, die nach 1970 publiziert wurden. Unterschiedliche Erhebungsinstrumente und Falldefinitionen bedingen auch hier gewisse Schwankungen, doch liegen die meisten Prävalenzraten in der Bevölkerung in dem Bereich zwischen 15 und 25 %. In zahlreichen, aber nicht allen

Studien fand sich eine bei Frauen im Vergleich zu Männern höhere Prävalenzrate für psychische Erkrankungen (West-Australien, Süd-Indien, London, Schottland, Uganda, Taiwan und in den 70er Jahren im Landkreis Traunstein). Bemerkenswert ist, daß diese geschlechtsspezifischen Gesamtmorbiditätsraten in einigen ganz neuen Studien in Europa und Nordamerika nicht mehr in der Ausprägung vorzuliegen scheinen: In der ECA-Studie lagen die Morbiditätsraten für Frauen mit 16,6 % relativ gering über den Morbiditätsraten für Männer (14,0 %). In der Oberbayerischen Verlaufsuntersuchung war in den 70er Jahren die Morbiditätsrate für Frauen (21,3 %) noch beträchtlich höher als für Männer (15,1 %). Im selben Landkreis waren diese Unterschiede in den 80er Jahren geringer ausgeprägt (Frauen 22,1 %; Männer 20,0 %). Möglicherweise wirken sich hier Veränderungen in den Geschlechterrollen in westlichen Industrieländern auf die psychiatrische Morbidität aus. In der ECA-Studie hatten Männer relativ hohe Prävalenzraten für Alkohol- und Drogenmißbrauch/-abhängigkeit sowie antisoziale Persönlichkeit, während Frauen vergleichsweise hohe Prävalenzraten für affektive Erkrankungen, Angsterkrankungen und Somatisierungserkrankungen aufwiesen. In der Oberbayerischen Verlaufsuntersuchung hatten Männer sehr viel höhere Morbiditätsraten für Alkoholismus und Frauen deutlich höhere Morbiditätsraten für affektive Erkrankungen und Angstsyndrome. Eine weitere Diskussion geschlechtsspezifischer Morbiditätsraten für psychische Erkrankungen findet sich im Kapitel über affektive Erkrankungen in diesem Buch.

Nicht ganz einheitlich sind die Ergebnisse über altersspezifische Morbiditätsraten. In der amerikanischen ECA-Studie wiesen die beiden jüngeren Altersgruppen von 18-24 und von 25-44 Jahren die vergleichsweise höchsten Morbiditätsraten auf. Lediglich für "Severe Cognitive Impairment" fanden sich erwartungsgemäß hohe Prävalenzraten bei den 75- bis 84jährigen sowie besonders bei den Personen im Alter von 85 Jahren und älter. Dagegen fanden sich bei Studien in London (Bebbington et al., 1981) und in Athen (Mavreas et al., 1986) relativ niedrige Morbiditätsraten bei den 18- bis 24jährigen. In diesen beiden Studien wiesen Frauen im Alter von 45-64 Jahren deutlich höhere Morbiditätsraten auf als Frauen im Alter von 25-44 Jahren. In Studien in Australien (Henderson et al., 1979) und Uganda (Orley und Wing, 1979) fanden sich keine wesentlichen Unterschiede in den Morbiditätsraten für einzelnne Altersgruppen. Für die Morbiditätsraten der 80er Jahre in der Oberbayerischen Verlaufsuntersuchung fanden sich - anders als in der amerikanischen ECA-Studie - die höchsten Raten für psychische Erkrankungen bei den 45- bis 64jährigen.

3.1.2 Prävalenz von Alkoholabusus und -abhängigkeit in der Bevölkerung
Manfred M. Fichter

3.1.2.1 Literaturübersicht zur Epidemiologie des Alkoholismus

Alkoholmißbrauch und -abhängigkeit sind in westlichen und östlichen Industrieländern bekanntlich weit verbreitet. Darauf lassen verschiedene indirekte Anzeichen schließen, wie z.B. der Alkoholverbrauch eines Landes, die Anzahl alkoholbedingter Verkehrstoter und die Häufigkeit körperlicher Folgeschäden von erhöhtem Alkoholkonsum wie z.B. Leberzirrhose und Polyneuropathie:

Jellinek (1946 und 1959) rechnete die Alkoholismusprävalenz von der Mortalität an Leberzirrhose hoch; dieses Vorgehen wurde jedoch von anderen Autoren kritisiert (Pophan, 1970; Schmidt & De Lindt, 1971; Whitlock, 1974 und Jorke, 1977). Lederman (1956) entwickelte auf der Vorstellung einer asymmetrischen Alkoholkonsumverteilung eine Formel, die es ihm erlauben sollte, von einem durchschnittlichen Pro-Kopf-Verbrauch auf die Prävalenzrate von Alkoholikern in einer Population zu schließen. Für die Bundesrepublik Deutschland errechnete sich bei diesem Vorgehen ein Bevölkerungsanteil von 5 % Alkoholkranken. Diese 5 % der Bevölkerung konsumieren 36 % des gesamten Alkohols (Solmes, 1975). Für die westlichen Industrieländer liegen detailliertere jährliche Statistiken über Alkoholproduktion, -verkauf und -konsum vor. Wie aus Abbildung 3.1.2 a hervorgeht, zeigte sich für Deutschland von 1900 bis 1950 sowohl für den Bierkonsum als auch für den berechneten Konsum reinen Alkohols ein stetiger - während des Zweiten Weltkrieges abrupter - Abfall. Seit dem Ende des Zweiten Weltkrieges begann ein starker stetiger Anstieg des Konsums von Bier, Wein, Schaumwein, Obstwein und Branntwein. 1950 wurden pro Kopf und Jahr noch durchschnittlich 38,1 Liter Bier konsumiert; im Jahr 1983 waren es pro Kopf und Jahr durchschnittlich 148,2 Liter Bier. Der durchschnittliche Verbrauch reinen Alkohols pro Kopf und Jahr lag 1950 noch bei 3,3 Liter und 1980 bereits bei 12,4 Liter. Erst in der zweiten Hälfte der 70er Jahre konnte der steile Anstieg des Pro-Kopf-Alkoholkonsums gebremst und der Konsum auf einem (allerdings sehr hohen) Niveau gehalten werden (Informationsdienst der Deutschen Hauptstelle für Suchtgefahren 1984, 37, S.8). Nach den Statistiken der Deutschen Hauptstelle für Suchtgefahren ist Bier für die Bundesrepublik die Alkoholform Nummer 1, und im Pro-Kopf-Bierverbrauch liegt die Bundesrepublik Deutschland auf Platz 1 in der Welt. Im Gesamtalkoholverbrauch liegt die BRD zusammen mit der Schweiz nach Frankreich und Italien auf Platz 3, gefolgt von Österreich, Belgien, Großbritannien, Dänemark, USA, Schweden, Finnland und Norwegen (Deutsche Hauptstelle für Suchtgefahren, 1984). Diese hohen Zahlen für den Alkoholkonsum in der BRD lassen annehmen, daß in Deutschland die Prävalenzraten für Alkoholmißbrauch, Alkoholabhängigkeit und Alkoholfolgekrankheiten im Vergleich zu anderen Ländern sowie absolut sehr hoch liegen.

Administrative und wahre Prävalenz: Epidemiologische Angaben z.B. über die Anzahl von Alkoholikern, die in psychiatrischen Kliniken oder Suchtfachkliniken im Laufe eines Jahres behandelt wurden, sind von Bedeutung für die Versorgungsplanung, lassen aber kaum auf die wahre Häufigkeit von Alkoholmißbrauch und -abhängigkeit schließen (administrative Morbiditätsraten). Als *wahre Prävalenz* bezeichnet man selektionsfreie Häufigkeitsraten, welche an repräsentativen Bevölkerungsstich-

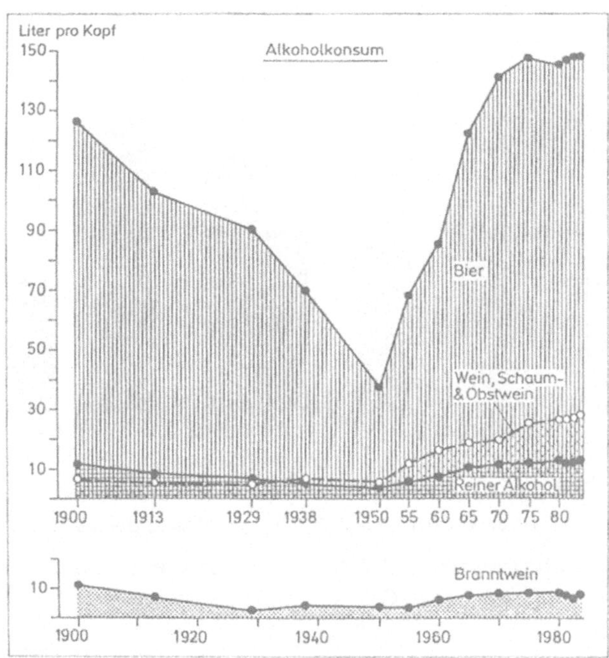

Abb. 3.1.2 a: Jährlicher Alkoholkonsum im Deutschen Reich bzw. in der Bundesrepublik Deutschland und Berlin-West in Litern/Kopf für Bier, Wein, Schaumwein, Obstwein, Branntwein und reinem Alkohol von 1900 bis 1983. (Informationsdienst der Deutschen Haupstelle für die Suchtgefahren, 1984, 37, S. 8)

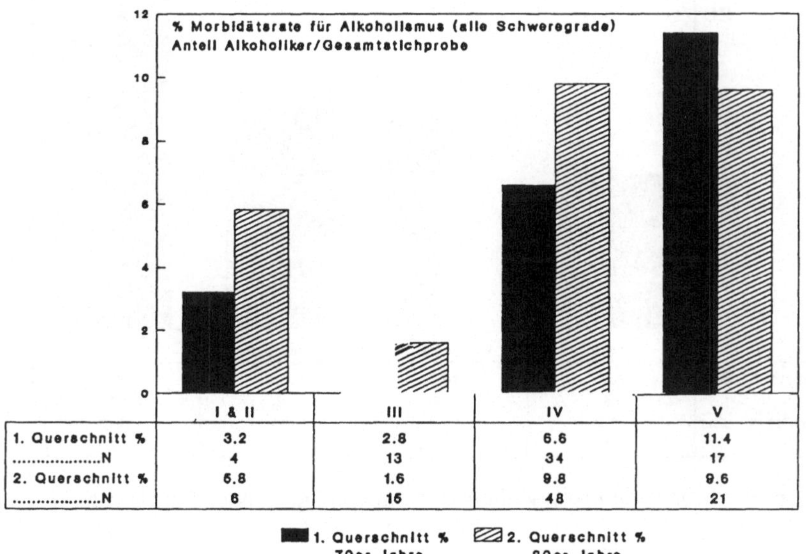

	I & II	III	IV	V
1. Querschnitt %	3.2	2.8	6.6	11.4
...................N	4	13	34	17
2. Querschnitt %	5.8	1.6	9.8	9.6
...................N	6	15	48	21

Abb. 3.1.2 b: Prävalenz von Alkoholmißbrauch/-abhängigkeit nach sozialer Klasse

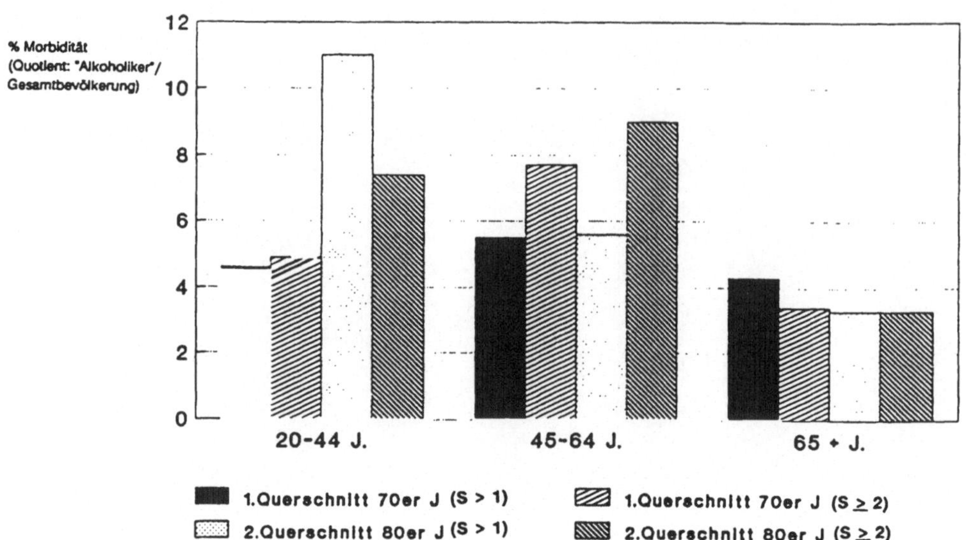

Abb. 3.1.2 c: Alkoholismusmorbiditätsraten in allen drei Gemeinden nach Alter und Schweregrad im Vergleich beider Querschnittserhebungen

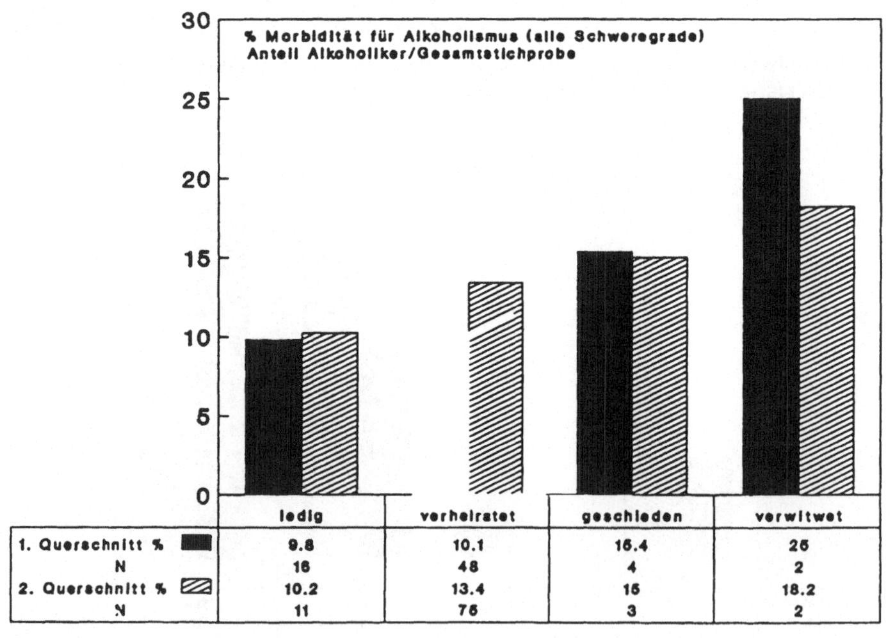

		ledig	verheiratet	geschieden	verwitwet
1. Querschnitt %		9.8	10.1	15.4	25
N		16	48	4	2
2. Querschnitt %		10.2	13.4	15	18.2
N		11	75	3	2

Abb. 3.1.2 d: Prävalenz von Alkoholmißbrauch/-abhängigkeit nach Familienstand

Tabelle 3.1.2 a: Rangfolge psychiatrischer Diagnosen nach den DSM-III-Kriterien 6-Monats-Prävalenz psychischer Erkrankungen in den USA (Myers et al., 1984). Gemittelte Werte

	Männer	%	Frauen	%
Rang 1	Alkoholismus	9	Phobien	8,2
Rang 2	Phobien	4,9	(Major) depressive Episode (ohne Trauerreaktion)	4
Rang 3	Drogenabhäng./-mißbrauch	2,8	Dysthymia	4
Rang 4	Dysthymia	2	Zwangserkrankungen	1,9

proben gewonnen wurden. Aufgrund der bei Alkoholismus häufig bestehenden Verleugnungstendenz ist die Fallidentifikation hier ein besonderes Problem. Reine Selbsteinschätzungen dürften zur Fallidentifikation unzureichend sein. Die wahre Alkoholismusrate wird in Feldstudien am wenigsten unterschätzt werden, wenn persönliche Untersuchungen von geschulten ärztlichen Mitarbeitern vorgenommen werden und noch zusätzliche Auskünfte bei Angehörigen und den behandelnden Ärzten eingeholt werden.

Auf diese Weise wurde in der Oberbayerischen Verlaufsuntersuchung verfahren. (Die Ergebnisse der Hausarztbefragung sind allerdings bei den im folgenden dargestellten Ergebnissen noch nicht berücksichtigt.)

Tabelle 3.1.2 b: Alkoholismusprävalenz in Feldstudien an repräsentativen Bevölkerungsstichproben

Autor	US. Jahr	Ort	Stichprobe		Prävalenz (%)
bei Männern:					
Hagnell & Tunving	1957	Lundby	950		10,3 *
Öjesjö & Hagnell	1972	Lundby	952		9,5 *
Knupfer	1967	San Francisco	403		11,6 *
Calahan & Room	1972	Nat. Survey US	978		9,0 *
ECA-Studie	1980 ff	New Haven	1.291		8,2 **
(Myers et al., 1984)	1980 ff	Baltimore	1.322		10,4 **
	1980 ff	St. Louis	1.202		8,5 **
Halldin (1985)	1970/71	Stockholm	?		4,8 ***
Sieber & Angst	1974	Zürich	841		7,3 *
Edwards et al.	1965/66	London	1.039		6,1 *
Dilling & Weyerer $\geq$ 20 J.	1975-78	Oberbayern	688	S = 1	9,4 *
Fichter et al.				S $\geq$ 2	4,6 *
Männer $\geq$ 20 Jahre	1980-84	Oberbayern	623	S = 1	15,0 *
				S $\geq$ 2	7,1 *
Männer $\geq$ 15 Jahre				S = 1	15,6 ****
				S $\geq$ 2	8,6 ****
Frauen $\geq$ 15 Jahre				S = 1	1,2 ****
				S $\geq$ 2	0,8 ****

* = Punktprävalenz, ** = Streckenprävalenz 6 Monate (bzw. *** = 12 Monate), **** = 5 Jahre $(t_1 + t_2 + $ Intervall)

Kürzlich wurden die ersten Ergebnisse einer großen amerikanischen epidemiologischen Feldstudie (Epidemiological Catchment Area = ECA-Studie) veröffentlicht (Myers et al., 1984). Die mittlere Prävalenzrate für drei Regionen in den USA (New Haven, Baltimore, St. Louis) betrug für Alkoholmißbrauch und -abhängigkeit bei Männern 9 %. Damit war Alkoholismus - erfaßt mit dem Diagnostic-Interview-Schedule (DIS) unter Zugrundelegung der DSM-III-Kriterien der American Psychiatric Association (1980) mit Abstand die häufigste psychische Erkrankung bei Männern. Sie war gefolgt von Phobien (4,9 %), Drogenabhängigkeit und -mißbrauch (2,8 %) und Dysthymie (2,0 %). Bei Frauen waren die Prävalenzraten für Alkoholmißbrauch und -abhängigkeit in den USA sehr viel geringer als bei Männern. Lediglich bei jungen Frauen im Alter von 18 bis 24 Jahren wurde eine etwas höhere Prävalenzrate gefunden (vgl. Tabelle 3.1.2 a).

Bei den Ergebnissen von Myers et al. handelt es sich um 6-Monats-Streckenprävalenzraten. Dagegen stellen die Prävalenzraten der Oberbayerischen Verlaufsuntersuchung im wesentlichen (7-Tage-) Querschnittsprävalenzen dar. Eine Zusammenstellung der Prävalenzraten für Alkoholismus an repräsentativen Bevölkerungsstichproben gibt die Tabelle 3.1.2 b.

3.1.2.2 Ergebnisse aus der Oberbayerischen Verlaufsuntersuchung

Verschiedene **Prävalenzraten** für den ersten und zweiten Querschnitt der Oberbayerischen Verlaufsuntersuchung sind ebenfalls in Tabelle 3.1.2 b dargestellt. Für die Frage der Häufigkeit des Alkoholismus verschiedener Schweregrade und die Frage der Zunahme der Häufigkeit ist die Prävalenzstichprobe der 70er bzw. 80er Jahre am aussagekräftigsten. Deshalb wurden die Prävalenzstichproben für die Berechnung der wesentlichen Ergebnisse zugrunde gelegt (siehe Kennzeichnung in den Tabellen und Abbildungen). Nur für spezielle Fragestellungen, z.B. die Veränderungen der Schweregrade und Diagnosen von einem zum anderen Querschnitt, wurde die Verlaufsstichprobe (n = 1.342) zugrunde gelegt. Insgesamt zeigte sich eine Erhöhung der Prävalenzraten vom ersten zum zweiten Querschnitt. Es gibt zwei wesentliche Erklärungsmöglichkeiten für diese Veränderung: 1. Im zweiten Querschnitt wurde sehr viel detaillierter nach Alkoholproblemen gefragt und der Gesamtinhalt sowie weitere Fragen über Alkoholkonsum und -probleme abgefragt. Dies könnte im Vergleich zum ersten Querschnitt zu einer höheren Aufdeckungsrate von Alkoholmißbrauch und -abhängigkeit geführt haben. 2. Zwar war nach den veröffentlichten Zahlen zum Alkoholkonsum in den letzten Jahren im wesentlichen ein Plateau zu verzeichnen, doch wäre es plausibel, daß bei der Höhe des Plateaus in der Bundesrepublik Deutschland die Anzahl der alkoholgeschädigten und alkoholabhängigen Personen zugenommen hat. Vermutlich haben beide Faktoren bei der Erhöhung der Prävalenzrate in den 80er Jahren zusammengewirkt. Eine Aufschlüsselung der männlichen Personen mit Alkoholproblemen nach soziodemographischen Charakteristika ist in Tabelle 3.1.2 c zu sehen.

Tabelle 3.1.2 c gibt eine Untergliederung der Personen mit Alkoholmißbrauch und -abhängigkeit in die **Jellinek-Gruppen**. Zu beiden Zeitpunkten war der gewohnheitsmäßige Alkoholmißbrauch (Deltatyp) am weitesten verbreitet, gefolgt vom chroni-

Tabelle 3.1.2 c: Soziodemographische Charakteristika von Männern mit Alkohol-mißbrauch/-abhängigkeit (nur ICD 8 Nr. 303 und 291). Prävalenzstichprobe beim 1. und 2. Querschnitt (Diagnosestellung durch ärztliche Interviewer)

	Psychiatrische Schweregrade						
	1. Querschnitt $\geq$ 15 Jahre				2. Querschnitt $\geq$ 15 Jahre		
	A		B		C		D	
	S = 1		S $\geq$ 2		S = 1		S $\geq$ 2	
	N	%	N	%	N	%	N	%
Alter in Jahren								
15 bis 19	0	0	0	0	0	0	0	0
20 bis 25	6	17,6	1	3,1	9	15,8	10	18,9
25 bis 44	12	35,3	16	50,0	46	80,7	42	79,2
45 bis 64	11	32,4	12	37,5	2	3,5	1	1,9
65 +	5	14,7	3	9,4	0	0	0	0
Familienstand								
ledig	10	29,5	6	18,8	7	12,3	11	20,8
verheiratet	21	61,8	23	71,9	49	86	37	69,8
getrennt/geschieden	1	2,9	3	9,4	0	0	5	9,4
verwitwet	2	5,9	0	0	1	1,8	0	0
Schulbildung								
Volksschule ohne Lehre	24	70,6	28	87,5	42	73,7	45	84,9
Volksschule mit Lehre	6	17,6	3	9,4	8	14	3	5,7
Handelssch./Mittl. Reife	4	11,8	1	3,1	7	12,3	5	9,4
Berufliche Stellung								
Selbständige	4	11,8	2	6,2	4	7	2	3,8
Beamte/Angestellte	10	29,4	1	3,1	13	22,8	9	17,3
Arbeiter	14	41,2	22	68,8	29	50,9	30	57,7
Rentner	5	14,7	6	18,8	6	10,5	6	11,5
in Ausbildung	1	2,9	1	3,1	4	7,1	5	9,6
Soziale Schicht								
1/2 obere Schichten	5	14,7	0	0	6	10,5	3	5,7
3 untere Mittelschicht	8	23,5	5	15,6	17	29,8	12	22,6
4 obere Unterschicht	18	59,9	13	40,6	28	49,1	23	43,4
5 untere Unterschicht	3	8,8	14	43,8	6	10,5	15	28,3
Gemeindetyp								
Dorf (Palling)	10	29,4	12	37,5	13	22,8	10	18,9
Industriegemeinde TR	7	20,6	11	34,4	22	38,6	19	35,8
Verwaltungsstadt TS	17	50	9	21,8	22	38,6	24	45,3
Summe	34	100	32	100	57	100	53	100

§) Statistik:

95 % Konfidenzbereich für alle Alkoholiker S = 1: 1. Querschnitt = 1,47 - 2,93
  2. Querschnitt = 2,09 - 3,71

95 % Konfidenzbereich für alle Alkoholiker S $\geq$ 2: 1. Querschnitt = 1,30 - 2,70
  2. Querschnitt = 2,71 - 4,49

95 % Konfidenzbereich für alle Alkoholiker S $\geq$ 1: 1. Querschnitt = 3,29 - 5,31
  2. Querschnitt = 5,30 - 7,66

schen Alkoholismus (Gammatyp). Eine weitere Untergliederung dieser Alkoholismustypen nach den drei Untersuchungsorten findet sich in Tabelle 3.1.2 l im Anhang. Dabei ergab sich beim Vergleich beider Querschnitte kein einheitliches Muster: im ersten Querschnitt waren Gewohnheitstrinker in der Verwaltungsstadt Traunstein relativ am häufigsten und in der Industriegemeinde Traunreut am seltensten, während sie beim zweiten Querschnitt in der Dorfgemeinde Palling am häufigsten und in der Verwaltungsstadt Traunstein am seltensten waren.

Die Trinkgewohnheiten (vgl. Anhang, Tabelle 3.1.2 m) von Frauen und Männern waren recht unterschiedlich. Insgesamt war Alkoholismus bei Frauen recht selten, so daß die Untergliederung für weibliche Probanden wegen der geringen Fallzahl nicht aussagekräftig ist.

In Tabelle 3.1.2 e sind die Veränderungen im **Alkoholkonsum** (ml reiner Alkohol) für Männer in der Verlaufsstichprobe dargestellt. Nach eigenen Angaben tranken zu bei-

Tabelle 3.1.2 d: Formen und Schweregrad des Alkoholismus bei Männern (Prävalenzstichprobe der 80er Jahre) N = 106

		I repräsentative Stichprobe $\geq$ 15 J. 70er Jahre (N = 1.536)					II repräsentative Stichprobe $\geq$ 15 J. 80er Jahre (N = 1.666)				
		Schweregrad					Schweregrad				
		1	2	3	4	$\geq$2	1	2	3	4	$\geq$2
303.0	episodischer Alkoholmißbrauch (Epsilon-Typ)	1	1	0	0	1	1	2	0	0	2
303.1	gewohnheitsmäßiger Alkoholmißbrauch (Delta-Typ)	29	17	3	0	20	46	34	10	0	4
303.2	chronischer Alkoholismus mit psych. Abhängigkeit (Gamma-Typ)	1	4	4	1	9	0	4	8	2	18
303.9	andere, nicht näher bezeichnete Formen des Alkoholismus	3	1	0	0	1	1	0	0	0	0

Tabelle 3.1.2 e: Durchschnittlicher Alkoholkonsum in ml reinem Alkohol bei Männern der Verlaufsstichprobe

	1. Querschnitt	2. Querschnitt	N	%
konstant wenig	0-80	0-80	512	88,8
konstant viel	>80	>80	17	2,8
Zunahme	0-80	>80	24	3,9
Abnahme	>80	0-80	45	7,4

den Querschnitten 2,8 % der Männer konstant viel (über 80 ml) pro Tag, 3,9 % berichteten über eine Zunahme über diese Schwelle und 7,4 % über eine Abnahme unter diese Schwelle von 80 ml reinem Alkohol. Dieser Befund ist nicht ganz im Einklang mit dem Befund einer Prävalenzzunahme von den 70er zu den 80er Jahren.

Der Mittelwert in der Beschwerdenliste war erwartungsgemäß für männliche Alkoholiker mit geringem Schweregrad (1) geringer als für Alkoholiker mit höherem Schweregrad (2,3,4) - (vgl. Tabelle 3.1.2 n im Anhang).

Aus Tabelle 3.1.2 f sind Angaben zum **Verlauf von Alkoholmißbrauch/-abhängigkeit** für die gesamte Verlaufsstichprobe von Männern und Frauen für den Vergleich

Tabelle 3.1.2 f: Verlauf von Alkoholmißbrauch/-abhängigkeit über den 5-Jahreszeitraum Verlaufsstichprobe (Männer und Frauen, N = 1.340)

1. Querschnitt (70er Jahre)	keine psychiatrische Diagnose		mind. 1 Dg. = Alkoholismus S = 1		mind. 1 Dg. = Alkoholismus S ≥ 2		nur andere psychiatrische Diagnosen	
	N	%	N	%	N	%	N	%
keine psychiatrische Diagnose	568	42,4	33	2,5	23	1,7	196	14,6
mind. 1 Diagnose = Alkoholismus; S = 1	8	0,6	8	0,6	5	0,4	7	0,5
mind. 1 Diagnose = Alkoholismus; S ≥ 2	5	0,4	3	0,2	13	1,0	4	0,3
nur andere psychiatrische Diagnosen	186	13,9	15	1,1	14	1,0	252	18,8

2. Querschnitt (80er Jahre)

der beiden Querschnitte dargestellt. 42,4 % waren danach zu beiden Zeitpunkten psychisch völlig gesund (Schweregrad = 0), 0,6 % zeigten zu beiden Querschnitten einen leichten Alkoholmißbrauch/-abhängigkeit, 1,0 % zu beiden Zeitpunkten deutliche bis schwere Alkoholmißbrauch/-abhängigkeit (Schweregrad ≥ 2) und 18,8 % hatten zu beiden Zeitpunkten eine andere psychiatrische Diagnose mit Schweregrad ≥ 1 (außer Alkoholismus). Für die Gesamtstichprobe von Männern und Frauen ergab sich für leichten Alkoholmißbrauch/-abhängigkeit beim ersten Querschnitt eine Prävalenzrate von 2,09 % und beim zweiten Querschnitt von 4,40 %. Für deutlichen bis schweren Alkoholmißbrauch/-abhängigkeit von Schweregrad > 2 ergab sich beim ersten Querschnitt eine Prävalenzrate von 1,86 %, beim zweiten Querschnitt von 4,17 % (Verlaufsstichprobe; vgl. Tabelle 3.1.2 g). Diese Werte divergieren geringfügig von den Angaben für die Prävalenzstichproben.

Münchner Alkoholismustest (MALT): In diesem Kapitel sind in den Tabellen p, q und r im Anhang und in Tabelle h und Abbildung c Ergebnisse zum Münchner Alkoholismustest dargestellt. Dieser besteht aus den 7, in Tabelle 3.1.2 p im Anhang dargestellten Fremdeinschätzungen durch den Fachmann. Aus Tabelle 3.1.2 q im An-

Tabelle 3.1.2 g: Schweregrade Alkoholismus im Verlauf bei Männern und Frauen (Alkoholismus = ICD 8, Nr. 291 oder 303), Verlaufsstichprobe (N = 1.342)

1. Querschnitt Schweregrade	2. Querschnitt Schweregrade		
	0	1	2
0	1.203	48	38
1	15	8	5
2	9	3	13

Statistik: McNemar (n. Siegel 1985[2], S. 61): $Chi^2 = 0.47$, df = 1, n.s.

Tabelle 3.1.2 h: Mittlere MALT-Scores und Schweregrad des Alkoholismus. Prävalenzstichprobe 80er Jahre (getrennt für Männer und Frauen)

	Demoralisationsskala PERI D424		Münchner Alkoholismus-Test MALT-F		MALT-S D515		MALT-Gesamt	
	X	(SEM)	X	(SEM)	X	(SEM)	X	(SEM)
Männer								
Alkoholismus Grad 1	14,8	2,2	0,98	0,3	2,4	0,4	6,3	1,3
Alkoholismus Grad ≥ 2	21,3	2,3	5,9	0,8	5,4	0,6	29	3,7
Frauen								
Alkoholismus Grad 1	49,8	6,3	2	1,2	4,5	1,8	12,5	4,7
Alkoholismus Grad ≥ 2	28,5	9,3	5,3	2,7	3,5	0,96	26,7	11,4

hang geht hervor, wie mäßig die Trefferquote des MALT im Rahmen einer Feldstudie in der Bevölkerung für die Identifikation von Alkoholmißbrauch und -abhängigkeit ist. Dies betrifft auch deutlicher ausgeprägte Schweregrade; eine beträchtliche Anzahl von Probanden, welche als Alkoholiker mit Schweregrad ≥2 vom ärztlichen Interviewer identifiziert wurden, hatten MALT-Werte unter 10 Punkten. Möglicherweise würde das Ergebnis für den MALT für die Fallidentifikation in der Bevölkerung noch ungünstiger aussehen, wenn die Diagnosen der Hausärzte mitberücksichtigt wären, denn es ist anzunehmen, daß auch den ärztlichen Interviewern einige Fälle von Alkoholismus entgangen sein können. Tabelle 3.1.2 h gibt, mit diesen Vorbehalten, die mittleren Werte für Personen mit Alkoholmißbrauch/-abhängigkeit verschiedener Schweregrade sowie die Demoralisationsskala wieder.

Abbildung 3.1.2 e bildet die Verteilung der gewichteten Summenwerte des Münchner Alkoholismustests (MALT) für vier verschiedene, teils klinische, teils Bevölkerungsstichproben ab. Daraus ist ersichtlich, daß der bei klinischen Stich-

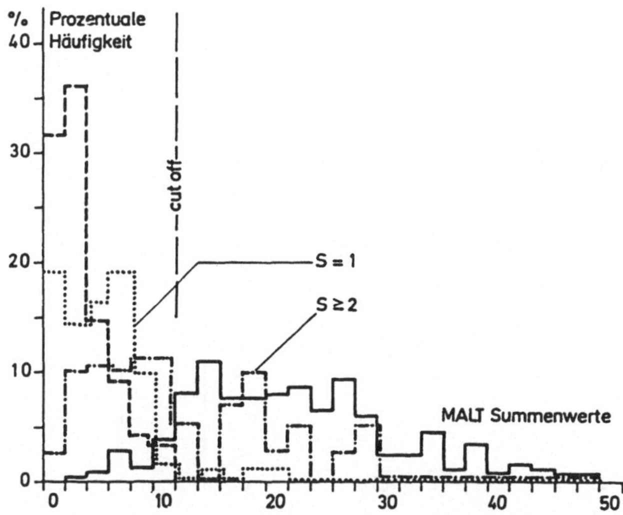

Abb. 3.1.2 e: Verteilung der gewichteten Summenwerte des Münchner Alkoholismus-testes (MALT) für 4 Stichproben. --- Alkoholiker (n. Feuerlein et al. 1977), --- Kontroll-patienten (n. Feuerlein et al. 1977), ... Oberbayerische Follow-up-Feldstudie (leichter Alkoholismus), -.-.- Oberbayerische Follow-up-Feldstudie (deutlicher bis schwerer Alkoholismus).

proben entwickelte MALT hilfreich sein mag, ihm aber zur Fallidentifikation in Bevölke-rungsstichproben keine wesentliche Bedeutung zukommen kann.

Probanden mit Alkoholmißbrauch/-abhängigkeit zeigten im Vergleich zu Probanden mit anderen psychischen Erkrankungen einen geringen Leidensdruck, ausgeprägte Störung der primären sozialen Beziehungen, eine etwas geringere Einschränkung der Freizeitaktivitäten, immer weniger Unzufriedenheit mit Interaktionen am Arbeitsplatz und mehr Unzufriedenheit mit der finanziellen Situation (siehe Tabelle 3.1.2 t im An-hang).

In der Rangfolge der Häufigkeiten waren folgende sonstige psychiatrische Dia-gnosen bei Probanden mit Alkoholmißbrauch/-abhängigkeit mit Schweregrad $\geq$1 zu finden: Neurosen (9,5 %), psychosomatische Erkrankungen (5,6 %), funktionelle Psy-chosen (3,2 %), spezielle (nicht-psychotische) Hirnschädigungen (3,2 %), organische Psychosen und Belastungsreaktionen.

In Tabelle 3.1.2 i sind die bevorzugten Getränke für die Gesamt- und verschiedene Teilstichproben dargestellt. Besonders bei Männern, aber auch bei Frauen, ist Bier das bevorzugte Getränk. Frauen nannten nahezu gleich häufig Wein als bevorzugtes Ge-tränk. Alle anderen Getränke fallen dagegen erheblich ab.

Trinkgewohnheiten: (vgl. Tabelle 3.1.2 v im Anhang). Männer bevorzugen das Trin-ken von Alkohol im Rahmen derselben Gesellschaft, Frauen in wechselnden Gruppen oder allein. Die Trinkart ist am häufigsten zu Hause, gefolgt von Gaststätte und bemerkenswert häufig Trinken im Betrieb! Bei den Männern begann der Alkohol-mißbrauch in mehr als 10 % vor dem 16. Lebensjahr, in über 20 % mit 16 bis 20 Jahren und bei 35 % vom 21. bis 30. Lebensjahr. 58,8 % der Männer und 33,3 % der Frauen

Tabelle 3.1.2 i: Prävalenzstichprobe 80er Jahre: Bevorzugte Getränke

| | Normalbevölkerung | | | | | | Alkoholiker nach ICD-9 Nr. 303 | | | | | |
| | alle Probanden | | alle Männer | | alle Frauen | | Männer Alk. 1 | | Frauen Alk. 1 | | alle Alkoholiker 1 | |
	N	%	N	%	N	%	N	%	N	%	N	%
0 Bier	651	64,6	466	71,1	185	28,4	89	96,7	3	3,3	92	78,6
1 Wein	200	19,9	55	27,5	145	72,5	3	50	3	50	6	5,1
2 Süd-/Fruchtwein	3	0,3	0	0	3	100	0	0	0	0	0	0
3 Wermut	7	0,7	1	14,3	6	85,7	0	0	0	0	0	0
4 Sekt	17	1,7	3	17,6	14	82,4	0	0	0	0	0	0
5 Schnaps	28	2,8	13	46,4	15	53,6	4	100	0	0	4	3,4
6 Cocktails	4	0,4	1	25	3	75	0	0	0	0	0	0
7 keine bevorzugten Getränke	97	9,6	39	40,2	58	59,8	10	66,7	5	33,3	15	12,8
Gesamt N (%)	1.007	(100)	578	(100)	429	(100)	106	(100)	11	(100)	117	(100)

Tabelle 3.1.2 j: Inanspruchnahme medizinischer Dienste durch Alkoholkranke und Vergleichsgruppen (Prävalenzstichprobe). Inanspruchnahme von Selbsthilfe, ärztl. Psychotherapeuten und klinischen Psychologen/ psychologischen Psychotherapeuten ist in der Tabelle nicht berücksichtigt

	Hausarztkonsultationen (letzte 12 Monate)			niedergelassener Nervenarzt (5 Jahre)		
	X	SEM	Gesamt N	X	SEM	Gesamt N
A Bevölkerung (m) ohne psychische Diagnose	5,1	0,49	341	0,007	0,004	420
B Bevölkerung (m) mit psychischer Diagnose Grad 1	6,9	1,48	65	0,013	0,01	77
C Bevölkerung (m) mit psychischer Diagnose Grad $\geq$ 2	8,3	1,4	13	0,14	0,11	3
D Alkoholiker (m) mit Schweregrad = 1	7,2	2,5	4	0,12	0,12	52
E Alkoholiker (m) mit Schweregrad $\geq$ 2	7,3	1,6	58	0,02	0,02	61
F Alkoholiker (w) mit Schweregrad = 1	2,3	0,88	3	0	0	4
G Alkoholiker (w) mit Schweregrad $\geq$ 2	12,1	6,6	7	0,5	0,5	6
H Bevölkerung (w) ohne psychische Diagnose	5,3	0,4	443	0,04	0,004	518
I Bevölkerung (w) mit psychischer Diagnose Grad 1	6,6	0,9	112	0,8	0,8	122
K Bevölkerung (w) mit psychischer Diagnose Grad $\geq$ 2	--	--	--	--	--	--

tranken täglich. Auch bei der allgemeinen Frage zum Konsum berichteten mehr Männer und Frauen von einem abnehmenden als von einem ansteigenden Konsum (vgl. auch Angaben der Alkoholmenge). Dieser Befund ist weder plausibel im Vergleich mit der Zunahme der Prävalenzraten vom ersten zum zweiten Querschnitt noch im Vergleich mit den bundesdeutschen Statistiken für Alkoholkonsum. Vielleicht drückt der Befund mehr den Wunsch als die Tatsache aus. 22 % der Männer mit Alkoholmißbrauch/-abhängigkeit tranken bereits ab dem Morgen, 16 % ab mittags und 27 % unregelmäßig.

3.1.3 Einnahme psychoaktiver Substanzen

Manfred M. Fichter & Wolfgang Witzke

Aus Marktforschungsdaten, Berichten aus "Der Pharmazeutische Markt" (DPM) und dem "Verschreibungsindex Pharmazeutika" (VIP) wissen wir einiges über den Verkauf von Medikamenten einschließlich Psychopharmaka und die Rezeptur im Rahmen der gesetzlichen Krankenversicherung (vgl. Meiner, 1987). Nach vorliegenden Daten für den Industrieumsatz führender Arzneimittelgruppen standen im Jahre 1984 Psychopharmaka, Hypnotika und Sedativa mit 778 Millionen DM Industrieumsatz an erster Stelle aller Arzneimittelgruppen. Danach folgten Koronartherapeutika (701 Mio.), periphere und zentrale Vasodilatatoren (683 Mio.) und Antirheumatika (680 Mio.) - (vgl. Glaeske, 1987). Während über Verkauf und Verschreibung von Pharmaka relativ gute Daten vorliegen, fehlen Daten über die tatsächliche Einnahme von Medikamenten (speziell Psychopharmaka einschließlich Hypnotika und Sedativa) fast völlig.

Im Rahmen der "Oberbayerischen Verlaufsuntersuchung" erfaßten wir alle wesentlichen Medikamente, die der Proband in den vier Wochen, welche dem Interview vorausgingen, eingenommen hatte. Die Gründlichkeit der Erfassungsmethodik unserer Studie dürfte sich erheblich von vielen anderen "Konsumentenbefragungen" unterscheiden: 1. Unsere Erfassungen zur Medikamenteneinnahme wurden im Rahmen eines ausführlichen persönlichen Interviews vorgenommen, in dessen Verlauf sich eine Vertrauensbeziehung zum Interviewer bilden konnte. 2. Das Interview wurde nicht von einem medizinischen Laien, sondern von einem psychiatrisch geschulten Arzt/Ärztin durchgeführt. Dadurch konnte aus dem Kontext heraus exploriert werden und bei auftretenden Verdachtsmomenten gezielt nachgefragt werden. 3. Die Erhebungsinstitution (Universität) stellte eine neutralere Organisation dar als z.B. eine Behörde oder ein Meinungsforschungsinstitut. 4. Auch unterlag das Gespräch der ärztlichen Schweigepflicht, so daß im Falle von Medikamentenmißbrauch und -abhängigkeit der Proband keine Indiskretionsbefürchtungen haben mußte. 5. Das Interview wurde in der Wohnung des Probanden durchgeführt, so daß in der Regel die Möglichkeit bestand, vor Ort seine Medikamente im Arzneischrank durchzugehen und zu fragen, welche er wie oft in den letzten Wochen eingenommen hat.

Mellinger & Balter (1979) vertraten die Meinung, daß für den Zweck der Häufigkeitserfassung in epidemiologischen Untersuchungen Medikamente nicht nach Substanzklassen, sondern nach Verschreibungs- und Verwendungsbereichen geordnet werden sollten. Andererseits interessieren jedoch auch Ergebnisse zu speziellen Stoffklassen wie z.B. das Abhängigkeitspotential der Benzodiazepine. In unserer Untersuchung haben wir uns einerseits an die in der Roten Liste vom Jahr 1981 angegebenen Medikamentenhauptgruppen gehalten, welche Verwendungs- und Indikationsbereichen entsprechen; darüber hinaus haben wir auch spezielle Auswertungen für einzelne Stoffklassen (Benzodiazepine, trizyklische Antidepressiva etc.) vorgenommen. In unserer Untersuchung wurden sämtliche (apotheken- bzw.) rezeptpflichtigen Medikamente, welche der Proband in den letzten vier Wochen vor dem Interview einnahm, einschließlich Dosis und Regelmäßigkeit der Einnahme, erfaßt. Von 1.413 der 1.666 interviewten Probanden der Prävalenzstichprobe der 80er Jahre konnten detaillierte Angaben über eingenommene Medikamente in den vorausgegangenen vier Wochen gewonnen werden.

Bei der folgenden Ergebnisdarstellung ist davon auszugehen, daß (soweit überhaupt dargestellt) die Häufigkeit der Einnahme nichtrezeptflichtiger Medikamente erheblich unterschätzt wurde, da hier weniger intensiv gefragt wurde. Der Schwerpunkt unserer Studie lag in der Erfassung klinisch wesentlicher (also in der Regel rezeptpflichtiger) Medikamente, deren Erfassung besonders für den Bereich der Psychopharmaka mit besonderer Sorgfalt vorgenommen wurde. Es wurden die Verkaufsnamen der Medikamente notiert und mit Hilfe des fünfstelligen Medikamentenschlüssels der Roten Liste 1981 mit EDV erfaßt. Für spezielle Stoffgruppen (z.B. Benzodiazepine) wurde für sämtliche Medikamente, welche diese Stoffgruppe entweder als Monosubstanz oder im Rahmen eines Kombinationspräparates enthielten, eine Klasse definiert. Die folgenden Ergebnisse beziehen sich auf die Prävalenzstichprobe der 80er Jahre für die Gemeinden Traunstein, Traunreut und Palling im Landkreis Traunstein.

3.1.3.1 Übersicht über sämtliche Medikamentenhauptgruppen

Tabelle 3.1.3 a zeigt die Ergebnisse zur Einnahme apothekenpflichtiger Medikamente für die Medikamentenhauptgruppen (nach der Roten Liste 1981) in der Rangfolge der Häufigkeit der Nennungen. Die sechs am häufigsten genannten Hauptgruppen waren 1. Kardiaka, 2. Psychopharmaka, 3. Sexualhormone und -hemmstoffe, 4. Analgetika, 5. Koronarmittel, 6. Antihypertonika. Hypnotika und Sedativa lagen auf dem zehnten Platz. Nach einem Bericht von Mellinger & Balter (1979) nahmen in den USA 1,3% der Bevölkerung Sedativa ein (weiblich 1,9%; männlich 0,7%) und 2,1% nahmen Hypnotika ein (weiblich 3,0%; männlich 2,1%).

Tabelle 3.1.3 a: Einnahme apothekenpflichtiger Medikamente, mindestens einmal in den zurückliegenden vier Wochen, nach Numerierung der "Roten Liste 1981" (Prävalenzstichprobe der 80er Jahre)

Medikamentenhauptgruppe - Rote Liste 1981 -		N	% der Medikamente	% der Personen
52	Kardiaka	173	10,7	23,2
70	Psychopharmaka	135	8,3	18,1
75	Sexualhormone u. ihre Hemmstoffe	132	8,2	17,7
05	Analgetika	126	7,8	16,9
54	Koronarmittel	101	6,2	13,5
16	Antihypertonika	94	5,8	12,6
59	Magen-Darm-Mittel	80	4,9	10,7
73	Schilddrüsenpräparate	70	4,3	9,4
36	Durchblutungsfördernde Mittel	64	4,0	8,6
18	Antihypnotika	51	3,2	6,8
43	Gichtmittel	40	2,5	5,4
26	Betarezeptorenblocker	39	2,4	5,2
48	Hypnotika/Sedativa *	36	2,2	4,8
11	Antidiabetika	36	2,2	4,8

* Mellinger & Balter (1979): Sedativa 1,3 % (weibl. 1,9 %; männl. 0,7 %), Hypnotika 2,1 % (weibl. 3,0 %; männl. 2,1 %)

Medikamentenhauptgruppe - Rote Liste 1981 -	N	% der Medikamente	% der Personen
82 Venenmittel	30	1,9	4,0
60 Migränemittel	28	1,7	3,7
35 Diuretika	23	1,4	3,1
57 Lipidsenkende Stoffe	22	1,4	2,9
28 Cholagoga u. Gallenwegstherapeutika	22	1,4	2,9
27 Bronchospasmolytika	21	1,3	2,8
23 Antitussiva/Expektorantia	21	1,3	2,8
67 Ophthalmika	16	1,0	2,1
56 Lebertherapeutika	15	0,9	2,0
31 Dermatika	14	0,9	1,9
13 Antiemetika-Antivertiginosa	14	0,9	1,9
10 Antibiotika/Penicilline	12	0,7	1,6
08 Antianämika	12	0,7	1,6
07 Antiallergika	11	0,7	1,5
09 Antiarrythmika	11	0,7	1,5
61 Mineralstoffpräparate	11	0,7	1,5
78 Thrombozytenaggregationshemmer	11	0,7	1,5
81 Urologika	11	0,7	1,5
62 Mund- und Rachentherapeutika	10	0,6	1,3
55 Laxantia	10	0,6	1,3
02 Aldosteron-Antagonisten	10	0,6	1,3
19 Antihypotonika	9	0,6	1,2
69 Antihyperkinetika	9	0,6	1,2
83 Vitamine	8	0,5	1,1
14 Antiepileptika	7	0,4	0,9
20 Antimykotika	7	0,4	0,9
71 Rhinologika	7	0,4	0,9
80 Umstimmungsmittel	6	0,4	0,8
77 Sulfonamide	6	0,4	0,8
45 Gynäkologika	6	0,4	0,8
30 Corticoide	4	0,2	0,5
46 Hämorrhoidenmittel	4	0,2	0,5
63 Muskelrelaxantia	4	0,2	0,5
$N \leq 3$ für folgende Hauptgruppen:			
85 Zytostatika	3	0,2	0,4
76 Spasmolytika	3	0,2	0,4
44 Grippemittel	3	0,2	0,4
42 Geriatrika	3	0,2	0,4
24 Arteriosklerosemittel	3	0,2	0,4
22 Antiphlogistika	2	0,1	0,3
72 Roborantia-Tonika	2	0,1	0,3
84 Wundbehandlungsmittel	1	0,1	0,1
79 Tuberkulosemittel	1	0,1	0,1
74 Sera und Impfstoffe	1	0,1	0,1
53 Karies- und Parodontosemittel	1	0,1	0,1
51 Infusions- u. Standardinjektionslösungen	1	0,1	0,1
47 Hämostyptika	1	0,1	0,1
32 Desinfizientia	1	0,1	0,1
25 Balneotherapeutika	1	0,1	0,1
04 Analeptika	1	0,1	0,1
01 Abmagerungsmittel	1	0,1	0,1

Tabelle 3.1.3 m (im Anhang) gibt für die Medikamentenhauptgruppen (Rote Liste 1981) die Häufigkeit der Einnahme getrennt für Männer und Frauen an. Bei folgenden der genannten Medikamentengruppen zeigten Frauen eine signifikant höhere Einnahmequote: Antianaemika (Hauptgruppe 08 der Roten Liste 1981), Antihypertonika (16), Antihypotonika (18), Betarezeptorenblocker (26), Cholagoga (28), Diuretika (35), Hypnotika/Sedativa (48), Kardiaka (52), Laxanzien (55), Magen-Darm-Mittel (59), Mineralstoffpräparate (61), Psychopharmaka (70), Schilddrüsenpräparate (73), Sexualhormone (75) und Venenmittel (82). Lediglich bei Gichtmitteln zeigten Männer signifikant häufiger eine Einnahme.

3.1.3.2 Einnahme psychoaktiver Substanzen in der Bevölkerung

Tabelle 3.1.3 b gibt eine detaillierte Übersicht über die Einnahme von Psychopharmaka nach Stoffgruppen. 1,5% aller Probanden hatten in den vier Wochen vor dem Interview ein Antidepressivum, 1,6% ein Neuroleptikum, 6,9% ein Benzodiazepin und 3,6% ein Barbiturat als Mono- oder Kombinationspräparat eingenommen. Frauen zeigten bei den meisten genannten Stoffklassen eine im Vergleich zu Männern höhere Einnahmequote. Die Klassifikation der Medikamente in die Substanzgruppen: Barbiturate, barbituratähnliche Stoffe, Carbaminsäurederivate, Benzodiazepine, Opioide, Tranquilizer und Hypnotika erfolgte nach der Informationsschrift für Ärzte über "Medikamentenabhängigkeit", herausgegeben von der Deutschen Hauptstelle gegen die Suchtgefahren, Hamm (1983).

Bezüglich der Einnahme von Arzneimitteln in verschiedenen Altersgruppen (vgl. Tabelle 3.1.3 c) zeigten folgende Gruppen eine signifikant erhöhte Einnahmerate: Probanden im mittleren Alter (45-64 Jahre) für Betablocker; die älteste Altersgruppe (65 Jahre und älter) zeigte eine erhöhte Einnahmequote für Psychopharmaka, Neuroleptika, Benzodiazepine, Barbiturate, Tranquilizer, Hypnotika, Analgetika/Antirheumatika und Hypnotika/Sedativa.

Die soziale Klasse stellte kaum einen relevanten Faktor für die Einnahme psychoaktiver Substanzen dar. Lediglich Tranquilizer wurden in höheren und mittleren sozialen Schichten signifikant häufiger als in unteren Schichten eingenommen. Für Analgetika/Antirheumatika sowie für Opioide zeigte sich ein Trend für eine erhöhte Einnahme in niedrigeren sozialen Schichten; für alle anderen Medikamentenklassen zeigte sich kein Unterschied in den sozialen Klassen (vgl. Tabelle 3.1.3 d).

Bezüglich des Familienstandes zeigten sich deutliche Unterschiede in der Einnahme psychoaktiver Substanzen. Carbaminsäurederivate wurden häufiger von verheirateten Personen eingenommen; alle übrigen signifikant erhöhten Einnahmequoten waren bei Verwitweten zu verzeichnen (Analgetika/Antirheumatika, Antihypertensiva, Hypnotika/Sedativa, Psychopharmaka, Benzodiazepine, Tranquilizer, Hypnotika). Bei der Interpretation dieser Befunde ist allerdings auch der Altersfaktor zu berücksichtigen. Für die Einnahme von Antidepressiva und Neuroleptika fand sich kein Unterschied nach dem Familienstand (vgl. Tabelle 3.1.3 e).

Tabelle 3.1.3 b: Einnahme von Psychopharmaka (mind. 1 x in zurückliegenden 4 Wochen) nach Stoffgruppen Prävalenzstichprobe der 80er Jahre (Gesamt N = 1.425; Männer = 633; Frauen = 972)

Stoffgruppe	Monopräparat		Kombinations-präparat		Männer + Frauen		Männer		Frauen		Chi^2-Test: Männer vs. Frauen; df=1	
	n	%	n	%	n	%	n	$\%_2$	ṅ	%	Chi^2	p<
Antidepressiva gesamt	23	1,63			21	1,5	6	1,0/1,3*	15	1,9/2,8*	2,2	n.s.
- trizyklisch	6	0,4	2	0,14	7	0,5	1	0,2	6	0,8		
- tetrazyklisch	11	0,78	--		11	0,8	4	0,6	7	0,9		
- MAO-Hemmer	1	0,07	--		1	0,1	1	0,2	0			
- nicht klassifiz.	3	0,21	--		3	0,2	1	0,2	2	0,3		
Lithium	3	0,21	--		2	0,1	0		2	0,3		
Neuroleptika gesamt	26	1,84	1		10	1,6	13	1,7/1,0*	23	1,6/1,5*	0,1	n.s.
- Phenothiazine	8	0,57	1	0,07	8	0,6	4	0,6	4	0,5		
- Thioxanthene	3	0,21	2	0,14	5	0,4	3	0,5	2	0,3		
- andere trizykl.	1	0,07			1	0,1	1	0,2	0			
- Butyrophenone	7	0,50	1	0,07	8	0,6	3	0,5	5	0,6		
- nicht klassifiz.	3	0,21	--		3	0,2	1	0,2	2	0,3		
Carbaminsäure-derivate	10	0,71	2	0,14	12	0,8	5	0,8	7	0,9		
Benzodiazepine	96	6,8	3	0,21	98	6,9	27§	4,3	71§	9,0	12,1	.001
Barbiturate	21	1,49	30	2,1	51	3,6	17	2,7	34	4,3	2,5	n.s.
barbituratähnl. Substanzen	7	0,5	7	0,5	13	0,9	5	0,8	8	1,0		
Opioide	14	1,0	20	1,42	31	2,2	15	2,4	16	2,0	0,2	n.s.
Tranquilizer	111	7,86	--		117	8,3	33§	5,3	84§	10,7	13,5	.001
Hypnotika	65	4,6	--		61	4,3	19	3,0	42	5,3	4,5	.05

§ Die mit § bezeichneten Zahlen der Tabelle weichen von den erwarteten Werten signifikant ab (gemessen für die Z-Statistik) p <.005

* Angaben aus Mellinger & Balter (1979): Antianxiety Agents 10,8 %; Hypnotics 2,1 %; Sedativa 1,3 %; ** Mehrfachnennungen möglich

Tabelle 3.1.3 c: Arzneimitteleinnahme (mind. 1x/4 Wo) nach Altersgruppen; Prävalenzstichprobe der 80er Jahre; df=2

Medikamentenklassen	Altersgruppen in Jahren						Statistik Chi^2:	p<
	15-44		45-64		65+			
	n	%	n	%	n	%		
(Rote Liste Hauptgruppen)								
nach Indikationen								
05 Analgetika/Antirheumatika	32	4,3	48	12,2	45	15,8	41,1	.001
16 Antihypertonika	3	0,4	34	8,7	57	20,0	130,6	.001
18 Antihypotonika	23	3,1	17	4,3	11	3,9	1,1	n.s.
26 Betarezeptorenblocker	4	0,5	24	6,1	11	3,9	31,3	.001
48 Hypnotika/Sedativa	3	0,4	19	4,8	14	4,9	28,3	.001
55 Laxanzien	2	0,3	3	0,8	4	1,4	4,3	n.s.
60 Migränemittel	13	1,8	12	3,1	3	1,1	3,8	n.s.
69 Parkinsonmittel	2	0,3	3	0,8	4	1,4	4,3	n.s.
70 Psychopharmaka	27	3,7	52	13,3	55	19,3	67,5	.001
76 Spasmolytika	1	0,1	2	0,5	0		2,5	n.s.
(Mono- und Kombinationspräparate)								
nach Stoffgruppen								
Antidepressiva	8	1,1	9	2,3	4	1,4	2,6	n.s.
Neuroleptika	5	0,7	8	2,0	10	3,5	10,9	.01
Carbaminsäurederivate	3	0,4	5	1,3	4	1,4	3,6	n.s.
Benzodiazepine	16	2,2	37	9,4	45	15,8	64,3	.001
Barbiturate	11	1,5	19	4,8	21	7,4	22,8	.001
barbituratähnl. Substanzen	4	0,5	4	1,0	5	1,8	3,4	n.s.
Psychostimulanzien	11	1,5	6	1,5	6	2,1	0,5	n.s.
Opioide	11	1,5	10	2,6	10	3,5	4,2	n.s.
Tranquilizer	21	2,9	43	11,0	53	18,6	72,2	.001
Hypnotika	15	2,0	22	5,6	24	8,4	22,5	.001

Tabelle 3.1.3 d: Arzneimitteleinnahme (mind. 1x/4 Wo) nach sozialer Klasse. Prävalenzstichprobe der 80er Jahre; df = 1

Medikamentenklassen	A Höhere soziale Klassen		B Niedrigere soziale Klassen		Statistik A vs. B $Chi^2=$	p<	Gesamt
	n	%	n	%			
(Rote Liste Hauptgruppen)							
nach Indikationen							
05 Analgetika/Antirheu-matika	53	7,5	72	10,4	3,3	n.s.	125
16 Antihypertonika	50	7,0	44	6,3	0,2	n.s.	94
18 Antihypotonika	31	4,4	20	2,9	1,8	n.s.	51
26 Betarezeptorenblocker	19	2,7	20	2,9	0	n.s	39
48 Hypnotika/Sedativa	22	3,1	13	1,9	1,7	n.s.	35
55 Laxanzien	5	0,7	4	0,6	0	n.s.	9
60 Migränemittel	14	2,0	14	2,0	0	n.s	28
69 Parkinsonmittel	3	0,4	6	0,9	0,5	n.s.	9
70 Psychopharmaka	72	10,1	62	8,9	0,5	n.s.	134
76 Spasmolytika	3	0,4	0		1,3	n.s.	3
(Mono- und Kombinationspräparate)							
nach Stoffgruppen							
Antidepressiva	10	1,4	11	1,6	0	n.s.	21
Neuroleptika	8	1,1	15	2,2	1,7	n.s.	23
Carbaminsäurederivate	9	1,3	3	0,4	2,0	n.s.	12
Benzodiazepine	56	7,9	41	5,9	1,8	n.s.	97
Barbiturate	21	3,0	30	4,3	1,5	n.s.	51
barbituratähnliche Substanzen	9	1,3	4	0,6	1,2	n.s.	13
Psychostimulanzien	8	1,1	15	2,2	1,7	n.s.	3
Opioide	10	1,4	21	3,0	3,5	n.s.	31
Tranquilizer	71	10,0	45	6,5	5,3	0.05	116
Hypnotika	28	3,9	33	4,8	0,4	n.s.	61

Tabelle 3.1.3 e: Familienstand und Arzneimitteleinnahme (mind. 1x/4 Wo). Prävalenz-stichprobe - 15 Jahre und älter; df = 3

Medikamentenklassen	ledig		verheiratet		geschieden/ getrennt		verwitwet		Statistik	
	n	%	n	%	n	%	n	%	Chi^2 =	p <
(Rote Liste Hauptgruppen)										
nach Indikationen										
05 Analgetika/Antirheumatika	14	3,6	70	9,1	13	15,3	28	16,8	30,9	.001
16 Antihypertensiva	10	2,6	43	5,6	6	7,1	35	21,0	67,0	.001
48 Hypnotika/Sedativa	1	0,3	22	2,9	1	1,2	12	7,2	23,7	.001
60 Migränemittel	3	0,8	22	2,9	0		3	1,8	7,8	n.s.
70 Psychopharmaka	17	4,3	67	8,7	15	17,6	35	21,0	44,8	.001
(Mono- und Kombinationspräparate)										
nach Stoffklassen										
Antidepressiva	3	0,8	13	1,7	3	3,5	2	1,2	4,1	n.s.
Neuroleptika	7	1,8	8	1,0	2	2,4	6	3,6	6,0	n.s.
Carbaminsäurederivate	0		11	1,4	1	1,2	0		8,0	.05
Benzodiazepine	9	2,3	51	6,6	8	9,4	30	18,0	45,4	.001
Tranquilizer	11	2,8	63	8,2	10	11,8	33	19,8	45,7	.001
Hypnotika	5	1,3	39	5,1	1	1,2	16	9,6	23,0	.001

Tabelle 3.1.3 f: Maximaler Schweregrad der psychiatrischen Diagnose (T2 + 5-Jahres-Intervall) und Arzneimitteleinnahme (mind.1x/4 Wo). Prävalenzstichprobe der 80er Jahre; Alter 15 Jahre und älter; df=2

Medikamentenklassen Rote Liste 1981	Maximaler Schweregrad psychiatrischer Erkrankung						Statistik	
	0		1		2-4			
	n	%	n	%	n	%	Chi^2 =	p<
(Rote Liste Hauptgruppen)								
nach Indikationen								
05 Analgetika/Antirheu-matika	57	7,1	10	6,8	57	12,5	11,5	.01
16 Antihypertonika	51	6,3	8	5,5	35	7,7	1,2	n.s.
48 Hypnotika/Sedativa	10	1,2	2	1,4	24	5,3	19,8	.001
60 Migränemittel	10	1,2	3	2,1	15	3,3	6,3	.05
70 Psychopharmaka	27	3,3	13	8,9	94	20,6	100,9	.001
(Mono- und Kombinationspräparate)								
nach Stoffklassen								
Antidepressiva	3	0,4	0		18	3,9	27,8	.001
Neuroleptika	2	0,2	2	1,4	19	4,2	27,9	.001
Carbaminsäurederivate	7	0,9	1	0,7	4	0,9	0	n.s.
Benzodiazepine	28	3,5	12	8,2	58	12,7	38,8	.001
Tranquilizer	36	4,5	14	9,6	67	14,7	40,3	.001
Hypnotika (Barbiturate)	26	3,2	6	4,1	29	6,3	6,9	.05

Erwartungsgemäß zeigte der maximale Schweregrad der psychiatrischen Diagnose einen Zusammenhang mit der Einnahme psychoaktiver Substanzen. Personen mit schwererer psychischer Erkrankung hatten häufiger eine psychoaktive Substanz eingenommen. Dies galt für alle in Tabelle 3.1.3 f aufgeführten Medikamentenklassen mit Ausnahme von Antihypertonika und Carbaminsäurederivaten.

Wie aus Tabelle 3.1.3 g hervorgeht, zeigte sich auch ein positiver Zusammenhang mit dem maximalen Schweregrad somatischer Erkrankungen und der Einnahme psychoaktiver Substanzen. Für die Substanzklassen Antidepressiva, Neuroleptika und Carbaminsäurederivate war der Unterschied möglicherweise aufgrund der vergleichsweise niedrigen Fallzahl nicht signifikant; für alle anderen genannten Medikamentenklassen hatten Personen mit schwereren körperlichen Erkrankungen häufiger ein Medikament der betreffenden Klasse eingenommen.

Personen mit einem höheren Summenscore im Goldberg-Interview hatten eine signifikant höhere Einnahmequote für alle in Tabelle 3.1.3 h genannten psychoaktiven Substanzen mit Ausnahme von Carbaminsäurederivaten.

Die PERI-Demoralisationsskala erfaßt eine allgemeine Haltung der Hoffnungslosigkeit, Niedergeschlagenheit und seelischen Demoralisation. Erwartungsgemäß hatten Personen mit höheren Punktwerten in der Demoralisationsskala eine signifikant höhere Einnahmequote für die genannten psychoaktiven Substanzen mit Ausnahme von Antihypertensiva, Migränemittel, Neuroleptika und Carbaminsäurederivaten (vgl. Tabelle 3.1.3 i).

Tabelle 3.1.3 g: Maximaler Schweregrad der somatischen Diagnose (7 Tage) und Arzneimitteleinnahme (mind. 1x/4 Wo); Prävalenzstichprobe der 80er Jahre, Alter 15 Jahre und älter; df=2

Medikamentenklassen	Maximaler Schweregrad der somatischen Diagnosen						Statistik	
	0		1		2-4			
	n	%	n	%	n	%	Chi^2 =	p<
(Rote Liste Hauptgruppen)								
nach Indikationen								
05 Analgetika	10	2,7	18	4,7	97	14,7	53,0	.001
16 Antihypertonika	1	0,3	9	2,3	84	12,7	74,4	.001
48 Hypnotika/Sedativa	2	0,5	8	2,1	26	3,9	11,3	.01
60 Migränemittel	3	0,8	4	1,0	20	3,0	8,2	.05
70 Psychopharmaka	9	2,5	25	6,5	100	15,2	49,5	.001
(Mono- und Kombinationspräparate)								
nach Stoffklassen								
Antidepressiva	3	0,8	6	1,6	12	1,8	1,6	n.s.
Neuroleptika	3	0,8	5	1,3	15	2,3	3,5	n.s.
Carbaminsäurederivate	0		6	1,6	6	0,9	5,5	n.s.
Benzodiazepine	4	1,1	15	3,9	79	12,0	50,5	.001
Tranquilizer	4	1,1	22	5,7	91	13,8	54,4	.001
Hypnotika (Barbiturate)	4	1,1	10	2,6	47	7,1	24,4	.001

Tabelle 3.1.3 h: Goldberg-Summenscore und Arzneimitteleinnahme (mind. 1x/4 Wo); Prävalenzstichprobe der 80er Jahre, Alter 15 Jahre und älter; df=1

Medikamentenklassen	Goldberg-Summenscore				Statistik	
	$\leq$ 19 Punkte		$\geq$ 20 Punkte			
	n	%	n	%	Chi^2 =	p<
(Rote Liste Hauptgruppen)						
nach Indikationen						
05 Analgetika/Antirheu-matika	101	8,0	23	17,0	11,2	.001
16 Antihypertonika	78	6,2	16	11,9	5,4	.05
48 Hypnotika/Sedativa	25	2,0	10	7,4	12,6	.001
60 Migränemittel	20	1,6	8	5,9	9,61	.01
70 Psychopharmaka	83	6,6	50	37,0	128	.001
(Mono- und Kombinationspräparate)						
nach Stoffklassen						
Antidepressiva	9	0,7	12	8,9	49,7	.001
Neuroleptika	9	0,7	13	9,6	57,0	.001
Carbaminsäurederivate	10	0,8	2	1,5	0,11	n.s.
Benzodiazepine	67	5,3	31	23,0	55,7	.001
Tranquilizer	82	6,5	35	25,9	57,6	.001
Hypnotika (Barbiturate)	45	3,6	15	11,1	15,1	.001

Tabelle 3.1.3 i: Summenscore der PERI-Demoralisationsskala und Arzneimitteleinnahme, Prävalenzstichprobe der 80er Jahre, Alter 15 Jahre und älter; df = 1

Medikamentenklassen	Demoralisationsskala				Statistik	
	$\leq$ 15 Punkte		$\geq$ 16 Punkte			
	n	%	n	%	$Chi^2 =$	p <
(Rote Liste Hauptgruppen)						
nach Indikationen						
05 Analgetika/Antirheumatika	29	4,8	91	12,6	23,5	.001
16 Antihypertensiva	35	5,8	52	7,2	0,9	n.s.
48 Hypnotika/Sedativa	6	1,0	26	3,6	8,5	.05
60 Migränemittel	8	1,3	19	2,6	2,2	n.s.
70 Psychopharmaka	30	4,9	95	13,1	25,0	.001
(Mono- und Kombinationspräparate)						
nach Stoffklassen						
Antidepressiva	3	0,5	18	2,5	7,2	.01
Neuroleptika	5	0,8	15	2,1	2,7	n.s.
Carbaminsäurederivate	5	0,8	7	1,0		n.s.
Benzodiazepine	26	4,3	66	9,1	11,2	.001
Tranquilizer	31	5,1	77	10,6	12,8	.001
Hypnotika (Barbiturate)	15	2,5	43	5,9	8,7	.01

Tabelle 3.1.3 j: Einschränkung der Arbeitsfähigkeit und Arzneimitteleinnahme (mind.1x/4 Wo), Prävalenzstichprobe der 80er Jahre, Alter 15 Jahre und älter; df=1

Medikamentenklassen	Einschränkung der Arbeitsfähigkeit				Statistik	
	keine/leicht = 0, 1		mäßig/stark/sehr stark = 2, 3, 4			
	n	%	n	%	$Chi^2=$	p<
(Rote Liste Hauptgruppen)						
nach Indikationen						
05 Analgetika/Antirheumatika	78	6,5	46	22,5	53,2	.001
16 Antihypertensiva	56	4,7	38	18,6	51,6	.001
48 Hypnotika/Sedativa	29	2,4	7	3,4	0,3	n.s.
60 Migränemittel	19	1,6	8	3,9	3,8	n.s.
70 Psychopharmaka	79	6,6	53	26,0	74,0	.001
(Mono- und Kombinationspräparate)						
nach Stoffklassen						
Antidepressiva	14	1,2	7	3,4	4,6	.05
Neuroleptika	11	0,9	11	5,4	19,6	.001
Carbaminsäurederivate	7	0,6	5	2,5	5,1	.05
Benzodiazepine	62	5,2	35	17,2	36,7	.001
Tranquilizer	74	6,2	42	20,6	45,6	.001
Hypnotika (Barbiturate)	42	3,5	19	9,3	12,6	.001

Wesentliche Zusammenhänge zeigten sich auch zwischen der Einschränkung der Arbeitsfähigkeit (als Folge einer körperlichen oder seelischen Erkrankung) und der Einnahme psychoaktiver Substanzen. Personen mit stärkerer Einschränkung der Arbeitsfähigkeit zeigten in sämtlichen in Tabelle 3.1.3 j genannten Medikamentenklassen eine signifikant höhere Einnahmequote mit Ausnahme von der Roten Liste Hauptgruppe Hypnotika/Sedativa und Migränemittel.

3.1.3.3 Zur Einnahme von Schmerz-, Schlaf-, Beruhigungs- und Anregungsmitteln

In einer speziellen Frage wurde die regelmäßige Einnahme, definiert als tägliche bis mindestens einmal wöchentliche Einnahme, über mehr als vier Wochen für Schmerz-, Schlaf-, Beruhigungs- und Anregungsmittel erfaßt. Dabei wurde die Häufigkeit notiert (Code 3 = 1x pro Woche; Code 4 = fast täglich) und die Dauer der Medikamenteneinnahme in Monaten codiert. Die Ergebnisse einschließlich der statistischen Testungen sind in den Tabellen detailliert dargestellt. Im folgenden seien nur einige wesentliche Befunde im Text hervorgehoben:

Frauen zeigten signifikant häufiger eine chronische Einnahme von Schmerz-, Schlaf- und Beruhigungsmitteln. Bei Anregungsmitteln war die Fallzahl (insgesamt 4) zu klein, doch zeigte sich derselbe Trend. Personen der unteren sozialen Schichten nahmen signifikant häufiger Schmerzmittel, während sich für die anderen Gruppen kein Klassenunterschied fand. Hinsichtlich des Familienstandes wurden Schmerz- und Schlafmittel am häufigsten von geschiedenen und verwitweten Personen eingenommen, Beruhigungsmittel und Anregungsmittel am häufigsten von verwitweten Personen. Bezüglich des Alters ist eine hohe Schmerzmitteleinnahme für die Altersgruppe der 25- bis 44jährigen und am geringsten für die 15- bis 19jährigen zu vermerken. Schlafmittel wurden von betagten Menschen im Alter von 75 Jahren und älter am häufigsten eingenommen, Beruhigungsmittel am häufigsten von 45- bis 64jährigen. Ein signifikanter Zusammenhang mit dem Ausmaß des Zigarettenkonsums zeigte sich für die regelmäßige chronische Einnahme von Schmerz-, Schlaf-, Beruhigungs- und Anregungsmittel nicht, auch zeigte sich kein Zusammenhang zwischen den drei erfaßten Persönlichkeitsfaktoren im Freiburger Persönlichkeitsinventar (Neurotizismus, emotionale Labilität und Extraversion/Introversion) einerseits und einer regelmäßigen chronischen Einnahme von Schmerz-, Schlaf-, Beruhigungs- und Anregungsmitteln. Statistisch signifikant war allerdings der Zusammenhang mit dem Schweregrad einer Diagnose "Medikamentenabhängigkeit" und auch mit dem Schweregrad der Diagnose "Alkoholmißbrauch/-abhängigkeit" (Ausnahme: Beruhigungsmittel). Außerdem war ein signifikanter Zusammenhang einer chronischen Schmerz-, Schlaf- und Beruhigungsmitteleinnahme mit folgenden Variablen zu verzeichnen, welche einen Indikator für psychische Erkrankung darstellen: 1. Maximum des Schweregrades der psychiatrischen Diagnose im vorausgegangenen 5-Jahres-Intervall, 2. Summenscore des Goldberg-Interviews und 3. dem Ergebnis in der PERI-Demoralisationsskala. Außerdem hatten Probanden mit einem hohen maximalen Schweregrad bei somatischen Diagnosen häufiger eine chronische Schmerz-, Schlaf- und Beruhigungsmitteleinnahme aufzuweisen.

In Tabelle 3.1.3 k ist die Häufigkeit der Einnahme von Schmerz-, Schlaf-, Beruhigungs- und Anregungsmitteln in einem 4-Wochen-Zeitraum und in den Tabellen 3.1.3 l eine Aufgliederung nach soziodemographischen Charakteristika dazu dargestellt. Weitere Ergebnisse im Detail sind den Tabellen 3.1.3 o bis t (Anhang) zu entnehmen.

Tabelle 3.1.3 k: Regelmäßige chronische Einnahme von Schmerz-, Schlaf-, Beruhigungs- und Anregungsmitteln (mind. 1x/4 Wo)

Präparat	Häufigkeit der Einnahme (N)				
	selten 1	1x/Mo. 2	1x/Wo 3	fast tägl. 4	Summe
Schmerzmittel	11	13	46	56	126
Schlafmittel	5	3	18	77	229
Beruhigungsmittel	4	1	25	66	94
Anregungsmittel	0	0	0	4	4

3.1.3.4 Diskussion zur Einnahme psychoaktiver Substanzen

Die Gesamtausgaben der gesetzlichen Krankenkassen 1985 (114 Milliarden DM) bestanden zu 14,5% aus Ausgaben für Arzneimittel (Lebensversicherungsmedizin, 1987, S. 64). Die Diskussion über die Verschreibung und Einnahme von Psychopharmaka in der Bevölkerung wird oft, sowohl in Fachkreisen wie in der allgemeinen Öffentlichkeit, vehement und emotional, doch nicht selten ohne ausreichende Information über die tatsächliche Situation und im Zusammenhang dazu basierend auf ausreichendem Datenmaterial geführt. Die Massenmedien trugen dazu bei, Stereotype hinsichtlich der Personen, welche Psychopharmaka im allgemeinen oder Anxiolytika und Hypnotika im besonderen einnehmen, zu festigen. Lader (1981) folgerte "wir benötigen dringend epidemiologische Untersuchungen, um festzustellen, ob tatsächlich ein Prozent aller Erwachsenen Probleme in Form einer Benzodiazepinabhängigkeit aufweisen". Diese Ziffer errechnet sich aus den Rezeptierquoten von Benzodiazepinen sowie aus den Daten von Tyrer (1983). "Es ist mein Eindruck, daß sich im Verborgenen ein neues Abhängigkeitsproblem entwickelt hat. Wenn eine Eskalation der Benzodiazepindosis vorliegt, scheinen Menschen, welche diese Medikamente chronisch einnehmen, ein Risiko zu haben, zur Entwicklung physischer Abhängigkeit, wie es sich in distinkten Entzugssyndromen bei Absetzen des Medikamentes zeigt. In seltenen Fällen werden auch zerebrale Anfälle und Psychosen beobachtet. Die Benzodiazepine (BZD) sollten Patienten vorbehalten sein mit schweren Angstsyndromen, welche auch soziale Folgen nach sich ziehen und sollten nicht Verwendung finden bei Patienten mit leichter Symptomatik, bei welchen nicht-pharmakologische Vorgehensweisen wie Beratung und Entspannungstherapie angemessen sind" (Lader, 1981, S. 322-323). Andererseits ist die Verschreibung von Benzodiazepinen und anderen Beruhigungsmitteln besonders bei Internisten und Allgemeinmedizinern weit verbreitet, während Psychiater hier in den letzten Jahren zurückhaltender geworden sind. Wolf et al. (1987) berichteten über die Häufigkeit von Medikamentenmißbrauch und -abhängigkeit für stationär behandelte Patienten in drei deutschen Universitätskliniken 1980-1983. 7% aller stationär psychiatrischen Aufnahmen zeigten einen Medikamentenmißbrauch. Unter jenen Patienten mit Medikamentenmißbrauch standen Benzodiazepine mit 78% weit an der Spitze, gefolgt von Nicht-BZD-Hypnotika mit 27% und Analgetika mit 25%. Bei der Hälfte der Patienten lag gleichzeitig ein Alkoholmißbrauch bzw. -abhängigkeit vor. Eine politoxikomane Einnahme von Benzodiazepinen war häufiger als eine isolierte Benzodiazepinabhängigkeit. In allen drei Kliniken waren die am häufigsten verwendeten Benzodiazepinderivate Diazepam, Bromazepam und Lorazepam.

Meiner (1987) berichtete über Entwicklungen des Rezeptaufkommens für Beruhigungsmittel für die Jahre 1982 bis 1985 im Hinblick auf die beteiligten Arztgruppen, Präparategruppen und soziodemographischen Patientenmerkmale, basierend auf Daten der Jahre 1982 bis 1985. Für diesen Zeitraum stammten 97% der Beruhigungsmittelverschreibungen von den drei Arztgruppen Praktiker und Allgemeinärzte, Internisten sowie Neurologen und Psychiater. Die Zahl der Verordnungen von Beruhigungsmitteln ging von 1982 bis 1985 um 18,1% von 54,5 Millionen Verordnungen auf 44,6 Millionen Verordnungen zurück. Bei der Gruppe Tranquilizer war der Verordnungsrückgang mit -21,4% am deutlichsten ausgeprägt; bei Hypnotika und Sedativa betrug der Rückgang -14,3%. Ein wesentlicher Grund für diesen Rückgang stellt

Tabelle 3.1.3 I: Chronische Einnahme von Schmerzmitteln und soziodemographische Merkmale

Häufigkeit der Einnahme (1-4)	Geschlecht				Statistik			Soziale Klasse				Statistik		
	Männer		Frauen					1, 2, 3		4 & 5				
	n/N	%	n/N	%	Chi^2	df	p<	n/N	%	n/N	%	Chi^2	df	p<
Schmerzmittel	40	31,5	86	46,7	6,6	1	.05	45	30,8	81	49,1	10,0	1	.01
Schlafmittel	26	21,3	77	42,5	13,7	1	.001	54	33,5	49	34,5	0	1	n.s
Beruhigungsmittel	15	12,9	81	41,5	26,6	1	.001	42	27,1	53	34,2	1,5	1	n.s

Häufigkeit der Einahme (1-4)	Familienstand								Statistik	
	ledig		verheiratet		verwitwet		geschieden		df = 3	
	n/N	%	n/N	%	n/N	%	n/N	%	Chi^2 =	p=
Schmerzmittel	16	37,2	72	34,6	29	61,7	9	69,2	16,4	.001
Schlafmittel	9	24,3	58	28,2	6	60,0	30	60,0	22,8	.001
Beruhigungsmittel	8	21,6	52	25,0	13	76,5	23	46,9	27,3	.001

Häufigkeit der Einnahme (1-4)	Alter						Statistik	
	15 - 44 J.		45 - 64 J.		65 +		df = 2	
	n/N	%	n/N	%	n/N	%	Chi^2 =	p=
Schmerzmittel	37	30,6	42	43,3	47	50,5	9,1	.05
Schlafmittel	12	11,2	42	42,0	49	51,0	40,0	.001
Beruhigungsmittel	32	25,8	40	38,8	24	28,6	4,8	n.s.

die Abnahme der Barbituratverschreibungen dar. Barbituratfreie Hypnotika und Sedativa stiegen in der Verschreibungshäufigkeit um 3,8% an - Monopräparate mehr als Kombinationspräparate. In Übereinstimmung mit unseren auf einer Bevölkerungsstichprobe beruhenden Ergebnissen fand sich für Beruhigungsmittel eine insgesamt häufigere Verschreibung für ältere Patienten und für weibliche mehr als für männliche. Die Pro-Kopf-Verordnung von Beruhigungsmitteln lag für Frauen mit 0,95 Verordnungen pro Jahr mehr als doppelt so hoch als bei Männern mit 0,44 pro Jahr (Meiner, 1987). Nach dieser Erhebung des Rezeptaufkommens beginnt diese Differenzierung zwischen Männern und Frauen bereits im jungen Erwachsenenalter, während bei Jugendlichen noch kein Geschlechtsunterschied hinsichtlich der Rezeptur von Beruhigungsmitteln festzustellen war. Für das Jahr 1985 entfiel fast die Hälfte aller Beruhigungsmittelverordnungen auf Patienten über 64 Jahre. Dies stimmt mit unseren Befunden überein. Der Rückgang des Rezeptaufkommens für Beruhigungsmittel dürfte wesentlich durch den Rückgang barbiturathaltiger Medikamente bedingt sein. Außerdem dürften bestimmte Ärztegruppen in der Verordnung von Benzodiazepinen etwas zurückhaltender geworden sein, wenngleich diese weiterhin sehr breit verordnet werden. Im Jahre 1984 entfielen 19,3 Millionen Verordnungen auf Benzodiazepinpräparate, während Antidepressiva im Vergleich dazu nur 5,8 Millionen Verordnungen und Neuroleptika nur 5,2 Millionen Verordnungen ausmachten (Glaeske, 1986). Nach den Ergebnissen unserer Untersuchung nahmen 6,9% aller Personen im Alter von 15 Jahren und älter in den vier Wochen, welche unserem Interview vorausgingen, mindestens einmal ein Benzodiazepin in Form eines Mono- oder Kombinationspräparates ein. 9% aller Frauen und 4,3% aller Männer hatten in diesem Sinne in den vier vorausgehenden Wochen ein- oder mehrfach ein Benzodiazepin eingenommen. Für andere Tranquilizer und Hypnotika waren die Quoten deutlich geringer. Kürzlich berichteten Ashton & Golding (1989) über eine Häufigkeit der Einnahme von Tranquilizern von 4,2 % bei Frauen und 2,1 % bei Männern einer großen (N=9.003) Zufallsstichprobe in Großbritannien. Vergleichsweise hohe Tranquilizereinnahmeraten fanden diese Autoren bei Frauen, bei älteren Personen, bei Personen mit ausgeprägteren psychischen oder somatischen Symptomen, bei Personen mit erhöhtem Neurotizismus im Eyseneck-Persönlichkeitsinventar, bei Personen aus niedrigeren sozialen Schichten, bei Arbeitslosen und bei Rauchern. Unsere Studie liefert auch konkrete Zahlen für die Einnahme von Antidepressiva und Neuroleptika. Nach unseren Ergebnissen hatten 1,9% der Frauen und 1,0% der Männer in den vier vorausgehenden Wochen ein Antidepressivum eingenommen. Die entsprechenden Vergleichszahlen von Mellinger & Balter (1979) für die USA sind 2,8% und 1,3%. Neuroleptika wurden in der oberbayerischen Bevölkerung von 1,6% der Frauen und 1,7% der Männer ein- oder mehrfach in den vier Wochen im Zeitraum vor dem Interview eingenommen (Vergleichswerte von Mellinger & Balter: 1,5% der Frauen und 1,0% der Männer in den USA).

Unsere Untersuchung liefert Ergebnisse über die Einnahme verschiedener psychoaktiver Substanzen, welche direkt von den Probanden in der Bevölkerung (und nicht indirekt über Verkaufs- und Verschreibungsstatistiken) erhoben wurden. Durch die besonders intensive und detaillierte Erfassung durch Ärzte in persönlichen Interviews im Hause der Probanden haben diese Daten eine besonders hohe Validität.

3.1.4 Prävalenz von Schmerzsyndromen

Manfred M. Fichter

Schmerz ist ein normales Phänomen, ohne dessen Auftreten ein Mensch über längere Zeit nicht überlebensfähig ist. Andererseits lag schon von jeher die Bekämpfung eines zu starken akuten oder chronischen Schmerzes in der Obhut des Arztes oder Medizinmannes. Schmerzen können entstehen durch äußere Verletzungen, innere Stoffwechselveränderungen, Entzündungen, tumorenhafte Wucherungen, Gefäßdilatationen und viele andere Ursachen. Komplexere Theorien wie z. B. die "Gate-Control"-Theorie von Melzack und Wall versuchen einige der komplexen Zusammenhänge der Schmerzwahrnehmung zu erklären. Sehr wenig theoretisches und empirisches Wissen liegt vor über chronische Schmerzsyndrome. Dies mag unter anderem daran liegen, daß Schmerz und seine Bekämpfung in fast allen medizinischen Fächern eine Rolle spielt (Anästhesiologie, Chirurgie, innere Medizin, Psychiatrie, Neurologie etc.), so daß sich damit keine Disziplin so recht verantwortlich für die Erforschung des Phänomens Schmerz und seine Bekämpfung fühlte. In den letzten Jahren vollzog sich allerdings in Nordamerika ein breitgefächerter Aufbau von mehreren tausend Schmerzambulanzen und der Beginn dieser Entwicklung ist auch in Westeuropa zu beobachten. Besonders Anästhesisten und Neurologen begannen, sich in den letzten Jahren auf das Fachgebiet der Schmerzbekämpfung zu spezialisieren.

Diese Entwicklung läßt erwarten, daß ein beträchtlicher Bedarf für eine Versorgung für Patienten mit chronischen Schmerzsyndromen vorliegt. Es existieren jedoch kaum epidemiologische Untersuchungen, die darüber genauen Aufschluß geben könnten. In der Oberbayerischen Verlaufsuntersuchung haben wir auch Schmerzsymptome erfaßt. Auf diagnostischer Ebene wurden im Rahmen der DSM-III-Kategorien unter anderem somatoforme Störungen und psychische Faktoren mit Einfluß auf den körperlichen Zustand erfaßt.

Zur Methodik erwähnenswert ist, daß in der Beschwerdenliste von v. Zerssen (1976) vier Schmerzsymptome zur Einschätzung aufgelistet sind (Stiche in der Brust, Druck im Leib, Kreuz-/Rückenschmerzen und Nacken-/Schulterschmerzen). Außerdem befinden sich in der PERI-Demoralisationsskala drei Schmerzsymptome: Spannungskopfschmerzen und verschiedene schmerzartige Beschwerden mit wandernder Lokalisation. Die Symptome der Beschwerdenliste sind von 0 - 3 (gar nicht - stark) skaliert, die Symptome der PERI-Demoralisationsskala von 0 - 4 (nie - sehr oft) skaliert. Im folgenden sind die Ergebnisse zu diesen Schmerzsymptomen getrennt nach Geschlecht, Alter, Familienstand und weiteren relevanten Variablen dargestellt. Folgendes war der Wortlaut der vom Patienten selbst eingeschätzten Schmerzitems:

Beschwerdenliste ("Ich leide unter folgenden Beschwerden:")
- Stiche in der Brust (D376)
- Druck im Leib (D377)
- Kreuz-/Rückenschmerzen (D384)
- Nacken-/Schulterschmerzen (D394)

PERI-Demoralisationsskala (Bezugszeitraum 4 Wochen)
- Hatten Sie bei Spannungen körperlicher Beschwerden wie z.B. Kopfschmerzen, Bauchbeschwerden, kalten Schweiß gehabt? (D419)
- Hatten Sie Kopfschmerzen? (D422)
- Haben Sie sich durch verschiedenartige Beschwerden (in unterschiedlichen Körperteilen) beeinträchtigt gefühlt? (D423)

Tabelle 3.1.4 a zeigt für die genannten Schmerzsymptome aus der Beschwerdenliste und aus der PERI-Demoralisationsskala die Häufigkeitsangaben. Von allen Schmerzsymptomen am häufigsten (Skalierung: stark bzw. oft oder sehr oft) wurden Kreuz- und Rückenschmerzen (10,6 %), Nacken- oder Schulterschmerzen (17,1 %) und verschiedenartige Schmerzen mit wandernder Lokalisation (10,3 %) genannt. Dieselben Items sind auch relativ häufig mit mäßigem Ausbildungsgrad vertreten. Somit litten 17,1 % aller Probanden der Prävalenz-Stichprobe der 80er Jahre, die für diese

Tabelle 3.1.4 a: Schmerzsymptome in der Bevölkerung aus Beschwerdenliste (BL) und PERI-Demoralisationsskala nach Schweregrad der Symptome

Schweregrad Variable	0 gar nicht N	%	1 kaum N	%	2 mäßig N	%	3 stark N	%	N	%
BL										
Stiche in der Brust	1.076	64,6	260	15,6	232	19,9	53	3,2		
Druck im Leib	1.090	65,4	255	15,3	226	13,6	45	2,7		
Kreuz-/Rücken- schmerzen	702	42,1	307	18,4	436	26,2	176	10,6		
Nacken-/Schul- terschmerzen	1.012	60,7	224	13,4	265	15,9	118	17,1		

Schweregrad	0 nie N	%	1 fast nie N	%	2 manchmal N	%	3 oft N	%	4 sehr oft N	%
PERI-D										
Spannungs- kopf-/Bauch- schmerzen	936	56,2	246	14,8	286	17,2	116	6,9	82	4,9
Kopf- schmerzen	806	48,4	286	17,2	347	20,8	138	7,3	105	6,3
Verschiedene Beschwerden	805	48,3	322	19,3	285	17,1	172	10,3	83	5,0

Untersuchung zugrunde gelegt wurde, unter starken Nacken- oder Schulterschmerzen, 10,6 % unter starken Kreuz- oder Rückenschmerzen und 15,3 % (10,3 % + 5,0 %) oft oder sehr oft unter verschiedenartigen Beschwerden mit wandernder Lokalisation.

Nahezu in allen Schmerzsymptomen zeigten sich für Frauen signifikant höhere Werte als für Männer. Bei einer Festlegung einer Schwelle von ≥ 1 für jedes Schmerzsymptom zeigten sich signifikant erhöhte Werte bei **Frauen** im Vergleich zu **Männern** für Druck im Leib, Kreuz-/Rückenschmerzen, Nacken-/Schulterschmerzen, Spannungskopf- oder Bauchschmerzen und Kopfschmerzen (vgl. Tab 3.1.4 i im Anhang).

Bei einer Festlegung einer Schwelle von ≥ 2 für den Ausbildungsgrad des Schmerzsymptomes ergibt sich ein sehr ähnliches Bild: wie Tabelle 3.1.4 b zeigt, gab ein signifikant höherer Teil der Frauen im Vergleich zu den Männern an, unter folgenden Symptomen zu leiden: Druck im Leib, Kreuz-/Rückenschmerzen, Nacken-/Schulterschmerzen, Spannungskopf- oder Bauchschmerzen, Kopfschmerzen.

Hinsichtlich des **Familienstandes** ergaben sich statistisch signifikante Unterschiede für folgende Items: Stiche in der Brust, Kreuz-/Rückenschmerzen, Nacken-/Schulterschmerzen, Kopfschmerzen und verschiedene Beschwerden mit wandernder Lokalisation (vgl. Tabelle 3.1.4 j im Anhang). Stiche in der Brust waren häufiger bei verwitweten, bei geschiedenen und getrennt lebenden Personen, dagegen selten bei ledigen und verheirateten Personen. Kreuz- und Rückenschmerzen waren am häufigsten bei getrennt Lebenden und Geschiedenen, etwas seltener bei Verwitweten und bei Verheirateten und mit Abstand am seltensten bei Ledigen. Nacken-/Schulterschmerzen waren mit Abstand am häufigsten bei getrennt lebenden Personen. Kopfschmerzen fanden sich am häufigsten bei getrennt Lebenden und Verheirateten und am seltensten bei Verwitweten. Verschiedene Beschwerden mit wandernder Lokalisation fanden sich am häufigsten bei getrennt lebenden und geschiedenen und am seltensten bei ledigen Personen. Ein Altersfaktor muß bei der Interpretation dieser Befunde berücksichtigt werden.

In Tabelle 3.1.4 c sind die Zusammenhänge zwischen Schmerzsymptomen und *Alter* dargestellt. Für alle Schmerzitems ergaben sich signifikante Altersunterschiede. Wenngleich hochbetagte Menschen mit 70 Jahren und älter die aufgelisteten Schmerzsymptome nicht selten aufwiesen, so hatten sie jedoch bei keinem der Items die Höchstfrequenz aufzuweisen. Diese fand sich vielmehr in den Altersgruppen 50-59 und 60-69 Jahre. Im einzelnen waren Stiche in der Brust am häufigsten bei 60- bis 69jährigen, Druck im Leib am häufigsten bei 50- bis 59jährigen, Kreuz- und Rückenschmerzen sowie Nacken- und Schulterschmerzen am häufigsten bei 60- bis 69jährigen sowie bei 50- bis 59jährigen, Spannungskopf- oder Bauchschmerzen waren am häufigsten bei 50- bis 59jährigen und bei 30- bis 39jährigen, Kopfschmerzen am häufigsten bei 40- bis 49jährigen und verschiedene Beschwerden mit wandernder Lokalisation waren am häufigsten bei 60- bis 69jährigen und Hochbetagten (70 Jahre und älter).

Der Zusammenhang zwischen dem Ausprägungsgrad von Schmerzsymptomen einerseits und dem **Schweregrad der psychiatrischen Diagnosen** war sehr eng und auch bei statistischer Testung signifikant (Chi-Test; Cramers V). Durchgängig hatten die Personen mit höherem Schweregrad in der psychiatrischen Diagnose häufiger ein Schmerzsymptom mit Schweregrad = 2 aufzuweisen (vergl. Tabelle 3.1.4 k im An-

Tabelle 3.1.4 b: Schmerzsymptome (Schweregrad $\geq$ 2) aus Beschwerdenliste (BL) und PERI-Demoralisationsskala nach Geschlecht

Score $\geq$ 2	Gesamt N/Ng	%	Männer n/Ni	%	Frauen n/Ni	%	Chi^2-Test	Statistik Signifikanz	PHI-Koeffizient
BL									
Stiche in der Brust	285/1.621	17,6	111/731	15,6	174/904	19,2	$Chi^2 = 3,56$ df = 2	n.s.	0,03
Druck im Leib	271/1.616	16,8	99/711	13,9	172/905	19,0	$Chi^2 = 7,37$ df = 2	p < 0,05	0,05
Kreuz-/Rücken-schmerzen	612/1.621	37,8	247/713	34,6	365/908	40,2	$Chi^2 = 38,3$ df = 2	p < 0,001	0,10
Nacken-/Schulter-schmerzen	383/ 237	23,7	129/712	18,1	254/907	28,0	$Chi^2 = 21,5$ df = 2	p < 0,001	0,08
PERI-D									
Spannungskopf- oder Bauch-schmerzen	402/1.584	25,4	142/699	20,3	260/885	29,4	$Chi^2 = 16,9$ df = 2	p < 0,001	0,07
Kopfschmerzen	485/1.577	30,8	150/699	21,6	335/883	37,9	$Chi^2 = 48,4$ df = 2	p < 0,001	0,12
Verschiedene Beschwerden	457/1.584	28,9	192/698	27,5	265/886	29,9	$Chi^2 = 1,1$ df = 2	n.s.	0,02

Tabelle 3.1.4 c: Schmerzsymptome aus Beschwerdenliste (BL) und PERI-Demoralisationsskala nach Alter

	Altersgruppen													
Score $\geq$ 2	15 - 19		20 - 29		30 - 39		40 - 49		50 - 59		60 - 69		$\geq$ 70		Chi^2-Test df = 6
	n/N	%	n/N	%	n/N	%	n/N	%	n/N	%	n/N	%	n/N	%	
BL															***
Stiche in der Brust	15/169	8,9	26/243	10,7	38/267	17,2	46/267	17,2	50/234	21,4	58/207	28,0	52/247	21,1	37,9
Druck im Leib	20/168	11,9	29/241	12,0	44/254	17,3	37/268	13,8	58/234	24,8	36/205	17,6	47/246	19,1	** 20,3
Kreuz-/Rücken-schmerzen	40/170	23,5	70/243	28,8	104/253	41,1	100/268	37,3	105/234	44,9	97/206	47,1	96/247	38,9	*** 37,0
Nacken-/Schulter-schmerzen	14/170	8,2	36/243	14,8	53/251	21,1	79/268	26,1	72/234	30,8	72/207	34,8	66/246	26,8	*** 56,8
PERI-D															***
Spannungskopf-/ Bauchschmerzen	31/165	18,8	65/241	27,0	78/251	31,1	74/266	27,8	73/229	31,9	47/204	23,0	34/228	14,9	28,1
Kopfschmerzen	39/164	23,8	73/238	30,7	80/252	31,7	100/266	37,6	74/229	32,3	69/201	34,3	50/227	22,0	** 19,3
Verschiedene Beschwerden	26/165	15,8	41/241	17,0	65/252	25,8	71/267	26,6	93/229	36,6	78/202	38,6	83/228	36,4	*** 63,2

**p < 0,01, ***p < 0,001

105

hang). In der Tabelle 3.1.4 k ist der Zusammenhang zwischen der Ausprägung von Schmerzsymptomen einerseits und der Ausprägung von Alkoholabhängigkeit/-mißbrauch über 5 Jahre andererseits dargestellt. Die Unterschiede zwischen den einzelnen Schweregradskategorien für Alkoholabhängigkeit/-mißbrauch waren gering und in den meisten Fällen nicht signifikant. Lediglich Nacken-/Schulterschmerzen sowie Kopfschmerzen waren signifikant häufiger bei Gesunden (Schweregrad = 0) als bei Personen mit einer Diagnose Alkoholabhängigkeit/-mißbrauch (Schweregrad $\geq$ 1). Dieses Ergebnis ist etwas verwunderlich, da aus der Klinik der Entzugssymptomatik bekannt ist, daß multiple körperliche Beschwerden im Zusammenhang mit dem Absetzen von Alkohol nach längerem Alkoholmißbrauch auftreten. Hier handelt es sich in unserem Fall jedoch um Probanden, die im Felde untersucht wurden, und somit in einer Situation, die sich von der Untersuchungssituation in einer Klinik erheblich unterscheidet. Bei weiterem Zuführen des Alkohols wird dem Auftreten von Schmerzsyndromen mit anderen Entzugsphänomenen vorgebeugt.

Ein klarer Zusammenhang ergab sich zwischen Ausprägungsgrad der Schmerzsymptome einerseits und dem maximalen **Schweregrad somatischer Diagnosen** zum Zeitpunkt der Untersuchung andererseits. Für alle Schmerzsymptome ergab sich ein signifikanter Unterschied von p= 0.01, und in allen Fällen war der Anteil der Personen mit den entsprechenden Schmerzsymptomen unter jenen Personen mit einem höheren maximalen somatischen Schweregrad ($\geq$ 2) am höchsten (vgl. Tabelle 3.1.4 d).

Tabelle 3.1.4 e zeigt den Zusammenhang zwischen Schmerzsyndromen einerseits und dem **Schweregrad der Diagnose Medikamentenmißbrauch/-abhängigkeit**. Hier zeigten sich deutliche, statistisch in allen Fällen signifikante Unterschiede in Abhängigkeit vom Schweregrad der Diagnose Medikamentenmißbrauch/-abhängigkeit. Probanden mit leichtem Medikamentenmißbrauch/-abhängigkeit gaben am häufigsten ein Druckgefühl im Leib, Nacken-/Schulterschmerzen sowie Kopfschmerzen an. Probanden mit Medikamentenmißbrauch/-abhängigkeit mit Schweregrad $\geq$2 gaben folgende Schmerzsymptome am häufigsten an: Stiche in der Brust, Kreuz-/Rückenschmerzen, Spannungskopf- oder Bauchschmerzen sowie verschiedene Beschwerden mit wandernder Lokalisation.

In Tabelle 3.1.4 f sind die Zusammenhänge zwischen Schmerzsymptomen einerseits und dem **Summenscore des Goldberg-Interviews** dargestellt. In allen Fällen hatten Probanden mit einer Punktezahl im Goldberg-Interview von 20 oder mehr Punkten häufiger Schmerzsymptome angegeben als Probanden mit niedrigerer Goldberg-Punktezahl. Signifikant war dieser Unterschied für die Schmerzsymptome: Druck im Leib, Kreuz-/Rückenschmerzen und Nacken-/Schulterschmerzen.

Die Tabelle 3.1.4 g zeigt Zusammenhänge zwischen Schmerzsymptomen einerseits und der **PERI-Demoralisationsskala** andererseits. Analog zum Goldberg-Interview war der Anteil von Personen, welche ein bestimmtes Schmerzsymptom mit Schweregrad $\geq$2 angaben, am höchsten bei jenen Personen, die eine hohe Punktezahl in der Demoralisationsskala aufwiesen (24 Punkte und mehr).

Tabelle 3.1.4 d: Schmerzsymptome aus Beschwerdenliste (BL) und PERI-Demoralisationsskala in der Bevölkerung und maximaler somatischer Schweregrad (letzte 7 Tage)

Maximaler somatischer Schweregrad Score $\geq$ 2	0		1		$S_i \geq 2$		Statistik Pearsons Chi^2-Test df = 2	Cramers V
	n/N	%	n/N	%	n/N	%		
BL								
Stiche in der Brust	37/412	9,0	66/455	14,5	182/751	24,2	*** 46,9	0,17
Druck im Leib	34/412	8,3	66/456	14,5	169/745	22,7	*** 42,0	0,16
Kreuz-/Rücken-schmerzen	78/411	19,0	168/457	36,8	366/750	48,8	*** 100,7	0,25
Nacken-/Schulter-schmerzen	34/411	8,3	102/457	22,3	246/748	32,9	*** 39,7	0,16
PERI-D								
Spannungskopf-/ Bauchschmerzen	57/400	14,2	109/448	24,3	235/734	32,0	*** 43,5	0,17
Kopfschmerzen	82/399	20,6	138/444	31,1	264/731	36,1	*** 45,7	0,17
Verschiedene Beschwerden	38/400	9,5	101/448	22,5	317/734	43,2	*** 155,2	0,31

*** = p < 0.001

Tabelle 3.1.4 e: Schmerzsymptome in der Bevölkerung aus Beschwerdenliste (BL) und PERI-Demoralisationsskala und Schweregrad der Diagnose Medikamentenabhängigkeit/-mißbrauch (Maximum von D536 und D537); n = Anzahl der Probanden in der Kategorie; N = Gesamtzahl der Probanden für die spezielle Auswertung

| | Schweregrad der Medikamentenabhängigkeit (5 Jahre) | | | | | | Statistik | |
| | 0 | | 1 | | ≥ 2 | | | |
Score ≥ 2	n/N	%	n/N	%	n/N	%	Chi^2-Test	Cramers V
BL								
Stiche in der Brust	520/1.573	33,1	13/28	46,4	10/17	58,8	Chi^2 = 6,7 * df = 2; p = 0,03	0,06
Druck im Leib	502/1.570	32,0	14/26	53,8	9/17	52,9	Chi^2 = 8,8 * df = 2; p = 0,012	0,07
Kreuz-/Rücken-schmerzen	885/1.574	56,2	19/27	70,4	14/17	82,4	Chi^2 = 6,8 * df = 2; p = 0,034	0,06
Nacken-/Schulter-schmerzen	574/1.571	36,5	19/28	67,9	11/17	64,7	Chi^2 = 17,0 *** df = 2; p = 0,000	0,10
PERI-D								
Spannungskopf-/ Bauchschmerzen	616/1.539	40,0	16/26	61,5	14/16	87,5	Chi^2 = 19,4 *** df = 2; p = 0,000	0,11
Kopfschmerzen	736/1.532	48,0	20/26	76,9	12/16	75,0	Chi^2 = 13,0 ** df = 2; p = 0,002	0,09
Verschiedene Beschwerden	803/1.539	47,8	24/26	92,3	16/16	100,0	Chi^2 = 37,0 *** df = 2; p = 0,000	0,15

* p < 0.05, ** p < 0.01, *** p < 0.001

Tabelle 3.1.4 f: Schmerzsymptome aus Beschwerdenliste (BL) und PERI-Demoralisationsskala in der Bevölkerung und der Summenscore im Goldberg-Interview

Goldberg-Score Score ≥ 2	0 - 4 n/N	%	5 - 9 n/N	%	10 - 14 n/N	%	15 - 19 n/N	%	20 - 24 n/N	%	> 24 n/N	%	Chi^2-Test df = 5	Cramers V
BL													***	
Stiche in der Brust	71/753	9,4	73/402	18,2	57/213	29,6	32/108	29,6	22/64	34,4	29/74	39,2	194,2	0,35
Druck im Leib	70/751	9,3	56/400	14,0	59/212	27,9	27/108	25,0	22/64	34,4	37/74	49,6	*** 240,5	0,39
Kreuz-/Rücken- schmerzen	230/752	30,6	154/404	38,1	95/212	44,8	50/108	46,3	36/64	56,3	44/74	59,5	*** 96,9	0,25
Nacken-/Schulter- schmerzen	113/752	15,0	104/401	25,9	63/211	29,9	41/109	37,6	25/64	39,1	35/75	46,7	*** 161,0	0,32
PERI-D													***	
Spannungskopf-/ Bauchschmerzen	85/748	11,4	111/394	28,2	75/208	36,1	48/105	45,7	40/59	67,2	43/68	63,2	262,8	0,41
Kopfschmerzen	169/742	22,8	121/394	30,7	72/205	35,1	48/106	45,3	30/59	50,0	44/69	63,8	*** 134,6	0,29
Verschiedene Beschwerden	131/749	17,5	109/393	27,7	89/207	43,0	49/106	46,2	32/59	53,4	46/68	67,6	*** 201,1	0,36

*** p < 0.001

Tabelle 3.1.4 g: Schmerzsymptome aus Beschwerdenliste (BL) und PERI-Demoralisationsskala in der Bevölkerung nach Gesamtscore der Demoralisationsskala

PERI-D Gesamtscore Score ≥ 2	0 - 4 n/N	%	5 - 9 n/N	%	10 - 14 n/N	%	15 - 19 n/N	%	20 - 24 n/N	%	≥ 24 n/N	%	Statistik Chi^2-Test df = 5	Cramers V
BL														
Stiche in der Brust	5/141	3,5	23/289	14,6	38/260	14,6	28/210	13,3	30/160	18,9	153/499	30,7	799,8***	0,72
Druck im Leib	4/141	2,9	22/288	7,6	33/259	12,8	38/210	18,1	23/159	14,5	140/498	28,1	627,8***	0,71
Kreuz-/Rücken- schmerzen	32/141	22,7	82/290	29,3	98/260	37,7	79/210	73,6	56/159	35,2	249/499	49,9	533,3***	0,60
Nacken-/Schulter- schmerzen	11/141	7,8	37/289	12,8	53/260	20,4	50/211	23,3	37/159	35,2	181/497	36,4	689,5***	0,67
PERI-D														
Spannungskopf-/ Bauchschmerzen	1/142	0,7	17/292	5,9	41/262	15,6	46/214	21,5	48/163	29,4	249/503	49,3	890,9***	0,75
Kopfschmerzen	3/140	2,1	49/289	17,9	73/260	29,1	62/214	29,0	63/163	28,7	233/503	46,3	658,5***	0,55
Verschiedene Beschwerden	11/142	7,7	39/292	13,4	50/262	19,1	59/214	29,0	55/162	34,0	243/504	48,2	726,1***	0,68

*** p < 0.001

Tabelle 3.1.4 h: Vorhersage der Schmerzintensität mit Hilfe multipler Regressionsrechnung

3 Z >	Multiples R = 0,54	R^2 = 0,29	N = 578

Prädiktoren	Standard. Beta-Gewicht	Signifikanz (t-Statistik)	Regressionsfaktor Faktor-Struktur-koeffizient
1. Demoralisation (korrigierter PERI-Score) ohne D 419 D 422 D 423	0,338	t = 7,9 p < 0,001	0,86
2. Psychiatrischer Schweregrad 7 Tage	0,193	t = 4,83 p < 0,001	0,39
3. Somatischer Schweregrad 7 Tage	0,155	t = 4,34 p < 0,001	0,27
4. Emotionale Labilität (FPI-N)	0,063	t = 1,55 p < 0,05 (n.s.)	0,32

In Tabelle 3.1.4 h sind die **Ergebnisse einer multiplen Regressionsrechnung zur Vorhersage der Schmerzintensität** (basierend auf den obengenannten 7 Schmerzitems) dargestellt. Das multiple R betrug 0.54. Wesentlichste Variable zur Vorhersage des Umfanges von Schmerzsymptomen war der Gesamtscore der PERI-Demoralisationsskala. Für diese Berechnungen wurden drei Schmerzitems (D419, D422, D423) aus der Skala herausgenommen, da diese den Zusammenhang künstlich erhöht hätten. Eine weitere bedeutsame, statistisch interessante Variable war der Schweregrad der psychischen Erkrankungen im Querschnitt. Auch der Schweregrad somatischer Erkrankungen im Querschnitt hatte einen bedeutsamen Vorhersageeffekt für den Umfang an Schmerzsymptomen, während der Faktor "emotionale Labilität" des Freiburger Persönlichkeitsinventars (FPI-N) keinen bedeutsamen Einfluß hatte.

3.1.5 Affektive Erkrankungen

Manfred M. Fichter & Wolfgang Witzke

3.1.5.1 Depressive Erkrankungen und Angstsyndrome in der Bevölkerung

Die Untersuchung der Häufigkeit depressiver Erkrankungen und die Untersuchung von Einflußfaktoren auf Auslösung und Verlauf depressiver Erkrankungen ist aus folgenden Gründen wichtig: 1. Die Prävalenzraten sind nach den Berichten in der Literatur hoch. 2. Es bestehen Möglichkeiten, durch präventive und therapeutische Maßnahmen Einfluß auf Auftreten und Verlauf depressiver Erkrankungen zu nehmen. Es existieren zahlreiche Übersichtsreferate über depressive Erkrankungen, so daß die Diskussion hier kurz gehalten werden kann (vgl. Boyd & Weissman, 1981; Weissman & Myers, 1978; Hirschfeld & Cross, 1982; Klerman, 1983). Die Epidemiologie von Angstsyndromen wurde kürzlich von Marks (1986) zusammengefaßt. Nach Klerman unterscheiden wir primäre und sekundäre affektive Erkrankungen. Sekundäre affektive Erkrankungen kommen im Rahmen anderer psychiatrischer oder somatischer Erkrankungen vor oder sind durch Medikamente induziert. Bei den primären affektiven Erkrankungen unterscheiden wir bipolare und nichtbipolare Formen. Da unsere eigenen Daten im Rahmen einer Bevölkerungsstudie gewonnen wurden und die Prävalenzraten für bipolare affektive Erkrankungen im Vergleich zu nichtbipolaren Formen sehr viel geringer sind, erstreckt sich die folgende Ergebnisdarstellung im wesentlichen auf nichtbipolare affektive Erkrankungen (Depressionen sowie Angstsyndrome).

Die Prävalenzraten für 7 Tage und 5 Jahre für depressive Erkrankungen, Angstsyndrome und psychosomatische Erkrankungen zum ersten und zweiten Querschnitt sind in Tabelle 3.1.5 a dargestellt (Fälle mit Schweregrad größer/gleich 2). Sinnvoll ist der Vergleich der *Verlaufsstichprobe* zum ersten und zweiten Querschnitt. Diese Stichprobe wurde in dem Intervall zwischen t_1 und t_2 um 5 Jahre älter. Die Prävalenzrate für alle psychischen Erkrankungen stieg geringfügig von 17,9% auf 20,3% an. Depressive Erkrankungen zeigten bemerkenswerterweise einen Abfall von 7,9% auf 4,7%. Angstsyndrome zeigten dagegen eine Zunahme von 2,4% auf 3,2% und psychosomatische Erkrankungen eine Zunahme von 2,4% auf 4,1%.

Bei der **Prävalenzstichprobe der 80er Jahre** zeigte sich im Vergleich zur Prävalenzstichprobe der 70er Jahre 1. eine geringfügige Zunahme der Prävalenzrate für alle psychischen Erkrankungen von 19,1% auf 21,2%; 2. depressive Erkrankungen zeigten einen Abfall von 8,2% auf 5,1%; 3. dagegen zeigten Angstsyndrome eine leichte Zunahme von 2,4% auf 3,0% und psychosomatische Erkrankungen von 2,4% auf 3,2%.

Die **5-Jahres-Prävalenzraten** waren für die Prävalenzstichprobe der 80er Jahre für depressive Erkrankungen 10,6%, für Angstsyndrome 4,6% und für psychosomatische Erkrankungen 8,0%.

Tabelle 3.1.5 a: Prävalenzraten (Schweregrad ≥ 2) für depressive Erkrankungen, Angstsyndrome und psychosomatische Erkrankungen zum 1. und 2. Querschnitt. Vergleichbar sind die Personen der Verlaufsstichprobe (dieselben Personen 5 Jahre Altersdifferenz) sowie die Prävalenzstichproben der 70er bzw. 80er Jahre, 1. und 2. Diagnose berücksichtigt.

| | 1. Querschnitt (ICD 8) | | | 2. Querschnitt (ICD 9) | | |
| | Prävalenzstichprobe A 70er Jahre 15. J + (n=1.536) | Verlaufsstichprobe von A 20 J. + (n=1.342) | | Prävalenzstichprobe 80er Jahre 15 J. + (n=1.666) | Verlaufsstichprobe von A 20 J. + (n=1.342) | |
	95 % Konfidenzbereich §			95 % Konfidenzbereich §		
7-Tage-Punktprävalenz						
alle psychischen Erkrankungen	19,1 %	17,13 - 21,07	17,9 %	21,2 %	19,24 - 23,16	20,3 %
depressive Erkrankungen	8,2 %	6,83 - 9,57	7,9 %	5,1 %	4,04 - 6,16	4,7 %
Angstsyndrome	2,4 %	1,63 - 3,17	2,4 %	3,0 %	2,18 - 3,82	3,2 %
psychosomatische Erkrankungen	2,4 %	1,63 - 3,17	2,4 %	3,2 %	2,35 - 4,05	4,1 %
davon						
- depressive + Angstsyndrome	0,3 %	0,03 - 0,57	0,3 %	0,1 %	0,00 - 0,25	0,1 %
- Angstsyndrome + psycho-somatische Syndrome	0,1 %	0,00 - 0,26	0,1 %	0,2 %	0,00 - 0,41	0,1 %
- depressive + psychosomatische Syndrome	0,7 %	0,28 - 1,12	0,7 %	0,2 %	0,00 - 0,41	0,4 %
5-Jahres-Prävalenz						
depressive Erkrankungen	--		--	10,6 %		9,9 %
Angstsyndrome	--		--	4,6 %		4,7 %
psychosomatische Erkrankungen	--		--	8,0 %		8,4 %

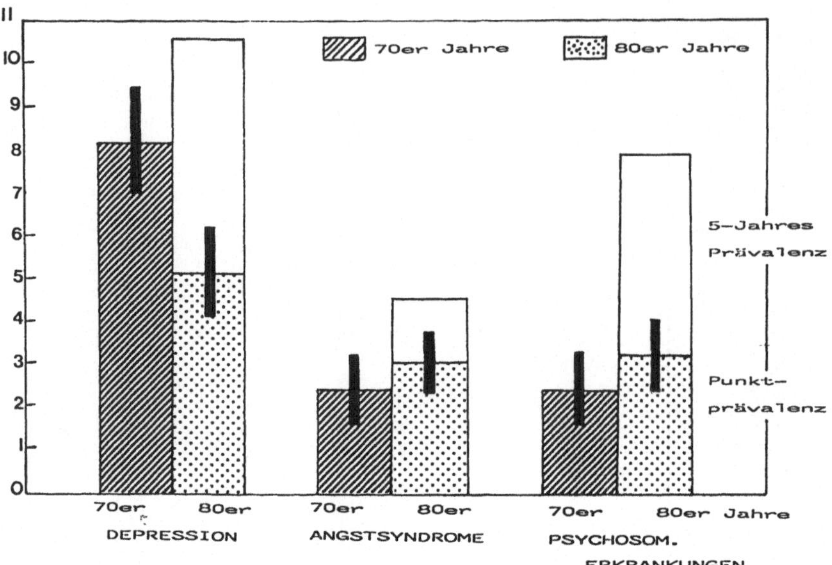

Abb. 3.1.5 a: Punktprävalenz (7 Tage) für erste Erhebungswelle in den 70er Jahren (19,1 % für alle psychischen Erkrankungen) und für zweite Erhebungswelle in den 80er Jahren (21,2 % für alle psychischen Erkrankungen) und 5-Jahres-Morbiditätsrate für depressive Erkrankungen, Angstsyndrome und psychosomatische Erkrankungen (Schweregrad > 2) für Prävalenzstichproben. Vertikale Balken = 95 % Konfidenzintervall.

Aus Tabelle 3.1.5 b gehen die Prävalenzraten für die Verlaufsstichprobe bzw. die Prävalenzstichprobe für verschiedene Untergruppen depressiver Erkrankungen, Angstsyndrome sowie für psychosomatische Erkrankungen hervor. Wenn wir die Prävalenzraten für die 80er Jahre zugrunde legen, ergibt sich eine besonders hohe Prävalenz für depressive Neurosen (6,8%). Depressive Syndrome und Erkrankungen haben insgesamt eine Prävalenz von 8,1% - 8,2%. Angstsyndrome haben eine Häufigkeit von 2,4% und psychosomatische Erkrankungen eine Prävalenzrate von 2,5% (Punktprävalenz). Bei der Interpretation ist zu berücksichtigen, daß der Diagnoseschlüssel nach ICD-9, der beim zweiten Querschnitt zugrunde gelegt wurde, gegenüber dem ICD-8-Schlüssel, welcher beim ersten Querschnitt zugrunde gelegt wurde, nicht nur eine, sondern zwei Ziffern (306, 316) für die Klassifikation psychosomatischer Erkrankungen aufweist. Damit könnte die Wahrscheinlichkeit, eine psychosomatische Diagnose zu stellen, gestiegen sein. In Tabelle 3.1.5 c sind die 7-Tage-Prävalenzraten für beide Erhebungszeitpunkte nach ICD 8 (und damit direkt vergleichbar) angegeben. Auch diese Darstellung ändert nichts an dem Befund einer Abnahme depressiver Erkrankungen und leichten Zunahme von Angstsyndromen und psychosomatischen Erkrankungen.

Tabelle 3.1.5 b: Prävalenzraten für verschiedene Diagnosegruppen (Prävalenz- und Verlaufsstichproben), S = Schweregrad (0-4)
1. nach ICD 9: 296.1-296.9; 298.0; 300.4; 301.1; 308.0; 309.0; 309.1
2. nach ICD 9: 296.1; 296.6; 296.8; 296.9; 298.0; 300.4; 301.1; 309.0; 309.1; 311.0-311.9
3. nach ICD 8: 296.0; 296.2; 296.8; 296.9; 298.0; 300.4; 301.1

Diagnosegruppe Schlüssel	Zeit	ICD-	Verlaufsstichprobe (n=1.342)		Prävalenzstichprobe		
			bei t_1 S = mind. 2 ICD 8	bei t_2 S = mind. 2 ICD 9	t_1 (n=1.536) S = mind. 2 ICD 8	t_2 (n=1.666) S = mind. 2 ICD 9	S = 1
a) endogene Depression	7 T	8	1,3 %	0,6 %	1,3 %	0,5 %	0,4 %
296.x	5 J		--	1,4 %	--	1,3 %	0,1 %
b) depressive Neurose	7 T	8	6,5 %	3,3 %	6,8 %	3,1 %	2,3 %
300.4	5 J		--	6,2 %		5,9 %	0,8 %
c) depressive Persönl.	7 T	8	0,1 %	0,7 %	0,1 %	0,5 %	1,1 %
301.1	5 J			1,3 %		0,7 %	1,0 %
d) depressive Reaktion	7 T	9		1,4 %		1,6 %	1,7 %
298.0; 308.0; 309.0; 309.1	5 J		4,1 %		4,7 %	0,7 %	
e) depressives Syndrom	7 T	8/9	7,8 %	4,8 %	8,1 %	5,0 %	4,6 %
gesamt (a-d)	5 J			10,0 %		10,6 %	1,9 %
f) depressive Erkrankung	7 T	9	7,9 %	4,8 %	8,2 %	5,1 %	4,5 %
296.1; 296.6; 296.8; 296.9; 298.0; 300.4; 301.1; 309.0; 309.1; 311.0; 311.9	5 J			9,9 %		10,6 %	1,9 %
g) Angstneurose	7 T	8	0,8 %	1,6 %	0,7 %	1,6 %	1,1 %
300.0	5 J		--	2,3 %	--	2,2 %	0,4 %
h) Phobien	7 T	8	0	0,5 %	0	0,3 %	0,5 %
300.2	5 J		--	0,7 %	--	0,5 %	0,4 %
i) psychosomatische Erkrankungen ICD-8: 305 ICD-9: 306; 316	7 T	8/9	2,5 %	4,1 %	2,5 %	3,2 %	5,0 %
	5 J		--	8,5 %	--	8,0 %	3,3 %
j) Goldberg-Interview "depressive Stimmung"	7 T		10,3 %	4,9 %	10,7 %	5,9 %	14,4 %
k) Goldberg-Interview "depressive Gedanken"	7 T		7,5 %	3,8 %	7,7%	4,6 %	14,1 %
l) Goldberg-Interview "Angst"	7 T		9,3 %	7,4 %	9,8 %	7,6 %	25,7 %
m) Goldberg-Interview "Phobie"	7 T		4,7 %	2,1 %	4,9 %	2,1 %	12,0 %

Tabelle 3.1.5 c: Affektive (depressive) Störungen, Angsterkrankungen und psychosomatische Störungen (7-Tages-Schweregrad) nach ICD 8 für die Prävalenzstichproben der 70er und 80er Jahre sowie für die Verlaufsstichprobe zu beiden Zeitpunkten; 95 % Konfidenzbereiche in Klammern (§).

Diagnose-Kategorie	Prävalenzstichprobe 70er Jahre ($\geq$ 15) (n = 1.536)		Prävalenzstichprobe 80er Jahre ($\geq$ 15) (n = 1.666)		Verlaufsstichprobe ($\geq$ 20 J bei t_2) (n = 1.342) bei t_1		bei t_2	
	$S = 1$	$S \geq 2$	$S = 1$	$S \geq 2$	$S = 1$	$S \geq 2$	$S = 1$	$S \geq 2$
f) depressive Erkrankungen ICD-8: 296.0; 296.2/8/9; 298.0; 300.4; 301.1	7,1 % (5,82-8,38)	8,2 % (6,83-9,57)	3,7 % (2,79-4,61)	4,2 % (3,24-5,16)	6,8 % (5,45-8,15)	7,9 % (6,46-9,34)	4,0 % (2,95-5,05)	4,7 % (3,57-5,83)
i) Angstsyndrome ICD-8: 300.0/2/5/7/6/8	3,0 % (2,15-3,85)	2,4 % (1,63-3,17)	2,1 % (1,41-2,79)	2,7 % (1,92-3,48)	3,1 % (2,17-4,03)	2,5 % (1,66-3,34)	2,8 % (1,92-3,68)	2,8 % (1,92-3,68)
j) psychosomatische Erkrankungen ICD-8: 305.0-9	3,1 % (2,23-3,97)	2,4 % (1,63-3,17)	5,2 % (4,13-6,27)	3,3 % (2,44-4,16)	3,2 % (2,26-4,14)	2,4 % (1,58-3,22)	2,8 % (1,92-3,68)	2,8 % (1,92-3,68)

Kohorteneffekte:

Weissman et al. (1984) und Hagnell et al. (1982) berichteten über eine Zunahme depressiver Erkrankungen. Weissman et al. erfaßten den Krankheitsbeginn von typischer Depression und bipolaren Erkrankungen retrospektiv im Rahmen der New Haven/NIMH "Epidemiologic Catchment Area Study" für Kohorten, geboren 1881-1916, 1917-1936, 1937-1956 und 1957-1963. Je später der Proband geboren war, desto höher war das Risiko, an einer typischen Depression zu erkranken. Hagnell et al. berichteten ebenfalls eine Zunahme depressiver Erkrankungen von 1947-1957 bis 1957-1975. Bemerkenswert ist, daß diese Zunahme auf das Konto geringgradiger und mäßig ausgeprägter depressiver Syndrome ging, während schwere depressive Syndrome eine Abnahme zeigten! Eine Zunahme depressiver Erkrankungen berichteten auch Schwab et al. (1979) für die "Florida Health Study".

In unserer oberbayerischen Untersuchung konnten wir allerdings diesen zunehmenden Trend für depressive Erkrankungen für das betrachtete 5-Jahres-Intervall nicht feststellen. Wir haben nicht, wie Weissman et al., die Life-Time-Prävalenz, sondern lediglich beim ersten Querschnitt Erkrankungen, die bis zu einem Jahr zurückliegen, und beim zweiten Querschnitt Erkrankungen, die bis zu 5 Jahre zurückliegen, erfaßt. Somit überblicken wir einen Zeitraum von insgesamt 6 Jahren. Wie bereits erwähnt und in Tabelle 3.1.5 c dargestellt, zeigten depressive Syndrome nach ICD 8 eine Abnahme von 8,2% auf 4,2% (Punktprävalenz). Angstsyndrome zeigten im Querschnitt über die 5 Jahre eine geringfügige Zunahme von 2,4% auf 2,7% und psychosomatische Erkrankungen zeigten vom 1. zum 2. Querschnitt eine leichte Zunahme von 2,4% auf 3,3% (Punktprävalenz).

Die Befunde hinsichtlich Zu- bzw. Abnahme der Häufigkeit depressiver Erkrankungen sind nicht einfach zu interpretieren. In den letzten Jahrzehnten konnten effektive Therapieverfahren für die Behandlung von Depressionen entwickelt werden. Damit verringerte sich auch das soziale Stigma für depressive psychische Erkrankungen. Methodisch ist zu kritisieren, daß die Lundby-Studie zwar Prävalenz- und Inzidenzraten aus drei Querschnittsuntersuchungen erfaßt hat, die Standardisierung und Reliabilität der Diagnostik jedoch nicht so weit entwickelt war wie z.B. in der amerikanischen ECA-Studie. Die amerikanische ECA-Studie, von der die Weissman'sche Stichprobe einen Teil darstellt, kann nur eine zweimalige Untersuchung der Probanden mit einem einjährigen Intervall aufweisen. Wie Weissman et al. bereits erwähnen, basieren ihre Daten auf einer retrospektiven Erfassung über das gesamte bisherige Leben des Probanden. Bei einem derartigen Vorgehen ist zu erwarten, daß näherliegende Zeiträume vergleichsweise besser erinnert werden und somit künstlich höhere Raten als für lange zurückliegende Jahrzehnte erzeugt werden. Auch zeigten Hasin & Link (1988) auf, daß ältere weniger als jüngere Menschen dazu neigten, psychische Probleme als depressive Erkrankung einzustufen. Dies würde die Wahrscheinlichkeit verringern, eigene frühere psychische Probleme als Erkrankung zu erinnern und Fragen nach psychischen Erkrankungen zu berichten.

Die Erfassung über längere Zeiträume hat ihre Tücken: 1. Retrospektive Erfassung, wie im Falle von Weissman, kann zu erheblichen Verzerrungseffekten durch Erinnerung, seelische Verarbeitung, Verdrängung, etc. führen. 2. Mehrfache Querschnittserhebungen können jedoch durch die Veränderung diagnostischer Gepflogenheiten oder diagnostischer Klassifikationssysteme beeinflußt werden. In unserem Falle wurde im ersten Querschnitt nach ICD-8 und im zweiten Querschnitt nach ICD-8 und ICD-9 klassifiziert. Damit ist ein Vergleich auf der Basis von ICD-8 für die beiden Zeitpunkte möglich. Außerdem haben wir, wie in Tabelle 3.1.5 b dargestellt, depressive Erkrankungen, Angstsyndrome und psychosomatische Erkrankungen nicht nur auf Syndrom- und Diagnoseebene, sondern auch auf Symptomebene dargestellt. Wenn wir vier wesentliche Symptome aus dem Goldberg-Interview betrachten, die, wie das Symptom "depressive Stimmung", z. T. auf der Selbsteinschätzung des Probanden beruhen, dann bestätigt dies unsere Befunde auf Diagnose- und Syndromebene. Das Symptom "depressive Stimmung" zeigte in der jeweiligen Prävalenzstichprobe vom 1. zum 2. Querschnitt eine Abnahme von 10,7% auf 5,9% (Schweregrad größer/gleich 2). Eine analoge Abnahme ergab sich für das vom Interviewer eingeschätzte Symptom "depressive Gedanken" von 7,7% auf 4,6%. Angstsyndrome verringerten sich von 9,8% auf 7,6% und phobische Symptome von 4,9% auf 2,1%. Dabei zeigte sich in der Gesamtprävalenz keine Erniedrigung, sondern allenfalls ein leichter Trend in Richtung einer Erhöhung von 19,1% auf 21,2%. Vor allem ein Anstieg von Alkoholmißbrauch und -abhängigkeit beim zweiten Querschnitt schlossen die durch den Abfall depressiver Erkrankungen entstandene "Lücke".

Geschlechtsunterschiede hinsichtlich der Depressionsrate

Die überwiegende Mehrzahl der Studien über Depression in westlichen Industrieländern fand eine bei Frauen im Vergleich zu Männern höhere Prävalenzrate (Comstock & Helsing, 1976; Craig & Van Natta, 1976; Craig & Van Natta, 1979; Radloff & Rae, 1979; Steele, 1978; Weissman & Myers, 1978). Das Verhältnis wurde im allgemeinen sowohl für Bevölkerungs- wie für Inanspruchnahmepopulationen mit 2:1 angegeben. Hier fallen allerdings die bipolaren Erkrankungen heraus, bei denen die Relation mit 1,2:1 nahezu ausgeglichen ist. Verschiedene Faktoren wurden bezüglich unterschiedlicher Depressionsraten bei Männern und Frauen und bei verschiedenen Altersgruppen diskutiert: 1. Das Hilfesuchverhalten und die Neigung, medizinische Dienste aufzusuchen, scheint bei Männern und Frauen unterschiedlich zu sein; 2. die Offenheit, depressive und andere Symptome in Selbsteinschätzungen und im Interview zuzugeben, scheint bei Frauen im Vergleich zu Männern höher zu sein; 3. zwar scheinen Frauen weder mehr belastende Lebensereignisse zu haben, noch spezielle Lebensereignisse belastender als Männer einzuschätzen, doch scheint eine vergleichbare Streßbelastung bei Frauen dazu zu führen, daß sie über eine ausgeprägtere (depressive) Symptomatik berichten; 4. biologische Einflüsse des monatlichen Zyklus und der Postpartum-Periode mit den damit verbundenen hormonellen Umstellungen bei Frauen könnten verschieden hohe Prävalenzraten für Depression bei Männern und Frauen verursachen; 5. auch Rollenerwartungen und -stereotype können einen pathoplastischen Einfluß auf die Entwicklung einer Depression haben.

Nach den Ergebnissen der "Epidemiological Catchment Area Study" (Myers et al., 1984; Weissman et al., 1988 a,b) waren deutliche Geschlechtsunterschiede sowohl für typische Depression als auch für Dysthymie zu beobachten, während bipolare affektive Erkrankungen bei Männern und Frauen gleich häufig vorkamen (0,7 % in 14 Tagen; 1,2 % "Life-time") - mittleres Alter bei Erkrankungsbeginn: 21 Jahre. Weissman et al. (1988 a,b) berichteten für typische Depression nach DSM-III Häufigkeitsraten von 1,5 % in 2 Wochen und 4,4 % für das gesamte bisherige Leben ("Life-time") bei einem mittleren Erkrankungsalter von 27 Jahren. Für Dysthymie nach DSM-III war die Häufigkeitsrate 3,1 %, wobei Frauen unter 65 Jahren, unverheiratete und junge Menschen mit geringem Einkommen überrepräsentiert waren. Aneshensel et al. (1981) fanden bei einer Bevölkerungsstudie in Los Angeles 1979, daß die Rolle in Familie und Arbeit in wichtigem Zusammenhang mit den Depressionsraten bei Männern und Frauen stand. Hohe Depressionsraten zeigten sich besonders für Mütter (und Väter), die ihre Kinder zu Hause aufzogen und für alleinerziehende Elternteile. Wenn Kinder im Haushalt waren, waren Väter mit einem Arbeitsplatz weniger depressiv als Mütter mit einem Arbeitsplatz. Rice et al. (1984) berichteten Ergebnisse der Untersuchungen von Familien bei Patienten des "Collaborative-Psychobiology-of-Depression Program" am NIMH: Bei den Angehörigen fanden sich für Männer und Frauen gleich hohe Raten für bipolare Erkrankungen und erhöhte Raten für primäre unipolare affektive Erkrankungen bei Frauen im Vergleich zu Männern. Dieser Unterschied bezog sich sowohl auf frühere und jetzige Episoden, als auch auf die Behandlung. Bei einer "Survival Analyse" fand sich ein stärkerer Effekt der Mutter (im Vergleich zum Vater) auf die Nachkommen. Tabelle 3.1.5 d gibt eine zusammenfassende Darstellung für die Prävalenzraten in den 80er Jahren, untergliedert nach Geschlecht und anderen soziodemographischen Merkmalen.

In unserer Untersuchung im Landkreis Traunstein ergab sich für alle depressiven Erkrankungen, welche zu beiden Querschnitten erfaßt wurden (endogene Depression, depressive Neurose, depressive Persönlichkeit), insgesamt für Männer eine Prävalenzrate von 4,6% und für Frauen eine um den Faktor 2,4 größere Prävalenzrate von 11%. Dieser Unterschied war statistisch signifikant (p < .001). Für psychosomatische Erkrankungen ergab sich kein Unterschied zwischen den Geschlechtern. Signifikante Unterschiede zwischen den Geschlechtern ergaben sich auch für Symptome aus dem Bereich Depression und Angst aus dem Goldberg-Interview (depressive Stimmung, depressive Gedanken, Angst, Phobie).

Merikangas et al. (1985) von der Yale-Arbeitsgruppe fanden bei ihrer Studie über familiäre Häufung bei typischer Depression, daß sich bei Frauen erhöhte Prävalenzraten zeigten, doch war da das Geschlecht des Patienten nicht mit den Erkrankungsrisiken für die Verwandten assoziiert. Die Ergebnisse der Amish-Study (Egeland & Hofstetter, 1983), einer soziokulturell abgegrenzten Gemeinschaft in den USA, zeigten keine Geschlechtsunterschiede für Depression. Die Ergebnisse einer Bevölkerungsstudie in Los Angeles (N=1.316) wurden von Golding (unpubliziertes Manuskript,1986) hinsichtlich Geschlechtsunterschieden für depressive Symptomatik genauer analysiert. Sie folgerte, daß, bedingt durch die Verteilungsschiefe, einige wenige Extremwerte bei Frauen leicht zu einem signifikanten Unterschied bei untransformierten Werten führen können. Somit würden die Geschlechtsunterschiede für depressive Symptome nur indirekt entstehen und keiner robusten Überprüfung standhalten.

Tabelle 3.1.5 d: Prävalenzraten (in %) für repräsentative Stichprobe, 15 Jahre und älter (N = 1.666), der 80er Jahre, unterteilt nach soziodemographischen Merkmalen (Geschlecht, soziale Klasse, Sozial-Prestige, Beschäftigung) für Schweregrad $\geq$ 2; Statistik: Chi-Quadrat, * = p < .05; ** = p < .01; *** = p < .001

Diagnosegruppen nach ICD-8 (bzw. 9)		Geschlecht				Soziale Klasse		Sozial-Prestige			arbeitslos		berufstätig	
		70er Jahre (N=1.536)		80er Jahre (N=1.666)		I - III	IV - V	20-39	40-45	45-76	nein	ja	nein	ja
		Männer n=690	Frauen n=846	Männer n=736	Frauen n=930	n=841	n=815	n=533	n=528	n=595	n=	n=	n=	n=
a) Endogene Depression 296.x	7T	0,3	2,1**	0,1	0,9**	0,6	0,5	0,6	1,1	0	0,6	0	0,9	0,2*
	5J			0,4	2,0**	1,4	1,2	1,7	1,7	0,7	1,2	4,3	2,0	0,4**
b) Depressive Neurose 300.4	7T	4,3	8,9***	1,4	4,5***	2,4	3,9	4,5	2,5	2,5	2,7	17,4***	4,1	2,3
	5J			2,9	8,4***	5,7	6,3	6,9	5,7	5,4	5,6	17,4**	6,7	5,3
c) Depressive Persönlichkeit 301.1	7T	0	0,1	0,4	0,6	0,6	0,5	0,8	0	0,8	0,6	0	0,6	0,5
	5J			0,5	0,9	0,6	0,9	0,9	0,4	0,8	0,7	0	0,9	0,6
d) Depressive Reaktion 298.0; 308.0; 309.0/1	7 T			0,5	2,4**	1,7	1,5	1,3	1,7	1,7	1,5	4,3	2,4	0,9*
	5J			2,6	6,5***	4,6	4,9	5,1	5,1	4,2	4,7	6,5	6,0	3,7
e) Depressives Syndrom (a-d)	7T	4,6	11,0***	2,0	7,3	4,3	5,8	6,4	4,9	3,9	4,5	21,7***	7,1	3,2**
	5J			5,4	14,6***	9,6	11,7	12,6	11,4	8,2	10,7	28,3***	13,0	8,2**
f) Depressive Erkrankungen ICD-9: 296.1/6/8/9; 298.0; 300.4; 301.1; 309.0/1; 311.0/9	7T	4,6	11,1***	2,0	7,5***	4,5	5,8	6,4	5,1	4,0	4,6	21,7***	7,4	3,2**
	5J			5,4	14,6***	9,6	11,7	12,6	11,6	8,1	10,1	28,3***	13,0	8,2**

Diagnosegruppen nach ICD-8 (bzw. 9)		Geschlecht				Soziale Klasse		Sozial-Prestige			arbeitslos		berufstätig	
		70er Jahre (N=1.536)		80er Jahre (N=1.666)		I - III	IV - V	20-39	40-45	45-76	nein	ja	nein	ja
		Männer n=690	Frauen n=846	Männer n=736	Frauen n=930	n=841	n=815	n=533	n=528	n=595	n=	n=	n=	n=
g) Angstneurose 300.0	7T	0,1	1,2**	0,8	2,2*	1,5	1,6	1,9	1,3	1,5	1,4	6,5*	2,0	1,2
	5J			1,2	3,0*	1,9	2,6	2,8	2,1	1,8	2,1	6,5	2,6	2,0
h) Phobien 300.2	7T	0,1	0,4	0	0,5	0,4	0,2	0,4	0,4	0,2	0,3	0	0,2	0,4
	5J			0,3	0,6	0,6	0,4	0,6	0,4	0,5	0,5	0	0,2	0,7
i) Psychosomat. Erkrankungen ICD-8: 305 ICD-9: 306; 316	7T	2,6	2,4	3,3	3,2	3,4	3,1	3,4	3,2	3,2	3,2	6,5	2,6	4,0***
	5J			7,6	8,3	7,7	8,3	8,3	7,8	8,1	7,8	15,2	5,2	10,4***

Symptome aus Goldberg-Interview

		70er Jahre		80er Jahre		I - III	IV - V	20-39	40-45	45-76	nein	ja	nein	ja
j) "Depressive Stimmung"	7T	7,4	13,3***	3,2	8,1***	5,4	6,5	7,3	5,3	5,2	5,4	24,4***	8,5	3,2***
	5J			12,3	26,9***	19,7	21,2	23,0	21,9	16,9	20,1	35,6*	24,5	16,2***
k) "Depressive Gedanken"	7T	4,8	10,0***	2,6	6,2***	4,7	4,6	4,5	5,5	3,9	4,3	15,6***	7,0	2,2***
	5J			7,9	14,5***	10,8	12,5	13,2	12,4	9,5	11,3	22,2**	14,1	9,1**
l) "Angst"	7T	4,8	13,9***	4,0	10,5***	5,6	9,7**	10,0	8,2	5,1**	7,3	20,0**	8,9	6,5*
	5J			8,6	20,3***	13,1	17,4*	18,3	16,2	11,7*	14,9	26,7	18,2	12,5**
m) "Phobie"	7T	1,5	7,7***	0,5	3,2***	1,9	2,2	2,8	1,7	1,7	1,9	8,9**	2,5	1,7
	5J			1,8	5,9***	3,7	4,6	5,1	4,4	3,0	3,9	13,3**	4,2	4,0

Tabelle 3.1.5 e: Prävalenzraten (in %) für repräsentative Stichprobe, 15 Jahre und älter (N = 1.666), der 80er Jahre, unterteilt nach soziodemographischen Merkmalen (Gemeindetyp, Familienstand, Alter in Jahren) für Schweregrad $\geq$ 2; Statistik: Chi-Quadrat, * = p < .05; ** = p < .01; *** = p < .001

Diagnosen ICD-8/9		Gemeindetyp			Familienstand				Alter in Jahren		
		Dorf N=	Industrie N=	Verwaltung N=	ledig N=	verheiratet N=	geschieden N=	verwitwet N=	15-44 J N=844	45-64 J N=463	65+ J N=357
a) Endogene Depression 296.x	7T 5J	0,6 1,2	0,9 1,9	0,2 0,8	0 0,5	0,7 1,6	1,1 3,4	05 1,0	0 0,1	1,1 3,0	1,1*** 2,0***
b) Depressive Neurose 300.4	7T 5J	2,2 4,7	3,5 5,6	3,2 6,9*	2,3 4,7	2,5 5,2	10,1 14,6	4,5*** 8,4**	3,1 6,2	4,1 7,1	2,0 3,9
c) Depressive Persönlichkeit 301.1	7T 5J	0,3 0,9	0,6 0,7	0,6 0,6	0,5 0,5	0,5 0,8	0 0	1,0 1,0	0,4 0,7	0,6 0,6	0,8 0,8
d) Depressive Reaktion 298.0; 308.0; 309.0/1	7T 5J	1,2 3,7	1,6 4,7	1,7 5,2***	0,7 3,5	1,1 3,4	2,2 6,7	5,4*** 12,9***	0,9 4,1	2,4 5,4	2,0 5,3
e) Depressives Syndrom (a-d)	7T 5J	3,7 7,5	5,9 11,7	4,6 11,0***	3,3 8,1	4,2 9,0	12,4 22,5	8,9*** 17,8***	3,7 9,0	7,3 14,0	5,0* 9,8
f) Depressive Erkrankungen ICD-9: 296.1/6/8/9; 298.0; 300.4; 301.1; 309.0/1; 311.0/9	7T 5J	3,7 7,5	5,9 11,7	4,9 11,0***	3,3 7,9	4,5 9,2	12,4 22,5	8,9*** 17,3***	3,7 9,0	7,8 14,3	5,0** 9,5
g) Angstneurose 300.0	7T 5J	1,6 2,2	1,0 1,6	2,2 2,9	1,2 1,9	1,9 2,8	1,1 1,1	1,0 1,0	1,5 2,4	2,2 2,8	0,8 1,1

Diagnosen ICD-8/9		Gemeindetyp			Familienstand				Alter in Jahren		
		Dorf N=	Industrie N=	Verwaltung N=	ledig N=	verheiratet N=	geschieden N=	verwitwet N=	15-44 J N=844	45-64 J N=463	65+ J N=357
h) Phoblen 300.2	7T	0	0,1	0,6*	0	0,2	2,2	0,5*	0,1	0,6	0,3
	5J	0,3	0,3	0,8	0	0,5	2,2	0,5	0,4	0,9	0,3
i) Psychosomatische Erkrankungen ICD-8: 305 ICD-9: 306; 316	7T	1,9	2,7	4,5*	2,1	3,4	7,9	3,0	3,6	3,9	1,7**
	5J	4,4	8,1	9,7**	7,0	8,4	15,7	5,0**	9,7	9,3	2,2***

Symptome des Goldberg-Interview

		Dorf	Industrie	Verwaltung	ledig	verheiratet	geschieden	verwitwet	15-44 J	45-64 J	65+ J
j) "Depressive Stimmung"	7T	2,5	7,1	6,4*	5,9	4,3	15,7	9,5***	4,8	7,4	6,7**
	5J	13,7	23,0	21,1***	22,8	15,6	37,1	30,8***	19,3	22,8	20,2
k) "Depressive Gedanken"	7T	1,9	6,1	4,3***	3,3	4,3	10,1	6,5***	2,6	7,0	6,2***
	5J	6,3	16,9	8,5***	12,0	9,7	22,5	14,9***	10,6	13,7	11,2***
l) "Angst"	7T	4,7	9,1	7,4	5,9	7,7	10,1	10,0	6,4	9,8	7,6*
	5J	10,3	18,4	14,1*	14,1	14,6	22,5	16,9	14,4	18,5	12,6*
m) "Phobie"	7T	0,9	2,0	2,6***	3,1	1,5	3,4	2,0	2,4	2,4	0,8**
	5J	1,9	4,9	4,3	5,4	3,2	7,9	4,0*	5,2	4,1	1,4***

Altersunterschiede

Mehrere neuere Bevölkerungsstudien berichteten eine erhöhte Prävalenz depressiver Symptome bei jüngeren Erwachsenen im Alter von 18-44 Jahren im Vergleich zu älteren Erwachsenen (Comstock & Helsing, 1976; Craig & Van Notta, 1976; Weissman & Myers, 1978). In der amerikanischen ECA-Studie war die Prävalenz für die Diagnose "typische depressive Episode" (ohne Trauerreaktion) sowohl bei Männern wie Frauen bei den 18- bis 24jährigen und den 25- bis 44jährigen im Vergleich zu den älteren Probanden erhöht. Das gleiche galt im wesentlichen auch für die Diagnose "Dysthymie" (Myers et al., 1984). Nach klinischen Untersuchungen haben bipolare depressive Erkrankungen einen früheren Krankheitsbeginn (späte 20er Jahre) als nicht bipolare depressive Erkrankungen (mittlere bis späte 30er Jahre) - Hirschfeld & Cross (1982), Weissman & Myers (1978), Clayton (1978). Innerhalb der Gruppe nicht bipolarer Erkrankungen wurde für Frauen im Vergleich zu Männern ein früherer Krankheitsbeginn berichtet (Perris, 1966). In unserer Oberbayerischen Verlaufsuntersuchung weichen wir von diesen Ergebnissen leicht ab. Die höchsten Punkt- und 5-Jahres-Prävalenzraten für verschiedene depressive Erkrankungen (endogene Depression, depressive Neurose, depressive Reaktion, depressives Syndrom und depressive Erkrankung) finden sich nicht in der jüngeren Altersgruppe von 15-44 Jahren, sondern in der mittleren Altersgruppe von 45-64 Jahren. Diese Unterschiede waren z.T. statistisch signifikant. Auch Angstsyndrome kommen in der mittleren Altersgruppe (45-64 Jahre) etwas häufiger als in den anderen Altersgruppen vor. Auch auf Symptomebene im Goldberg-Interview für die Symptome "depressive Stimmung", "depressive Gedanken" und "Angst" bestätigt sich diese Altersakzentuierung.

Wie häufig sind depressive Erkrankungen bei alten Menschen (65 Jahre und älter)? In der Oberbayerischen Verlaufsuntersuchung (vgl. Tabelle 3.1.5 d) lag die Prävalenzrate für die zusammengefaßten depressiven Erkrankungen (s. Tabelle 3.1.5 d,h) mit einer 7-Tage-Punktprävalenz von 5,0% und einer 5-Jahres-Prävalenzrate von 9,5% höher als in der jüngeren und niedriger als in der mittleren Altersgruppe (Chi^2-Test, p < .01 für den Vergleich der drei Altersgruppen). Phobien und vor allem angstneurotische Erkrankungen waren in der Altersgruppe 65 Jahre und älter recht selten vertreten, auch psychosomatische Erkrankungen waren bei alten Menschen (65 Jahre und älter) erheblich seltener als bei erwachsenen Patienten in mittleren und jüngeren Jahren (Chi^2-Test, p < .01); die 7-Tage-Punktprävalenzrate betrug für alte Menschen dabei 1,7%, die 5-Jahres-Prävalenzrate 2,2%. Für depressive Symptome im Goldberg-Interview (depressive Stimmung, depressive Gedanken) ergab sich dieselbe Rangfolge für Altersgruppen wie bei depressiven Erkrankungen: Die höchsten Raten fanden sich in der mittleren Altersgruppe, die zweithöchsten bei alten Menschen (65 Jahre und älter) und die niedrigsten Raten in der jüngeren Altersgruppe (Chi^2-Test, p < .01). Auch das Symptom "Angst" war bei der mittleren Altersgruppe am häufigsten und bei der jüngsten Altersgruppe am seltensten zu finden (Chi^2-Test, p < .05). Das Symptom "Phobie" war dagegen bei alten Menschen (65 Jahre und älter) mit Abstand am seltensten (Chi^2-Test, p < .01).

In der neueren Literatur über depressive Erkrankungen und Symptome bei alten Menschen sind folgende Befunde wesentlich: Im Rahmen der "Epidemiologic Catchment Area Study" in den USA wurde von der Arbeitsgruppe in Baltimore eine Stichprobe erwachsener Personen in der Bevölkerung über 18 Jahre mit Hilfe des Diagnostic Interview Schedules und des "Mini-Mental-State-Examination" untersucht. Bei den 65- bis 74jährigen war die Rangfolge der häufigsten Diagnosen wie folgt: 1. Phobische Erkrankungen (12,1%), 2. schwere kognitive Behinderung (impairment) (3,0%), 3. Erkrankungen mit Alkoholge-/-mißbrauch (2,1%), 4. Zwangserkrankungen (2,2%), 5. Dysthymie (1,0%).

Für die Gruppe der sehr alten Menschen (75 + Jahre) waren die häufigsten Erkrankungen: 1. phobische Erkrankungen (10,1%), 2. schwere kognitive Behinderung (impairment) (9,3%), 3. typische Depression (1,3%), 4. Dysthymie (1,1%).

Dagegen waren für die jüngere und mittlere Altersgruppe folgende Erkrankungen häufig: 1. Phobie (13,8%), 2. Erkrankungen mit Alkoholge-/-mißbrauch (6,5%), 3. typische Depression (2,5%), 4. Drogenmißbrauch (2,7%), 5. Dysthymie (2,3%), 6. Zwangserkrankungen (2,2%), 7. Schizophrenie (1,4%), 8. Panikerkrankungen (1,2%).

Somit ergab sich zwar bei den sehr alten Menschen im Vergleich zu den 65- bis 74jährigen eine etwas erhöhte Rate für typische Depression und Dysthymie, welche jedoch im Vergleich zu Personen im Alter von 18-65 Jahren eher niedrig war. Die relativ hohe Rate phobischer Erkrankungen in allen Altersgruppen scheint mit speziellen diagnostischen Vorgehensweisen in der Baltimore-Studie zusammenzuhängen, und es zeigt sich in Übereinstimmung mit unserer Studie eine vergleichsweise niedrige Rate für Phobien im jüngeren Alter. Kognitive Behinderungen (impairment) nahmen in der Studie in Baltimore im höheren Alter mit zunehmendem Alter noch zu. O'Hara et al. (1985) untersuchten 3.159 Personen in einer ländlichen Bevölkerung in Iowa im Alter von 65-105 Jahren. Sie berichteten bei dieser Stichprobe über eine Prävalenzrate für bedeutsame depressive Symptomatik von 9% (erfaßt mit der Center for Epidemiological Studies Depression Scale CES-D) und für klinische Depression über eine Prävalenzrate von 2,9% (basierend auf RDC-Kriterien-Selbsteinschätzung). Depressive Symptomatik nach der CES-D, nicht aber klinische Depression nach RDC-Kriterien, war bei Frauen höher als bei Männern. Risikofaktoren für eine erhöhte Depressionsrate bei alten Menschen waren in dieser Untersuchung ein niedriges Einkommen und "Alleineleben", während ein höherer Bildungsgrad und "Verheiratetsein" mit einer niedrigen Depressionsrate assoziiert war. Die insgesamt nicht sehr hohen Depressionsraten wurden von den Autoren in Zusammenhang mit intakten Systemen sozialer Unterstützung in der ländlichen Region interpretiert. Goldberg et al. (1985) untersuchten 1.144 weiße verheiratete Frauen im Alter von 65-75 Jahren im amerikanischen Bundesstaat Maryland. Auch in dieser Studie fand sich ein höheres Ausmaß depressiver Symptome in niedrigeren sozialen Schichten. Die Autoren untersuchten darüber hinaus noch Zusammenhänge zwischen Depressionsrate und sozialem Netzwerk. Hohe Depressionsraten fanden sich bei Frauen, die in einem heterogenen (und kleinen) sozialen Netzwerk lebten. Nilsson & Persson (1984) fanden bei einer longitudinalen Untersuchung an 70jährigen über 9 Jahre eine Zunahme psychischer Erkrankungen bei Männern, nicht aber bei Frauen. Während schizophrene und paranoide Psychosen sowie organische Hirnerkrankungen für alle Probanden eine Zunahme mit dem Alter zeigten, fand sich für Angsterkrankungen, Depression und Zwangsneurosen eine gleichbleibende Häufigkeit bei Männern und eine Abnahme bei Frauen.

Stadt-Land-Unterschiede für depressive Symptome und Erkrankungen

Die Frage nach Stadt-Land-Unterschieden hinsichtlich der Häufigkeit psychischer Auffälligkeiten auf Symptom, Syndrom- oder Diagnosenebene hat Epidemiologen schon seit längerer Zeit interessiert. In den westlichen Industrieländern scheinen Städte in den letzten Jahrzehnten einerseits neueste technologische Entwicklungen, andererseits auch soziale Isolation, Anonymität, Vandalismus, bisweilen auch soziales Elend zu beherbergen, während ländliche Gebiete durch Traditionalismus, intaktere soziale Netzwerke, Konservatismus und größere Bedeutung der Religion charakterisiert sind. Möglicherweise werden diese Stadt-Land-Unterschiede durch die moderne Entwicklung in Transport- und Kommunikationswesen jedoch verändert. Inanspruchnahmestudien sind als Basis für die Beantwortung von Prävalenzunterschieden zwischen Stadt und Land ungeeignet, da meist eine unterschiedliche Dichte sozialer und medizinischer Dienste in Stadt und Land besteht. In neuerer Zeit wurden Befunde aus der Literatur und eigenen Untersuchungen zur Urbanizitätshypothese psychischer bzw. depressiver Erkrankungen von Hirschfeld & Cross (1982), Neff (1983), Blazer et al. (1985) und von der gleichen Arbeitsgruppe Crowell et al. (1986) berichtet und diskutiert. Insgesamt fand sich in einer Reihe von Untersuchungen für psychische Erkrankungen bzw. Depression eine in Stadtgebieten höhere Prävalenzrate als in ländlichen Regionen; dieser Unterschied konnte jedoch nicht in allen Untersuchungen bestätigt werden. Neff (1983) fand bei einer Untersuchung in Florida, daß die mittlere Rate depressiver Symptome in städtischen im Vergleich zu ländlichen Gebieten erhöht war, doch wurde dieser Unterschied bei Berücksichtigung von Einkommen, Bildungsstand, Alter und Geschlecht eliminiert. In dem Piedmont-Health-Survey, einer im Rahmen der amerikanischen Epidemiological Catchment Area Study durchgeführten Untersuchung, wurden 3.798 erwachsene Personen in der Bevölkerung in einem teils ländlichen und teils städtischen Gebiet von North-Carolina mit dem Diagnostic Interview Schedule (DIS) untersucht. Diese Studie ist eine der wenigen, in der im Rahmen derselben Untersuchung und mit demselben Instrument zur selben Zeit eine ländliche und städtische Bevölkerungsstichprobe untersucht und verglichen wurde. Der Piedmont-Health-Survey bestätigt und ergänzt frühere Befunde von Folstein et al. (1975), Brown & Prudo (1981), Mueller (1981) und Comstock & Helsing (1976), welche eine erhöhte Depressionsrate bei städtischen im Vergleich zu ländlichen Bevölkerungen fanden. In dem Piedmont-Health-Survey waren von den einzelnen diagnostischen Gruppen nach DSM-III typisch depressive Episoden und Drogenmißbrauch/-abhängigkeit in der städtischen Bevölkerung signifikant häufiger, während die 6-Monats-Prävalenz für Alkoholmißbrauch/-abhängigkeit und kognitive Defizite in der Landbevölkerung häufiger waren (Blazer et al., 1985). Mit Hilfe eines logistischen Modells wurden potentiell konfundierende soziodemographische Variablen kontrolliert. Anders als bei Neff war der Stadt-Land-Unterschied bei typisch depressiven Episoden auch bei Kontrolle dieser Variable noch signifikant. Die Bedeutung der Berücksichtigung soziodemographischer Merkmale für diese Fragestellung zeigt sich z.B. bei dem Phänomen der selektiven Migration. Weissman & Klerman (1978) nahmen an, daß die Urbanizitätshypothese für depressive Symptome zutreffender sei als für depressive Erkrankungen.

Die Ergebnisse der Oberbayerischen Verlaufsuntersuchung lassen sich leider nicht direkt mit einer neueren epidemiologischen Untersuchung im Mannheimer Stadtgebiet von Schepank (1987) vergleichen. Zwar wurden in beiden Untersuchungen u.a. ICD-8-Diagnosen gestellt, doch unterschied sich die Fallidentifikation bezüglich der verwendeten Schweregradskala. Schepank berichtete für seine Mannheimer Stichprobe der drei Jahrgangskohorten 1935, 1945 und 1955 Geborenen folgende Prävalenzraten (in Klammern Vergleichsdaten aus der Oberbayerischen Verlaufsuntersuchung): Psychoneurosen ICD Nr. 300: 7,16%; psychosomatische Erkrankungen: 7,84%; neurotische und psychosomatische Erkrankungen zusammengefaßt ICD-8 Nr. 300, 305-308: eine Prävalenzrate von 18,8% (Oberbayerische Verlaufsuntersuchung erster Querschnitt, 7-Tage-Punktprävalenz für Fälle = 11,9% und zusätzlich 13,9% für leichte Ausprägungsgrade; im zweiten Querschnitt betrug die Punktprävalenz für Fälle 10,8% und zusätzlich 10,1% für leichte Ausprägungsgrade). Alkoholismus (ICD Nr. 303) und Medikamentenabusus (304.4) hatten in Mannheim eine Prävalenzrate von zusammen 1,50% (in der Oberbayerischen Verlaufsuntersuchung betrug die Prävalenzrate für Alkoholismus, Drogen- und Medikamentenabhängigkeit (ICD-8 Nr. 291; 294.3; 303; 304) beim ersten Querschnitt für Fälle 2,6% zuzüglich 2,2% für leichte Ausprägungsgrade und beim zweiten Querschnitt 3,7% zuzüglich 3,7% für leichte Ausprägungsgrade). Persönlichkeitsstörungen (ICD 301) hatte in der Mannheimer Studie eine Prävalenzrate von 5,67% (in der Oberbayerischen Verlaufsuntersuchung ergab sich für Persönlichkeitsstörungen (ICD-8 Nr. 301; 302) im ersten Querschnitt eine Prävalenzrate von 0,8% zuzüglich 3,0% für leichte Ausprägungsgrade und im zweiten Querschnitt 3,3% zuzüglich 4,6% leichte Ausprägungsgrade). Klare Schlußfolgerungen sind aufgrund der unterschiedlichen Fallidentifikation daraus aber nicht möglich.

In der Oberbayerischen Verlaufsuntersuchung wurden Personen in zwei Provinzstädten (Traunstein und Traunreut) und einem Dorf untersucht. Statistisch signifikante Unterschiede in den Prävalenzraten der drei Gemeinden fanden sich für die 5-Jahres-Prävalenz (nicht aber die 7-Tage-Prävalenz) für depressive Neurose (am niedrigsten in der Dorfgemeinde), für die 5-Jahres-Prävalenz (nicht aber die Punktprävalenz) für depressive Reaktion (am niedrigsten in der Dorfgemeinde), für die 7-Tage-Prävalenz (nicht aber die 5-Jahres-Prävalenz) für Phobien (am niedrigsten in der Dorfgemeinde) und für die Punkt- und die 5-Jahres-Prävalenz für psychosomatische Erkrankungen.

Sowohl für das Symptom "depressive Stimmung" als auch für das Symptom "depressive Gedanken" aus dem Goldberg-Interview (sowohl für die Punkt- als auch für die 5-Jahres-Prävalenz) fand sich ein vergleichsweise zur Diagnosen- und Syndromebene besonderer signifikanter Unterschied mit niedrigeren Raten in der Dorfgemeinde. Auch die Symptome "Angst" und "Phobie" waren in der Dorfgemeinde seltener. Für die Variable "Sozialprestige" nach Treiman fand sich für keine der in Tabelle 3.1.5 d aufgelisteten Diagnosen und Syndrome ein Stadt-Land-Unterschied; lediglich für das Symptom "Angst" (im Querschnitt und für den 5-Jahres-Zeitraum) zeigte sich ein statistisch signifikanter Unterschied.

Soziale Klasse und Depression

In der Oberbayerischen Verlaufsuntersuchung ergaben sich beim Vergleich der sozialen Klassen I-III mit sozialen Klassen IV und V für die in Tabelle 3.1.5 d aufgelisteten Diagnosen und Syndrome keine statistisch signifikanten Unterschiede in den Prävalenzraten. Lediglich das Symptom "Angst" aus dem Goldberg-Interview war in den niedrigeren sozialen Klassen sowohl hinsichtlich Punkt- als auch der 5-Jahres-Prävalenz signifikant häufiger. Es gibt eine Reihe von Literaturstellen, wonach depressive Symptome in den unteren sozialen Schichten häufiger als in den höheren sozialen Schichten sind (Comstock & Helsing, 1976; Craig & Van Natta, 1976; Radloff & Rae, 1979; Steele, 1978 und Warheit et al., 1975). Welner et al. (1979) berichteten über eine erhöhte Rate von unipolarer Depression bei berufstätigen Frauen, Brown et al. (1975, 1977) fanden eine erhöhte Depressionsrate bei Frauen aus der Arbeiterklasse im Vergleich zu Frauen aus höheren sozialen Schichten. Auch Weissman & Myers (1978) bestätigten diesen Befund für nicht bipolare Depressionen im Querschnitt; allerdings waren die Life-Time-Raten für diese Diagnosen für die höheren sozialen Schichten vergleichsweise höher und die Autoren folgern bei gleicher Episodenhäufigkeit über das Leben eine vergleichsweise längere Krankheitsdauer für die unteren sozialen Schichten bedingt durch schlechteren Zugang zu Behandlungseinrichtungen. Für bipolar depressive Erkrankungen fand sich bei höheren sozialen Schichten und Bildungsgraden eine erhöhte Prävalenzrate (Bebbington, 1978; Boyd & Weissman, 1981; Welner et al., 1979 und Winokur et al., 1969).

Depression und familiäre Belastung mit psychiatrischen Erkrankungen

Tabelle 3.1.5 f zeigt die Häufigkeit psychischer Erkrankungen und psychiatrischer Behandlungen von Vater und Mutter für Probanden verschiedener Diagnosegruppen der Oberbayerischen Verlaufsuntersuchung. Fälle mit depressiven Erkrankungen, Angstneurosen und psychosomatischen Erkrankungen wiesen vergleichsweise häufiger psychische Erkrankungen und psychiatrische Behandlungen bei der Mutter auf. Lediglich Probanden mit Phobien zeigten häufiger eine psychische Erkrankung und psychiatrische Behandlung beim Vater. Auf der Symptomebene (depressive und Angstsyndrome beim Probanden) waren diese Unterschiede in der Häufigkeit psychischer Erkrankungen und psychiatrischer Behandlungen bei Vater bzw. Mutter erheblich weniger ausgeprägt. Bei den phobischen Erkrankungen bestand insgesamt eine geringe Zellbesetzung und es gab nur einen Fall eines phobischen Patienten, bei dem der Vater psychisch krank und psychiatrisch behandelt war, so daß dieser Befund nicht überinterpretiert werden darf. Eine psychische Erkrankung bzw. psychiatrische Behandlung von Vater oder Mutter war bei Probanden mit endogener Depression häufiger als bei den anderen Diagnosegruppen; in der Rangfolge folgten Persönlichkeitsstörungen und Angstneurosen, bei denen eine psychische Erkrankung der Mutter relativ häufig war.

Aus zwei verschiedenen Quellen stammen Befunde über eine familiäre Häufung von Depressionen und frühem Krankheitsbeginn: 1. Untersuchungen an Erwachsenen, welche unterteilt wurden in eine Gruppe mit frühem bzw. spätem Krankheitsbeginn,

Tabelle 3.1.5 f: Psychische Erkrankung und Behandlung von Familienangehörigen psychisch erkrankter Probanden mit Depressions-, Angst- oder psychosomatischem Syndrom, 80er Prävalenzstichprobe, N = 1.666

Diagnose des Probanden im 5-Jahres-Intervall Schweregrad mindestens 2	Vater psychisch krank		Vater psychiatr. behandelt		Mutter psychisch krank		Mutter psychiatr. behandelt	
	n	%	n	%	n	%	n	%
Diagnosen und Syndrome								
a) Endogene Depression	2	9,5	1	4,8	5	23,8	2	9,5
b) Depressive Neurose	10	10,4	1	1,0	12	12,3	3	3,1
c) Depressive Persönlichkeit	0		0		2	18,2	0	
d) Depressive Reaktion	6	7,8	0		9	11,7	3	3,9
e) Depressives Syndrom	16	9,5	2	1,2	24	14,1	7	4,1
f) Depressive Erkrankungen	16	9,5	2	1,2	23	13,6	7	4,1
g) Angstneurose	2	5,9	1	2,9	6	17,2	1	2,9
h) Phobien	1	12,5	1	12,5	0		0	
i) Angstsyndrom	2	6,1	1	3,0	5	14,6	1	2,9
j) Psychosomatische Erkrankung	8	6,2	3	2,3	11	8,4	8	6,1
Symptome Goldberg-Interview								
k) "Depressive Stimmung"	30	9,1	4	1,2	40	12,1	12	3,6
l) "Depressive Gedanken"	19	10,1	2	1,1	15	8,0	5	2,7
m) "Angst"	24	10,0	5	2,1	29	12,1	9	3,7
n) "Phobie"	7	11,3	3	4,8	8	12,8	3	4,8

welche mit einer Kontrollgruppe bezüglich der Häufigkeit depressiver Erkrankungen bei Familienangehörigen im Kindes-, Jugend- und Erwachsenenalter verglichen wurden (Weissman et al., 1984), und 2. Untersuchungen an depressiven Kindern bzw. Jugendlichen mit der Erfassung der Depressionsraten bei ihren erwachsenen Familienangehörigen (Mendlewicz & Baron, 1981).

Angst und Depression

Stavrakaki & Vargow (1986) haben vor kurzem die Literatur über Zusammenhänge zwischen Angst und Depression auf diagnostischer Ebene zusammenfassend dargestellt. Dabei unterschieden sie drei grundlegende Positionen:
1. Unitaristische Position: Danach stellen Angst und Depressionserkrankungen ein Kontinuum auf einer Dimension dar und unterscheiden sich nur quantitativ. Lässe (1982) postulierte dazu eine Streß-Angst-Depressionsachse, wonach chronischer Streß Angstsyndrome (als Prodromalstadium depressiver Erkrankungen) auslöst.
2. Pluralistische Position: Diese, besonders von Roth et al. (1972) vertretene Position besagt, daß zwar eine Überlappung zwischen Depression und Angst auf Symptomebene besteht, Angsterkrankungen und Depression jedoch hinsichtlich Verlauf, Prognose, Faktorenstruktur in Skalen, Persönlichkeit und Ansprechen auf Therapie distinkte nosologische Kategorien darstellen. Roth et al. berichteten über einen früheren Krankheitsbeginn, höhere Prävalenz psychischer Erkrankungen bei Verwandten ersten Grades, schlechtere soziale Anpassung, Persönlichkeitseigenschaften von Abhängigkeit und Unreife und längerer Krankheitsdauer für Angstzustände im Vergleich zu depressiven Erkrankungen. Auch das bessere Ansprechen auf ECT und trizyklische Antidepressiva von depressiven Patienten im Vergleich zu Patienten mit Angstsyndromen wurde als Argument für eine qualitative Unterscheidung von Angstsyndromen und Depression angeführt. Derogatis et al. (1972) und Prusoff & Klerman (1974) sahen in den unterschiedlichen Mustern der Faktorenladungen in der Symptom-Checklist (SCL) bei ängstlichen und depressiven Patienten einen weiteren Beleg für Unterschiede zwischen diesen Syndromen.
3. Das kombinierte Auftreten von Angst und depressiven Syndromen (ängstliche Depression) unterscheidet sich qualitativ und quantitativ sowohl von reinen Angstsyndromen als auch von reiner Depression (Overall et al., 1966; Paykel, 1971; Downing & Rickels, 1974; van Valkenburg et al., 1984). Gemischte (ängstliche) Depression soll nach diesen Autoren durch erhöhte Chronizität, ungünstigeres Ansprechen auf konventionelle Behandlungen und schlechtere Prognose gekennzeichnet sein. Für die in der Literatur widersprüchlichen Ergebnisse wurden hauptsächlich methodische Unterschiede und Fehler als Erklärung angeführt.

Beeinträchtigung durch Depression und Angstsyndrome

Tabelle 3.1.5 g zeigt für verschiedene Depressionen und Angstsyndrome und für psychosomatische Erkrankungen sowie für Symptome von Angst und Depression aus dem Goldberg-Interview das Ausmaß an Beeinträchtigungen in verschiedenen

Skalen. Die einzelnen Skalen sind im Interview von 0 (keine Beeinträchtigung) bis 4 (sehr starke Beeinträchtigung) skaliert. In der Tabelle 3.1.5 g ist der Prozentsatz der Probanden mit der entsprechenden Diagnose angegeben, welche eine mäßige (2), starke (3) oder sehr starke (4) Beeinträchtigung aufweisen. In die Berechnungen gingen nur Fälle ein, welche Diagnosen mit einem Schweregrad von 2, 3 oder 4 aufwiesen. Mit Ausnahme einer vergleichsweise hohen Beeinträchtigung des beruflichen Fortkommens für Phobien war die Beeinträchtigung durchgängig für depressive Syndrome stärker als für Angstneurosen, Phobien und psychosomatische Erkrankungen. Im einzelnen zeigte sich 1. ein besonders hoher Leidensdruck für endogene Depressionen und depressive Neurosen, 2. eine besonders ausgeprägte Störung der primären sozialen Beziehungen für depressive Neurose und depressive Reaktion, 3. eine besonders ausgeprägte Störung der sekundären sozialen Beziehungen (Freunde, Nachbarn, etc.) für endogene Depression und depressive Neurose, 4. eine besonders ausgeprägte Einschränkung der Arbeitsfähigkeit für depressive Reaktion und depressive Neurose (nicht aber für depressive Persönlichkeit) und 5. eine besonders starke Einschränkung der Freizeitaktivitäten für endogene Depression und depressive Neurose.

Craig & Van Natta (1983) fanden in einer Bevölkerungsstichprobe einen engen Zusammenhang zwischen Skalenwerten in der Center for Epidemiologic Studies Depression Scale (CES-D7, einer Selbsteinschätzungsskala, welche Demoralisation und "nonspecific psychological distress" mißt) und Skalenwerten in einer Selbsteinschätzungsskala über Behinderung (disability). Dieser Befund läßt Selbsteinschätzungen von Behinderungen bei Patienten mit somatischen Diagnosen fragwürdig erscheinen, da die Einschätzung der Behinderung durch eventuell vorliegende depressive Symptome verfälscht sein kann. In der Oberbayerischen Verlaufsuntersuchung wurden alle in Tabelle 3.1.5 g dargestellten Variablen nicht von Probanden selbst, sondern durch den ärztlichen Interviewer fremdeingeschätzt. Die Einschätzung der Behinderung dürfte somit objektiver und nicht in dem Ausmaß "gebiased" (verzerrt) sein, wie es bei Selbsteinschätzungen der Probanden vermutlich der Fall wäre. Damit gewinnen die hohen Behinderungswerte für depressive Probanden einen objektiveren Stellenwert. Allerdings ist nicht völlig auszuschließen, daß der ärztliche Interviewer sich durch eine pessimistische Darstellung des Probanden hat beeinflussen lassen. Eaton & Ritter (1988) fanden hinsichtlich sozioökonomischer Faktoren, früherer Psychopathologie und Lebensereignissen keine Unterschiede zwischen Personen mit Angstsyndromen und Personen mit Depressionen.

Inanspruchnahme medizinischer Dienste

Tabelle 3.1.5 h zeigt den Prozentsatz für die Inanspruchnahme medizinischer Dienste für Probanden mit depressiven Erkrankungen, Angstsyndromen und psychosomatischen Erkrankungen (Schweregrad größer/gleich 2) beim zweiten Querschnitt oder im 5-Jahres-Intervall für die Prävalenzstichprobe der 80er Jahre. Eine vergleichsweise hohe Inanspruchnahme des Hausarztes zeigten (in der Rangfolge der Häufigkeit) Probanden mit endogener Depression, Phobien und depressiver Persönlichkeit, während Probanden mit depressiver Reaktion und depressiver Neurose seltener den

Tabelle 3.1.5 g: Anteil der mäßig bis sehr stark (2-4) beeinträchtigten Probanden ver·schiedener diagnostischer Gruppen, Prävalenzstichprobe der 80er Jahre, N=1.666

Diagnose im 5-Jahres-Intervall Schweregrad mindestens 2	Leidensdruck	Störung der primären sozialen Beziehungen	Störung der sekundären sozialen Beziehungen	Arbeitsunfähigkeit	Einschränkung der Freizeit	Beeinträchtigung des beruflichen Fortkommens
Endogene Depression	50,0	5,6	11,1	5,6	22,2	0
Depressive Neurose	41,1	12,2	9,0	6,8	17,8	3,1
Depressive Persönlichkeit	25,0	8,3	8,3	0	16,7	0
Depressive Reaktion	34,8	10,6	1,5	9,2	16,7	8,5
Depressives Syndrom	38,5	9,6	7,1	7,8	18,6	5,7
Depressive Erkrankungen	38,2	9,6	7,1	8,4	18,5	5,7
Angstneurose	27,0	2,7	5,4	2,7	10,8	4,3
Phobie	14,3	0	0	0	0	14,3
Angstsyndrom	27,8	2,8	5,6	2,8	11,1	4,5
Psychosomatische Erkrankung	15,9	5,3	2,7	3,5	3,5	3,1
Symptome Goldberg-Interview						
"Depressive Stimmung"	32,9	10,4	8,8	11,0	17,4	8,2
"Depressive Gedanken"	38,3	11,3	9,8	12,6	22,6	4,6
"Angst"	33,5	11,5	9,0	10,2	17,0	7,8
"Phobie"	34,7	6,1	8,2	6,3	12,5	5,0

Hausarzt aufsuchen. Eine häufigere Konsultation eines Nervenarztes zeigen Probanden mit endogener Depression, mit Abstand gefolgt von Angstneurosen, während Patienten mit Phobien und psychosomatischen Erkrankungen selten einen Nervenarzt aufsuchen. Ein anderes Inanspruchnahmemuster zeigt sich für ambulante und stationäre Psychotherapie, welche von Probanden mit depressiven Neurosen und depressiven Reaktionen vergleichsweise häufig aufgesucht wird. Patienten mit endogener Depression zeigen mit Abstand den größten Anteil an Probanden, die stationär in eine psychiatrische Klinik aufgenommen wurden. Auf der Symptomebene sind Angst und Phobie Symptome, die einen hohen Anteil an Hausarzt-Inanspruchnahme zeigen. Depressive Gedanken und Angst sind Symptome, die eine vergleichsweise häufige Inanspruchnahme ambulanter und stationärer, nervenärztlicher und psychotherapeutischer Dienste zeigen, während das Symptom "depressive Stimmung" den vergleichsweise geringsten Zusammenhang mit der Inanspruchnahme medizinischer Dienste zeigt. Endogen Depressive, welche über das 5-Jahres-Intervall vergleichsweise viele Krankheitsepisoden hatten, zeigten eine relativ häufige psychiatrische Inanspruchnahme und eine niedrige Chronizitätsrate. Ein ähnliches Ergebnis findet sich für depressive Neurosen. Bei Angstneurosen und Phobien ist der Anteil der psychiatrischen Inanspruchnahme bei einer einzelnen Episode am höchsten, bei psychosomatischen Erkrankungen bei den chronischen Patienten (vgl. Tabelle 3.1.5 i). Die psychiatrische Behandlungsrate war bei berufstätigen Probanden mit schwerer Störung der Arbeitsfähigkeit am höchsten und bei Probanden ohne Störung der Arbeitsfähigkeit am geringsten, während sie bei Probanden ohne Berufstätigkeit bei mäßiger Störung der Arbeitsfähigkeit am höchsten war (Chi^2 = 8.3,df = 2, p < .05).

Außerdem unterteilten wir die Probanden mit depressiven Erkrankungen in der Stichprobe danach, ob sie in ihrer Kindheit bei beiden Eltern, bei nur einem Elternteil oder überwiegend fern der leiblichen Eltern aufwuchsen. Für Probanden mit depressiven Erkrankungen, welche bis zum 10. Lebensjahr fern beider leiblicher Eltern, z.B. in Heimen, aufwuchsen, war der Anteil, welcher psychiatrische Dienste in Anspruch nahm, mit 59,1% signifikant erhöht gegenüber jenen depressiven Probanden, welche bei beiden Eltern (18,1%) oder bei einem Elternteil (13,3%) aufwuchsen (Chi^2 = 17,8; df = 2; p = .0001).

Das Hilfesuchverhalten bzw. spezieller die Inanspruchnahme medizinischer Dienste ist ein komplexer Prozeß, welcher von den Charakteristika des Patienten (Diagnose, Schweregrad, Symptomatik, Leidensdruck, Sensibilität und Wahrnehmungsfähigkeit für schwere Symptome und Konflikte, Behinderung durch die Symptomatik, Einstellung zu Krankheit und Behandlung, der persönlichen Anamnese, Persönlichkeitsfaktoren, Information und Wissen über die Erkrankung und Behandlungsmöglichkeiten, soziale und kognitive Fertigkeiten zur Problemlösung und -bewältigung, soziodemographischen Charakteristika, der persönlichen Lernerfahrung), dem sozialen Netzwerk, in dem der Patient lebt, und dem Angebot an medizinischen Diensten abhängt (vgl. McKinlay, 1972). In Übereinstimmung mit Befunden von Weissman & Myers (1981) fand sich auch in der Oberbayerischen Verlaufsuntersuchung ein relativ hoher Anteil an Depressiven, welche nicht durch Psychiater, sondern durch nichtpsychiatrische Dienste, wie z. B. dem Hausarzt, behandelt wurden. Unterschiedliche medizinische Versorgungs- und Versicherungssysteme erschweren jedoch einen direkten Vergleich zwischen Untersuchungen aus verschiedenen Ländern. In Überein-

Tabelle 3.1.5 h: Inanspruchnahme medizinischer Dienste im 5-Jahres-Intervall von Probanden mit depressiven Erkrankungen, Angstsyndromen und psychosomatischen Erkrankungen (Schweregrad mind. 2 bei t_2 oder im 5-Jahres-Intervall); Prävalenzstichprobe der 80er Jahre, N=1.666

Diagnose nach ICD-9	N	Hausarzt %	Nervenarzt %	ärztlicher Psychotherapeut %	psychiatrische Klinik %	psychotherapeutische Klinik %	Selbsthilfe %	Sonstiges %
Endogene Depression	22	63,6	50,0	0	13,6	0	0	4,5
Depressive Neurose	99	37,8	27,6	2,0	3,1	2,0	3,1	7,1
Depressive Persönlichkeit	12	50,0	25,0	0	0	0	0	8,3
Depressive Reaktion/Anpassungsstörung	79	29,5	20,5	1,3	1,3	1,3	0	6,4
Depressives Syndrom	176	39,7	27,0	1,7	4,0	1,7	1,7	5,7
Depressive Erkrankungen	176	40,8	26,4	1,7	4,0	1,7	1,7	5,7
Angstneurose	37	48,6	29,7	0	0	0	0	5,4
Phobie	8	62,5	12,5	0	0	0	0	0
Psychosomatische Erkrankung	133	45,4	13,6	0,8	1,5	1,5	0,8	2,4
Symptome Goldberg-Interview								
"Depressive Stimmung"	339	38,9	19,7	0,9	3,3	0,9	0,9	5,7
"Depressive Gedanken"	192	40,7	25,8	1,6	4,2	1,6	1,6	5,7
"Angst"	251	45,1	25,3	0,8	3,6	1,6	0,8	4,8
"Phobie"	68	44,2	21,2	1,5	1,5	0	1,5	4,5

Tabelle 3.1.5 i: Anteil der Probanden (verschiedener Diagnosegruppen) in Abhängigkeit der Anzahl der Krankheitsepisoden, welche im 5-Jahres-Intervall ambulante oder stationäre psychiatrische Dienste aufsuchten. Verlaufsstichprobe der 80er Jahre, N = 1.342. Nur Hauptdiagnose berücksichtigt

Hauptdiagnose im 5-Jahres-Intervall Schweregrad mindestens 2	Behandlungsrate in Abhängigkeit vom Krankheitsverlauf über 5 Jahre		
	eine Episode %	mehrere Episoden %	durchgehend krank %
Endogene Depression	45,5	100,0	25,0
Depressive Neurose	19,5	66,7	20,8
Depressive Persönlichkeit	0	0	0
Depressive Reaktion/Anpassungs-störung	9,3	0	28,6
Depressives Syndrom (a-d)	17,9	60,0	20,0
Depressive Erkrankungen	16,7	60,0	20,0
Angstneurose	33,3	--	16,7
Phobie	33,3	--	0
Angstsyndrome	36,4	--	16,7
Psychosomatische Erkrankungen	7,1	9,1	10,0

stimmung mit Link & Dohrenwend (1981) und Shapiro et al. (1984) fand sich auch in der Oberbayerischen Verlaufsuntersuchung eine im Vergleich zu anderen Erkrankungen hohe ambulante und stationäre nervenärztliche Behandlungsrate für endogene Depression bzw. psychotische Erkrankungen. In mehreren Studien hatte sich eine bei Frauen im Vergleich zu Männern höhere Inanspruchnahme medizinischer bzw. psychiatrischer Dienste gezeigt (Phillips & Segal, 1969; Dohrenwend & Dohrenwend, 1976; Kessler, 1979; Veroff et al., 1981). In der Epidemiological Catchment Area Study (Shapiro et al., 1984) hatten Frauen mit psychischen Erkrankungen insgesamt eine höhere Behandlungsrate speziell in allgemeinärztlichen Diensten, doch suchten psychisch kranke Männer eher als Frauen einen Nervenarzt auf. Dieser Befund ist in Übereinstimmung mit unseren Ergebnissen. Auf die Bedeutung des Hausarztes für die Behandlung psychischer Erkrankungen haben bereits Shepherd et al. (1966), Strotzka (1969), Dilling & Weyerer (1978), Zintl-Wiegand et al. (1978) und Zung (1983) hingewiesen. Widmer & Cadoret (1978) berichteten über eine Zunahme körperlicher Beschwerden und damit zusammenhängende Besuche des Hausarztes beim Beginn depressiver Erkrankungen. Folgende weitere soziodemographische Merkmale zeigten einen positiven Zusammenhang mit der Inanspruchnahme psychiatrischer Dienste: Jüngere Altersgruppen und Alleinstehende. Der Anteil an älteren und verwitweten psychisch Kranken, die den Hausarzt aufsuchten, war dagegen vergleichsweise hoch. Goldberg & Huxley (1980) hatten bereits angenommen, daß jüngere Menschen mit höherem Bildungsstand und Männer eine höhere Wahrscheinlichkeit haben, (ambulante) psychiatrische Dienste bei Bedarf aufzusuchen. Außer der Diagnosegruppe spielt nach Hurry et al. (1980) und Schurman et al. (1985) der Schweregrad der psychischen Erkrankung eine wesentliche Rolle für das Aufsuchen eines Psychiaters statt eines Allgemeinmediziners. Auf die Bedeutung des Einflusses einer Einschränkung der Arbeitsfähigkeit auf das Inanspruchnahmeverhalten, für welches sich auch in der Oberbayerischen Verlaufsuntersuchung Belege fanden, hatten bereits Rosenstock (1960), Zola (1964) und Angst (1984) hingewiesen. Bemerkenswert ist auch unser Befund einer erhöhten Inanspruchnahme psychiatrischer Dienste durch jene Depressive, welche bis zum 10. Lebensjahr nicht bei den leiblichen Eltern (sondern in Heimen und dergleichen) aufgewachsen waren. Interessanterweise war für diese Gruppe die Prävalenzrate für depressive Erkrankungen nicht erhöht; jene, welche erkrankt waren, zeigten jedoch eine vergleichsweise hohe psychiatrische Inanspruchnahme. Möglicherweise steht dies in Zusammenhang mit der Lernerfahrung aus der Kindheit, bei Problemen nicht primäre und sekundäre soziale Beziehungen zu nutzen, sondern sich an Institutionen (Heimleitung, Arzt, etc.) zu wenden.

3.1.5.2 Verlauf von depressiven Erkrankungen, Angstsyndromen und psychosomatischen Erkrankungen

Für die Verlaufsstichprobe sind die Punktprävalenzraten für leichte Erkrankungen und Erkrankungen mit Schweregrad größer/gleich 2 für alle wesentlichen diagnostischen Kategorien beim ersten und zweiten Querschnitt in Tabelle 3.1.5 j dargestellt (vgl. auch Verlaufs-Kapitel). Für die Interpretation ist zu berücksichtigen, daß die 1.342 Probanden, welche zu beiden Querschnitten persönlich untersucht wurden, beim zweiten Querschnitt 5 Jahre älter sind. Die Punktprävalenzraten nach ICD-8 mit Schweregrad größer/gleich 2 waren für schizophrene Erkrankungen bei beiden Querschnitten gleich (0,4%); affektive Psychosen und neurotische und psychosomatische Erkrankungen waren beim ersten Querschnitt, senile Demenz, andere organische Psychosen, Persönlichkeitsstörungen und Alkoholmißbrauch/-abhängigkeit wurden beim zweiten Querschnitt häufiger diagnostiziert. Die Frage, inwieweit es sich dabei um tatsächliche Häufigkeitsveränderungen bei einzelnen Diagnosegruppen oder um Veränderungen im Beurteilungsstandard der ärztlichen Interviewer handelt, kann teilweise anhand der Betrachtung einzelner Symptome des Goldberg-Interviews entschieden werden. Die ärztlichen Interviewer zu beiden Querschnitten waren anhand der identischen Videoaufnahmen in der Durchführung und bezüglich der Beurteilungsstandards ergänzend zum Manual des Goldberg-Interviews geschult worden. Für den zweiten Querschnitt waren sowohl bei Anfang wie bei Ende Reliabilitätsuntersuchungen für das Goldberg-Interview durchgeführt worden, da sich die Erhebungen innerhalb des Querschnitts über mehrere Jahre erstreckten und es denkbar gewesen wäre, daß sich über diese Zeit eine Veränderung des Beurteilungsstandards ergeben hätte. Ergebnisse dazu sind im Methodenteil dargestellt. In Tabelle 3.1.5 b hatten wir bereits die vom ersten zum zweiten Querschnitt sowohl in der Verlaufs- wie in den beiden Querschnittsstichproben beobachtete Abnahme depressiver Erkrankungen dargestellt. Die Interpretation, daß es sich dabei um eine tatsächliche Abnahme handelt, wird durch die Betrachtung auf Symptomebene gestützt. Die Zunahme von Alkoholmißbrauch/-abhängigkeit könnte durch einzelne oder mehrere folgender Faktoren bedingt sein: 1. tatsächliche Häufigkeitszunahme, was in Zusammenhang mit der Zunahme der konsumierten Alkoholmenge in der Bundesrepublik über die letzten Jahrzehnte plausibel wäre, 2. Alterseffekt in der Verlaufsstichprobe, bei der die Jugendlichen von 15-20 Jahren (niedrige Prävalenzrate für Alkoholismus) ebenso wie der Rest der Stichprobe um 5 Jahre gealtert sind, und 3. ausführlichere, detailliertere und intensivere Erfassung von Alkoholismus im zweiten Querschnitt, wodurch möglicherweise mehr Fälle entdeckt wurden.

Tabelle 3.1.5 j gibt eine Darstellung der Inzidenz-, Remissions- und Chronizitätsraten für depressive Erkrankungen, Angstsyndrome und psychosomatische Erkrankungen, aufgegliedert nach soziodemographischen Merkmalen. Für die Definition von Inzidenz, Remission und Chronizität wurde das Überschreiten oder Unterschreiten der Schwelle Schweregrad größer/gleich 2 zugrunde gelegt. Die Raten wurden jeweils für die Risikopopulation berechnet. Für Probanden, welche beim ersten Querschnitt gesund waren (Schweregrad < 2), betrug die 5-Jahres-Inzidenzrate für *depressive Erkrankungen* 6,7%; dazu müssen noch weitere 2,0% gerechnet werden, welche zuvor an einer anderen psychischen Erkrankung erkrankt waren und im Verlauf der 5 Jahre eine depressive Erkrankung entwickelten. Die Inzidenzrate für depressive Erkrankungen war für Frauen signifikant höher als für Männer (Chi^2=Test, p < .05). Hinsichtlich des Familienstandes war die Inzidenzrate für verwitwete Probanden sowie getrennt und geschieden lebende Probanden am höchsten und für verheiratete und ledige Probanden am niedrigsten (Chi^2=Test, p < .05). Für die einzelnen Altersgruppen ergab sich kein statistisch signifikanter Unterschied in den Inzidenzraten für depressive Erkrankungen. Probanden der untersten sozialen Schicht (V) hatten eine signifikant höhere 5-Jahres-Inzidenzrate für depressive Erkrankungen und dazu noch einen relativ

Tabelle 3.1.5 j: 5-Jahres-Inzidenz (Inz), -Remission (Rem) und -Chronizität (Chr) für drei diagnostische Gruppen nach soziodemographischen Merkmalen (Verlaufsstichprobe, n=1.342). Berücksichtigt sind Veränderungen von t_1 zu t_2 oder zum 5-Jahres-Intervall. (V) Inzidenz-/Remissionsverschiebungen von einer zur anderen diagnostischen Kategorie

Soziodemographische Merkmale		Depressive Erkrankungen					Angstsyndrome					Psychosomatische Erkrankungen				
		Inzidenz		Remission		Chronisch	Inzidenz		Remission		Chronisch	Inzidenz		Remission		Chronisch
		Inz	(V)-Inz	Rem	(V)-Rem	Chr	Inz	(V)-Inz	Rem	(V)-Rem	Chr	Inz	(V)-Inz	Rem	(V)-Rem	Chr
Geschlecht	m	5,3	1,0	62,5	25,0	12,5	1,1	0,3	71,4	28,6	0	7,3	0,5	73,3	20,0	6,7
	w	8,2	2,3	52,4	28,0	19,5	4,2	0,1	46,2	42,3	11,5	8,2	1,5	66,7	11,1	22,2
Familien-stand	ledig	6,3	1,3	53,3	33,3	13,3	4,7	0,3	40,0	40,0	20,0	8,0	0,4	50,0	50,0	0
	verheiratet	6,0	1,5	58,2	21,8	20,0	3,1	1,4	50,0	40,0	10,0	7,4	1,4	70,8	12,5	16,7
	geschieden	10,4	6,6	60,0	20,0	20,0	10,4	1,6	25,0	75,0	0	16,7	0	66,7	33,3	0
	verwitwet	10,7	1,7	48,4	35,5	16,1	1,5	2,3	100,0	0	0	6,1	0,6	75,0	0	25,0
Alter	20-44 J.	7,2	1,6	71,4	14,3	14,3	4,7	0	55,6	44,4	0	9,9	1,6	71,4	14,3	14,3
	45-64 J.	6,4	2,4	52,1	25,0	22,9	3,7	1,4	50,0	38,9	11,1	9,5	1,2	70,0	10,0	20,0
	65-74 J.	6,9	1,0	59,1	27,3	13,6	2,1	0	60,0	40,0	0	0,7	1,1	50,0	50,0	0
	75+ J.	5,7	0	33,3	53,3	13,6	1,1	0,9	0	0	100,0	2,3	0,9	--	--	--
Schicht	I-II	6,0	0	42,9	28,6	28,6	0,7	0,7	--	--	--	9,3	1,2	100,0	0	0
	III	6,9	0,9	57,5	25,0	17,5	4,4	1,3	42,9	42,9	14,3	7,1	0,7	70,0	20,0	10,0
	IV	6,5	2,7	69,7	21,2	9,1	3,9	1,8	55,6	38,9	5,6	8,3	1,1	64,3	14,3	21,4
	V	7,8	3,6	34,6	38,5	26,9	2,7	1,8	50,0	37,5	12,5	9,1	1,8	66,7	16,7	16,7
Gesamt		6,7	2,0	54,7	27,4	17,9	1,4	1,0	51,5	39,4	9,1	7,9	1,3	69,7	15,2	15,2

hohen Anteil an Probanden, welcher einen Diagnosewechsel auf depressive Erkrankungen aufwies (Chi^2-Test, p < .05). Für jene Probanden, welche beim ersten Querschnitt eine depressive Erkrankung mit Schweregrad größer/gleich 2 aufwiesen, war mehr als die Hälfte (54,7%) im weiteren 5-Jahres-Verlauf remittiert; dazu sind weitere 27,4% zu rechnen, welche beim ersten Querschnitt eine depressive Erkrankung aufwiesen und beim zweiten Querschnitt nicht mehr depressiv waren, sondern eine andere psychische Erkrankung aufwiesen. Die Unterschiede in den Remissionsraten für Geschlecht, Familienstand, Alter und Schicht waren statistisch nicht signifikant. Die Chronizitätsrate - also der Prozentanteil an Probanden, welche zum ersten Querschnitt und beim zweiten Querschnitt eine depressive Erkrankung aufwiesen - betrug 17,9%. Die Unterschiede hinsichtlich soziodemographischer Merkmale waren nicht signifikant.

Angstsyndrome: Die **Inzidenzrate** für Angstsyndrome war um ein Mehrfaches niedriger als für depressive Erkrankungen.

Die **Remissionsrate** für Angstsyndrome war etwas geringer als für depressive Erkrankungen und bedeutend geringer im Vergleich zu psychosomatischen Erkrankungen; darüber hinaus gab es jedoch einen beträchtlichen Anteil, welcher beim ersten Querschnitt ein Angstsyndrom aufwies und welcher im weiteren Verlauf nicht remittierte, sondern eine andere psychische Erkrankung entwickelte. Dieser Befund würde ein Stück die oben erwähnte Streß-/Angst-/Depressions-Hypothese bestätigen; dieser Anteil ist de facto als Chronizitätsrate bei Diagnosewechsel zu verstehen. Wenn wir diese bei der *Chronizitätsrate* mitberücksichtigen, ergibt sich für Angstsyndrome eine insgesamt hohe Chronizitätsrate. Die vergleichbare Gesamtchronizität (Summe der Verschiebungsremission und Chronizität) für depressive Erkrankungen (45,3%) war geringfügig und die für psychosomatische Erkrankungen (30,4%) war deutlich geringer.

Psychosomatische Erkrankungen: Für diese Erkrankungen war die **5-Jahres-Inzidenzrate** 7,9%; dazu kamen noch weitere 1,3% von Probanden, welche beim ersten Querschnitt eine andere psychische Erkrankung aufwiesen und im weiteren 5-Jahres-Verlauf eine psychosomatische Erkrankung entwickelten. Für die Altersgruppe der 20- bis 44jährigen und 45- bis 64jährigen waren die Inzidenzraten signifikant höher als für die älteren Altersgruppen. Für Geschlecht, Familienstand und soziale Schicht fanden sich keine signifikanten Inzidenzunterschiede; die Remissions- und Chronizitätsrate war für die einzelnen soziodemographischen Merkmale statistisch nicht signifikant.

Die **Remissionsrate** für psychosomatische Erkrankungen war mit 69,7% sehr hoch. Weitere 15,2% der Probanden, welche beim ersten Querschnitt eine psychosomatische Erkrankung aufwiesen, entwickelten im weiteren Verlauf eine andere psychische Erkrankung. Bei einer reinen *Chronizitätsrate* von 15,2% ergibt sich somit eine Gesamt-Chronizität (unter Einbeziehung der "Verschiebungsremission") von 30,4%.

Andere psychische Erkrankungen: Aus Tabelle 3.1.5 k sind auch die Inzidenz-, Remissions- und Chronizitätsraten für andere (nicht affektive) Erkrankungen ersichtlich. Für alle diagnostischen Kategorien zusammen betrug der Prozentsatz der bei t_1 Gesunden, welche im weiteren 5-Jahres-Verlauf eine psychiatrische Erkrankung aus einer der genannten Kategorien entwickelten, 22,8 % (5-Jahres-Erkrankungsrisiko für psychische Erkrankungen für Gesunde). Entsprechend den Prävalenzraten für die einzelnen diagnostischen Kategorien sind die *Inzidenzraten* für Neurosen und psycho-

Tabelle 3.1.5 k: Punktprävalenz für verschiedene diagnostische Kategorien für 1. und 2. Querschnitt und 5-Jahres-Inzidenz-, -Remissions- und -Chronizitätsraten (t_1/t_2 oder Intervall). Verlaufsstichprobe n = 1.342. Schwelle bei Schweregrad ≥ 2; 95 % Konfidenzbereiche in Klammern (§)

ICD-8 Diagnose-Kategorien	Punkt-Prävalenzrate in % bei t_1		Punkt-Prävalenzrate in % bei t_2		Inzidenz in %
	S = 1	S mind. 2	S = 1	S mind. 2	0/1 -» 2/3/4
Insgesamt (Fälle)					22,8
Senile Demenz	1,2 (0,62-1,78)	1,2 (0,62-1,78)	0,7 (0,25-1,15)	1,9 (1,17-2,63)	1,0
Andere organische Psychosen	0,3 (0,01-0,59)	0,7 (0,25-1,15)	0,7 (0,25-1,15)	1,0 (0,47-1,53)	0,9
Schizophrenie	--	0,4 (0,06-0,74)	0,1 (0-0,27)	0,4 (0,06-0,74)	0
Affektive Psychosen	0,4 (0,06-0,74)	1,5 (0,85-2,15)	0,4 (0,06-0,74)	0,7 (0,25-1,15)	0,5
Neurotische und psychosomatische Erkrankungen	13,7 (11,86-15,54)	11,7 (9,98-13,42)	10,1 (8,49-11,71)	10,7 (9,05-12,35)	16,2
Persönlichkeitsstörungen	2,8 (1,92-3,68)	0,6 (0,19-1,01)	4,7 (3,57-5,83)	2,8 (1,92-3,68)	2,5
Alkohol-/Drogenmißbrauch/ -abhängigkeit	2,2 (1,42-2,98)	2,4 (1,58-3,22)	4,5 (3,39-5,61)	3,7 (2,69-4,71)	3,3
Oligophrenie	0,7 (0,25-1,15)	0,9 (0,39-1,41)	0,4 (0,06-0,74)	1,0 (0,47-1,53)	0,3

somatische Erkrankungen mit 16,2 % hoch. Für Schizophrenie war die 5-Jahres-Inzidenzrate 0.%; allerdings zeigten 0,2% eine Verschiebung von einer anderen diagnostischen Kategorie auf die Kategorie Schizophrenie. Für affektive Psychosen war die Inzidenzrate 0,5% und weitere 1,0% zeigten im 5-Jahres-Verlauf eine affektive Psychose, nachdem sie zuvor an einer anderen psychischen Erkrankung erkrankt waren. Eine Darstellung von Verlaufstypen für einzelne Diagnosegruppen findet sich in Tabelle 3.1.5 l im Anhang.

Die **Remissionsrate** für psychische Störungen insgesamt betrug 51,7%, d.h. daß mehr als die Hälfte aller Probanden, welche beim ersten Querschnitt eine psychische Erkrankung mit Schweregrad 2, 3 oder 4 aufwiesen, im weiteren 5-Jahres-Verlauf remittierten (Schweregrad 0 oder 1). Die Remissionsrate war vergleichsweise hoch bei neurotischen und psychosomatischen Erkrankungen und niedrig bei Schizophrenien und Oligophrenien. Die Chronizitätsraten waren dementsprechend bei Schizophrenien und Oligophrenien sehr hoch und bei anderen organischen Psychosen und affektiven Psychosen sehr niedrig.

Hinsichtlich des Auftretens von Symptomen und Syndromen aus dem psychosomatischen Bereich erwiesen sich bei Binder et al.(1982) frühere Symptome dieser Art als wesentliche Prädiktoren für das weitere Vorkommen dieser Störungen. Im Rahmen derselben Untersuchung fanden die gleichen Autoren (Binder et al., 1982b) bei der

Überprüfung depressiver Symptome, materieller Ressourcen, sozialer Bindungen und der Selbstrealisation im Rahmen der sozialen Integrationstheorie eine enge Korrelation zwischen Depression und wahrgenommener Erfüllung grundlegender sozialer Bedürfnisse. Angst & Dobler-Mikola (1984) interpretierten ihre Ergebnisse anhand der 20- bzw. 23jährigen Männer und Frauen in der Schweiz bezüglich Geschlechtsunterschiede dahingehend, daß vorhandene depressive Syndrome von Frauen eher als von Männern berichtet würden und Männer eher zu einem differentiellen "Vergessen" dieser Symptome neigten. Dieser Befund ist von Relevanz für diagnostische Kriterien, welche diesem unterschiedlichen Verhalten im Berichten vorhandener Symptome Rechnung tragen müßte. Das subjektive Leiden in Zusammenhang mit extensiven depressiven Episoden und Einschränkungen im sozialen und Arbeitsbereich durch Depression wurde bei beiden Geschlechtern in gleichem Ausmaß gefunden (Angst & Dobler-Mikola, 1984).

Hinsichtlich der Geschlechtsunterschiede berichteten Angst & Dobler-Mikola (1984) bei depressiven Syndromen bis zu 3 Monaten Dauer keine signifikanten Ergebnisse, während depressive Syndrome mit einer Dauer von über einem Jahr bei Frauen häufiger waren. Bei einer Nachuntersuchung jener Probanden mit depressiven Episoden von einer Mindestdauer von einer Woche ein oder zweimal im Jahr oder einmalig vier Wochen im Jahr bestand ein Trend für zunehmende somatische Symptome mit zunehmender Dauer der depressiven Episode (Angst & Dobler-Mikola, 1984).

Surtees et al. (1986) berichteten bei einer longitudinalen Untersuchung an einer Bevölkerungsteilstichprobe eine Jahresprävalenz von 17,6% für depressive Erkrankungen und 7,6% für Angstsyndrome (RDC-Kriterien). Sie fanden eine Inzeptionsrate für depressive Erkrankungen und Angstsyndrome von 12,6% für den Jahreszeitraum. Inzeptionsrate war definiert als das erstmalige Auftreten derartiger Symptome bei zuvor gesunden Probanden während des Beobachtungszeitraums ohne Berücksichtigung der Life-Time-Prävalenz. Die Untersuchung erstreckte sich ausschließlich auf Frauen und die Stichprobe war kleiner als die der Oberbayerischen Verlaufsuntersuchung.

Bronisch et al. (1985) fanden für stationär behandelte Patienten mit depressiver Neurose bei einer 6- bis 8-Jahres-Katamnese bei 40% einen ziemlich ungünstigen Verlauf mit persistierender Symptomatik, während 40% noch leichtere Symptome und Einschränkungen zeigten und nur 20% ausreichend gebessert waren.

Diskussion zur Häufigkeitsverschiebung depressiver Erkrankungen über die Zeit: Bei der Interpretation von Häufigkeitsverschiebungen der betrachteten Syndrome sind mehrere Faktoren zu berücksichtigen.

1. Änderungen im Diagnosenschlüssel: Im zweiten Querschnitt wurden psychosomatische Erkrankungen detaillierter erfaßt, nachdem in der ICD-9 zwei statt bisher einer ICD-Nummer für diese Erkrankungen zur Verfügung stehen. Damit dürfte sich im zweiten Querschnitt die Wahrscheinlichkeit erhöht haben, vorhandene psychosomatische Syndrome tatsächlich zu erfassen.

2. Eine andere Möglichkeit wäre, daß die Abnahme depressiver Syndrome vom ersten zum zweiten Querschnitt mit einer Änderung der diagnostischen Gepflogenheiten einhergegangen sein könnte. Dagegen sprechen jedoch die Ergebnisse zu den einzelnen Items des Goldberg-Interviews: Beim ersten Querschnitt haben 10,3% der Verlaufsstichprobe eine depressive Stimmung mit Schweregrad 2, 3 oder 4 - beim zweiten Querschnitt waren es nur 4,9%. Analog zeigte sich für depressive Gedanken ein Abfall von 7,5% auf 3,8%.

3. Die ärztlichen Interviewer waren zu beiden Querschnitten anhand derselben Videobänder, anhand des Manuals und anhand bereits vorliegender Einschätzungen in der Handhabung des Goldberg-Interviews trainiert worden. Ein weiteres Argument könnte sein, daß die 1974 gezogene Verlaufsstichprobe nicht für die Bevölkerung in den 80er Jahren repräsentativ ist. Dagegen spricht aber die niedrige Häufigkeit depressiver Syndrome mit Schweregrad 2, 3 oder 4 in der Prävalenzstichprobe der 80er Jahre (5%) im Vergleich zur Prävalenzstichprobe der 70er Jahre (8,1%). Darüber hinaus zeigt sich auch beim Vergleich der beiden Prävalenzstichproben ein entsprechender Abfall der Depressions-Items des Goldberg-Interviews (S=2, 3 oder 4) für depressive Stimmung von 10,7% auf 5,9% und für depressive Gedanken von 7,7% auf 4,6%.

Diese Tatsachen und Befunde stützen die Hypothese eines tatsächlichen Häufigkeitsabfalles depressiver Symptome und Syndrome. Die Ergebnisse in der Literatur zu dieser Thematik sind uneinheitlich; teils bestätigen sie unsere Befunde, teils stehen sie im Widerspruch dazu. Weissman (1986) berichtete "Life-Time"-Prävalenzraten für Major Depression für verschiedene Geburtskohorten von 1905 bis 1964 und vertrat bei der Interpretation dieser, allerdings retrospektiv erfaßten Befunde die Hypothese einer Zunahme depressiver Erkrankungen über die Geburtskohorten. Die Lundby-Studie stellt eine weitere Untersuchung dar, die eine Zunahme depressiver Syndrome über die Jahre annehmen läßt (Hagnell et al., 1982). Die Autoren berichteten für die 15 vorausgegangenen Jahre eine Zunahme von Depressionen; besonders ausgeprägt war diese Zunahme bei jüngeren Männern im Alter von 20-39 Jahren für depressive Erkrankungen mit mittlerer oder schwerer Beeinträchtigung. Die Befunde einer anderen neueren Arbeit entsprechen jedoch ganz den Befunden unserer eigenen Untersuchung: Sturt et al. (1984) berichteten über eine am Institut of Psychiatry in London im Stadtteil Camberwell durchgeführte Untersuchung, basierend auf dem Camberwell Fallregister. Unter Verwendung von DSM-III- und CATEGO-diagnostischen Kriterien fand sich über die 70er Jahre ab 1976 eine Abnahme der Inzeptionsrate für depressive Erkrankungen in der Bevölkerung und eine Abnahme von Erstkontakten und stationären Erstaufnahmen mit einer Diagnose "Depression". Analog zu den Ergebnissen der Oberbayerischen Verlaufsuntersuchung fand sich bei dieser Untersuchung in London parallel zu einer Abnahme depressiver Erkrankungen eine Zunahme der Inzidenz von Alkoholismus.

Houley et al. (1986) untersuchten bestimmte Familienklima-Variablen bei Angehörigen hinsichtlich ihrer prognostischen Bedeutung für den Verlauf depressiver Erkrankungen bei 39 stationär behandelten Patienten. Während 59% der Patienten bei Angehörigen mit "high expressed emotion" im 9-Monats-Katamnesezeitraum einen Rückfall zeigten, war dies bei keinem der Patienten mit Angehörigen von "low expressed emotion" der Fall.

3.1.5.3 Lebensereignisse, chronische Schwierigkeiten und die Auslösung depressiver Episoden

Neuere Literatur zur Frage der Entstehung und Auslösung depressiver Erkrankungen in Zusammenhang mit Lebensereignissen und chronischen Schwierigkeiten findet sich bei Katschnig (1986). Ein wiederholt replizierter Befund in der vielfältigen und sehr umfangreichen Literatur zu diesem Thema ist, daß Personengruppen mit erhöhtem Risiko für Depressionen (wie z.B. niedrige soziale Klasse, Geschiedene oder Getrenntlebende, Jüngere, Stadtbewohner) im Vergleich zu Populationen mit niedrigem Depressionsrisiko eine erhöhte Anzahl belastender oder bedrohlicher Lebensereignisse aufweist. Katschnig et al. (1986) kritisierten den Mangel an methodischem Bewußtsein hinsichtlich der Reliabilität erfaßter Lebensereignisse und deren Datierung und Kategorisierung sowie Probleme in der Subklassifikation der Depressionen; insgesamt ließ sich kein differentieller Zusammenhang zwischen Lebensereignissen einerseits und phänomenologisch definierten Depressions-Subtypen belegen. Eine ältere Untersuchung von Warheit (1979) bestätigt die Hypothese, daß Lebensereignisse zur Entwicklung depressiver Symptome beitragen.

Einen komplexen, sehr fruchtbaren, aber auch zeitaufwendigen methodischen Ansatz und ein interessantes theoretisches Konzept vertrat George Brown mit seiner Londoner Arbeitsgruppe am Bedford College. Seine Ergebnisse sind zusammenfassend in Brown & Harris (1978 und 1986) dargestellt. In seinem Vulnerabilitätsmodell unterscheidet Brown 1. "provoking agents" (Lebensereignisse und chronische Schwierigkeiten), 2. Vulnerabilitätsfaktoren wie z.B. a) Mangel eines Vertrauten, b) früher Verlust der Eltern bzw. eines Elternteiles, c) bei Frauen mehrere zu Hause lebende Kinder unter 15 Jahren), welche den Einfluß von Stressoren auf die Psychopathologie modulieren und nur dann wirksam werden, wenn Lebensereignisse und chronische Schwierigkeiten bestehen, sowie 3. "Symptomformation"-Faktoren, welche direkt die Psychopathologie beeinflussen. Symptomformationsfaktoren beeinflussen nicht das Risiko, an einer bestimmten Erkrankung zu erkranken, sondern beeinflussen nur die Form der Erkrankung, wenn sie da ist. In ihrer Londoner Stichprobe fanden Brown & Harris (1978) folgende Vulnerabilitätsfaktoren bei Frauen: Fehlen einer Vertrauensbeziehung, drei oder mehr Kinder im Alter unter 14 Jahren im Haushalt und Tod der Mutter bevor die Probandin 11 Jahre alt war. Frauen in der Stadtbevölkerung, welche einen oder mehrere dieser Faktoren aufwiesen, hatten ein erhöhtes Risiko für Depression, wenn bedrohliche Lebensereignisse ihre Lebensroutine unterbrach. In einer anderen Untersuchung untersuchten Brown und Mitarbeiter (Brown & Prudo, 1981) 201 Frauen einer Bevölkerungsstichprobe auf den ländlichen Äußeren Hebriden; "provoking agents" waren erheblich seltener bei dieser ländlichen Bevölkerung; anders als bei der Stadtbevölkerung war nicht Status einer niedrigen sozialen Klasse, sondern eine schlechte Integration in den traditionellen Lebensstil der ländlichen Bevölkerung mit einer erhöhten Depressionsrate bei Auftreten von "provoking agents" assoziiert. In einer späteren Untersuchung an 400 Frauen mit Kindern in dem Londoner Stadtteil Islington fanden Brown und Mitarbeiter die Bedeutung länger wirksamer, schwerer bedrohlicher Lebensereignisse für die Auslösung depressiver Episoden bestätigt (Brown et al., 1985; 1986; 1987). Etwa eine von fünf der untersuchten Frauen, welche länger wirksame, schwere bedrohliche Lebensereignisse erfuhren, erkranken anschließend an Depression, doch ließ sich durch andere Operationalisierungen die Quote noch erhöhen. In der Islington-Studie wirkte sich das Fehlen von sozialer Unterstützung durch den Vertrauten bei Eintreten eines Lebensereignisses besonders dann depressionsauslösend aus, wenn die Hilfe *in der Zeit der Krise* versagt blieb und wenn die Erwartung nach sozialer Stützung bei Eintreten eines Lebensereignisses enttäuscht wurde. Die Autoren weisen auf die Bedeutung der tatsächlich mobilisierten Unterstützung (im Vergleich zur erwarteten Unterstützung) hin. Jene Depressiven, welche einen Psychiater aufsuchten, unterschieden sich im Schweregrad der Depression nicht von jenen, die keinen Psychiater aufsuchten, sondern in der Art, wie sie ihre Symptome zum Ausdruck brachten.

Die Edinburgher Arbeitsgruppe (Miller & Ingham, 1983; Miller et al., 1986) schrieb zwei Mustern einen hohen Vorhersagewert für Depression zu: 1. Vorliegen einer hoffnungslosen Situation mit Wahlmöglichkeit für das eigene Handeln bei Eintreten eines Lebensereignisses oder einer Schwierigkeit sowie 2. Vorliegen eines Verlustereignisses und einer hoffnungslosen Situation bei Fehlen von Unsicherheit über "Outcome". Zusammen mit den Variablen "soziale Schicht", "Geschlecht" und "soziale Unterstützung" erklärten Lebensereignisse 21,9% der Varianz für die Entstehung von Depressionen. In einer späteren Untersuchung an Frauen zeigte sich die höchste Rate für eine "provoking situation" für die Arbeiterklasse, für Arbeitslose und für Frauen mit drei oder mehr Kindern unter 14 Jahren im Haushalt sowie für Geschiedene, Verwitwete oder Getrenntlebende. Situationen der Abhängigkeit waren bei der jüngsten Altersgruppe (ab 18 Jahre) und bei den Geschiedenen, Getrenntlebenden und Verwitweten am häufigsten.

Bei einer Replikation der Brown'schen Camberwell-Studie in Calgary, Canada, bestätigte Costello (1982) zwar das Fehlen eines Vertrauten als einen Vulnerabilitätsfaktor, dagegen erwiesen sich soziale Klasse, Arbeitsstatus und Anzahl der Kinder im Haushalt unter 14 Jahren sowie Verlust der Mutter vor dem 11. Lebensjahr der Probandin nicht als Vulnerabilitätsfaktor. In Übereinstimmung mit Brown war der Schweregrad der Bedrohlichkeit der Lebensereignisse und Schwierigkeiten mit der Auslösung von Depressionen besonders für möglicherweise unabhängige Ereignisse und Schwierigkeiten assoziiert.

Nach Roy (1987) waren familiäre Häufungen von Depression in der Familie und Eheprobleme vor Beginn der Depression sowohl bei endogen wie bei nicht endogen Depressiven gehäuft vorzufinden, während folgende Risikofaktoren allein für nicht endogene Depression bezeichnend waren: Arbeitslosigkeit, Trennung von den Eltern vor dem 17. Lebensjahr für ein Jahr oder mehr, drei oder mehr Kinder unter 14 Jahren im Haushalt. Cooke (1986) verwandte ein hierarchisches Regressionsmodell, welches die Rolle von Persönlichkeitsfaktoren, soziale Unterstützung, Vulnerabilitätsfaktoren und allgemeine Coping-Fähigkeiten für die Entstehung von Angstsyndromen und Depressionen nach Lebensereignissen in einer Bevölkerungsstichprobe berücksichtigte.

3.1.6 Psychosomatische Erkrankungen in der Bevölkerung
Fichter, M.M., Fischer, T. & Witzke, W.

Psychosomatische Erkrankungen fanden in den vergangenen Jahren zunehmend Beachtung. Diese Tendenz drückt sich unter anderem auch in der Einrichtung von Abteilungen und Lehrstühlen für Psychosomatik und Psychotherapie an den medizinischen Fakultäten in der Bundesrepublik Deutschland aus. Auch haben sich in den vergangenen zwanzig Jahren die Fort- und Weiterbildungsmöglichkeiten in Psychotherapie und Psychosomatik für Ärzte und Psychologen erheblich erweitert. Das Interesse nahm zu, Krankheiten, welche vormals unter rein somatischen Aspekten gesehen wurden, auch unter psychologischen Gesichtspunkten zu betrachten.

In der Oberbayerischen Verlaufsuntersuchung waren psychosomatische Erkrankungen eine der verschiedenen, erfaßten diagnostischen Kategorien. Der Erfassung von psychosomatischen Erkrankungen im Rahmen der Oberbayerischen Verlaufsuntersuchung kam zugute, daß die neunte Revision des internationalen Diagnoseschlüssels für psychiatrische Erkrankungen zwei statt vormals einen Schlüssel für psychosomatische Erkrankungen aufwies: ICD-Nr. 306 für körperliche Funktionsstörungen psychischen Ursprungs (unterteilt nach Organsystemen) und ICD-Nr. 316 für anderweitig klassifizierte Erkrankungen, bei denen psychische Faktoren eine Rolle spielen (psychische Erkrankungen im engeren Sinne). Die folgende Darstellung erstreckt sich nicht auf speziellere Symptome oder Syndrome, die auch als psychosomatisch aufgefaßt werden können, wie z.B. spezielle Schmerzsyndrome, die im dementsprechenden Kapitel abgehandelt sind. In diesem Kapitel sind Ergebnisse für jene Fälle dargestellt, bei welchen die ärztlichen Interviewer nach ICD 8 im ersten Querschnitt bzw. 9 im zweiten Querschnitt die Diagnose einer psychosomatischen Erkrankung stellten.

Das folgende Kapitel erstreckt sich durchgehend auf die *Verlaufsstichprobe*. Dieses ist die sinnvolle Stichprobe für alle Verfahren, die mit dem Verlauf und einer Längsschnittbetrachtung im Zusammenhang stehen. Für Fragen der aktuellen Prävalenz bestimmter Erkrankungen für die achtziger Jahre ist diese, Mitte der siebziger Jahre gezogene Stichprobe allerdings nicht ohne weiteres repräsentativ. Für diese spezielle Frage werden wir an anderer Stelle berichten, ob sich bei Betrachtung der Prävalenzstichprobe der achtziger Jahre Abweichungen gegenüber den im folgenden zur Verlaufsstichprobe berichteten Ergebnissen zeigten. Diese Abweichungen sind vermutlich geringfügig. Über die hier im Hauptteil abgebildeten Tabellen und Abbildungen hinaus findet sich im Anhang weiteres Material.

1. Prävalenz
Von den 1.342 Probanden, von denen Angaben aus beiden Querschnittsuntersuchungen existieren, zeigten im ersten Querschnitt 33 Probanden (2,5 %) deutlich ausgeprägte psychosomatische Erkrankungen (Schweregrad $\geq$ 2) und weitere 43 (3,2 %) zeigten leichtere psychosomatische Syndrome (Schweregrad = 1). In der zweiten Querschnittsuntersuchung zeigten von diesen 1.342 Probanden 54 (4 %) deutliche bis starke psychosomatische Erkrankungen (Schweregrad $\geq$ 2) und weitere 70 (5,2 %) leichtere psychosomatische Syndrome (Schweregrad = 1). Diese Prävalenzangaben divergieren etwas von den Angaben im Depressionskapitel, da jeweils für etwas andere (überlappende) Stichproben berichtet wird (s.o.).

2. Inzidenz

Von jenen nicht psychosomatisch Erkrankten des ersten Querschnittes (1.264) waren in der zweiten Querschnittsuntersuchung 42 (3,3 %) mit einem Schweregrad von mindestens 2 psychosomatisch erkrankt; weitere 61 (4,8 %) zeigten psychosomatische Syndrome mit Schweregrad 1. Diese Zahlen stellen die 5-Jahres-Inzidenz für schwerere und leichte psychosomatische Erkrankungen ohne Berücksichtigung des Intervalles dar. Weitere Angaben zur Indizenz und zum Verlauf psychosomatischer Erkrankungen sind im Kapitel über den Verlauf psychischer Erkrankungen zu finden.

3. Remissionsrate

Von jenen psychosomatisch Erkrankten der ersten Querschnittsuntersuchung mit einem Schweregrad von mindestens 2 (n = 33) waren zum Zeitpunkt des zweiten Querschnittes 23 (69,7 %) nicht mehr psychosomatisch erkrankt. Von jenen Probanden, die im ersten Querschnitt eine psychosomatische Erkrankung mit Schweregrad 1 aufwiesen (n = 43), waren 32 (74,4 %) nicht mehr psychosomatisch erkrankt. Weitere Angaben zur Remission psychosomatisch Erkrankter sind im Kapitel über den Verlauf psychischer Erkrankungen zu finden.

4. Chronizitätsrate

Von jenen Probanden, welche im ersten Querschnitt mit einem Schweregrad von mindestens 2 psychosomatisch erkrankt waren (n = 33), waren bei der zweiten Querschnittsuntersuchung noch 5 (15,2 %) mit einem Schweregrad von mindestens 2 psychosomatisch erkrankt. Von jenen Probanden, die im ersten Querschnitt eine leichte psychosomatische Erkrankung aufwiesen (n = 43), hatten 7 (16,3 %) bei der zweiten Querschnittsuntersuchung eine psychosomatische Erkrankung mit Schweregrad von mindestens 2, und 4 Probanden (9,3 %) hatten im zweiten Querschnitt eine psychosomatische Erkrankung mit Schweregrad 1. Und somit wiesen 11 Probanden (25,6 %) von jenen mit leichten psychosomatischen Erkrankungen beim ersten Querschnitt auch beim zweiten Querschnitt eine psychosomatische Erkrankung mit Schweregrad mindestens 1 auf (ca. 1/4). Weitere Angaben zur Chronizität psychosomatisch Erkrankter finden sich im Verlaufskapitel.

5. Geschlechtsverteilung

In beiden Querschnittsuntersuchungen waren sowohl leicht (S = 1) wie schwerer psychosomatisch Erkrankte unter Männern und Frauen etwa gleich häufig vertreten (Abb.3.1.6 a). In der ersten Querschnittsuntersuchung waren nicht psychosomatisch psychisch Erkrankte mit Schweregrad von mindestens 2 unter Frauen signifikant häufiger vertreten mit Chi^2 = 10,3; df = 1, p < 0.01.

6. Schichtverteilung

In beiden Querschnittsuntersuchungen waren *psychosomatisch Erkrankte* mit Schweregrad von mindestens 2 aus den höheren sozialen Schichten überrepräsentiert (2. Querschnitt: Chi^2 = 2,89; df = 1; p < 0.01). Ebenso waren in den beiden Querschnittsuntersuchungen *psychisch Gesunde* in den beiden oberen Sozialschichten überrepräsentiert (erste Querschnittsuntersuchung: Chi^2 = 5,43; df = 1; p < 0,025; zweite Querschnittsuntersuchung Chi^2 = 4,32; df = 1; p < 0,05). In den unteren drei

Sozialschichten waren nicht psychosomatisch psychisch Erkrankte (mit Schweregrad von mindestens 2) in beiden Querschnittsuntersuchungen überrepräsentiert (erste Querschnittsuntersuchung Chi^2 = 9,01; df = 1; p < 0,01; zweite Querschnittsuntersuchung Chi^2 = 8,32; df = 1; p < 0,01). Die Ergebnisse für Geschlecht und soziale Klasse sind in Abbildung 3.1.6 a und Abbildung 3.1.6 b dargestellt.

7. Schulbildung

In der ersten Querschnittsuntersuchung waren psychosomatisch Erkrankte mit einem Schweregrad von 1 in der Gruppe mit höherem Schulabschluß signifikant häufiger vertreten als in den Gruppen mit Mittel- und Volksschulabschluß (Chi^2 = 4,05; df = 1; p < 0,05). In der zweiten Querschnittsuntersuchung waren psychosomatisch Erkrankte mit einem Schweregrad von 1 jedoch signifikant häufiger in der Gruppe mit Mittelschulabschluß vertreten als in den Gruppen mit Volksschulabschluß oder mit höherem Schulabschluß (Chi^2 = 3,99; df = 1; p $\leq$ 0,05). Psychosomatisch Erkrankte mit einem Schweregrad von mindestens 2 waren in der zweiten Querschnittsuntersuchung signifikant häufiger in den beiden Gruppen mit mittlerem und höherem Schulabschluß vertreten als in der Gruppe mit Volksschulabschluß (Chi^2 = 4,39; df = 1; p < 0,05). Für die erste Querschnittsuntersuchung ergab sich bei psychosomatisch Erkrankten (S $\leq$ 2) in etwa eine Gleichverteilung für die verschiedenen Schulabschlüsse. Nicht psychosomatisch psychisch Erkrankte mit einem Schweregrad von mindestens 2 waren in beiden Querschnittsuntersuchungen in der Gruppe mit Volksschulabschluß signifikant häufiger vertreten als in den Gruppen mit mittlerem und höherem Schulabschluß (erste Querschnittsuntersuchung: Chi-Quadrat = 15,9; df = 1; p < 0,05; zweite Querschnittsuntersuchung: Chi-Quadrat = 26,8; df = 1; p < 0,001). Psychisch Gesunde waren in beiden Querschnittsuntersuchungen signifikant häufiger in den Gruppen mit mittlerem und höherem Schulabschluß vertreten (erste Querschnittsuntersuchung: Chi^2 = 4,01; df = 1; p < 0,05; zweite Querschnittsuntersuchung: Chi^2 = 7,9; df = 1; p < 0,01) (Abb. 3.1.6 c im Anhang).

8. Altersverteilung

Abbildung 3.1.6 d zeigt die Häufigkeit psychosomatischer und nicht psychosomatischer Erkrankungen in Abhängigkeit von Altersgruppen. Psychosomatisch Erkrankte mit einem Schweregrad von 1 waren bei beiden Querschnittsuntersuchungen in der Altersgruppe von 65 Jahren und älter signifikant seltener vertreten als in den jüngeren Altersstufen (erste Querschnittsuntersuchung: Chi^2 =5, 14; df = 1; p < 0,025; zweite Querschnittsuntersuchung: Chi^2 = 9,40; df = 1; p < 0,01). Psychosomatisch Erkrankte mit einem Schweregrad von mindestens 2 zeigten die gleiche Altersverteilung wie jene mit leichteren psychosomatischen Erkrankungen (erste Querschnittsuntersuchung: Chi^2 = 6,90; df = 1; p < 0,01; zweite Querschnittsuntersuchung: Chi^2 = 9,83; df = 1; p < 0,01). Nicht psychosomatisch psychisch Erkrankte mit einem Schweregrad von mindestens 2 waren in beiden Querschnittsuntersuchungen signifikant häufiger in den Altersgruppen ab 45 Jahre als in jüngeren Altersgruppen vertreten (erste Querschnittsuntersuchung Chi^2 = 27,6; df = 1; p < 0,001; zweite Querschnittsuntersuchung: Chi^2 = 6,45; df = 1; p < 0,01). Psychisch Gesunde waren in der ersten Querschnittsuntersuchung signifikant häufiger in der Altersgruppe von 15 bis 44 Jahre vertreten und weniger häufig in den höheren Altersgruppen (Chi^2 = 16,1; df = 1; p < 0,001).

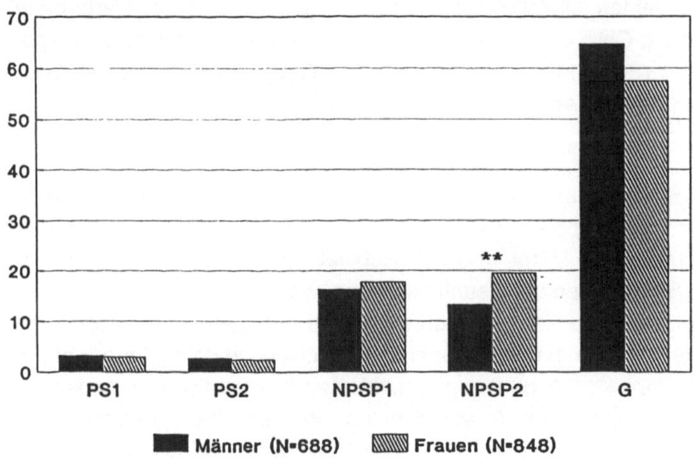

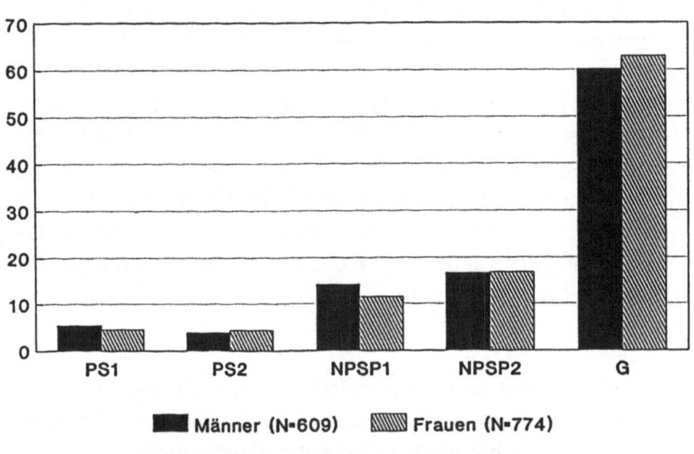

PS1 = psychosomatisch Erkrankte mit Schweregrad 1
PS2 = psychosomatisch Erkrankte mit Schweregrad $\geq$ 2
NPSP1 = nicht psychosomatisch psychisch Erkrankte mit Schweregrad 1
NPSP2 = nicht psychosomatisch psychisch Erkrankte mit Schweregrad $\geq$ 2
G = Gesunde

Abb. 3.1.6 a: Häufigkeit psychosomatischer und nicht psychosomatisch psychischer Erkrankungen in Abhängigkeit vom *Geschlecht.* *p<.05; **p<.01

9. Gemeindetyp

Der Anteil psychosomatisch Erkrankter mit einem Schweregrad von 1 war in beiden Querschnittsuntersuchungen in der Industriegemeinde Traunreut höher als in der Dienstleistungsstadt Traunstein und mehr noch in der Landgemeinde Palling. Für die erste Querschnittsuntersuchung war dieses Ergebnis signifikant (Chi^2 = 5,57; df = 1;

148

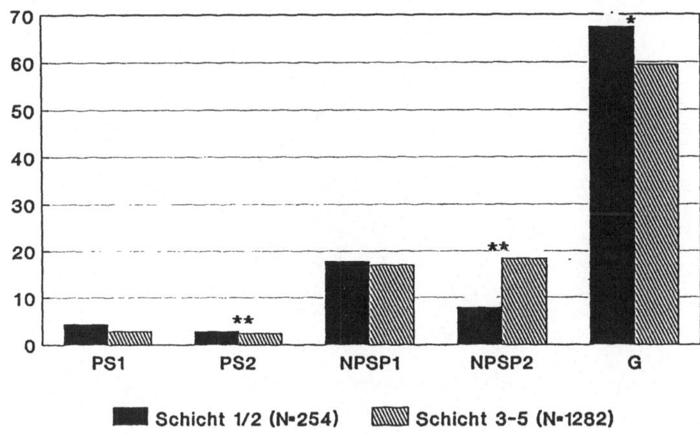

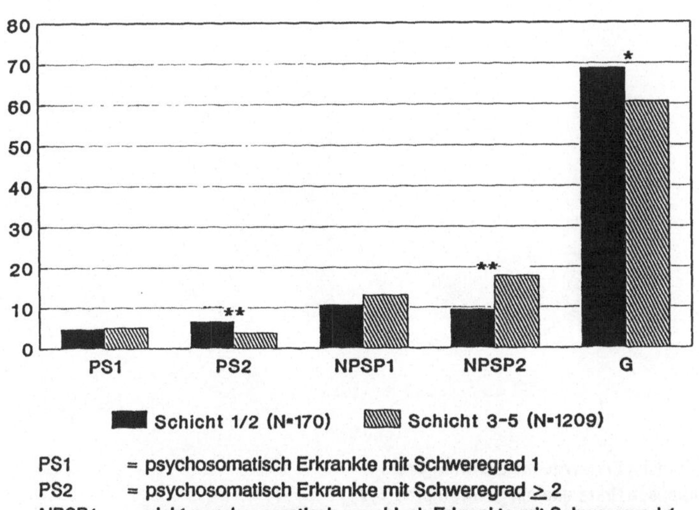

PS1   = psychosomatisch Erkrankte mit Schweregrad 1
PS2   = psychosomatisch Erkrankte mit Schweregrad $\geq$ 2
NPSP1 = nicht psychosomatisch psychisch Erkrankte mit Schweregrad 1
NPSP2 = nicht psychosomatisch psychisch Erkrankte mit Schweregrad $\geq$ 2
G   = Gesunde

Abb. 3.1.6 b: Psychosomatische und nicht psychosomatische psychische Erkrankungen in ihrer Häufigkeit in Abhängigkeit von der *sozialen Schicht.* Stat. Vergleich innerhalb desselben Querschnittes. *$p<.05$; **$p<.01$

$p < 0{,}025$). Psychosomatisch Erkrankte mit einem Schweregrad von mindestens 2 waren in der ersten Querschnittsuntersuchung in der Industriestadt Traunreut über- und in der Dienstleistungsstadt Traunstein deutlich unterrepräsentiert. In der zweiten Querschnittsuntersuchung war diese Gruppe dagegen in der Dienstleistungsge-

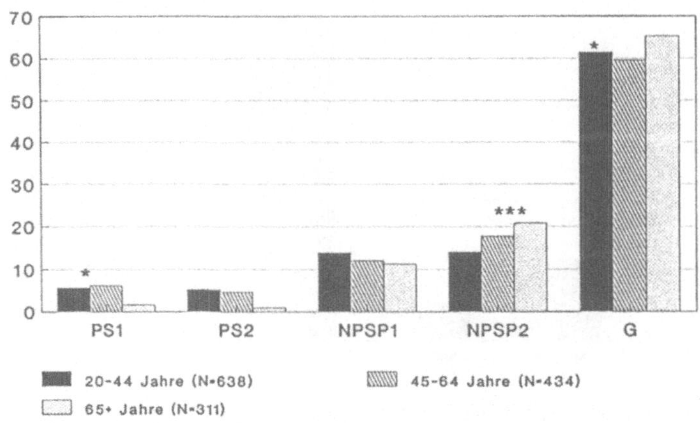

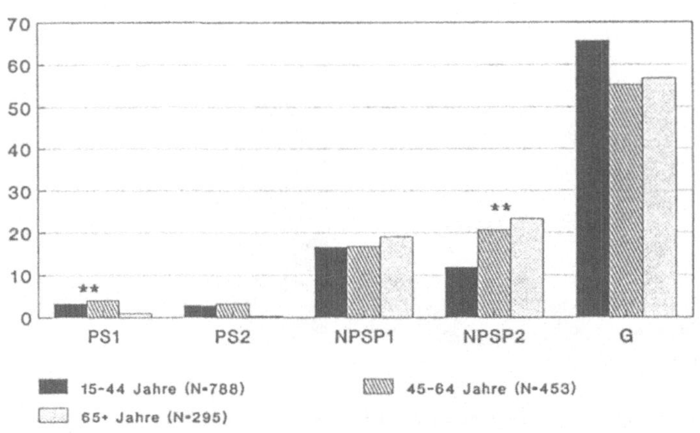

PS1 = psychosomatisch Erkrankte mit Schweregrad 1
PS2 = psychosomatisch Erkrankte mit Schweregrad $\geq$ 2
NPSP1 = nicht psychosomatisch psychisch Erkrankte mit Schweregrad 1
NPSP2 = nicht psychosomatisch psychisch Erkrankte mit Schweregrad $\geq$ 2
G = Gesunde

Abb. 3.1.6 d: Häufigkeit psychosomatischer und nicht psychosomatisch psychischer Erkrankungen in Abhängigkeit vom *Alter*. Stat. Vergleich innerhalb desselben Querschnittes. *p<.05; **p<.01

meinde Traunstein über- und in der Landgemeinde Palling stark unterrepräsentiert. Psychisch Gesunde waren in beiden Querschnittsuntersuchungen in der Industriegemeinde Traunreut deutlich häufiger vertreten als in den beiden anderen Gemeinden. Die Differenzen sind für die erste Querschnittsuntersuchung signifikant (Chi^2 = 5,12; df = 1; p < 0,025). Nicht psychosomatisch psychisch Erkrankte mit einem Schweregrad von 1 waren in beiden Querschnittsuntersuchungen in der Industriegemeinde Traunreut etwas weniger häufig vertreten als in den beiden anderen Gemeinden.

10. Ausländer

In Traunreut war in der ersten Querschnittsuntersuchung bei der ausländischen Bevölkerung vor allem der Anteil psychosomatisch Erkrankter mit einem Schweregrad von mindestens 2 erhöht (Chi^2 = 8,81; df = 1; p = 0,01). In der zweiten Querschnittsuntersuchung waren in Traunreut unter der ausländischen Bevölkerung sowohl leicht psychosomatisch Erkrankte mit Schweregrad 1 (Chi^2 = 5,11; df = 1; p = 0,025) als auch psychosomatisch Erkrankte mit Schweregrad von mindestens 2 (Chi^2 = 10,50; df = 1; p = 0,01) (Abb. 3.1.6 e im Anhang).

11. Arbeitsfähigkeit

In der ersten Querschnittsuntersuchung waren psychosomatisch Erkrankte mit einem Schweregrad von mindestens 2 wesentlich stärker als psychisch Gesunde in ihrer Arbeitsfähigkeit eingeschränkt (Chi^2 = 60,85; df = 3; p = 0,001). Auch stärker als nicht psychosomatisch psychisch Erkrankte mit einem Schweregrad von mindestens 2 (vergleiche Abb. 3.1.6 f im Anhang). In der zweiten Querschnittsuntersuchung waren objektiv schlechtere Arbeitsbedingungen (SIS) bei psychosomatisch Erkrankten deutlich häufiger zu finden, als bei nicht psychosomatisch psychisch Erkrankten mit Schweregrad von mindestens 2 im Vergleich mit psychisch Gesunden. Eine negative Beurteilung des Arbeitsmanagements auf den Social Interview Schedule (SIS) war bei psychosomatisch Erkrankten mit Schweregrad von mindestens 2 häufiger als bei psychisch Gesunden (vgl. Abb. 3.1.6 g im Anhang). Übertroffen wurden beide erstgenannten Gruppen noch von den nicht psychosomatisch psychisch Erkrankten mit einem Schweregrad von mindestens 2. Die subjektive Arbeitszufriedenheit nach dem SIS war bei psychosomatisch Erkrankten mit einem Schweregrad von mindestens 2 etwa gleich gut wie bei psychisch Gesunden, jedoch signifikant besser als bei nicht psychosomatisch psychisch Erkrankten mit einem Schweregrad von mindestens 2 (Chi^2 = 4,93; df = 1; p < 0,05).

12. Familie und Partnerschaft, Familienstand

In beiden Querschnittsuntersuchungen waren psychosomatisch Erkrankte mit einem Schweregrad von mindestens 2 unter der Gruppe der Ledigen relativ selten und unter der Gruppe der Verheirateten relativ häufig vertreten. Auch waren sie unter der Gruppe der getrennt Lebenden und der Geschiedenen relativ häufig zu finden. Geschiedene und Verwitwete waren bei beiden Querschnitten bei den nicht psychosomatisch psychisch Erkrankten mit Schweregrad von mindestens 2 überrepräsentiert. Psychisch Gesunde waren in beiden Querschnittsuntersuchungen unter Verhei-

Tabelle 3.1.6 a: Häufigkeit psychosomatischer und anderer Erkrankungen in Abhängigkeit vom Familienstand

	ledig	verheiratet	getrennt	verwitwet	geschieden	gesamt
1. Querschnitt						
psychisch Gesunde	77,9	77,6	100,0	65,2	66,4	76,0
psychosomatisch Erkrankte mit Schweregrad $\geq$ 2	2,0	3,5	0,0	4,4	3,0	3,1
nicht psychosomatisch psychisch Erkrankte, S $\geq$ 2	20,1	18,9	0,0	30,4	30,6	20,9
n	299	745	3	46	134	1.227
2. Querschnitt						
psychisch Gesunde	71,7	77,7	57,1	71,4	58,4	74,8
psychosomatisch Erkrankte mit Schweregrad $\geq$ 2	3,5	5,2	14,3	3,7	8,3	4,9
nicht psychosomatisch psychisch Erkrankte, S $\geq$ 2	24,8	17,1	25,6	24,9	33,3	20,3
n	198	726	7	161	48	1.140

Statistik: 1. Querschnitt: Chi^2 gesamt = 14,95, df = 8, n.s.
2. Querschnitt: Chi^2 gesamt = 18,74, df = 8, n.s.

rateten vergleichsweise häufig und unter Verwitweten und Geschiedenen vergleichsweise seltener vertreten (s. Tabelle 3.1.6 a).

Geburtenstellung: Psychosomatisch Erkrankte mit einem Schweregrad von mindestens 2 waren beim ersten Querschnitt als ältestes Kind oder Einzelkind signifikant überrepräsentiert (Chi^2 = 6,27; df = 1; p < 0,025). Auch in der zweiten Querschnittsuntersuchung fand sich eine signifikante Überrepräsentation von Einzelkindern (Chi^2 = 8,06; df = 1; p < 0,01). Dagegen waren nicht psychosomatisch psychisch Erkrankte mit einem Schweregrad von mindestens 2 in beiden Querschnittsuntersuchungen als mittleres oder jüngstes Kind, nicht aber als Einzelkind überrepräsentiert (erster Querschnitt Chi^2 = 6,27; df = 1; p < 0,025; zweiter Querschnitt Chi^2 = 8,06; df = 1; p < 0,01). Psychisch Gesunde waren in der zweiten Querschnittsuntersuchung bei den Kindern, welche als älteste geboren wurden, signifikant überrepräsentiert; dagegen waren sie bei den mittleren, jüngsten und Einzelkindern unterrepräsentiert (Chi^2 = 6,8; df = 1; p < 0,01).

Häusliche Situation: In der zweiten Querschnittsuntersuchung waren nach dem Social Interview Schedule (SIS) die objektiven Bedingungen der häuslichen Situation, die Qualität der häuslichen Interaktion und die Zufriedenheit mit der häuslichen Situation bei psychisch Gesunden etwa gleich gut beurteilt worden wie bei psychosomatisch Kranken mit Schweregrad von mindestens 2. Eine durch die psychische Erkrankung verursachte Störung der primären sozialen Beziehung war in der zweiten Querschnittsuntersuchung bei psychosomatisch Erkrankten mit Schweregrad von mindestens 2 signifikant seltener zu finden als bei nicht psychosomatisch psychisch Erkrankten mit Schweregrad von mindestens 2 (Chi^2 = 6,9; df = 1; p < 0,01).

Partnerschaft: Ohne festen Partner waren in beiden Querschnittsuntersuchungen psychosomatisch Erkrankte mit Schweregrad von mindestens 2 deutlich seltener als Personen der anderen Vergleichsgruppen. Diese Unterschiede waren gegenüber den nicht psychosomatisch psychisch Erkrankten mit Schweregrad von mindestens 2 signifikant (erster Querschnitt: Chi^2 = 7,33; df = 1; p < 0,01; zweiter Querschnitt: Chi^2 = 9,56; df = 1; p < 0,05). Die Gemeinsamkeit in den persönlichen Interessen und Aktivitäten, die gemeinsame Verantwortung und Entscheidungsfindung, die Zufriedenheit in der Partnerschaft war in der zweiten Querschnittsuntersuchung bei psychosomatisch Erkrankten mit Schweregrad von mindestens 2 signifikant stärker belastet als bei Gesunden. Nicht psychosomatisch psychisch Erkrankte mit Schweregrad von mindestens 2 waren jedoch in diesen Punkten noch stärker belastet. Psychosomatisch Erkrankte und Gesunde unterschieden sich signifikant hinsichtlich des Ausmaßes gemeinsamer Interessen und Aktivitäten (Chi^2 = 4,54; df = 1; p < 0,05). Gesunde unterschieden sich signifikant von psychosomatisch Erkrankten in dem Merkmal gemeinsame Verantwortung und Entscheidungsfindung (Chi^2 = 3,82; df = 1; p < 0,001). Gesunde unterschieden sich von psychosomatisch Kranken in dem Merkmal Zufriedenheit mit der Partnerschaft (Chi^2 = 8,19; df = 1; p < 0,01). Bei Probanden mit festem Partner war die sexuelle Beziehung sowohl objektiv als auch subjektiv bei psychosomatisch Erkrankten mit Schweregrad von mindestens 2 stärker belastet als bei psychisch Gesunden (2. Querschnitt: Chi^2 = 8,69; df = 1; p < 0,01 für subjektiv; Chi^2 = 16,58; df = 1; p = 0,001 für objektiv); im Vergleich zu nicht psychosomatisch psychisch Erkrankten mit Schweregrad von mindestens 2 war sie etwas weniger belastet.

Kindererziehung: In der zweiten Querschnittsuntersuchung waren die äußeren Bedingungen für die Kindererziehung, das Zurechtkommen mit den Kindern und die Zufriedenheit mit der eigenen Elternrolle bei psychosomatisch Erkrankten mit Schweregrad von mindestens 2 stärker belastet als bei psychisch Gesunden. Die nicht psychosomatisch psychisch Erkrankten mit Schweregrad von mindestens 2 wichen von den psychosomatisch Erkrankten nur im Punkt Zufriedenheit mit der Elternrolle ab: Sie war bei den nicht psychosomatisch psychisch Erkrankten mit Schweregrad von mindestens 2 deutlich weniger belastet.

Alleinleben: Bei alleinlebenden Probanden waren in der zweiten Querschnittsuntersuchung das Zurechtkommen und die Zufriedenheit mit dem Alleinleben bei psychosomatisch Erkrankten mit Schweregrad von mindestens 2 gegenüber psychisch Gesunden wesentlich stärker belastet. Dieses zeigte sich besonders ausgeprägt für das Zurechtkommen mit dem Alleinleben (Chi^2 = 7,94; df = 1; p < 0,01). Nicht psychosomatisch psychisch Erkrankte mit Schweregrad von mindestens 2 waren in beiden Punkten deutlich weniger als psychosomatisch Erkrankte belastet. Bei Probanden ohne festen Partner war die objektive und subjektive Belastung der sexuellen Rolle bei psychosomatisch Erkrankten mit Schweregrad von mindestens 2 signifikant größer als bei psychisch Gesunden (2. Querschnitt: Chi^2 = 6,24; df = 1; p < 0,025 für subjektiv; Chi^2 = 14,84; df = 1; p < 0,001 für objektiv). Nicht psychosomatisch psychisch Erkrankte mit Schweregrad von mindestens 2 waren in beiden Punkten weniger stark belastet als psychosomatisch Erkrankte mit Schweregrad von mindestens 2 (vor allem objektiv).

13. Wohnsituation, Einkommen und Hausarbeit

In der zweiten Querschnittsuntersuchung hatten psychosomatisch Erkrankte mit Schweregrad von mindestens 2 im Vergleich zu psychisch Gesunden etwas schlechtere Wohnbedingungen und waren signifikant unzufriedener mit ihrer Wohnsituation (Chi^2 = 8,10; df = 1; p < 0,01). Psychosomatisch psychisch Erkrankte mit Schweregrad von mindestens 2 zeigten hier ähnliche Ergebnisse wie psychosomatisch Erkrankte.

Die Höhe des Einkommens wurde insgesamt bei mehr als einem Drittel der Probanden als zu niedrig beurteilt. Die Differenzen zwischen psychosomatisch Erkrankten und psychisch Gesunden waren relativ gering; die nicht psychosomatisch psychisch Erkrankten mit Schweregrad $\geq$ 2 hatten jedoch noch deutlich häufiger ein niedriges Einkommen als psychosomatisch Erkrankte mit Schweregrad von mindestens 2. Das Zurechtkommen mit dem Einkommen wurde relativ selten negativ beurteilt: In etwa 7 % bei psychisch Gesunden und bei psychosomatisch Erkrankten mit Schweregrad von mindestens 2. Nicht psychosomatisch psychisch Erkrankte mit Schweregrad von mindestens 2 kamen dagegen nach ihren eigenen Aussagen deutlich häufiger mit ihrem Einkommen schlecht zurecht. Die Zufriedenheit mit der finanziellen Situation war jedoch bei psychosomatisch Erkrankten mit Schweregrad von mindestens 2 signifikant schlechter als bei psychisch Gesunden (Chi^2 = 4,61; df = 1; p < 0,05). Nicht psychosomatisch psychisch Erkrankte mit Schweregrad von mindestens 2 zeigten ähnliche Ergebnisse hinsichtlich der Zufriedenheit mit dem Einkommen wie psychosomatisch Erkrankte mit Schweregrad von mindestens 2.

Hausarbeiten: Die Bedingungen und die Zufriedenheit mit der Hausarbeit waren in der zweiten Querschnittsuntersuchung bei psychosomatisch Erkrankten mit Schweregrad von mindestens 2 deutlich schlechter als bei psychisch Gesunden (Zufriedenheit: Chi^2 = 9,10; df = 1; p < 0,01). Das Zurechtkommen mit der Hausarbeit wurde bei beiden Gruppen in etwa gleich positiv beurteilt. Nicht psychosomatisch psychisch Erkrankte mit Schweregrad von mindestens 2 wurden hinsichtlich Bedingungen, Management und Zufriedenheit mit der Hausarbeit deutlich schlechter als psychosomatisch Erkrankte mit Schweregrad von mindestens 2 beurteilt.

14. Soziale Kontakte

In der ersten Querschnittsuntersuchung gaben psychosomatisch Erkrankte signifikant häufiger eine gestörte soziale Integration an als psychisch Gesunde (Chi^2 = 50,57; df = 1; p < 0,001). Dagegen gaben sie häufiger soziale Kontakte als psychisch Gesunde an (Chi^2 = 14,58; df = 1; p 0,001). Nicht psychosomatisch psychisch Erkrankte mit Schweregrad von mindestens 2 gaben noch häufiger als psychosomatisch Erkrankte mit Schweregrad von mindestens 2 eine gestörte soziale Integration an. Psychosomatisch Erkrankte mit Schweregrad von mindestens 2 waren signifikant seltener als psychisch Gesunde Mitglied in einem Verein (Chi^2 = 55,95; df = 1; p < 0,001).

In der zweiten Querschnittsuntersuchung wurden entsprechend den Ergebnissen im Social Interview Schedule die Möglichkeiten zu Freizeitaktivitäten und sozialen Kontakten von psychosomatisch Erkrankten mit Schweregrad von mindestens 2 seltener negativ beurteilt als von nicht psychosomatisch psychisch Erkrankten (Chi^2 = 6,86; df = 1; p < 0,01). Die Zufriedenheit mit sozialen Kontakten wurde von psychosomatisch Erkrankten häufiger negativ beurteilt als von psychisch Gesunden (Chi^2 = 6,55; df =

1; p < 0,025). Nicht psychosomatisch psychisch Erkrankte hatten ein signifikant geringeres Ausmaß sozialer Kontakte als psychosomatisch Erkrankte (Chi^2 = 5,79; df = 1; p < 0,025). Interaktionsmöglichkeiten, Qualität der Interaktion und Zufriedenheit über die Interaktion mit Verwandten waren bei psychosomatisch Erkrankten mit Schweregrad von mindestens 2 wesentlich häufiger belastet als bei psychisch Gesunden (Interaktionsmöglichkeiten: Chi^2 = 5,66; df = 1; p < 0,025; Qualität der Interaktion: Chi^2 = 18,05; df = 1; p < 0,001; Zufriedenheit mit der Interaktion: Chi^2 = 11,84; df = 1; p < 0,001). Psychosomatisch Erkrankte berichteten signifikant seltener als nicht psychosomatisch psychisch Erkrankte eine aktive Vermeidung von sozialen Kontakten bedingt durch die psychische Erkrankung (Chi^2 = 7,79; df = 1; p < 0,01).

15. Freizeitaktivitäten

Gegenüber nicht psychosomatisch psychisch Erkrankten mit Schweregrad von mindestens 2 ist bei psychosomatisch Erkrankten mit Schweregrad von mindestens 2 das Ausmaß der Freizeitaktivitäten signifikant höher (Chi^2 = 4,40; df = 1; p < 0,05) und die Zufriedenheit mit den Freizeitaktivitäten ebenfalls signifikant höher (Chi^2 = 3,88; df = 1; p < 0,05). Eine Einschränkung der Freizeitaktivitäten durch psychische Erkrankung gaben psychosomatisch Erkrankte mit Schweregrad von mindestens 2 im Vergleich zu nicht psychosomatisch psychisch Erkrankten mit Schweregrad von mindestens 2 im zweiten Querschnitt signifikant seltener an (Chi^2 = 4,05; df = 1; p < 0,05).

16. Inanspruchnahme medizinischer Dienste

Die Zahl der Arztbesuche in den zwölf vorausgegangenen Monaten war bei psychosomatisch Erkrankten mit Schweregrad von mindestens 2 deutlich höher als bei psychisch Gesunden und deutlich geringer als bei nicht psychosomatisch psychisch Erkrankten. Diese Differenzen waren allerdings statistisch nicht signifikant (vgl. Tabelle 3.1.6 b). Hausbesuche in den letzten 12 Monaten hatten psychosomatisch Erkrankte mit Schweregrad von mindestens 2 deutlich häufiger als nicht psychosomatisch psychisch Erkrankte. Psychosomatisch Erkrankte mit Schweregrad von mindestens 2 waren etwas häufiger, nicht psychosomatisch Erkrankte und psychisch Kranke deutlich häufiger stationär behandelt worden als Gesunde (statistisch kein signifikanter Unterschied). Hinsichtlich der nervenärztlichen Behandlung ist bemerkenswert, daß die Inanspruchnahme des Nervenarztes durch psychosomatisch Kranke zumindest für den 12-Monats-Zeitraum äußerst gering ist. Psychosomatisch Kranke dürften überwiegend von niedergelassenen Allgemeinärzten, Internisten etc., aber kaum von Nervenärzten behandelt werden. Für das 5-Jahres-Intervall war die psychiatrische Inanspruchnahme bei psychosomatisch Erkrankten mit Schweregrad von mindestens 2 allerdings signifikant höher als bei psychisch Gesunden (Chi^2 = 12,22; df = 1; p < 0,001).

In beiden Querschnittsuntersuchungen gaben psychosomatisch Kranke mit Schweregrad von mindestens 2 im Vergleich zu psychisch Gesunden signifikant seltener einen guten Gesundheitszustand an (erster Querschnitt: Chi^2 = 55,9; df = 1; p < 0,001; zweiter Querschnitt: Chi^2 = 30,3; df = 1; p < 0,001). Die Differenzen zwischen psychosomatisch Erkrankten und nicht psychosomatisch psychisch Erkrankten waren nur unwesentlich.

Tabelle 3.1.6 b: Zahl der Arztbesuche, Hausbesuche und stationären Behandlungen in den letzten 12 Monaten

	N	Arztbesuche 0 %	1-4 %	5-11 %	12+ %	Hausbesuche N	%	stationäre Behandlung N	%	Nervenarzt N	%	Psychiatrische Behandlung letzte 5 J. N	%
psychisch Gesunde	750	18,7	49,3	16,1	15,9	758	15,8	933	11,5	933	0,75	687	3,20
psychosomatisch Erkrankte mit Schweregrad ≥ 2	53	11,3	49,1	18,9	20,7	53	13,2	38	15,8	38	0,0	53	13,20
nicht psychosomatisch psychisch Erkrankte, S ≥ 2	210	11,9	36,7	23,8	27,6*	213	33,0	256	18,8	255	6,66	210	21,42

Statistik: Gesundheitsstand vs. Arztbesuche: Chi^2 gesamt = 28,97, p < 0,01, df = 8
* signifikante Abweichung nach der z-Statistik, p < 0,05

Bei fast allen psychosomatisch Erkrankten mit Schweregrad von mindestens 2 bestand ein Leidensdruck durch die Erkrankung. Dagegen war etwa ein Drittel der nicht psychosomatisch psychisch Kranken mit Schweregrad von mindestens 2 subjektiv ohne wesentlichen Leidensdruck. Diese Differenz war statistisch signifikant (Chi^2 = 19,0; df = 1; p < 0,001). Nach Einschätzung des ärztlichen Interviewers haben 40 % der psychosomatisch Erkrankten mit Schweregrad von mindestens 2 eine deutliche Behandlungsmotivation im Vergleich zu knapp 30 % der nicht psychosomatisch psychisch Erkrankten mit Schweregrad von mindestens 2 (ns). Probanden mit psychosomatischen Erkrankungen schätzen ihre Prognose günstiger ein als es nicht psychosomatisch psychisch Kranke taten (Chi^2 = 16,49; df = 2; p < 0,001).

Diskussion der Diagnosen:
Wir fanden eine Prävalenzzunahme psychosomatischer Erkrankungen vom ersten zum zweiten Querschnitt. Dies galt sowohl für leichte psychosomatische Syndrome als auch für psychosomatische Erkrankungen mit Schweregrad von 2, 3 oder 4. Eine höhere Geneigtheit der ärztlichen Interviewer, die Diagnose psychosomatische Erkrankung zu stellen ist unwahrscheinlich, aber nicht auszuschließen. Dies könnte als Artefakt durch das Vorliegen einer zusätzlichen diagnostischen Kategorie für psychosomatische Erkrankungen im neunten internationalen Diagnoseschlüssel (306 und 316) verursacht sein. Die Interviewer wurden allerdings anhand derselben Videobänder und Standards wie die ärztlichen Interviewer beim ersten Querschnitt trainiert (siehe Methodenteil). Wie aus Tabelle 3.1.6 d zu ersehen ist, schwanken die in der Literatur angegebenen Prävalenzzahlen für psychosomatische und neurotische Erkrankungen erheblich. Diese Schwankungen dürften weniger tatsächliche Unterschiede zwischen den Stichproben, sondern Unterschiede in der Fallidentifikation widerspie-

Tabelle 3.1.6 d: Administrative Studien über psychosomatische Störungen

Untersuchung	Sample	Häufigkeitsangaben
Watts (1962, 28)	Klienten von 106 britischen Praxen, v.a. ländlich	26,5 % Prävalenz
Shepherd et al. (1966, 24)	Patienten von 46 Londoner Arztpraxen, städtisch	4,5 % Prävalenz, über ein Jahr beobachtet, 3 % Inzidenz
Arnon & Levav (1979, 1)	sechs israelische Kommunen, v.a. ländlich	41 % Prävalenz
McGregor (1950, 33)	Einwohner einer schottischen Stadt	1,68 % Prävalenz
Crombie (1963, 34)	Allgemeinpraxis-patienten	ca. 40 % Prävalenz, organische und psychische Erkrankungen vermischt
Finn & Huston (1966, 35)	Allgemeinpraxis-patienten	ca. 20 % Prävalenz

geln. Neuere Untersuchungen basieren auf ausführlichen persönlichen vorstandardisierten Interviews. Im Vergleich zu älteren Studien zeigen diese Untersuchungen niedrigere Prävalenzraten, die im wesentlichen mit denen der Oberbayerischen Verlaufsuntersuchung übereinstimmen (vgl. Tabelle 3.1.6 c im Anhang).

Im Vergleich zu unserer Untersuchung fanden Schwab et al. (1979) eine hohe 3-Jahres-Inzidenzrate für psychosomatische Erkrankungen mit Beschwerden (15,1 %); wir fanden in der Oberbayerischen Verlaufsuntersuchung eine 5-Jahres-Inzidenzrate von 2,3 % für psychosomatische Erkrankungen mit einem Schweregrad von mindestens 2 und von 4,8 % für psychosomatische Erkrankungen mit einem Schweregrad von 1 (vgl. Tabelle 3.1.6 c im Anhang).

Psychosomatisch mit einem Schweregrad von 1 erkrankte Probanden hatten in der Oberbayerischen Verlaufsuntersuchung eine nur geringfügig höhere Remissionsrate (74,4 %) als psychosomatisch Erkrankte mit einem Schweregrad von mindestens 2 (69,7 %). Danach scheint die Prognose der psychosomatisch leicht Erkrankten nicht wesentlich besser zu sein als die der schwerer Erkrankten.

Die hinsichtlich der Geschlechterverteilung berichteten Ergebnisse der Oberbayerischen Verlaufsuntersuchung stehen nicht ganz im Einklang mit anderen Berichten in der Literatur. In der Oberbayerischen Verlaufsuntersuchung ergibt sich für die 1.342 zweimal untersuchten Probanden bei Männern eine 7-Tage-Prävalenzrate von 5,8 % und bei Frauen von 5,3 % mit Schweregrad von mindestens 1. Für den zweiten Querschnitt bei derselben Stichprobe liegen die entsprechenden Prävalenzraten für Männer bei 9,2 %, für Frauen bei 8,8 %. Ausnahme: Bei schwereren Fällen (Schweregrad 2, 3 oder 4) finden sich beim zweiten Querschitt (Frauen 4,3 %, Männer 3,8 %) bei Frauen für alle Vergleiche geringere Prozentwerte in der Oberbayerischen Verlaufsuntersuchung (Einzelheiten sind aus Tabelle 3.1.6 e zu entnehmen).

Anders als die übrigen psychisch Erkrankten (nicht psychosomatisch psychische Erkrankungen) zeigten psychosomatische Erkrankungen eine Häufung in höheren sozialen Schichten. Es ist möglich, daß hier ein anderes Krankheitsverhalten auf ähnliche Belastungssituationen vorliegt und das sozialmedizinische Spitzenversorgungsnetz auch hier differentiell reagiert. Es ist leicht vorstellbar, daß Alkoholprobleme aus der Unterschicht schnell in einer Langzeitbehandlung zur Alkoholentwöhnung landen, während man mit ähnlichen Problemen in einer höheren sozialen Schicht eher ambulante, hausärztliche und psychotherapeutische Hilfe aufsucht. Auch daß man Folgeerscheinungen des Alkoholkonsums, die sich seelisch und körperlich niederschlagen, frühzeitiger und ambulant behandeln läßt, so daß mithin die Diagnose "Alkoholiker" kaum je gestellt wird. Auch die Befunde zum höchsten Schulabschluß stützen unsere Ergebnisse einer Überrepräsentation höherer sozialer Schichten für psychosomatische Erkrankungen (Tabelle 3.1.6 f).

Bezüglich der Altersverteilung waren psychosomatisch Kranke aller Schweregrade zu beiden Querschnittsuntersuchungen signifikant häufiger in den Altersgruppen unter 65 Jahre vertreten. Tabelle 3.1.6 g gibt eine Übersicht über die Altersverteilung psychosomatischer Erkrankungen in der Literatur.

Bemerkenswert ist der Befund, daß psychosomatische Erkrankungen bei Ausländern (hauptsächlich Jugoslawen) in unserer Stichprobe deutlich höher war als für die deutsche Bevölkerung. In der zweiten Querschnittsuntersuchung war die Prävalenz psychosomatischer Erkrankungen für die ausländische Bevölkerung für die Schwere-

Tabelle 3.1.6 e: Geschlechtsverteilung

Untersucher	Quotient Frauen/Männer	
Pasamanick et al. (1959)	3/1	Prävalenz
Watts (1962)	3/2	Prävalenz
Ilfeld (1978)	3/2	5-Jahres-Prävalenz
Helgason (1964)	2/1	Life-Time-Prävalenz
Schepank (1984)	2/1	Prävalenz
Shepherd (1966)	3/2	Inzidenz
Essen-Möller et al. (1956)	Frauen häufiger	
Leighton et al. (1963)	Frauen etwas häufiger	Prävalenz
Halldin (1984)	Frauen etwas häufiger	1-Jahres-Prävalenz
Schwab et al. (1974, 1979)	Frauen häufiger Männer häufiger	5-Jahres-Inzidenz Life-Time-Prävalenz gesamt für: Asthma bronchiale und Ulcus pepticum
Binder & Angst (1981)	Frauen häufiger Männer häufiger	für alle Beschwerden insgesamt für Schluckbeschwerden
Arnon & Levav (1979)	 5/2 3/2	13-Jahres-Prävalenz 20 - 39 Jahre 40 Jahre und älter
Bash (1984)	 3/1 1/1 1/3	Prävalenz ländliche Gebiete städtische Gebiete persischer Nomadenstamm
Brunetti (1964)	4/5	Prävalenz
Oberbayerische Verlaufsuntersuchung, 2. Querschnitt	 8,8/9,2 4,3/3,8 4,5/5,4	7-Tage-Prävalenz $S \geq 1$ $S \geq 2$ $S = 1$

Tabelle 3.1.6 f: Soziale Schichtverteilung psychosomatischer Erkrankungen

Untersucher	Ergebnisse
Rennie & Srole (1956)	verschiedene Verteilungsmuster der Life-Time-Prävalenz, je nach Art der Erkrankung A: vor allem untere soziale Schichten (SES) B: vor allem obere SES C: U-förmige Verteilung auf höchste und unterste SES D: vor allem mittlere SES
Hollingshead & Redlich (1958)	Verteilungsmuster psychiatrischer Patienten mit psychosomatischen Erkrankungen vor allem auf oberster und unterster sozialer Schicht
Pasamanick et al. (1979)	Prävalenz in höheren und höchsten Einkommensschichten erhöht
Michael (1960)	Prävalenz in der unteren von drei SES erhöht
Ilfeld (1978)	5-Jahres-Prävalenz vor allem in der untersten Einkommensschicht und Bildungsschicht erhöht
Schwab et al. (1978)	Prävalenz in den beiden untersten SES erhöht
Arnon & Levav (1979)	13-Jahres-Prävalenz bei Männern tendenziell in höheren, bei Frauen in unteren Bildungsschichten erhöht
Askevold (1982)	Patienten einer psychosomatischen Klinik entstammen bevorzugt der unteren sozialen Schicht, weniger der oberen; soziale Mobilität weniger stark aufwärts und verstärkt abwärts gerichtet
Weyerer et al. (1982)	Gruppe aus Neurosen und psychosomatischen Erkrankungen, repräsentativ gehäuft in der untersten sozialen Schicht
Schepank (1984)	Prävalenz in der unteren von drei SES erhöht

grade 1 mit 23,6 % stark erhöht (Prävalenz in der deutschen Bevölkerung 7,3 %) Dieses Ergebnis kann hier nur festgestellt werden, ohne daß Ursachen dafür geklärt werden können. Zur Erklärung dieses Befundes könnte einerseits die Selektionshypothese und andererseits die Akkulturations-Streßhypothese herangezogen werden. Außerdem ist es wahrscheinlich, daß für nordmediterrane Ausländer in Deutschland ein anderes Krankheitsverhalten und ein anderer Ausdruck von Streß und Leid besteht als in der deutschen Bevölkerung. Offensichtlich ist es in Symptomen, die im Volksmund auch als Morbus bosporus zu Ende karikiert werden.

Ergebnisse von Ilfeld (1978) und von Schwab et al. (1979), wonach psychosomatische Erkrankungen bei getrennt lebenden, geschiedenen und verwitweten Personen häufiger als bei ledigen oder verheirateten Personen vorkommen, konnten in beiden Querschnittsuntersuchungen der Oberbayerischen Verlaufsuntersuchung im großen und ganzen bestätigt werden. Besonders niedrig waren in unserer Untersuchung psychosomatische Erkrankungen bei Ledigen!

Tabelle 3.1.6 g: Altersverteilung psychosomatischer Erkrankungen

Untersucher	Ergebnisse
Pasamanick et al. (1959)	von 15 bis 35 Jahren erhöhte Prävalenz
Srole et al. (1962)	kontinuierlicher Anstieg mit dem Alter
Leighton et al. (1963)	Männer: erhöht ab 60 Jahren Frauen: erhöht ab 45 Jahren
Brunetti (1964)	Männer: erhöht im 3. und 4. Lebensjahrzehnt Frauen: erhöht im 4. und 6. Lebensjahrzehnt
Finn & Huston (1966)	kontinuierlicher Anstieg von 15 bis 60 Jahren
Schwab et al. (1974)	positive Korrelation mit dem Alter für: Verdauungsbeschwerden, Verstopfung, Hypertonie; negative Korrelation mit dem Alter für: Kopfschmerzen, nervöser Magen, Diarrhoe
Ilfeld (1978)	erhöhte Rate bis zum Alter von 45 Jahren
Arnon & Levav (1979)	kontinuierlicher Anstieg mit dem Alter (Sample nur bis 45 Jahre)
Hälldin (1984)	erhöhte Rate von 26 bis 45 Jahren
Oberbayerische Verlaufsuntersuchung	erhöhte Rate bei Probanden unter 65 Jahren

3.1.7 Psychische Erkrankungen und verlaufsbeeinflussende Faktoren bei älteren Menschen

Manfred M. Fichter

Durch eine Abnahme der Geburten und eine Verlängerung der menschlichen Lebensspanne ist es bereits in den letzten Jahrzehnten zu beträchtlichen Verschiebungen in der "Alterspyramide" gekommen (Hippius & Kanowsky, 1974). Häfner (1986 a) errechnete, daß 1980 ca. 250 Millionen über 65jährige Personen auf der Welt lebten; bis zum Jahre 2025 wird mit einem Anstieg bis auf 760 Millionen alte Menschen gerechnet. Die Zunahme alter Menschen in westlichen Industrieländern steht nicht nur in absoluten Zahlen; auch ihr Anteil in der Bevölkerung hat zugenommen und wird weiter zunehmen. In Deutschland nahm von 1880 bis 1980 der Anteil der über 65jährigen von 5% bis auf 15,4% zu (Cooper, 1986). Statistiken von psychiatrischen Krankenhäusern oder Fallregistern sind wenig aussagekräftig hinsichtlich der Verbreitung psychischer Erkrankungen bei alten Menschen, da viele von ihnen keinen Kontakt mit psychiatrischen Diensten aufnehmen (Kay & Bergmann, 1980). Tabelle 3.1.7 a gibt eine Darstellung einiger wesentlicher wissenschaftlicher Untersuchungen über die Morbidität psychischer Erkrankungen bei alten Menschen. Unser Wissen über psychiatrische Morbidität und verlaufsbeeinflussende Faktoren bei alten Menschen ist noch sehr lückenhaft.

Feldstudien bei alten Menschen wurden durchgeführt von Sheldon (1948) in Wolverhampton (GB), von Pimrose (1962) in Schottland, Kay et al. (1984) in Newcastle und von Parsons (1965) in Wales. In den USA wurden entsprechende Ergebnisse berichtet von Gruenberg (1961) für Syracus, von Nielsen (1962) für die Insel Samsö und von Bollerup (1975) für Vororte von Kopenhagen, von Sternberg & Gawritowa (1978) für Moskau (Sowjetunion), von Krauss et al. (1977) für Göttingen und von Cooper und Sosna (1983) für Mannheim. Darüber hinaus sind die größeren Querschnittsuntersuchungen zur Häufigkeit (und zum Verlauf) psychischer Erkrankungen über alle Altersstufen zu erwähnen: Die Lundby-Studie in Südschweden, begonnen von Essen-Möller und fortgeführt von Hagnell und Öjesjö (1975), die Midtown-Manhatten-Studie von Srole et al. (1962), die New Haven-Studie (Myers & Weissman, 1986), die Florida-Health-Studie (Schwab et al., 1979), die Epidemiological Catchment Area Studie (ECA) in verschiedenen Zentren der USA (Myers et al., 1984) sowie unsere Verlaufsuntersuchung in Oberbayern.

Aufgrund des Versuchsplanes der Oberbayerischen Verlaufsuntersuchung können wir Ergebnisse sowohl über die Häufigkeiten psychischer Erkrankungen bei alten Menschen, welche repräsentativ für die erste Hälfte der 80er Jahre sind, als auch Ergebnisse zum Verlauf und der Bedeutung einzelner verlaufsbeeinflussender Faktoren darstellen.

Tabelle 3.1.7 a: Prävalenz psychischer Erkrankungen bei alten Menschen (65 Jahre und älter). Ergebnisse (modifiziert und ergänzt nach Cooper, 1986)

Autor	Gebiet	Personen N	organische Psychosen %	leichtes org. Psychosyndrom %	funktionelle Psychosen %	Neurosen, psychosom. u. Persönlichkeitsstörungen %	Gesamt %
Sheldon (1948)	Wolverhampton (England) städtisch	369	3,9	11,7	--	12,6	28,2
Pimrose (1962)	Schottland ländlich	222	4,5	--	1,4	12,6	--
Nielsen (1962)	Samsö (Dänemark) ländlich	978	3,1	15,4	3,7	6,8	29,0
Kay et al. (1964)	Newcastle (England) städtisch	443	5,7	5,7	2,4	12,5	26,3
Parsons (1965)	Swansea (Wales) städtisch	228	4,4	--	2,6	4,8	--
Dilling & Weyerer (1984)	Oberbayern, 70er Jahre ländlich	295	8,5		3,7	11,2	23,1
Cooper & Sosna (1983)	Mannheim (Deutsch- land) städtisch	519	6,0	5,4	2,2	10,8	24,4
Fichter et al.	Oberbayern, 80er Jahre ländlich	358	8,7		1,7	8,7	65-74 J. 19,7 75+ J. 28,1

3.1.7.1 Methodik (Stichprobe)

1. Prävalenzstichprobe der 70er Jahre (s. Tabelle 3.1.7 b und Dilling & Weyerer, 1984).

2. Verlaufsstichprobe: Von den Personen der ursprünglichen Stichprobe (Dilling & Weyerer) wurden beim ersten Querschnitt 233 Personen im Alter von 65-74 Jahren und 62 Personen im Alter von 75 Jahren und älter interviewt. In der zweiten Querschnittsuntersuchung - 5 Jahre später - wurden von derselben Stichprobe 185 Personen im Alter von 65-74 Jahre und 116 Personen im Alter von 75 Jahren und älter interviewt.

3. Prävalenzstichprobe der 80er Jahre: Von den 1.666 interviewten Personen der 80er-Jahre-Prävalenzstichprobe waren 218 Personen im Alter von 65-74 Jahren und 140 Personen waren 75 Jahre und älter. In Tabelle 3.1.7 b ist die Altersverteilung für die ursprüngliche Querschnittsstichprobe der 70er Jahre, die Verlaufsstichprobe und die 80er-Jahre-Prävalenzstichprobe dargestellt. Der Anteil der älteren Menschen (65 J. +) betrug für die Prävalenzstichprobe der 70er Jahre (Dilling & Weyerer, 1984) 19,2%, für die Verlaufsstichprobe 22,4% und für die Prävalenzstichprobe der 80er Jahre 21,5%

3.1.7.2 Ergebnisse über psychische Erkrankungen bei älteren Menschen

Prävalenz psychischer Erkrankungen

Wie aus Tabelle 3.1.7 c zu ersehen ist, ist der Anteil der psychisch Kranken in der Prävalenzstichprobe der 80er Jahre in der Gruppe der über 75jährigen am höchsten.

Die 65- bis 74jährigen sind dagegen psychisch gesünder als Personen im mittleren Alter (45-64 Jahre). Bei den Prävalenzraten für die zurückliegenden 5 Jahre liegt diese mittlere Altersgruppe sogar noch höher als die der über 75jährigen. Allerdings ist der Anstieg der 7-Tages-Prävalenz in höherem Alter nur bei den Frauen zu erkennen (Tabelle 3.1.7 d), während bei den Männern diese Rate mit zunehmendem Alter wieder abnimmt.

Betrachtet man die Verteilung des mittleren Schweregrades nach Geschlecht getrennt für einzelne Jahresstufen, so wird deutlich, daß vor allem einige sehr alte Frauen, die wir in der Stichprobe hatten, diesen Anstieg psychischer Störungen in der höchsten Altersgruppe verursachen. Verglichen mit den 70er Jahren ist bei leichten psychischen Störungen bei den über 65jährigen ein leichter Rückgang von 20% auf 15,4% festzustellen, die schwereren Fälle blieben mit 23,0% (früher 23,7%) praktisch gleich (vgl. Tabelle 3.1.7 e). Auch die Einschätzung der eigenen Gesundheit hat sich nur wenig verändert. 52,6% der älteren Leute beurteilten die eigene Gesundheit mit mäßig bis sehr schlecht, 5 Jahre zuvor waren es 54,9% (Anhang 3.1.7 Tabelle g).

Tabelle 3.1.7 b: Alter und Geschlecht bei verschiedenen Stichproben

Stichprobe		15 - 19 J.		20 - 44 J.		45 - 64 J.		65 - 74 J.		75 + J.		Gesamt	
		m	w	m	w	m	w	m	w	m	w	m	w
Prävalenzstichprobe 1. Querschnitt 70er Jahre Stichprobe (1.668)	N	89	74	303	322	182	271	96	137	20	42	690	846
davon	%	(12,9)	(8,7)	(43,9)	(38,1)	(26,4)	(32,0)	(13,9)	(16,2)	(2,9)	(5,0)	(44,9)	(55,1)
interviewt (1.536)	n	163		625		453		233		62		1.536	
Verlaufsstichprobe	N	--	--	312	313	178	238	77	108	44	72	611	731
Personen bei t_1	%			(51,1)	(42,8)	(29,1)	(32,6)	(12,6)	(14,8)	(7,2)	(9,8)	(45,5)	(54,5)
und t_2 interviewt	n			625		416		185		116		1.342	
Prävalenzstichprobe der 80er Jahre	N	74	97	331	343	195	268	86	132	50	90	736	930
davon interviewt	%	(10,1)	(10,4)	(45,0)	(36,9)	(26,5)	(28,8)	(11,7)	(14,2)	(6,8)	(9,7)	(44,2)	(55,8)
(N = 1.666)	n	171		673		463		218		140		1.666	

Tabelle 3.1.7 c: 7-Tages- und 5-Jahres-Prävalenzraten psychischer Störungen nach Altersgruppen (80er Prävalenzstichprobe, N = 1.666)

Alter	maximaler 7-Tage-Schweregrad		maximaler 5-Jahres-Schweregrad	
	1 %	2 - 4 %	1 %	2 - 4 %
15 bis 19 Jahre	11,7	12,9	5,3	24,0
20 bis 44 Jahre	19,0	19,6	12,8	32,1
45 bis 64 Jahre	16,6	25,1	24,3	32,5
65 bis 74 Jahre	14,2	19,7	10,6	26,1
75 + Jahre	17,3	28,1	13,7	32,4
Gesamt	16,8	21,2	10,9	32,0

Tabelle 3.1.7 d: Maximaler psychiatrischer Schweregrad (7 Tage) nach Alter und Geschlecht (80er Prävalenzstichprobe, N = 1.666)

Schweregrad	15 - 19 Jahre		20 - 44 Jahre		45 - 64 Jahre		65 - 74 Jahre		75 + Jahre	
	m	w	m	w	m	w	m	w	m	w
1	9,5	13,4	20,6	17,5	14,9	17,9	12,8	15,2	20,0	15,7
2-4	10,8	14,4	20,6	18,7	24,1	25,7	22,1	18,2	10,0	38,2

Tabelle 3.1.7 e: Maximaler psychiatrischer Schweregrad (7 Tage) für verschiedene Stichproben über 65 Jahre

Schweregrad Verlaufsstichprobe (7 Tage)	1. Querschnitt 70er Prävalenzstichprobe n = 295 abs. %		95 % Konfidenzbereich	2. Querschnitt Verlaufsstichprobe n = 300 abs. %		95 % Konfidenzbereich	2. Querschnitt 80er Prävalenzstichprobe n = 357 abs. %		95 % Konfidenzbereich
0	166	(56,3)	50,64 - 61,96	200	(66,7)	61,37 - 72,03	220	(61,6)	56,04 - 66,16
1	59	(20,0)	15,44 - 24,56	39	(13,0)	9,19 - 16,81	55	(15,4)	11,66 - 19,14
2	54	(18,3)	13,89 - 22,71	50	(16,7)	12,48 - 20,92	61	(17,1)	13,19 - 21,01
3	15	(5,1)	2,59 - 7,61	10	(3,3)	1,28 - 5,32	20	(5,6)	3,21 - 7,99
4	1	(0,3)	-0,32 - 0,92	1	(0,3)	-0,32 - 0,92	1	(0,3)	-0,27 - 0,87

Tabelle 3.1.7 f: Veränderung des psychiatrischen 7-Tage-Schweregrades vom 1. zum 2. Querschnitt (Verlaufsstichprobe 65 J. und älter, N=301)

| | | Follow-up-Schweregrad | | | |
		0	1	2 - 4	n Gesamt
Schweregrad	0	144 (80,4 %)	16 (8,9 %)	19 (10,6 %)	179
beim ersten	1	27 (50,9 %)	17** (32,1 %)	9 (17,0 %)	53
Querschnitt	2 - 4	29 (42,6 %)	6 (8,8 %)	33** (48,5 %)	68

§ Statistik: Chi-Quadrat 1. Querschnitt vs. Follow-up: 66.16, $p < 0.01$, df = 4; ** $p < 0.01$

Dies ist jedoch nur Ausdruck der statistischen Verteilung und bedeutet nicht, daß bei den einzelnen Personen nicht doch beträchtliche Veränderungen stattfanden. Der Vergleich der beiden 7-Tages-Schweregrade bei den 301 Personen, die zu beiden Zeitpunkten befragt wurden und bei der zweiten Befragung älter als 65 Jahre waren, zeigt erhebliche Veränderungen der psychischen Störungen (Tabelle 3.1.7 f). So sind über 50% derjenigen, die 5 Jahre zuvor eine Erkrankung mit einem Schweregrad von mindestens 2 hatten, entweder ganz gesundet (42,6%) oder ihr Zustand hat sich zumindest deutlich gebessert (8,8% nur noch Schweregrad 1).

Betrachtet man Erkrankungen insgesamt, also psychische und somatische zusammen, so zeigt sich ein kontinuierlicher Anstieg der Prävalenzrate für die 80er-Prävalenzstichprobe mit dem Alter.

Während jedoch bei den 65- bis 74jährigen vor allem die somatischen Störungen zunehmen, ist bei der ältesten Gruppe (75 J. +) die Kombination beider Krankheitsbereiche besonders häufig.

Auch bei verschiedenen psychiatrischen Skalen (Beschwerdenliste, PERI-Symptom-Scale, Goldberg-Score) sowie der Gesamtdauer psychiatrischer Erkrankungen in den letzten 5 Jahren liegt die Gruppe der 65- bis 74jährigen immer deutlich niedriger als die benachbarten Altersgruppen, bei der PERI-Symptom-Scale sogar niedriger als alle anderen Altersgruppen (Tabelle 3.1.7 h). Allerdings konnte bei dieser Skala, im Gegensatz zu den anderen Maßen, mit einer Varianzanalyse kein signifikanter Alterseffekt gefunden werden. (Siehe auch Tabelle 3.1.7 g im Anhang.)

Psychiatrische Störungen und soziodemographische Faktoren

Der Zusammenhang zwischen psychischer Erkrankung und soziodemographischen Faktoren bei älteren Leuten zeigt in den verschiedenen Stichproben zumindest in der Tendenz große Ähnlichkeiten (vgl. Anhang Tabelle 3.1.7 i). So war die Prävalenzrate

Tabelle 3.1.7 h: Mittelwerte verschiedener Skalen in Abhängigkeit vom Alter, Ergebnisse von Varianzanalysen (80er Prävalenzstichprobe, N = 1.666)

Alter	Beschwerden-liste	PERI-Skala	Goldberg-Score	Gesamtdauer psychiatrischer Störungen (Wo.)
15 - 19 Jahre	12,56	22,77	7,25	34,22
20 - 44 Jahre	11,65	19,98	6,19	52,34
45 - 64 Jahre	14,58	21,22	8,22	67,49
65 - 74 Jahre	14,03	19,01	7,75	40,77
75 + Jahre	15,13	19,10	10,57	57,53
ANOVA:	F = 7.6	F = 2.0	F = 10.8	F = 5.1
	p < .001	p < .05	p < .001	p < .001

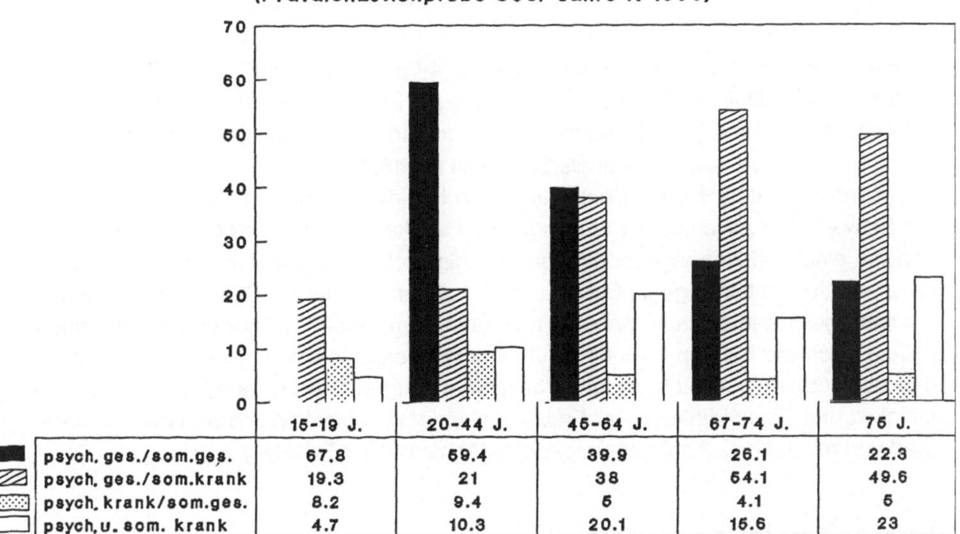

Abb. 3.1.7 a: Gesundheitszustand (psychisch/somatisch) nach Altersgruppen

zu beiden Befragungszeitpunkten in der Dienstleistungsstadt Traunstein deutlich niedriger als in den anderen Orten, bei Frauen deutlich höher als bei Männern, besonders hoch bei sehr alten (über 75 Jahre) und bei ledigen Personen, dagegen sehr niedrig bei Verheirateten. Bei der sozialen Schicht nach Kleining & Moore (1968) zeigt sich bei schwereren psychischen Störungen nur in den 80er Jahren ein starker, kontinuierli-

169

Tabelle 3.1.7 k: Schwere der psychiatrischen Störungen (7 Tage und 5 Jahre) und Ausmaß der sozialen Kontakte (80er Prävalenzstichprobe, 65 Jahre und älter, n=358)

Schweregrad		angemessen	Soziale Kontakte leicht unangemessen	deutlich unangemessen	stark unangemessen	n
7 Tage:	0	61,6	25,0	12,5	0,9	216
	1	42,6	31,5	22,2	3,7	54
	2 - 4	29,2	20,8	37,5	12,5	72
						$Chi^2 = 50.2$ $p < .001$
5 Jahre	0	62,2	25,4	11,5	1,0	209
	1	48,8	26,8	22,0	2,4	41
	2 - 4	29,3	23,9	35,9	10,9	92
						$Chi^2 = 50.1$ $p < .001$

cher Anstieg der Prävalenz von 6,4% in Schicht I und II auf 30,9% in Schicht V, während im ersten Querschnitt die weitaus höchste Prävalenzrate in Schicht III auftrat (30,4%). Nimmt man jedoch auch die leichten Störungen hinzu, so liegt Schicht V auch hier mit 52,0% etwas höher als Schicht III mit 48,7%.

Wie Tabelle 3.1.7 k zeigt, ist bei alten Menschen der soziale Kontakt mit zunehmender Schwere der psychischen Störung immer stärker gestört. Nur ca. 29% der Personen mit einer behandlungsbedürftigen psychiatrischen Erkrankung haben angemessene soziale Kontakte, gegenüber ca. 62% bei den Gesunden. Der Anteil derjenigen mit stark gestörten sozialen Kontakten ist unter den Erkrankten sogar mehr als zehnmal so hoch wie bei den Gesunden. Gegenüber den jüngeren Altersgruppen sind bei den über 65jährigen auch andere Beeinträchtigungen wie Leidensdruck, Arbeitsunfähigkeit und Einschränkung der Freizeit bei einer psychischen Störung mit Schweregrad von mindestens 2 stärker ausgeprägt (Anhang 3.1.7 Tabelle l).

Inzidenz, Remission und Chronizität

Durch die Befragung von 301 alten Menschen (65 J. +) zu beiden Querschnitten t1 und t2 war es möglich, festzustellen, wieviele Personen eine psychische Störung neu entwickelten, wieviele unauffällig wurden und wieviele zu beiden Zeitpunkten unter einer psychischen Störung litten. Dabei wird hier weder nach Schweregraden noch nach Diagnosen unterschieden. Jeder, der beim ersten Querschnitt gesund war und bei Nachuntersuchung eine Erkrankung mit einem Schweregrad von mindestens 1 hat, wird im folgenden (Tabelle 3.1.7 m) als Inzidenzfall gerechnet, der umgekehrte Fall als Remission.

Tabelle 3.1.7 m: Inzidenz, Remission und Chronizität nach Wohnort, Geschlecht, Alter, Schicht und Familienstand (Verlaufsstichprobe 65 Jahre und älter, n = 301)

Soziale Charakteristika		Gesund 0 abs.	Gesund 0 %	Inzidenz 0 abs.	Inzidenz 1-4 %	Remission 1-4 abs.	Remission 0 %	Chronisch 1-4 abs.	Chronisch 1-4 %	N Gesamt abs.	Testung
Gesamtraten		145	48,17	35	11,62	56	18,60	121	40,20	301	
Ort	PA	27	40,3	7	10,4	10	14,9	23	34,3	67	$Chi^2 = 13$
	TR	50	51,6	12	12,4	13	13,4	22	22,7	97	$p < .05$
	TS	68	49,6	16	11,7	33	24,1	20	14,6	137	
Geschlecht	m	65	53,7	18	14,9	19	15,7	19	15,7	121	$Chi^2 = 7,3$
	w	80	44,4	17	9,4	37	20,6	46	25,6	180	$p = .063$
Alter	65 - 69 J.	43	49,4	11	12,6	18	20,7	15	17,2	87	
	70 - 75 J.	51	52,0	13	13,3	16	16,3	18	18,4	98	$Chi^2 = 5,2$
	75 + J.	51	44,0	11	9,5	22	19,0	32	27,6	116	$p = .52$
Schicht	I - II	21	55,3	5	13,2	8	21,1	4	10,5	38	
	III	69	49,6	17	12,2	27	19,4	26	18,7	139	$Chi^2 = 12,7$
	IV	32	43,8	4	5,5	15	20,5	22	30,1	73	$p = .175$
	V	20	41,7	9	18,8	6	12,5	13	27,1	48	
Familienstand	ledig	8	32,0	2	8,0	4	16,0	11	44,0	25	
	verheiratet	74	52,1	19	13,4	25	17,6	24	16,9	142	$Chi^2 = 11,5$
	gesch/getr	4	33,3	2	16,7	3	25,0	3	25,0	12	$p = .245$
	verwitwet	59	48,4	12	9,8	24	19,7	27	22,1	122	

Bei den chronischen Fällen kann die frühere Störung auch einer anderen diagnostischen Kategorie angehören als bei Nachuntersuchung. Die Veränderungen des psychiatrischen Schweregrades von der ersten zur zweiten Erhebung für die älteren Probanden der Verlaufsstichprobe wurden schon in Tabelle 3.1.7 f dargestellt. Es handelt sich dabei nur um den Vergleich zweier Punktmessungen. Der Verlauf innerhalb des 5-Jahres-Intervalles bleibt sowohl dort als auch in Tabelle 3.1.7 m unberücksichtigt. In Tabelle 3.1.7 m ist der Verlauf der psychischen Störungen in Abhängigkeit von Wohnort, Geschlecht, Alter, Schicht und Familienstand dargestellt. Nur der Wohnort zeigt einen Zusammenhang mit der Häufigkeit der Verlaufsgruppen ($Chi^2 = 13.6$; $p < .05$). In der Landgemeinde Palling ist der Anteil der zu beiden Befragungszeitpunkten psychisch völlig Gesunden mit 40,3% ca. 10% geringer als in den beiden Städten. Insbesondere ist der Anteil der chronisch Kranken mit 34,3% mehr als doppelt so hoch wie in Traunstein (14,6%). Dort ist wiederum der Anteil der Remissionen weitaus höher als in den anderen Orten. Der Anteil an chronischen Erkrankungen ist ebenfalls erhöht bei Frauen, bei über 75jährigen, Angehörigen der unteren Schichten sowie bei ledigen Personen.

Die Gesamtdauer psychiatrischer Erkrankungen in den letzten 5 Jahren bei den älteren Personen mit einem Schweregrad von mindestens 2 ist aus Tabelle 3.1.7 n zu ersehen. Demnach dauert bei mehr als der Hälfte dieser Fälle die Erkrankung bereits mehr als 4 Jahre an.

Tabelle 3.1.7 n: Gesamtdauer psychiatrischer Störungen mit Schweregrad mindestens 2 (Verlaufsstichprobe 65 Jahre und älter, n = 92)

Dauer in Jahren	Störung	
	abs.	%
bis zu 1 Jahr	19	28,4
1 bis 2 Jahre	11	10,8
2 bis 3 Jahre	7	6,9
3 bis 4 Jahre	3	2,9
mehr als 4 Jahre	52	51,0

Psychiatrische Diagnosen

In beiden Befragungen wurden Diagnosen nach ICD-8 verwendet, in der zweiten auch nach ICD-9 und DSM-III. In Tabelle 3.1.7 o sind 8 Diagnosekategorien nach ICD-8 für die verschiedenen Stichproben der über 65jährigen dargestellt. In beiden Befragungen war die (prä-)senile Demenz eine der häufigsten Diagnosen. Eine weitere häufige Kategorie bildeten neurotische und psychosomatische Störungen. An weiteren Verän-

Tabelle 3.1.7 o: Diagnosen (7 Tage) nach ICD-8 bei verschiedenen Stichproben, 65 Jahre und älter

Diagnosen ICD-8	1. Querschnitt				Verlaufsstichprobe				80er Prävalenzstichprobe			
	S = 1		S mind. 2		S = 1		S mind. 2		S = 1		S mind. 2	
	n	%	n	%	n	%	n	%	n	%	n	%
(prä-)senile Demenz	21	7,1	25	8,5	10	3,3	25	8,5	12	3,4	31	8,7
andere organische Psychosen	3	1,0	4	1,4	5	1,7	8	2,6	17	4,8	13	3,7
Schizophrenie	0		0		1	0,3	1	0,3	1	0,3	1	0,3
affektive und andere Psychosen	4	1,4	11	3,7	3	1,0	6	2,0	2	0,6	6	1,7
neurotische und psychosomatische Erkrankungen	25	8,5	29	9,8	13	4,3	13	4,3	14	3,9	22	6,2
Persönlichkeitsstörungen	8	2,7	4	1,4	8	2,7	9	3,0	10	2,8	9	2,5
Alkoholismus/Drogen	5	1,7	3	1,0	8	2,7	5	1,7	11	3,1	5	1,4
Oligophrenie	2	0,7	1	0,3	0		1	0,3	0		1	0,3

derungen in den dazwischenliegenden Jahren ist eine Zunahme an anderen orga-
nisch-psychiatrischen Störungen sowie eine Abnahme der affektiven und anderen
Psychosen zu vermerken. Für die 80er-Prävalenzstichprobe sind aus Tabelle 3.1.7 r
auch ICD-9-Diagnosen zusammen mit den Behandlungsraten zu entnehmen.

Tabelle 3.1.7 r: Prävalenz psychiatrischer Störungen nach ICD 9 und psychiatrische
Behandlungsrate bei alten Menschen (80er-Prävalenzstichprobe 65 Jahre und älter,
n=358)

Diagnose nach ICD-9 (5 Jahre)	Schweregrad mindestens 2			Schweregrad = 1		
	abs.	%	% behandelt (5 J.)	abs.	%	% behandelt (5 J.)
Funktionelle Psychosen	8	2,2	37,5	1	0,3	100
Geistige Minderbegabung	2	0,3	0	0	0	
Organische Psychosen	27	7,6	22,2	3	0,8	0
Spezielle Symptome	2	0,6	0	0	0	
Neurosen	12	3,4	33,3	1	0,3	100
Nichtpsychotisches Psychosyndrom	20	5,6	5,0	23	6,4	4,3
Vorübergehende Anpassungsstörung	18	5,0	5,6	2	0,6	0
Psychosomatische Störung	8	2,2	12,5	5	1,4	0
Persönlichkeitsstörung	9	2,5	0	11	3,1	9,1
Alkoholismus/Drogen	4	1,1	25,0	7	2,0	0
Gesamt	102	28,5	13,7	42	11,8	4,9

Behandlung psychischer Erkrankungen bei alten Menschen

Die psychiatrische Behandlungsrate der Personen über 65 Jahre in den letzten 12
Monaten unterscheidet sich kaum von der Rate in der jüngeren Altersgruppe der 20-
bis 44jährigen, und zwar sowohl für die erste als auch für die zweite Befragung (Anhang 3.1.7 Tabelle p). Während die Altersgruppe zwischen 45 und 64 Jahren in der ersten Befragung eine niedrigere Behandlungsrate als die der anderen Gruppen aufwies,
zeigt sie bei der zweiten Befragung die weitaus höchste Behandlungsrate. Von den
älteren Leuten der 80er-Prävalenzstichprobe haben 5,9% in den letzten 5 Jahren irgendwann einmal psychiatrische Hilfe in Anspruch genommen, die meisten (5,0%)
beim Nervenarzt, 1,2% in einer psychiatrischen Klinik, 0,6% bei sonstigen psychosozialen Einrichtungen. Keiner war bei Psychologen, Psychotherapeuten, Beratungsstellen oder Selbsthilfegruppen. Dieses Inanspruchnahmeverhalten spiegelt sich
auch in der Informiertheit über psychiatrische und psychosoziale Einrichtungen wider
(vgl. Anhang 3.1.7 Tabelle q).

174

Während doch mehr als die Hälfte der älteren Leute über den Nervenarzt informiert war, sinkt dieser Anteil bezüglich der Kenntnis über andere Einrichtungen auf ca. ein Drittel. Mit zunehmendem Alter nimmt der Informiertheitsgrad signifikant ab. Auch andere soziodemographische Variablen zeigen z.T. starke Zusammenhänge mit dem Wissen über solche Einrichtungen. So ist in Palling ein Nervenarzt zwar bekannter als in Traunreut, dafür ist der Anteil der Traunreuter, die eine Selbsthilfeorganisation kennen, mehr als 20mal so hoch wie in Palling und immer noch dreimal so hoch wie in Traunstein. Einen allgemein höheren Informationsstand haben auch die Männer, die oberen sozialen Schichten sowie die Verheirateten. Diese Unterschiede werden aber meist nicht signifikant. In Tabelle 3.1.7 s ist die psychiatrische Behandlungsrate in Abhängigkeit von Alter, Geschlecht und Schicht für die 80er-Prävalenzstichprobe dargestellt. Prozentual gesehen gibt es zwar sehr große Unterschiede, durch die geringen absoluten Häufigkeiten erreicht aber keiner die Signifikanzgrenze. Aufgegliedert nach einzelnen Diagnosegruppen zeigen sich noch größere Unterschiede in den Behandlungsraten als in der Gesamtstichprobe. Funktionelle Psychosen (Schweregrad mindestens 2) werden mit 37,5% noch am ehesten behandelt, gefolgt von Neurosen (33,3%), Alkohol/Drogen mit 25% und organischen Psychosen mit 22,2%. Die anderen Störungen werden nur in geringem Maße oder gar nicht behandelt (Tabelle 3.1.7 r). Die Behandlungsrate der Fälle mit einem Schweregrad von mindestens 2 ist mit 13,7% auch insgesamt sehr gering. Von den leichteren psychischen Störungen werden sogar nur 4,9% psychiatrisch behandelt.

Da bekannt ist, daß ältere Leute mit psychischen Beschwerden eher zum Hausarzt gehen als in psychiatrische Behandlung, wurden für die Personen über 65 Jahre Varianzanalysen für drei Altersgruppen mit den Variablen "Zahl der Hausarztkonsultatio-

Tabelle 3.1.7 s: Psychiatrische Behandlungsrate (letzte 12 Monate) nach Alter, Geschlecht und Schicht (80er-Prävalenzstichprobe, 65 Jahre und älter, n=358)

		Behandlungsrate (12 Monate)		
Alter	65 bis 69 Jahre	1	(1,0 %)	
	70 bis 74 Jahre	6	(5,0 %)	n.s.
	75 + Jahre	3	(2,2 %)	
Geschlecht	m	4	(2,9 %)	
	w	6	(2,7 %)	n.s.
Schicht	I - III	4	(2,0 %)	
	IV - V	6	(4,0 %)	n.s.

nen" und "Zahl der Hausbesuche" (jeweils in den letzten 12 Monaten) berechnet. Während die Zahl der Konsultationen keinerlei Alterseffekt zeigt, steigt die Zahl der Hausbesuche mit zunehmendem Alter sehr stark an (F=6,4; p<.01; vgl. Anhang 3.1.7 Tabelle t), vermutlich wegen der zunehmenden Immobilität im hohen Alter.

3.1.7.3 Diskussion über psychische Erkrankungen bei älteren Menschen im Kontext der Literatur

Die wissenschaftliche Literatur über die Verbreitung gerontopsychiatrischer Erkrankungen wurde in jüngster Zeit von Häfner (1986), Davis (1986), Henderson (1985), Cooper (1986) sowie Lauter (1986) zusammenfassend dargestellt. Nach Cooper (1986) ergaben sich für eine Reihe von repräsentativen Feldstudien bei über 65jährigen Prävalenzraten psychischer Erkrankungen zwischen 25% und 29%. In zahlreichen Untersuchungen steigt die Prävalenzrate für psychische Erkrankungen mit zunehmendem Alter an (Nielsson & Persson, 1984). In unserer Studie ergaben sich teilweise in Übereinstimmung mit anderen Untersuchungen besonders hohe Prävalenzraten für psychische Erkrankungen bei den sehr alten Menschen (über 75 Jahre), während die 65- bis 74jährigen über weniger psychiatrische Auffälligkeiten als die mittlere Altersgruppe der 45- bis 64jährigen zeigten. Bei den sehr alten Menschen ist ein beträchtlicher Teil der hohen Prävalenzraten für psychiatrische Auffälligkeiten durch Zunahme der organischen Psychosen bedingt. Nach Häfner (1986) zeigen 3-5% der über 65jährigen eine Demenz; bei den über 85jährigen ist dies bei ca. einem Drittel der Fall. Mortimer et al. (1981) berichten eine Verbesserung der Demenzrate bei über 80jährigen um 20%.

Nach den vorliegenden Feldstudien haben depressive Syndrome einerseits sowie dementielle Syndrome andererseits mit Abstand die höchsten der Prävalenzraten bei alten Menschen (Gurland, 1980; Copeland, 1985; Blazer & Johnson, 1980; Weissman et al., 1985; Cooper & Schwartz, 1982; Kay, 1980; Henderson, 1985, 1986). Die Abgrenzung dementieller von depressiven Syndromen stellt ein schwieriges diagnostisches Problem dar (Miller, 1980). Im Rahmen einer Depression können Phänomene, wie sie bei körperlich begründbaren Psychosen vorkommen, auftreten (Zimmer & Lauter, 1984). Darüber hinaus stehen nicht selten Mischbilder zwischen dementiellen Syndromen und depressiven Erscheinungen teils in Reaktion auf die verminderte Leistungsfähigkeit. Die genaue Charakterisierung des Demenz-Typs (Multiinfarkt-Demenz, Alzheimer-Typ-Demenz) ist im Rahmen einer Feldstudie außerordentlich schwierig und ohne beträchtlichen diagnostisch-technischen Aufwand fast nicht leistbar.

Die vergleichsweise hohe Prävalenzrate für sowohl psychische als auch somatische Erkrankungen im hohen Alter stellt ein besonderes Versorgungsproblem dar. Ambulante Behandlungsangebote sind dringend und notwendig, doch ist ihre Erreichbarkeit bisweilen durch körperliche Behinderung alter Menschen eingeschränkt. Stationäre Einrichtungen stellen, zumindest bei der Verlegung, eine Verpflanzung aus dem gewohnten alltäglichen Kontext dar, was dementielle und depressive Symptome vorübergehend verschlimmern kann. Gemäß unseren Ergebnissen suchen alte Menschen den Hausarzt im Vergleich zu mittleren Altersgruppen nicht besonders häufig auf, doch sind Hausbesuche - eine für die Versorgung alter Menschen sehr günstige Einrichtung - häufiger.

Vergleiche mit der amerikanischen "Epidemiological Catchment Area (ECA)" Studie:

In der "Epidemiological Catchment Area Study" (ECA) ergab sich folgendes Ergebnis (Myers et al., 1984): Affektive Erkrankungen waren in den drei dargestellten Untersuchungsorten mit 2,2 / 1,2 / 0,5% gegenüber der Altersgruppe der 45- bis 64jährigen Männer (3,0 / 3,1 / 3,2%) erniedrigt. Dieselbe Tendenz zeigte sich auch bei den Frauen über 65 Jahre mit Prävalenzraten von 5,0 / 3,1 / 3,1%, während 45- bis 64jährige Frauen Raten von 5,6 / 6,3 / 9,6% aufwiesen. Vergleichsweise niedrige Prävalenzraten für alte Menschen im Vergleich zu jüngeren und mittleren Altersgruppen fanden sich für Paniksyndrome und Zwangsneurosen bei Männern und Frauen, Abhängigkeitserkrankungen, Somatisationssyndrome, antisoziale Persönlichkeit, Schizophrenie und Phobien. Cognitiv impairment war bei Männern und Frauen über 65 Jahre gegenüber jüngeren Altersgruppen beträchtlich erhöht. Die 6-Monats-Prävalenzraten für DSM-III-Erkrankungen oder schwere "kognitive Beeinträchtigung" (impairment) lagen für Männer in den drei Orten bei 12% / 15,3% / 8,8% (Vergleich Männer 45-64 Jahre: 11,9% / 18,7% / 9,4%). Bei Frauen über 65 Jahre betrug die 6-Monats-Prävalenz in der ECA-Studie 13,2% / 17,8% / 8,8%, im Vergleich dazu die Altersgruppe von Frauen im Alter von 45-64 Jahren mit 10,3% / 21,5% / 10,9%.

Im Vergleich zur Prävalenzrate für alle Altersgruppen liegen diese genannten Werte für alte Menschen über 65 Jahre niedriger. Die Ergebnisse sind in der Darstellung nicht aufgeschlüsselt für Personen zwischen 65 und 74 Jahren sowie Personen über 75 Jahren. Die häufigsten Diagnosen nach DSM-III für die Altersgruppe der über 65jährigen Männer waren in der Rangfolge: 1. schweres "Cognitiv impairment", 2. Phobie, 3. Alkoholmißbrauch/-abhängigkeit, 4. Dysthymie; für Frauen war die Rangfolge: 1. Phobie, 2. schweres "Cognitiv impairment", 3. Dysthymie, 4. typische depressive Episode ohne Trauer. Unsere im Vergleich zur mittleren Altersgruppe niedrigen Morbiditätsraten für alte Menschen werden auch durch die altersabhängigen Ergebnisse des Gesamtscores des Klinisch-Psychiatrischen Interviews nach Goldberg sowie der Beschwerdenliste nach von Zerssen (1976) abgestützt.

Soziale Variablen: Soziale Nachteile, wie sie in einer niedrigen sozialen Klasse, unzureichender räumlicher Unterbringung und niedrigem Haushaltseinkommen zum Ausdruck kommen, sind bei alten Menschen (wie auch bei jüngeren Altersgruppen) meist mit einem erhöhten Risiko für psychische und für somatische Erkrankungen und Behinderungen verbunden. Cooper et al. (1984) konnten eine allgemeine Assoziation zwischen sozialer Isolation und der Prävalenz psychischer Erkrankungen bei alten Menschen nicht bestätigen. Auch Nielsen (1982) sowie Kay et al. (1984) fanden eine allgemeine Assoziation zwischen sozialer Isolation und der Häufigkeit psychischer Erkrankungen bei alten Menschen. Lowenthal (1967) folgerte aus ihrer Untersuchung in San Francisco, daß nur eine zunehmende soziale Isolation im Alter, nicht aber eine Lebensgeschichte sozialer Isolation einen Risikofaktor für psychische Erkrankungen im Alter darstelle. Bezüglich der Zusammenhänge zwischen sozialer Klasse und psychiatrischer Prävalenz im Alter fanden Kay et al. (1964 a,b) in Newcastle keinen Zusammenhang, während Lowenthal und Berkman (1967) sowie Cooper (1986) eine

inverse Beziehung beschrieben. Henderson et al. (1981) fanden unter Verwendung des Interview Schedule for Social Interaction (ISSI), daß ältere Menschen vergleichsweise weniger soziale Beziehungen aufwiesen, daß sie aber genauso zufrieden oder zufriedener waren mit dem, was sie an Interaktion hatten. Ältere Frauen hatten mehr emotionale Beziehungen als ältere Männer. In Übereinstimmung mit Cooper & Sosna (1983) fanden wir in unserer Studie keine wesentlichen Unterschiede zwischen alleine und nicht alleine lebenden Menschen. Möglicherweise ist "alleine leben" kein ausreichender Indikator für eine persönliche Isolation, da eigene Wünsche und Bedürfnisse, die Intensität der bestehenden sozialen Kontakte und die Qualität dieser Kontakte darin nicht eingehen. Nach unseren Ergebnissen war die Prävalenzrate für psychische Erkrankungen bei alten Menschen erhöht, wenn die Häufigkeit sozialer Kontakte außerhalb der Familie gering war (Chi$_2$ = 30,03; df=2; p<.001).
Auch zeigten jene alten Menschen, welche mäßig oder schwer in ihren sozialen Kontakten mit Familienangehörigen eingeschränkt waren, eine erhöhte psychiatrische Morbidität.

Depression: Eine Zusammenstellung über depressive Erkrankungen bei alten Menschen in der Bevölkerung gaben Henderson & Kay (1984). In neuerer Zeit hatten Gurland et al. (1983) in ihrer vergleichenden Studie in New York und London für "pervasive Depression" eine Prävalenzrate in der Bevölkerung von New York von 13,0% und in London von 12,4% berichtet. Sehr viel niedrigere Raten fanden sich für typische Depression nach DSM-III, wobei Blazer & Williams (1980) eine Prävalenzrate von 3,7% und Weissman et al. (1985) unter Verwendung des Diagnostic Interview Schedule bei 2.588 Personen im Alter von 65+ Jahren in New Haven eine 6-Monats-Prävalenz von 1,7% berichteten. Kay et al. (1985) verwandten sowohl die DSM-III- wie die Gurland-Kriterien bei einer Bevölkerungsstichprobe von 274 Personen im Alter von 70+ Jahren; sie fanden eine Rate von 16,1% für "pervasive Depression" und eine vergleichsweise sehr hohe Rate für typische Depression nach DSM-III von 10,2%; die Studie wurde in Tasmanien durchgeführt. Cooper & Schwartz (1981) berichteten eine 2-Wochen-Prävalenzrate für depressive Erkrankungen von 7,1% (Stichprobengröße 312 Personen in der Stadt Mannheim).

Demenz: Henderson & Kay (1984), Henderson (1985, 1986) gaben eine Übersicht über 20 Bevölkerungsstudien zur Demenz in Europa, Japan und Nordamerika. Die Autoren kamen zu dem Schluß, daß ca. 5% aller Menschen im Alter von 65+ Jahren und sogar 20% aller Menschen im Alter von 80+ Jahren eine mäßig bis stark ausgeprägte Demenz aufweisen. Etwa 80% sind in der Gemeinde und nicht in Institutionen untergebracht. Erwähnenswert sind die beträchtlichen diagnostischen Schwierigkeiten hinsichtlich der Feststellung einer Demenz und ihrer differentialdiagnostischen Abgrenzung zu anderen psychischen und körperlichen Erkrankungen bei alten Menschen sowie die Unterscheidbarkeit spezieller Demenztypen (60% Alzheimer-Typdement, 20% Multi-Infarkt-dement und 20% Mischtypen). Nachdem es sich um neuropathologische Diagnosen handelt, kann nur der Einsatz moderner, computergesteuerter diagnostischer Instrumente zu einer reliablen und validen Demenz-Diagnostik auch in Bevölkerungsstudien führen. Inzidenzdaten, wie sie z.B. Hagnell et al. (1981, 1983) berichteten, sind rar. Ihr Wert hinsichtlich der Identifikation von Risikofaktoren und zur Erklärung ätiologischer Faktoren ist jedoch beträchtlich.

Inanspruchnahme: Cooper & Sosna (1982, 1983), Weyerer (1981) sowie Dilling & Weyerer (1978 a,b) haben aufgezeigt, daß die psychiatrische Konsultationsrate für alte Menschen in Deutschland niedrig ist. Dilling & Weyerer (1978) zeigten in einer administrativ-psychiatrischen Untersuchung eine verringerte Utilisation ambulanter psychiatrischer Einrichtungen durch alte Menschen auf. Mit zunehmendem Alter verringerte sich die ambulante und erhöhte sich die stationär-psychiatrische Inanspruchnahme. Ähnliche Ergebnisse fanden sich im Fallregister von Monroe-County (Bahn et al., 1976) und in der New Haven Study (Hollingshead & Redlich, 1958). Nach Roos & Shapiro (1981) ist nur ein recht kleiner Teil der über 65jährigen für eine disproportional hohe (stationäre) Inanspruchnahme psychiatrischer Dienste verantwortlich. Gründe für die vergleichsweise niedrige ambulant-psychiatrische Inanspruchnahme können darstellen: 1. Die Haltung und Einstellung des niedergelassenen Allgemeinarztes hinsichtlich einer Überweisung an den psychiatrischen Spezialisten. Hier könnten Psychiater dazu beitragen, daß die vorhandenen Möglichkeiten der Behandlung bekanntgemacht werden. 2. Besonders in ländlichen Gebieten kann die Distanz von der Wohnung zur ambulanten Einrichtung besonders bei Vorliegen körperlicher Gebrechen ein wesentliches Hindernis darstellen (vgl. Weyerer, 1981). 3. Unter älteren Menschen scheint ein Defizit an Wissen und Information über Behandlungsmöglichkeiten und Angebote zu bestehen. Diese Hypothese wurde durch unsere Ergebnisse bestätigt, wonach sich ältere Menschen weniger informiert über medizinische Berufsgruppen und Behandlungsmöglichkeiten zeigten als dies bei jüngeren Altersgruppen der Fall war.

3.1.8 Familienklima und psychische Erkrankungen bei Jugendlichen

Jürgen Rehm, Raimar Koloska, Wolfgang Witzke & Manfred Fichter

Die Bedeutung von Familieninteraktionsmustern und besonders von Überfürsorglichkeit (overprotection) für den Verlauf psychischer Erkrankungen (insbesondere Schizophrenie) wurde in mehreren Untersuchungen analysiert (vgl. Blatt, 1979; Brown,
1966; Vaughn & Leff, 1976; Parker, 1984). Das Konzept elterlicher Überfürsorglichkeit
war dabei unter verschiedenen theoretischen Gesichtspunkten diskutiert worden.
Parker (1983) nahm eine allgemeine Dimension der Kontrolle (protection) an, welche
sich aus Kontrolle, Intrusion, Infantilisation und der Entmutigung von Unabhängigkeit
und Autonomie zusammensetzte. Diese Dimension wird durch andere Konzepte in der
Literatur, durch klinische Beobachtungen und durch faktoranalytische Studien gestützt. Parker (1983) unterschied außerdem zwischen zwei Arten von Überprotektion
(Kontrolle), wovon die eine mit einem hohen, die andere mit einem niedrigen Ausmaß
an Fürsorge bis hin zur Vernachlässigung einhergeht (vgl. Abb. 3.1.8 a). Die Dimension Fürsorge (care) wird dabei so definiert, daß sie sich zusammensetzt aus den elterlichen Komponenten Wärme, Zuneigung (affection), Empathie und Nähe. Nach
dem Modell von Parker wird eine optimale elterliche Beziehung zum Kind durch ein
niedriges Ausmaß an Kontrolle und ein hohes Ausmaß an Fürsorge (Quadrant 1)
gekennzeichnet. Diagonal gegenüber liegt der Interaktionsstil der zuneigungslosen
Kontrolle (affectionless control = 3. Quadrant); er nimmt an, daß dieser für den Verlauf
psychischer Erkrankungen besonders relevant sei. Andere elterliche Interaktionsstile
nach Parkers Konzept sind "vernachlässigende Elternschaft" (neglectful parenting) mit
einem niedrigen Ausmaß an Fürsorge und einem niedrigen Ausmaß an Kontrolle (4.
Quadrant) und "zugewandte Einengung" (affectionate constraint) mit einem hohen
Ausmaß an Fürsorge und hohem Ausmaß an Kontrolle (Quadrant 2). Die Dimension
"Kontrolle" wird im deutschsprachigen Bereich auch gelegentlich mit "Protektion" bezeichnet. Parker (1983, 1984) belegte seine Hauptannahmen mit empirischen
Ergebnissen und spezifizierte die verschiedenen antezedenten Bedingungen für elterliche Interaktionsstile. Zusammenfassend nahm er an, daß Überprotektion (Kontrolle)
in Verbindung mit einem niedrigen Ausmaß an Fürsorge kausal mit der Entwicklung
psychiatrischer Entwicklung und niedrigem Selbstvertrauen bei Jugendlichen in Zusammenhang steht und daß Überprotektion (Kontrolle) durch Erkrankungen in der
Kindheit gesteigert werden kann.

Im Rahmen der Oberbayerischen Verlaufsuntersuchung untersuchten wir diese Fragestellung bei Jugendlichen näher. Beim gegenwärtigen Stand handelt es sich allerdings um eine Momentaufnahme zum Zeitpunkt des zweiten Querschnittes, da Skalen
zum elterlichen Interaktionsverhalten im ersten Querschnitt nicht gegeben waren. Hinsichtlich der Gesamtmethodik sei auf Kapitel 2 verwiesen. Eine Stichprobe von 171 Jugendlichen im Alter von 15 bis 19;11 Jahren war Grundlage unserer Untersuchung
über familiäre Interaktionsstile. Die Stichprobe war der entsprechende Altersabschnitt
der gesamten Prävalenzstichprobe für die 80er Jahre (n = 1.666 Personen). An 144
Jugendliche (84,2 %) war das von uns übersetzte und von Parker entwickelte "Parental Bonding Instrument" (PBI) ausgehändigt worden und bei 117 dieser gesamten
Jugendlichen-Stichprobe (68,4 %) lagen beantwortete Bögen dieser Selbsteinschätzungsskala sowohl für den Vater als auch für die Mutter in der Einschätzung durch

den Jugendlichen vor. Soweit nicht anders angegeben, basieren die folgenden Analysen auf diesen 117 Probanden.

Das von Parker et al. (1979) entwickelte "Parental Bonding Instrument" (PBI) wurde zur Messung der beiden Dimensionen "Fürsorge" und "Kontrolle" verwendet. Die Jugendlichen wurden gebeten, jedes Item auf einer 4-Punkte-Likert-Skala so einzuschätzen, wie sie es aus den zurückliegenden (ca. 16) Jahren in Erinnerung hatten. Die 12 Items zu der Dimension "Fürsorge" enthalten Items über elterliche Wärme, Verständnis, Zuneigung, Empathie und Nähe sowie negativ geladene Items über Indifferenz und Zurückweisung. Die 13 Items zur Dimension "Kontrolle" setzen sich zusammen aus den Bereichen Kontrolle, Intrusion, übermäßiger Kontakt, Infantilisation und Förderung von Abhängigkeit sowie negativ geladene Items über die Förderung von Unabhängigkeit und Autonomie.

VARIMAX-rotierte Faktorenanalysen unserer Daten brachten in Replikation der Ergebnisse von Parker ebenfalls zwei wesentliche Dimensionen. Der Faktor 1 (Fürsorge) erklärte 38,9 % der Varianz der Items bezüglich des Vaters und 32,9 % der entsprechenden Varianz der Items über die Mutter. Der Faktor 2 (Kontrolle) enthielt deutlich weniger Varianz: 11,2 % bezüglich der Fragen über den Vater und 10 % bezüglich der Fragen über die Mutter. Reliabilität und Validität stehen auch in unseren Ergebnissen in Einklang mit den Ergebnissen von Parker (1983, 1984); Cronach's Alpha war für "Fürsorge" 0,89 bzw. 0,91 (Mutter bzw. Vater) und für "Kontrolle" 0.86 bzw. 0,88 (Mutter bzw. Vater).

3.1.8.1 Ergebnisse

Eine LOGIT-Analyse wurde berechnet, um den Zusammenhang zwischen elterlichen Interaktionsstilen mit den Jugendlichen - in diesem Fall der Dimension zuwendungslose Kontrolle (affectionless control) - mit psychiatrischen Erkrankungen darzustellen. Sowohl der Summenwert für "Kontrolle" als auch jener für "Fürsorge" wurden für Vater und Mutter zusammengezogen und am Median geteilt. Die Variable für psychiatrische Erkrankungen wurde wie folgt definiert: gesund entspricht einem Schweregrad für 0; 91 von 117 (77,7 %) der Jugendlichen hatten diesen Wert. Die restlichen zeigten mäßige bis deutliche psychiatrische Symptome mit Schweregrad 1 bis 4 (22,2 %).

Parkers Annahmen wurden mit Hilfe von LOGIT-Analysen überprüft. Nach den Annahmen müßten Jugendliche mit psychischen Erkrankungen in den Quadranten "zuwendungslose Kontrolle" überrepräsentiert sein. Dies war bei den Ergebnissen tatsächlich der Fall, doch erreichte dieser Befund keine statistische Signifikanz. Statt dessen war der Haupteffekt für "Fürsorge" hinreichend, um das Datenmuster zu erklären (Test für Modellanpassung: Likelihood Ratio Chi-Quadrat = 3,76; df = 2; p = 0,153). Weder ein zusätzlicher zweiter Haupteffekt für "Konrolle" noch die Interaktion zwischen "Fürsorge" und "Kontrolle" zeigte eine bedeutsame Zunahme der Modellanpassung. Der Haupteffekt für "Kontrolle" alleine war eindeutig geringer, um die Daten zu erklären, und zeigt signifikante Abweichungen (Likelihood Ratio Chi-Quadrat = 6,86; df = 2; p = 0,032). Da dieses letztere Ergebnis nicht in Übereinstimmung mit Parkers theoretischen Annahmen ist, versuchten wir das Muster der kausalen Zusammenhänge zwischen den Variablen durch Analysen mit Hilfe linearer Strukturgleichungen aufzudecken. Die Verwendung derartiger Modelle setzt die Linearität der Daten voraus. Wenngleich eine strikte Linearität der Datenmuster nicht vorliegt, so können die Daten doch die linearen Annahmen genügend gut approximieren, so daß Analysen der linearen strukturellen Beziehung (LISREL nach Jöreskog & Sörbom, 1984) möglich und sinnvoll sind.

Tabelle 3.1.8 a: Ergebnisse aus der Oberbayerischen Verlaufsuntersuchung zu "Fürsorge" und "Kontrolle" durch Vater bzw. Mutter

PBI-Skala	N	Mittelwert	SD	Median
Mütterliche Fürsorge	144	29,97	5,90	29,05
Mütterliche Kontrolle	135	12,89	6,87	12,04
Väterliche Fürsorge	132	25,34	7,00	26,63
Väterliche Kontrolle	131	11,62	7,11	10,56

Tabelle 3.1.8 b: Psychischer Status und Demoralisation für verschiedene Interaktionsstile. Werte beziehen sich auf die arithmetischen Mittel der jeweiligen Gruppen; in Klammern sind die Standardabweichungen angegeben

	N	Psychischer Status	Demoralisation
Fürsorge			
1	4	0,75 (0,96)	43,0 (26,6)
2	26	0,73 (0,92)	26,9 (14,2)
3	45	0,22 (0,52)	23,8 (13,8)
4	42	0,12 (0,40)	17,8 (9,8)
Kontrolle			
1	30	0,30 (0,60)	16,7 (10,5)
2	56	0,20 (0,55)	21,3 (12,6)
3	26	0,46 (0,76)	29,5 (12,5)
4	5	1,00 (1,00)	45,4 (16,6)

3.1.8.2 Lineare Kausalanalysen (LISREL)

Das erste getestete LISREL-Modell basierte auf folgenden Annahmen: 1. Elterliche Interaktionsstile als latente Variable setzen sich zusammen aus den Dimensionen "Fürsorge" und "Kontrolle" von Vater und Mutter. 2. Beide elterlichen Erziehungsstile ("Fürsorge" und "Kontrolle") stehen miteinander in Beziehung. 3. Während "Fürsorge" direkt
kausal für psychische Erkrankungen relevant ist, kommt der Variablen "Kontrolle" nur
indirekt über die Variable "Demoralisation" (gemessen mit der PERI-Demoralisationsskala) eine Bedeutung für psychische Erkrankungen zu. 4. Neurotizismen in der Kindheit sind ein wesentlicher Indikator für spätere psychische Erkrankungen in der Jugendzeit, die hier nicht näher spezifiziert werden können. 5. Für alle latenten Variablen
wird ein Fehler zugelassen, und sie sind nicht vollständig durch die spezifizierten Beziehungen determiniert.

Das nach diesen Annahmen berechnete Modell erreicht insgesamt eine recht gute
Anpassung des Modells (Modellanpassung = 0,92; Chi-Quadrat = 41,1; df = 12). Einzelheiten sind der Abb. 3.1.8 a zu entnehmen.

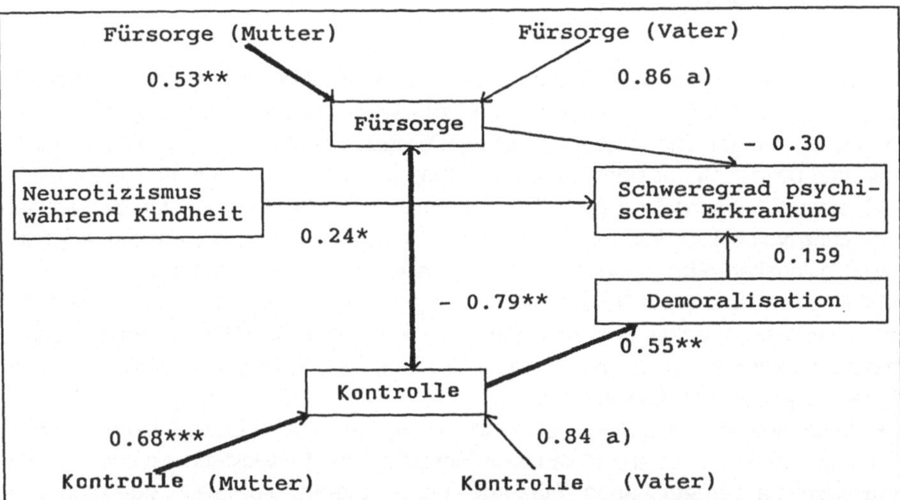

Abb. 3.1.8 a: LISREL-Modell 1 über die Beziehung zwischen Interaktionsstil der Eltern
und psychischer Erkrankung. Mit Ausnahme der Variablen "Fürsorge" und "Kontrolle"
wurden alle latenten Variablen so gebildet, daß sie auf der Basis einer einzigen gemessenen Variablen aufbauen. Die Beziehung zwischen gemessener und latenter Variable
wurde festgelegt auf 0,9 (approximativer Reliabilitätskoeffizient). Sterne zeigen t-Werte
der standardisierten Pfadkoeffizienten an; * 2<t<4; ** 4<t<6; *** t>6. a) Für jede
Variable wurde eine gemessene Variable zur Modelleinschätzung festgelegt. Deshalb
können für diese Pfadkoeffizienten keine t-Werte berechnet werden. Von dem geschätzten Wert der standardisierten Pfadkoeffizienten kann abgeleitet werden, wenn
eine andere Variable festgelegt worden wäre

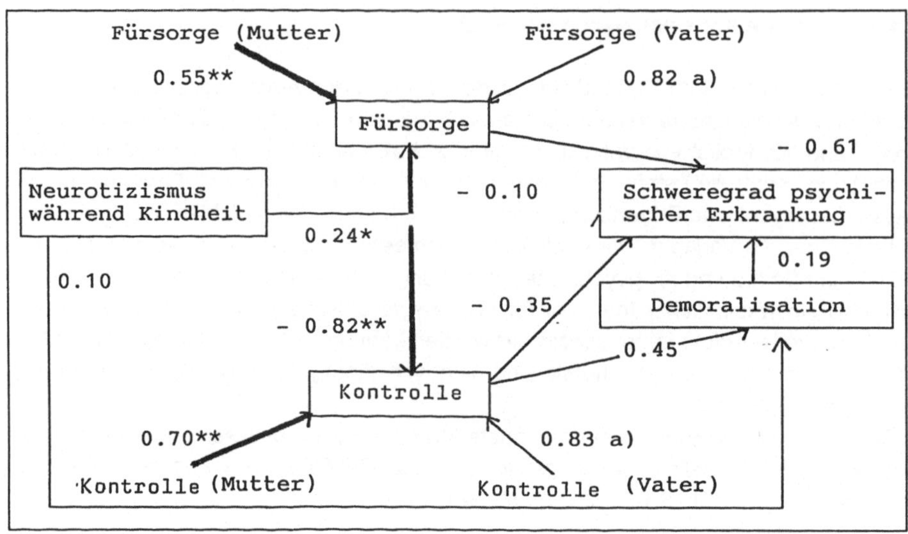

Abb. 3.1.8 b: LISREL-Modell 2

Außerdem erreichten alle theoretisch spezifizierten Pfade statistische Signifikanz mit Ausnahme des Pfades von Demoralisation zu psychiatrischer Erkrankung. Im einzelnen hat sowohl die Dimension "Fürsorge" als auch die Dimension "Kontrolle" beim Vater und bei der Mutter signifikante Bedeutung (alle Pfad-Koeffizienten > 0,50 bzw. t > 4); sowohl "Fürsorge" als auch "Neurotizismen in der Kindheit" zeigten sich kausal bedeutungsvoll hinsichtlich psychischer Erkrankungen. Ein höheres Ausmaß an "Fürsorge" beinhaltete ein geringeres Risiko an psychischer Erkrankung, und Kontrolle hatte eine Auswirkung auf Demoralisation und beeinflußte auf diese Weise indirekt die Entwicklung psychischer Erkrankungen. Vor einer abschließenden Annahme dieses Modells 1 haben wir es noch mit einem anderen, aus Parkers Theorie abgeleiteten Modell verglichen (vgl. Abb. 3.1.8 b).

Hauptunterschiede zwischen beiden Modellen: Nach dem Modell 2 haben sowohl "Fürsorge" als auch "Kontrolle" kausalen Einfluß auf die Entwicklung psychischer Erkrankungen; außerdem haben "Fürsorge" und "Kontrolle" sowie ein Vorliegen von "Neurotizismen in der Kindheit" kausale Einflüsse auf die Variable "Demoralisation", welche ihrerseits wiederum Art und Ausprägungsgrad einer psychischen Erkrankung determiniert. Modell 2 kann als ein volles Modell bezeichnet werden, da alle drei unabhängigen Variablen ("Fürsorge", "Kontrolle" und "Neurotizismen in der Kindheit") nach dem Modell eine Auswirkung auf die abhängigen Variablen ("Demoralisation" und "Schweregrad psychischer Erkrankungen") haben. Im Vergleich zu Modell 1 erreicht Modell 2 allerdings keine signifikante Verbesserung der Modellanpassung (Delta Chi-Quadrat = 1,68; Delta df = 3; ns; Delta Chi-Quadrat (crit. < 0,05) = 7,82). Darüber hinaus bestehen im Modell 2 nahezu keine signifikanten Pfadkoeffizienten, und das Modell als Ganzes ist wegen einer vollen Gamma-Matrix (Pfade von latenten unabhängigen zu latenten abhängigen Variablen) nicht stabil. Dies führt zu einer nur geringfügigen Verbesserung der Modellanpassung unter Verlust von drei Frei-

184

heitsgraden (0,93; Chi-Quadrat = 39,4; df = 9). Aus diesem Grunde wird dem Modell 1 im Vergleich zu Modell 2 der Vorzug gegeben. Theoretisch kann dies als eine weitere Nichtbestätigung einer von Parkers grundlegenden Hypothesen gesehen werden, wonach "Überprotektion" (Kontrolle) in Kombination mit mangelnder "Fürsorge" einen Hauptrisikofaktor für psychiatrische Erkrankungen darstellt. Ein zweites alternatives Modell (Modell 3) wurde untersucht, welches nur eine Veränderung zu Modell 1 aufwies: der Pfad von "Neurotizismen in der Kindheit" zu "Kontrolle" wurde zugelassen. Theoretisch bedeutet dies, daß "Kontrolle" als ein elterlicher Interaktionsstil stark durch das Verhalten des Kindes in der Kindheit mitbeeinflußt ist. Es verschiebt damit den Schwerpunkt von einer unidirektionalen kausalen zu einer interaktionalen kausalen Perspektive. Erwartungsgemäß sind die Pfadkoeffizienten im Modell 3 weitgehend denen im Modell 1 gleich. Der zusätzliche Pfad von "Neurotizismen in der Kindheit" auf "Kontrolle" erreicht statistische Signifikanz und verbessert die gesamte Modellanpassung substantiell (0,926; Chi-Quadrat = 36,9; df = 11; im Vergleich zu Modell 1: Delta Chi-Quadrat = 4,2; Delta df = 1; p < .05). Dem Modell 3 sollte deshalb gegenüber Modell 1 und 2 der Vorzug gegeben werden. Eine genauere Inspektion der Schätzungen in Modell 3 zeigt, daß kein weiterer Pfad eingeführt werden sollte (höchster Modifikationsindex < 2,5). Gemäß den Daten unserer Studie erscheint somit das Modell 3 (vgl. Abb. 3.1.8 c) die optimalste Modellanpassung aufzuweisen, und außerdem ist dieses Modell in guter Übereinstimmung mit den allgemeinen theoretischen Konzeptionen, welche oben dargestellt wurden.

Parkers wesentliche Annahme, daß "Überprotektion" (Kontrolle) in Verbindung mit "mangelnder Fürsorge" ein Risikofaktor für die Entwicklung psychiatrischer Erkrankungen darstellt, konnte in unserer Studie weder mit LOGIT-Analysen noch mit LISREL-Modellen verifiziert werden. LOGIT-Analysen und LISREL-Modelle basieren auf unterschiedlichen Annahmen hinsichtlich Skalierung und Stichprobenverteilung. Die

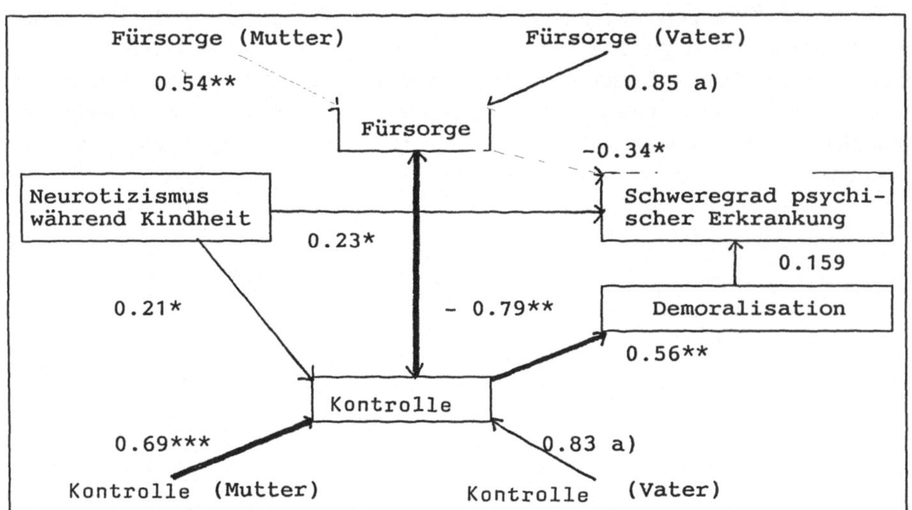

Abb. 3.1.8 c: LISREL-Modell 3

Tatsache, daß beide Analysen zu ähnlichen Ergebnissen führen, stützt die Hauptresultate unserer Studie.

Wenngleich Parkers Modell mit vier Quadranten auf den ersten Blick intuitiv plausibel ist, so erscheint es nicht ganz einleuchtend, zwischen "Fürsorge" und "Kontrolle" eine Orthogonalität anzunehmen. Beide elterlichen Interaktionsstile haben (auch in früheren Studien) miteinander korreliert. In unserer Studie betrug die Korrelation zwischen den latenten Variablen "Fürsorge" und "Kontrolle" - 0,79; somit teilten beide Variablen mehr als 60 % der Varianz! Somit scheint eine Gliederung in vier verschiedene elterliche Interaktionsmuster mit ihren Kindern (Parental Bonding Positions) irreführend.

Die Ergebnisse unserer Studie unterstreichen die Bedeutung elterlicher "Fürsorge". Möglicherweise hängt dies auch mit der hohen Interdependenz mit "Kontrolle" zusammen. "Fürsorge" war ein wesentlicher Faktor, der direkt mit dem "Schweregrad psychischer Erkrankungen" zusammenhing. Dies würde Annahmen der humanistischen Psychologie bestätigen, wonach ein Kind sich dann besonders entfalten kann, wenn es sich angenommen und akzeptiert fühlt, unabhängig davon, was es selbst für Leistungen etc. erbringt.

"Kontrolle" zeigte einen Einfluß auf die Variable "Demoralisation". Dieses Ergebnis stimmt überein mit Konzepten zum Coping, wie sie von Compas (1987) zusammenfassend dargestellt wurden. Zur Entwicklung eigener Bewältigungsstrategien ist die Möglichkeit erforderlich, ohne äußere Einengung verschiedene Richtungen ausloten zu können. Ein elterlicher Interaktionsstil von "Überprotektion" (Übermaß an Kontrolle) vermag allerdings diesen wichtigen Prozeß zu behindern. Es resultiert ein Gefühl der Hilflosigkeit und Mangel an Vertrauen in die eigenen Fähigkeiten. Eben diese Bereiche werden in der "Demoralisationsskala" erfaßt. In psychischen Streßsituationen kann sich dann ein Ungleichgewicht zwischen den erlernten Bewältigungsstrategien und den situativen Anforderungen ergeben. Bei einer ausgeprägten Diskrepanz zwischen beiden kann die Wahrscheinlichkeit der Auslösung einer psychischen Erkrankung erhöht werden. Die Ergebnisse unserer Studie stehen in Einklang mit dieser Konzeption und sie belegen die folgende Sequenz: "Überprotektion" --> mangelndes Erlernen von Bewältigungsverhalten (Coping) --> "Demoralisation" --> psychiatrische Erkrankung. Unsere Untersuchung ist longitudinal angelegt und der Prädiktionswert der elterlichen Interaktionsstile wird erst bei einer weiteren Nachuntersuchung bestimmt werden können.

3.1.9 Prävalenz des Hypertonus und psychische Erkrankungen in der Bevölkerung

Manfred M. Fichter, Wolfgang Witzke & Hermann Fromme

Manger & Page (1984) schätzten die Anzahl der Hypertoniker in den USA auf 40 Mio. - das entspräche jedem 5. Erwachsenen. Dazu kommen ca. 25 Mio. Personen mit grenzwertigen Blutdruckerhöhungen. In der Bundesrepublik Deutschland gibt es schätzungsweise 6 - 7 Mio. Hypertoniker. In Anbetracht der weiten Verbreitung des Hypertonus, seiner sozialmedizinischen Bedeutung und der mit ihm verbundenen Risiken für kardiovaskuläre Erkrankungen erscheint der Mangel an repräsentativen epidemiologischen Untersuchungen zur Prävalenz des Hypertonus hierzulande besonders gravierend. Aus der Münchener Blutdruckstudie (Stieber et al., 1982) ergeben sich Zahlenwerte, die für eine deutsche *Großstadt* Anfang der 80er Jahre repräsentativ sind. Im folgenden wird über die Ergebnisse zum Blutdruck im Kontext anderer Variablen bei einer repräsentativen *ländlichen* Bevölkerung berichtet. Wegen der Stadt-Land-Unterschiede bezüglich der medizinischen Versorgungsdichte und einiger Anhaltspunkte für einen höheren Bekanntheitsgrad und eine höhere Behandlungsquote in städtischen Regionen erscheint diese Fragestellung wichtig. Die Genese der essentiellen Hypertonie, welche etwa 90% aller Hypertoniefälle ausmacht (Siegenthaler, 1984), ist auch heute noch weitgehend unklar. Diskutiert werden neben hereditären Faktoren, Störungen des Elektrolytstoffwechsels (Skrabal et al, 1983), Veränderungen des Renin-Angiotensin-Aldosteronmechanismus (Vetter et al., 1984), eine Hyperreaktivität hypothalamischer Kreislaufzentren und Veränderungen des adrenergen Systems (von Eiff, 1972, 1978) und Streßfaktoren (Hodapp & Weyer, 1982). In unserer Untersuchung lag der Schwerpunkt auf der Analyse möglicher Stressoren auf die Blutdruckregulation. Im Rahmen der Oberbayerischen Verlaufsuntersuchung über Häufigkeit und Verlauf körperlicher und psychischer Erkrankungen führten wir bei einer repräsentativen ländlichen Bevölkerungsstichprobe eine Blutdruckstudie durch. Ziel der Untersuchung war die Erfassung 1. der Prävalenz von erhöhtem und hohem Blutdruck, 2. Bekanntheitsgrad und Behandlungsgrad der Hypertonie, 3. Wissen um Gefahren der Hyperthonie, 4. Analyse der Zusammenhänge zwischen Hypertonie und soziodemographischen Merkmalen (Körpergewicht und beruflichen und sozialen Belastungen) sowie 5. Analyse von Zusammenhängen zwischen Hypertonie und psychischen Erkrankungen und 6. Zusammenhänge der Hypertonie mit Alkohol- und Zigarettenkonsum.

3.1.9.1 Methodik

Stichproben und verwendete psychologische Skalen zur Selbsteinschätzung oder als Interview sind im Methodenkapitel (s.o.) beschrieben. Die repräsentative Bevölkerungsstichprobe für die 80er Jahre bestand aus 1.979 zufällig ausgewählten Personen der Gemeinderegister im Alter von 15 Jahren und älter. Die Beteiligungsrate an der gesamten Studie (unabhängig von der Blutdruckerfassung) betrug 84,2% - 1.666 Personen nahmen an dem Interview teil. Für die Blutdruckstudie wurden nur Personen im Alter von 20 Jahren und älter berücksichtigt. Unter der Annahme, daß sich die Altersstruktur in dem interviewten und dem nicht interviewten Teil der Gesamtstichprobe nicht unterscheidet, errechnen sich 203 Personen im Alter von 15-19;11 Jahren für die gezogene gesamte Prävalenzstichprobe. Somit waren 1.776 Personen der gezogenen Stichprobe 20 Jahre und älter. Bei 1.459 von diesen konnte sowohl ein Interview durchgeführt als auch der Blutdruck gemessen werden (82,15%).

Bei der Stichprobe der Stadt Traunstein wurde eine dreimalige Messung des Blutdruckes mit einem Random-Zero-Sphygmomanometer durchgeführt; diese soll gegenüber den herkömmlichen Quecksilbermanometern den Vorteil haben, daß durch den Beobachter hervorgerufene Fehler verringert werden (Stieber et al., 1984). Da sich die Random-Zero-Geräte in der durchgeführten Feldstudie, in der die Ärzte die Probanden zu Hause aufsuchten, als wenig praktikabel erwiesen und die Geräte durch den Transport schnell defekt wurden, wurde die Untersuchung in den beiden anderen Orten (Palling und Traunreut) mit geeichten Quecksilbermanometern durchgeführt. Auch Schoknecht (1985) kam zu dem Ergebnis, daß Random-Zero-Manometer durch die schwierigere Handhabung keinen Vorteil bieten, sondern neue Fehlerquellen entstehen lassen und empfahl deshalb auch für epidemiologische Studien die Verwendung geeichter Quecksilbermanometer unter Zuhilfenahme der Methode nach Riva-Rocci & Korotkoff. In den Orten Traunstein und Taunreut erfolgte die Blutdruckmessung in der Wohnung der Probanden dreimal in festgelegten Abständen während eines ca. zweistündigen Interviews im Sitzen durch den ärztlichen Interviewer. In der ländlichen Dorfgemeinde Palling wurde aus organisatorischen Gründen nur ein Wert erhoben. Für die Auswertung der Werte aus Traunstein und Traunreut wurde der Mittelwert aus 2. und 3. Messung zugrunde gelegt; dabei wurde die 1. und 5. Phase der Korotkoff-Geräusche berücksichtigt. Aus dem Quotienten (2. + 3. Messung/2. x 1. Messung) wurde für die Pallinger ein Mittelwert aus 2. und 3. Messung geschätzt. Dieser Schätzwert wurde für die weiteren Analysen verwendet. Die folgende Definition der Weltgesundheitsorganisation (1978) wurde zur Einteilung des Blutdruckes zugrunde gelegt:

1. **Normoton** sind systolische Blutdruckwerte kleiner/gleich 140 mm Hg und diastolische Werte von kleiner/gleich 90 mm Hg.

2. **Grenzwertig** werden Werte von systolisch größer 140 mm Hg aber kleiner 160 mm Hg und/oder Werte von diastolisch größer 90 mm Hg aber kleiner 95 mm Hg bezeichnet.

Tabelle 3.1.9 a: Stichprobe (* = zurückgerechnete Werte)

	≥ 15 J.	15-19;11 J.		≥ 20 J.	
	N	N	%	N	%
A gezogene Stichprobe J.	1.979	203*	10,3*	1.776	100
B davon Interview durchgeführt	1.666	171	10,3	1.495	84,2
C Interview und Blutdruck-					
messung liegen vor	-	-	-	1.459	82,1

3. **Hyperton** (hoher Blutdruck) sind systolische Werte von größer/gleich 160 mm Hg und/oder diastolisch von größer/gleich 95 mm Hg.

3.1.9.2 Ergebnisse

Die Mittelwerte der ersten Blutdruckmessung betrugen (Mittelwert und Standardfehler) bei der 1. Messung systolisch 137.5 $\pm$ .59 und diastolisch 84.8 $\pm$ .31; für die 2. Messung betrug der mittlere Blutdruck systolisch 135.7 $\pm$ .63 und der diastolische Wert 83.2 $\pm$ .34; für die 3. Messung betrug der mittlere systolische Wert 135.1 $\pm$ .64 und der diastolische Wert 83.1 $\pm$ .33. Somit war der erste Meßwert geringfügig erhöht, der zweite und dritte Meßwert, welcher im wesentlichen für die Auswertung zugrunde gelegt wurde, waren praktisch identisch.

Im folgenden sind die wesentlichen Ergebnisse in Tabellenform zusammengefaßt (Tabelle 3.1.9 aa bis 3.1.9 s - vgl. auch Anhang):

Tabelle 3.1.9 aa: Anzahl der Probanden der Verlaufsstichprobe und der Prävalenzstichprobe der 80er Jahre, welche interviewt wurden bzw. deren Blutdruck zusätzlich gemessen wurde

		nachuntersucht (Interview) N	untersucht (Blutdruck) N	(%)
Verlaufsstichprobe gesamt		1.386	1.323	(95,5)
davon	Palling	233 ⎱	228	(97,9)
	Traunstein	444 ⎰ 1.152	426	(95,9)
	Traunreut	475 ⎰	454	(95,6)
Prävalenzstichprobe 80er Jahre gesamt		1.666	1.475	(88,5)
davon	Palling	321	278	(86,6)
	Traunstein	648	575	(88,7)
	Traunreut	697	622	(98,2)

Tabelle 3.1.9 b: Prävalenz des Hypertonus und des grenzwertigen Blutdrucks nach Geschlecht

	Gesamt			Männer			Frauen		
N	%	95 % Konfidenzbereich	N	%	95 % Konfidenzbereich	N	%	95 % Konfidenzbereich	
Hypertonus									
316	21,7	17,2 - 26,2	135	20,8	14,0 - 27,6	181	22,3	16,2 - 28,4	
Grenzwertiger Blutdruck									
295	20,2	15,6 - 24,8	132	20,4	13,5 - 27,3	163	20,1	13,9 - 26,3	

Tabelle 3.1.9 c: Prävalenz des Hypertonus und des grenzwertigen Blutdrucks nach Alter und Geschlecht

Alter in Jahren Männer	Hypertonus		grenzwertiger Blutdruck		Statistik
	N	%	N	%	
20 bis 29	10	8,8	15	13,2	Chi^2 = 55.1
30 bis 39	18	15,0	20	16,7	df = 10
40 bis 49	32	22,9	25	17,9	p < .001
50 bis 59	19	18,1	27	25,7	
60 bis 69	20	26,3	20	26,3	
70 +	36	38,7	25	26,9	
Gesamt	135	20,8	132	20,4	
Frauen					
20 bis 29	3	2,4	5	4,0	Chi^2 = 210.3
30 bis 39	9	6,7	19	14,1	df = 10
40 bis 49	26	20,2	19	14,7	p < .001
50 bis 59	32	25,0	22	17,2	
60 bis 69	40	30,1	43	32,3	
70 +	71	44,4	55	34,4	
Gesamt	181	22,3	163	20,1	

Tabelle 3.1.9 f: Regelmäßigkeit der Einnahme von Antihypertensiva und Dosierung

	N	%
genau nach Verordnung	131	81,4
nur gelegentlich oder bei Bedarf	30	18,6
überdosiert	2	1,2
im Normbereich	147	91,3
stark unterdosiert	12	7,5

Tabelle 3.1.9 g: Verteilung der Gewichtsklassen des "Body Mass Index" (BMI) nach dem Geschlecht

	Männer N	%	Frauen N	%
Untergewichtig	13	2,0	48	6,1
Normalgewichtig	228	35,4	388	49,1
Grenzbereich	303 **	47,0	231 **	29,2
Übergewichtig	100	15,5	123	15,6

Statistik: Chi-Quadrat Gewichtsklassen vs. Geschlecht: 59,47, p < .001, df = 3; ** = p < .01.

Tabelle 3.1.9 m: Durchschnittliche Alkoholmenge pro Tag in ml nach Blutdruckklassen und Geschlecht

	n	Mittel-wert	Standard-abweichung	95 % Konfidenz-bereich
Gesamt	698	25,0	32,8	22,6 - 27,4
Männer				
Normoton	265	33,5	31,4	29,7 - 37,3
Grenzwertig	78	42,8	36,8	34,5 - 51,0
Hyperton	69	44,7	49,8	32,7 - 56,7
Frauen				
Normoton	217	7,9	15,2	5,9 - 9,9
Grenzwertig	33	5,6	10,5	1,9 - 9,4
Hyperton	36	6,7	11,7	2,7 - 10,6

Tabelle 3.1.9 mm: Summenscore des "Goldberg-Interviews" nach Blutdruckklassen und Geschlecht

	N	Mittel- wert	Standard- abweichung	95 % Konfidenz- bereich
Gesamt	698	5,8	6,2	5,3 - 6,2
Männer				
Normoton	265	5,2	6,2	4,5 - 6,0
Grenzwertig	78	4,7	4,2	3,7 - 5,6
Hyperton	69	5,7	5,7	4,4 - 7,1
Frauen				
Normoton	217	6,3	6,4	5,5 - 7,2
Grenzwertig	33	7,0	7,0	4,5 - 9,4
Hyperton	36	7,9	8,5	5,0 - 10,8

Tabelle 3.1.9 n: Summenscore Beschwerdenliste nach Blutdruckklassen und Geschlecht

	n	Mittel- wert	Standard- abweichung	95 % Konfidenz- bereich
Gesamt	698	11,2	9,2	10,6 - 11,9
Männer				
Normoton	265	8,8	8,0	7,8 - 9,8
Grenzwertig	78	10,2	8,1	8,3 - 12,0
Hyperton	69	10,9	7,6	9,0 - 12,7
Frauen				
Normoton	217	13,3	10,1	12,0 - 14,7
Grenzwertig	33	14,6	9,0	11,4 - 17,8
Hyperton	36	16,3	11,9	12,3 - 20,4

Tabelle 3.1.9 o: Summenscore der "PERI-Demoralisationsskala" nach Blutdruckklassen und Geschlecht

	n	Mittel- wert	Standard- abweichung	95 % Konfidenz- bereich
Gesamt	698	17,8	13,3	16,8 - 18,8
Männer				
Normoton	265	15,1	11,6	13,7 - 16,5
Grenzwertig	78	13,9	10,7	11,4 - 16,3
Hyperton	69	17,2	12,2	14,3 - 20,1
Frauen				
Normoton	217	21,9	15,2	19,8 - 23,9
Grenzwertig	33	19,6	10,9	15,8 - 23,5
Hyperton	36	21,0	14,9	15,9 - 26,0

Tabelle 3.1.9 p: Einzelitems der PERI-Demoralisationsskala, geordnet nach Blutdruckklassen und Geschlecht

	N	Mittel- wert	Standard- abweichung	95 % Konfidenz- bereich
"Gefühl des gesunden Stolzes"				
Normoton	741	1,90	1,13	1,82 - 1,98
Grenzwertig	255	1,78	1,14	1,64 - 1,92
Hyperton	259	2,07	1,22	1,92 - 2,22
"Unzufriedenheit mit sich selbst"				
Normoton	741	1,09	1,09	1,01 - 1,17
Grenzwertig	255	0,92	1,04	0,79 - 1,05
Hyperton	259	0,90	1,04	0,77 - 1,03
"Sich durch verschiedenartige Beschwerden beeinträchtigt fühlen"				
Normoton	741	0,87	1,11	0,79 - 0,95
Grenzwertig	255	1,06	1,24	0,91 - 1,22
Hyperton	259	1,30	1,29	1,14 - 1,46

Tabelle 3.1.9 q: Summenwerte der "Coping-Skala" nach Blutdruckklassen und Geschlecht

	N	Mittel- wert	Standard- abweichung	95 % Konfidenz- bereich
Gesamt	698	11,0	5,8	10,6 - 11,5
Männer				
Normoton	265	10,7	5,5	10,0 - 11,4
Grenzwertig	78	10,0	5,3	8,8 - 11,2
Hyperton	69	10,2	5,6	8,9 - 11,6
Frauen				
Normoton	217	12,0	5,9	11,2 - 12,8
Grenzwertig	33	10,3	6,4	8,0 - 12,6
Hyperton	36	12,1	7,3	9,6 - 14,6

3.1.9.3 Diskussion zur Häufigkeit von Hypertonus

Tabelle 3.1.9 r gibt eine Übersicht über die größere Zahl von Blutdruckstudien, welche in den 70er und 80er Jahren besonders in den USA und in Europa durchgeführt wurden. Die in den Arbeiten jeweils zugrunde gelegten Grenzwerte der Blutdruckeinteilung unterscheiden sich beträchtlich, doch wurden von der Mehrzahl der Studien die WHO-Kriterien zugrunde gelegt. Besondere Vergleichsmöglichkeiten ergeben sich mit folgenden Studien im deutschsprachigen Raum: Münchener Blutdruckstudie (Keil & Stieber, 1981; Keil et al., 1982), dem Projekt Eberbach/Wiesloch (Buchholz et al., 1983), dem Spandauer Gesundheitstest (Schoknecht & Thefeld, 1985), der Untersuchung von Schwalb et al. (1982) in Oberbayern, der Untersuchung von Schoknecht et al. (1980) in Nordenham/Brake, der Untersuchung von Rhomberg (1981, 1984) in der österreichischen Gemeinde Oberperfuss, die Untersuchung von Gutzwiller (1983) in der Schweiz und die in der DDR durchgeführten Untersuchungen von Kiesewetter & Heim (1982) sowie von Faulhaber et al. (1981). Auf die beträchtlichen Unterschiede in den Ergebnissen zum Erkennungs- und Behandlungsstatus der Hypertonie (selbst in räumlich nahegelegenen Gebieten) weist die Untersuchung von Gutzwiller et al. (1982) in der deutschen und französischen Schweiz hin.

In den in Tabelle 3.1.9 r aufgeführten Untersuchungen liegt die Prävalenz der Hypertonie in Europa bei Gutzwiller (1983) mit 11,6% am niedrigsten und bei Ammon (1979) in einer Studie anläßlich des Weltgesundheitstages in Nürnberg mit 33,0% am höchsten. Unter den Studien, welche die Grenzwerte der WHO zugrunde legten, zeigt die Untersuchung von Ambrosio et al. (1976) mit 29,5% die höchste Prävalenz an Hypertonie. Eine Tendenz erhöhter Prävalenz der Hypertonie in ländlichen Regionen zeigen die Untersuchungen von Schwalb et al. (1982) in Oberbayern und Kiesewetter & Heim (1982) in einer Landgemeinde in der DDR, Rhomberg (1981) in einer Tiroler

Landgemeinde und Schoknecht et al. (1980) in Nordenham/Brake auf. Demgegenüber zeigten sich bei städtischen Populationen Hypertonieprävalenzen von 14% in München (Keil & Stieber, 1981) und 18,2% in Berlin-Spandau (Schoknecht & Thefeld, 1985). Hinsichtlich geschlechtsspezifischer Differenzen kommt die Mehrzahl der Studien mit einer ländlich-kleinstädtischen Untersuchungspopulation zu dem Ergebnis einer etwas höheren Hypertonieprävalenz bei Frauen im Vergleich zu Männern (Rhomberg et al., 1981; Kiesewetter & Heim, 1982 sowie Schwalb et al., 1982), während Buchholz et al. (1983) in Eberbach/Wiesloch keine Unterschiede fanden und Schoknecht (1980) in Nordenham/Brake zu einem entgegengesetzten Ergebnis kam. In unserer Untersuchung im Landkreis Traunstein konnte nur ein geringer Unterschied in der Hypertonusprävalenz zwischen Männern und Frauen festgestellt werden, wobei Frauen (22,3%) gegenüber Männern (20,8%) eine geringfügig höhere Rate zeigten.

Eine deutliche Altersabhängigkeit der Häufigkeit der Hypertonie konnte auch im Landkreis Traunstein belegt werden. Bei Männern (mit Ausnahme der Altersgruppe der 50- bis 60jährigen) und bei Frauen zeigte sich ein linearer Zusammenhang mit dem Alter. Bei Frauen beginnt allerdings die Hypertonieprävalenzrate im wesentlichen ab dem 40. Lebensjahr und somit später als bei Männern anzusteigen.

Im Vergleich zur Münchener Blutdruckstudie zeigten ältere Männer über 60 Jahre und Frauen aller Altersklassen wesentlich höhere Hypertonieprävalenzraten. Ein weitgehend linearer Anstieg mit dem Alter zeigte sich in Übereinstimmung mit der Literatur auch für die systolischen, nicht aber für die diastolischen Blutdruckmittelwerte. Bei Frauen zeigte sich in der Alterstufe der 40- bis 49jährigen auch ein sprunghafter Anstieg der systolischen Blutdruckmittelwerte, während bei Männern der Anstieg mit dem Alter gradueller verlief. Möglicherweise bestehen Zusammenhänge mit den hormonellen Umstellungen bei Frauen in der Menopause.

Tabelle 3.1.9 r: Prävalenz der Hypertonie in ausgewählten Studien

Untersuchung	Gesamtprävalenz (Männer/Frauen)	Kurzbeschreibung
Münchner Blutdruckstudie Keil, Stieber (1981)	14,0 % (17,7 %/10,7 %)	2.216 Teilnehmer 30 bis 68 Jahre
Nat. Forschungsprogramm 1 Gutzwiller (1983)	11,6 % (12,1 %/11,0 %)	8.140 Teilnehmer alle > 16 Jahre
Oberbayern Schwalb et al. (1982)	25,0 % (20,0 %/30,0 %)	519 Teilnehmer 18 bis 65 Jahre
Projekt Eberbach/Wiesloch Nüssel et al. (1979) und Buchholz et al. (1983)	17,0 % (17,0 %/17,0 %)	9.569 Teilnehmer 30 bis 59 Jahre
Untersuchung der Landesgemeinde Mihla Kiesewetter, Heim (1982)	22,3 % (14,3 %/28,8 %)	1.630 Teilnehmer 16 bis 75 Jahre
Modellstudie Berlin-Pankow Faulhaber et al. (1981)	--- (16,7 %/18,3 %)	15 bis 59 Jahre
Spandauer Gesundheitstest Schoknecht, Thefeld (1985)	18,2 % (19,8 %/17,2 %)	3.188 Teilnehmer 16 bis > 80 Jahre
Spieker et al. (1984)	12,8 % (14,9 %/10,7 %)	1.054 Teilnehmer 20 bis 59 Jahre
Feldstudie Nordenham/Brake Schoknecht et al. (1980)	26,5 % (32,7 %/21,7 %)	2.370 Teilnehmer 20 bis > 59 Jahre
Interventionsprogramm Oberperfuss Rhomberg (1981 & 1984)	23,0 % (18,0 %/28,0 %)	611 Teilnehmer 20 bis 64 Jahre
Region Lorraine/Nancy Andre et al. (1982)	12,6 % (15,0 %/10,4 %)	11.355 Teilnehmer alle > 20 Jahre
Milwaukee Blood Pressure Program Itskovitz et al. (1977), Malmon (1980)	18,0 % (--- /---)	92.704 Teilnehmer alle > 18 Jahre
Connecticut Blood Pressure Survey Freeman et al. (1983)	10,5 % (--- /---)	4.584 Teilnehmer alle > 18 Jahre
The Western Collaborative Group Study Rosenman et al. (1964 u. 1970)	9,9 % (--- /---)	3.534 Teilnehmer 39 bis 59 Jahre
Betriebsuntersuchung im Kreis Lüdenscheid Oberwittler (1982)	20,4 % (20,2 %/21,7 %)	6.572 Teilnehmer bis 65 Jahre
Studie in Göteborg Sigurdsson (1981); Bengtsson (1981)	--- (--- /18,0 %)	1.462 Teilnehmer 38 bis 60 Jahre

Untersuchung	Gesamtprävalenz (Männer/Frauen)	Kurzbeschreibung
Italien - Padua Ambrosio et al. (1976) (RR $\geq$ 160/95 mmHg, nur bei < 20 Jahren; dann RR $\geq$ 150/90 mmHg)	29, 5 % (--- /---)	5.852 Teilnehmer 20 bis 64 Jahre
North Karelia Hypertension Detection Program Tuomilehio et al. (1978); Nissinen et al. (1978), (1983) (RR $\geq$ 160/95 bei Alter 30 bis 95; RR $\geq$ 150/90 bei Alter 25 bis 29)	23,0 % (20,0 %/26,0 %)	4.275 Teilnehmer 25 bis 59 Jahre
Wiener Gesundheitsuntersuchung Lorant (1979) (ab Werte $\geq$ 150/95, gestaffelt nach Altersgruppen)	20,2 % (--- /---)	2.787 Teilnehmer Altersklassen von 2, 40- und 60jährige
Reihenuntersuchung in Karl-Marx-Stadt Voigt, Börker (1983) (ab Werte $\geq$ 150/90, gestaffelt nach Altersgruppen)	--- (--- /19,4 %)	54.020 weibliche Teil- nehmer, 20 bis 65 Jahre
General Health Screening Survey Hawthorne et al. (1969 u. 1974) (diastolisch $\geq$ 95 mmHg)	25,8 % (26,0 %/25,6 %)	3.001 Teilnehmer 45 bis 64 Jahre
Evans County Study Ving et al. (1982) (systolisch $\geq$ 160 mmHg)	12,4 % (9,1 %/15,3 %)	1.276 Teilnehmer (nur Weiße) 40 bis 89 Jahre
Gesundheitsamt Nürnberg Ammon (1979) (systolisch $\geq$ 160 mmHg)	33,0 % (41,0 %/28,0 %)	1.113 Teilnehmer
The Mayo Three-Community Hypertension Control Program Labarthe et al. (1979); Krishan et al. (1979), (1981) (diastolisch $\geq$ 95 mmHg)	14,3 % (16,1 %/12,7 %)	6.902 Teilnehmer 30 bis 69 Jahre
Maryland Blood Pressure Survey Entwisle et al. (1983) (diastolisch $\geq$ 95 mmHg)	15,1 % (--- /---)	6.425 Teilnehmer alle > 18 Jahre
Hypertension Detection and Follow-up Program HOFP Cooperative Group (1977a; 1977b; 1979) (diastolisch $\geq$ 95 mmHg)	18,0 % (18,7 %/17,5 %)	158.906 Teilnehmer 30 bis 64 Jahre
Oberbayerische Verlaufsuntersuchung Fichter et al. (1987)	21,7 % (20,8 %/22,3 %)	1.459 Teilnehmer ab 20 Jahre

Prävalenz des grenzwertigen Blutdrucks

Wie aus Tabelle 3.1.9 t hervorgeht, liegt die Gesamtprävalenzrate des grenzwertigen Blutdrucks in der Oberbayerischen Verlaufsuntersuchung mit 20,2 % in vergleichbarer Höhe mit der Untersuchung von Schwalb et al. (1982) in Oberbayern und von Keil & Stieber (1981) in München; allerdings zeigte sich in unserer Untersuchung für den grenzwertigen Blutdruck praktisch keine Geschlechtsdifferenz. Im Gegensatz zur Münchener Blutdruckstudie zeigten Frauen der Oberbayerischen Verlaufsuntersuchung im Alter von 30-39 Jahren eine mehrfach erhöhte Prävalenz, während in München die Prävalenz bei den 50- bis 59jährigen relativ hoch war. Bei Männern zeigte sich beim Vergleich unserer Untersuchung mit der Münchener Blutdruckstudie kein wesentlicher Unterschied in jeder Altersstufe. In den ländlichen Gebieten Eberbach/Wiesloch (26%) und der deutschen und französischen Schweiz (15%) war die Prävalenzrate für den grenzwertigen Blutdruck im Vergleich zu unserer Untersuchung deutlich höher bzw. niedriger.

Tabelle 3.1.9 t: Prävalenz des grenzwertigen Blutdrucks (* = Grenzwerte nach WHO-Kriterien)

Untersuchung	Männer %	Frauen %	Gesamt %
Münchner Blutdruckstudie * Keil, Stieber (1981)	21,7	15,6	18,5
Nat. Forschungsprogramm 1 * Gutzwiller et al. (1962)	17,5	13,5	15,4
Studie in Oberbayern * Schwalb et al. (1982)	22,0	15,0	19,0
Projekt Eberbach/Wiesloch * Buchholz et al. (1983)	30,0	23,0	26,0
Studie in der Landgemeinde Mihla * Kiesewetter, Heim (1982)	15,4	13,4	14,3
Oberbayerische Verlaufsuntersuchung Fichter et al.	20,4	20,1	20,0

Bekanntheits- und Behandlungsgrad

Tabelle 3.1.9 u gibt eine Übersicht über den Behandlungsgrad der Hypertonie. Dieser lag in unserer Studie (65,5% bekannt) geringfügig unter der Münchener Blutdruckstudie (67,9%), jedoch über der Schweizer Untersuchung von Gutzwiller et al. (1982) so-

Tabelle 3.1.9 u: Bekanntheitsgrad der Hypertonie in %

Untersuchung	unbekannt %	bekannt %
Münchner Blutdruckstudie Stieber et al. (1982)	32,1	67,9
Nat. Forschungsprogramm 1 Gutzwiller et al. (1982)	40,0	60,0
Studie in Oberbayern Schwalb et al. (1982)	47,0	53,0
Wiener Gesundheitsuntersuchung Lorant (1979)	44,0	56,0
Connecticut Blood Pressure Survey Freeman et al. (1983)	36,2	63,8
Oberbayerische Verlaufsuntersuchung Fichter et al.	34,5	65,5

wie Schwalb et al. (1982) in Oberbayern. Damit schwächte sich der in einer Zwischen-auswertung (Fichter & Weyerer, 1982) berichtete Befund eines deutlichen Unter-schiedes unserer Ergebnisse zur Münchener Blutdruckstudie ab. Möglicherweise steht dies im Zusammenhang mit den Vorbereitungen für ein umfangreiches Herz-Kreislauf-Interventions-Projekt im Landkreis Traunstein, dessen Beginn sich mit dem Ende un-serer Erhebungen überlappte.

Wie Tabelle 3.1.9 v zeigt, war der Behandlungsgrad der Hypertonie bei unserer länd-lichen Untersuchung in Oberbayern niedriger als in der Städtischen Münchener Blut-druckstudie und war eher vergleichbar mit der Schweizer Untersuchung von Gutzwil-ler et al. (1982). Bemerkenswert war in unserer Untersuchung die relativ hohe Zahl unzureichend kontrollierter Behandlungen. Wenn man Blutdruckwerte von kleiner als 160/95 mm Hg als Kriterium zugrunde legt, waren in unserer oberbayerischen Unter-suchung 10,8% und bei Gutzwiller et al. 25% gut kontrolliert behandelt. 14,6% der Münchener Männer (Alter 30-60 Jahre) (im Vergleich zu 4,9% der oberbayerischen Männer) und 17,5% der Münchener Frauen (im Vergleich zu 12,4% der oberbayeri-schen Frauen) mit bekanntem Hypertonus zeigten gut kontrollierte Blutdruckwerte. Als Erklärung für den Unterschied in der Blutdruckkontrolle bei etwa gleichem Bekannt-heitsgrad kommt in Frage: 1. eine geringere Compliance, bedingt durch weniger Wis-sen über Gefahren des hohen Blutdruckes und ein geringeres Krankheitsbewußtsein sowie 2. Unterschiede in Art und Intensität der Behandlung durch die Ärzte. Bemer-kenswert ist in diesem Zusammenhang in unserer Untersuchung die im Vergleich zu

Tabelle 3.1.9 v: Hypertonus in der Bevölkerung und Bekanntheits- und Behandlungsgrad (in %)

Bekanntheitsgrad: Behandlungsgrad:	unbekannt unbehandelt	akzidentiell behandelt	unbehandelt	bekannt nicht kontrolliert behandelt	kontrolliert behandelt
1. Gutzwiller et al. (1982)					
dtsch. Schweiz	40		14	21	25
franz. Schweiz	53		17	17	13
2. Stieber et al. (1982) Münchner Blutdruckstudie					
30 bis 69 Jahre					
männl. N = 246	36,2	4,1	24,0	21,1	14,6
weibl. N = 240	13,8	10,0	20,8	37,9	17,5
60 bis 69 Jahre					
männl. N = 60	28,3	3,3	10,0	33,4	25,0
weibl. N = 101	9,9	14,8	9,9	42,6	22,8
3. Oberbayerische Verlaufsuntersuchung $\geq$ 20 Jahre					
m + w N = 307	27,4	7,1	24,7	30,0	10,8
männl. N = 125	40,8	2,4	28,0	21,6	7,2
weibl. N = 182	18,1	10,4	22,5	35,7	13,3
30 bis 69 Jahre alle	28,9	6,7	28,9	28,9	9,3
männl.	44,4	1,3	30,9	18,5	4,9
weibl.	17,7	10,6	23,0	36,3	12,4

Normotonen doppelt so hohe Rezeptierung von Tranquilizern bei Hypertonen; möglicherweise werden Tranquillizer zur Dämpfung körperlicher Symptome der Hypertonie wie z.B. Kopfschmerzen und innere Unruhe bzw. in Mischpräparaten zur Blutdruckkontrolle verabreicht.

Ernährungsfaktoren

1. Unsere Ergebnisse bestätigen die in der Literatur vielfach beschriebene enge Beziehung zwischen Blutdruckhöhe einerseits und dem **Körpergewicht** andererseits (s. Anhang 3.1.9, Tabelle h, hh, i, k). 2. Eine in der Literatur häufiger beschriebene negative Korrelation zwischen Blutdruck und Zigarettenkonsum konnte in unserer Untersuchung nicht bestätigt werden (Anhang 3.1.9, Tabelle l). Unsere Ergebnisse sind eher im Einklang mit den Untersuchungen von Studer et al. (1980) und Zimmerman & Hartley (1982), die keine signifikante Beziehung zwischen **Nikotingenuß** und Hypertonus aufzeigen konnten. 3. Die in der Literatur beschriebene positive Korrelation zwi-

schen Blutdruckwerten und **Alkoholkonsum** konnte in der Traunsteiner Studie für
Männer belegt werden: hypertone Männer tranken signifikant mehr Alkohol als nor-
motone. Der negative Befund bei den Frauen hängt möglicherweise mit der geringen
Fallzahl (für Alkoholismus bzw. größeren Alkoholkonsum bei Frauen) zusammen. Es
ist eine bekannte klinische Beobachtung, daß Patienten während des Alkoholentzuges
eine Blutdruckerhöhung zeigen. Vermutlich führt chronischer Alkoholabusus zu einer
Veränderung an den Rezeptoren für die Blutdruckregulation, was langfristig insgesamt, besonders in Phasen der relativen Alkoholabstinenz, zu einer Blutdruckerhöhung führt. In Tabelle 3.1.9 w sind Ergebnisse von Untersuchungen über den Zusammenhang zwischen Alkoholkonsum und hohem Blutdruck dargestellt.

Tabelle 3.1.9 w: Studien über die Beziehung des Alkoholkonsums zur Hypertonie
bzw. erhöhten Blutdruckwerten

Untersuchung Autor	Beschreibung Meßgrenzen	Ergebnisse
Kaiser Permanent Medical Study Friedman et al. (1982)	87.000 ambulante Teilnehmer, Gruppe 1 und 2; $\leq$ 2 drinks/day Gruppe 3; 3-5 drinks/day Gruppe 4; $\geq$ 6 drinks/day	Gruppe 3 hat 50 % höhere, Gruppe 4 hat doppelt so hohe Prävalenz wie Gruppe 1 und 2
North Karelia Project Salonen et al.	8.479 Teilnehmer, 30 bis 64 Jahre, Frage nach hohem oder geringem Alkoholkonsum	Deutliche Abhängigkeit des Blutdrucks vom Alkoholgenuß ($p < 0.001$)
Arkwright et al. (1981 und 1982)	491 männliche Staatsbeamte, 20 bis 45 Jahre ml Alkohol pro Woche (zwischen 0-350 ml)	Alkoholkonsum korreliert ($p < .001$; $r = .18$) mit systolischem Blutdruck, aber nicht mit dem diastolischen Blut- druck
Sydney Hospital Health Information and Screening Service, Cooke et al. (1982)	20.920 Teilnehmer, 18 bis 70 Jahre, 3 Gruppen; 1: < 70 g/Woche, 2: 70 g/Woche, 3: > 200 g/Woche	lineare Korrelation zwischen Alkohol- konsum und systolischem/diastoli- schem Blutdruck
Viamontes, Schwerdtfeger (1981)	100 Männer, 18 bis 60 Jahre, alles chronische Alkoholiker, gemessen im Rahmen einer stationären Entgiftung	außer bei den 18- bis 30jährigen war die Prävalenz deutlich höher, sank jedoch bei der Entgiftung auf Normal- werte = transiente Hypertonie/31 % bei der Aufnahme, nur 10 % nach der Entgiftung
Saunders et al. (1981)	132 Alkoholiker, 80 g Alkohol/Tag (80-350 g/Tag), 19 bis 71 Jahre	tägliche Alkoholmenge korreliert mit dem Blutdruck ($p < .01$), bei Auf- nahme 51,1 % erhöhten Blutdruck, nach 11 Tagen Entgiftung nur noch 9 % (bei weiterer Abstinenz bleibt er niedrig)
Potter; Beevers (1984)	16 männliche Hypertoniker, die > als 80 g/Tag Alkohol trinken, bei stationärer Behandlung, gemessen 4 Tage nach Abstinenz	nach Abstinenz fällt der systolische und diastolische Blutdruck signifikant ab und steigt bei Wiedereinführung des Alkohols erneut an
Ibsen et al. (1981)	33 Männer, alle 44 Jahre alt, Gruppe 1: $\geq$ 35 Drinks/Woche Gruppe 2: < 20 Drinks/Woche	systolischer und diastolischer Blut- druck sind signifikant höher ($p < .01$) in Gruppe 1 als 2

Untersuchung Autor	Beschreibung Meßgrenzen	Ergebnisse
Lipid Research Clinics Prevalence Study Criqui et al. (1981)	4.783 Teilnehmer, alle älter 20 Jahre, 5 Gruppen von 0 bis $\geq$ 30 ml/Tag	bei Männern und Frauen besteht eine positive Korrelation (p < .05) zwischen Alkoholkonsum und Blutdruck
Chicago Peoples Gas. Comp. Chicago Western Electric Comp. Study, Dyer et al. (1981)	2.217 Männer, 27 bis 64 Jahre, definiert als Problemtrinker bzw. als > 6 Drinks/Tag	signifikante Beziehung zwischen Höhe des Alkoholkonsums und Blutdruck
Stanfort Five City Project Fortman et al. (1983)	1.842 Teilnehmer, 20 bis 74 Jahre, Alkohol in ml/Tag	bei Männern lineare Beziehung zwischen Alkoholkonsum und systolischem und diastolischem Blutdruck; jedoch nur bei den 35- bis 39jährigen signifikant; bei Frauen signifikant nur bei den älter als 49jährigen
Kornhuber et al. (1985)	3.351 Arbeiter, Gruppe 1 mit < 40 g Alkohol/Tag und Gruppe 2 mit > 40 g Alkohol/Tag	Gruppe 2 hat signifikant (p < .01) höhere Blutdruckmittelwerte als Gruppe 1
Lyon Action for the Prev. of Hypert. and Atheroscler. Milon et al. (1982)	723 Männer, 20 bis 59 Jahre alt, 0 bis > 84 ml Alkohol/Tag	positive Korrelation zwischen Alkohol und Blutdruck sowie Prä- valenz der Hypertonie; jedoch nur bei 40- bis 59jährigen signifikante Be- ziehung
The Framingham Study Goroon, Kannel (1983) auch Havlik, Feinleib (1982)	5.209 Teilnehmer, 29 bis 62 Jahre (bei Beginn), Alkohol von 0 bis > 80 oz/Monat	lineare Beziehung zwischen Al- koholkonsum und Blutdruck- mittelwerten, "milde Trinker" (1 bis 19 oz/Monat) haben niedrigere Werte als "Nichttrinker" und starke Trinker
Milton Multiphasic Health Survey Paulin et al. (1985)	901 erwachsene Teilnehmer, mitt- lere Alkoholmenge in g/Woche	positive Beziehung zwischen Alkohol- konsum und Blutdruck bei Männern, nicht aber bei Frauen
Stokes et al. (1981)	21.000 Patienten einer Gesundheits- untersuchung, 1 bis mehr als 7 Drinks/Tag	konstante und proportionale Er- höhung des Blutdrucks bei erhöhtem Alkoholkonsum
Tofler, Woodings (1981)	359 Männer, 0-11,4 l Bier pro Tag	Beziehung zwischen Alkoholkonsum und Prävalenz des Hypertonus

Sozioökonomische Faktoren

In Übereinstimmung mit der Literatur (z.B. HDFP, 1977 a) fand sich auch in unserer Untersuchung eine inverse Beziehung zwischen Ausbildungsstand und Bildungsni-veau einerseits und der Blutdruckhöhe andererseits. Für die soziale Schicht nach Moore & Kleining und dem Prestige-Score nach Treiman zeigte sich in unserer Untersuchung kein signifikanter Zusammenhang zwischen Blutdruck und sozialer Schicht, was im Gegensatz steht zu den Untersuchungen von Harburg et al. (1978 a, b), Kraus et al. (1980) und Moll et al. (1983). Bezogen auf die Arbeitssituation (Selbst- und Fremdeinschätzung) ließen sich keine signifikanten Unterschiede zwischen den Blutdruckklassen finden. Somit konnten die von Hodapp & Weyer (1982) sowie Gaus et al. (1983) beschriebenen Befunde zur Arbeits- und Berufsbelastung in unserer Un-

tersuchung weder durch die entsprechenden Items der Social Maladjustment and
Dysfunction Scale noch durch den Summenwert für die "Belastung am Arbeitsplatz"
bestätigt werden. Dagegen zeigte körperliche Anstrengung während der Freizeit einen
signifikanten Zusammenhang mit den Blutdruckklassen: Personen mit hohem Blutdruck weisen signifikant weniger körperliche Anstrengung und Betätigung in der Freizeit auf.

Psychische Faktoren

Gegenüber soziodemographischen und Ernährungsfaktoren einschließlich des Alko-
hols tritt die Bedeutung psychischer Variablen bezüglich Auslösung und Verlauf des
Hypertonus eher in den Hintergrund. Hinsichtlich der verwandten Selbst- und
Fremdeinschätzungsskalen (Goldberg-Interview, Beschwerdenliste, PERI-Demoralisa-
tionsskala) zeigten sich keine wesentlichen Zusammenhänge mit den Blutdruck-
klassen. Lediglich beim Schweregrad der psychiatrischen Diagnose zeigten hypertone
Frauen (nicht aber die Männer) einen signifikant höheren Schweregrad psychischer
Erkrankungen. Von diesem Befund abgesehen; bestätigen unsere Ergebnisse jene
von Mann (1984), der in einer Pilotuntersuchung zum "MRC-Hypertensions-Trial" keine
Beziehung zwischen psychiatrischer Morbidität und Hypertonie feststellen konnte.
Dieser negative Befund in mehr globalen Dimensionen schließt allerdings nicht aus,
daß spezielle psychische Variablen bezüglich des Hypertonus doch eine Relevanz ha-
ben.

3.1.10 Psychische Erkrankungen und Mortalität

Manfred M. Fichter, Siegfried Weyerer, Ingeborg Meller & Franziska Achatz

3.1.10.1 Stand der Forschung

Die meisten Untersuchungen über die Mortalität bei psychisch Kranken basieren auf behandelten Stichproben. Ein positiver Zusammenhang zwischen psychiatrischer Hospitalisation und erhöhter Mortalität ist in mehreren Studien gut dokumentiert (Alström, 1942; Malzberg, 1953; Ödegard, 1951; Innes & Millar, 1970; Whitehead & Hunt, 1982). Nach den Ergebnissen des Monroe-County-Fallregisters (Babigian et al., 1969) war die erhöhte Mortalität für stationär behandelte Patienten höher als für ambulant behandelte Patienten. Das relative alterskorrigierte Mortalitätsrisiko für Patienten, welche beim niedergelassenen Arzt behandelt wurden, war 1,8 für beide Geschlechter. Für stationär behandelte Patienten betrug das relative Risiko für Männer 3,2 und für Frauen 3,8. Myers & Bean (1968) sahen in begleitenden physischen Erkrankungen, besonders beim älteren Patienten, eine wesentliche Ursache für die erhöhte Mortalitätsrate stationär behandelter psychiatrischer Patienten. Nach den Ergebnissen der "New Haven Follow-Up-Studie" hatten Patienten im ersten Jahr ihrer psychiatrischen Hospitalisierung eine doppelt so hohe Mortalitätsrate als in folgenden Jahren. Singer et al. (1976) folgerten, "daß der Zusammenhang zwischen hoher Mortalitätsrate und psychiatrischer Behandlung daraus resultieren kann, daß selektiv Patienten mit zusätzlichen somatischen Symptomen und damit erhöhtem Mortalitätsrisiko überwiegen".

Um diese und andere Selektionsfaktoren hinsichtlich der Einweisung in eine psychiatrische Institution auszuschließen, ist es erforderlich, eine repräsentative, nicht selektierte Stichprobe zu untersuchen. Singer et al.(1976) fanden in der 20-Jahre-Katamnese der Midtown-Manhattan-Studie (Srole et al., 1982) keinen Zusammenhang zwischen den Einschätzungen für psychische Gesundheit einerseits und der Wahrscheinlichkeit zu sterben bzw. des Alters beim Tode, wenn bestimmte Variablen sowohl für psychische Erkrankungen als für Mortalität kontrolliert wurden. In der Midtown-Manhattan-Studie waren ursprünglich nur 20- bis 59jährige Personen untersucht worden. In der Untersuchung von Kay & Bergman (1966) bei Personen in höherem Alter fand sich eine erhöhte Mortalitätsrate bei Personen, welche an einem organischen Psychosyndrom oder einer funktionellen psychischen Erkrankung litten. In einer Studie von Nielsen (1962) war dieser Zusammenhang nur für Personen mit organischen Psychosyndromen zu finden. Persson (1981) untersuchte die 5-Jahres-Mortalitätsrate bei einer 70jährigen Population in Göteborg (Schweden) und fand eine signifikant erhöhte Mortalität nur für männliche Probanden mit psychosomatischem Syndrom. Das Mortalitätsrisiko für Personen mit funktionellen psychischen Erkrankungen oder Persönlichkeitsstörungen war gleich oder sogar niedriger als das der psychisch Gesunden. Murphy et al. (1989) fanden 16 Jahre nach Durchführung der "Stirling County Studie" eine um den Faktor 1,6 erhöhte Mortalität bei Probanden mit psychischer Erkrankung bei der 1. Untersuchung. Besonders hohe Mortalitätsraten fanden sich für Depression, relativ niedrige für Angsterkrankungen. Bickel (1979) berichtete über psychische Erkrankungen und Mortalität bei alten Menschen in Mannheim und Fredeman et al. (1989) veröffentlichten jüngst über Zusammenhänge zwischen depressiver Symptomatik und Mortalität bei Probanden der amerikanischen "Epidemiological Catchment Area" (ECA)-Studie.

Im folgenden berichten wir über eine sehr interessante Teilanalyse aus der Oberbayerischen Verlaufsuntersuchung. In kollegialer Zusammenarbeit mit dem Gesundheitsamt in Traunstein wurde bei allen Probanden der von Dilling & Weyerer (1984) Mitte der 70er Jahre gezogenen Stichprobe anhand vorliegender Todesbescheinigungen einschließlich der darauf vermerkten Diagnosen überprüft, *welche Probanden* der Verlaufsstichprobe *wann und an welchen Krankheiten* verstorben waren. Das Bemerkenswerte an dem Versuchsplan ist 1., daß es sich um eine repräsentative Bevölkerungsstichprobe handelt und 2. die psychiatrische Untersuchung und Diagnosestellung prospektiv noch Jahre vor dem Tod der entsprechenden Personen und ohne Kenntnis des zukünftigen Verlaufes erfolgte.

3.1.10.2 Deskriptive Ergebnisse

In dem 5-Jahres-Intervall starben insgesamt 108 der 279 alten Menschen im Alter von 65 Jahren und älter (38,7 %). Es ergab sich hinsichtlich der Sterblichkeit kein wesentlicher Unterschied zwischen den drei verschiedenartigen Gemeinden; im Trend lag die Sterblichkeitsrate in der Industriegemeinde am höchsten. Auch zeigte sich kein statistisch signifikanter Unterschied in der Mortalitätsrate zwischen Männern und Frauen (Chi-Quadrat=0,17; df=2; ns).

Tabelle 3.1.10 a gibt eine Altersstatistik für die gesamte Verlaufsstichprobe (nicht nur alte Menschen) und zeigt das mittlere Alter getrennt für überlebende Personen und Verstorbene. Insgesamt waren in dem Zeitraum (junge Personen mitgezählt) nahezu 157 Personen verstorben. Da das Alter für die Sterblichkeit bedeutsam ist, bildeten wir als Vergleichsgruppe zu den Verstorbenen eine im Alter parallelisierte Kontrollgruppe Überlebender.

In den folgenden Tabellen geht aus der angegebenen Personenzahl hervor, ob alle Überlebenden oder die parallelisierte Kontrollgruppe als Vergleichsgruppe gewählt wurde.

Tabelle 3.1.10 a: Mittleres Alter von Überlebenden und Verstorbenen in der gesamten Verlaufsstichprobe in den drei Gemeinden

| | Mittleres Alter | | | | | |
| Gemeindetyp | Überlebende | | | Verstorbene | | |
	N	x	SD	N	x	SD
Dörflich	242	41,8	17,3	45	67,8	13,5
Verwaltungskreisstadt	511	43,1	17,4	71	63,8	11,7
Industrielle Provinzstadt	518	40,6	16,8	41	69,8	11,6

Die *Inanspruchnahme medizinischer Dienste* war insgesamt bei den Verstorbenen im Vergleich zu der altersparallelisierten Kontrollgruppe überlebender Personen höher. Diese Unterschiede waren signifikant für die Anzahl der (Haus-)Arzt-Konsultationen und die Anzahl der Hausbesuche und erreichten für die Anzahl stationärer Behandlungen über den Trend hinaus keine statistische Signifikanz (Tabelle 3.1.10 b).

Tabelle 3.1.10 b: Inanspruchnahme medizinischer Dienste vor dem Tode. Ein Vergleich mit Überlebenden. Der Z-Wert berechnet sich über die Mann-Whitney U-Statistik. Vergleich der parallelisierten Stichprobe

Inanspruchnahme von medizinischen Dienstleistungen (letzte 12 Monate)	Überlebende (N = 133)		Verstorbene (N = 133)		Statistik
	X	SD	X	SD	
Anzahl der Arztkonsultationen	7,7	9,8	12,9	16,1	Z = -3,62; p < 0.001
Anzahl der Hausbesuche	0,9	5,0	1,7	9,2	Z = -2,59; p < 0.001
Stationäre Behandlungen	5,0		20,3		Chi^2 = 1,3; n.s.

Alle Probanden schätzten ihren Gesundheitszustand auf einer 5stufigen Skala von sehr gut bis sehr schlecht ein. Im Intervall Verstorbene schätzten den Gesundheitszustand subjektiv schlechter ein als die Gesamtgruppe der überlebenden Personen (Chi-Quadrat = 24,5; df = 2; p < 0.001). Bei der Interpretation sind allerdings Altersfaktoren zu berücksichtigen. Tabelle 3.1.10 c zeigt auch Mittelwert- und Standardfehler (SEM) für die Gesamtgruppe der überlebenden Personen und für die im Intervall Verstorbenen für die Beschwerdenliste nach von Zerssen und das Goldberg-Interview. Der F-Test zeigte signifikante Unterschiede zwischen überlebenden Personen und Verstorbenen in den Beschwerdenlistenwerten (p < 0.01), im objektiven Teil des Goldberg-Interviews (p < 0.01) und im Gesamt-Goldberg-Interview (p < 0.01), nicht jedoch im subjektiven Teil des Goldberg-Interviews (ns). Auch hier sind bei der Interpretation Alterseffekte zu berücksichtigen.

Unsere prospektive Untersuchung gab uns Gelegenheit, den psychischen Status zu einem Zeitpunkt zu untersuchen, als (zumindest einem Teil der) Patienten noch nichts über das Vorliegen eines Neoplasmas bekannt war, an dem sie später im Intervall versterben sollten. Wir haben für jene 21 Fälle, die im Intervall an einem Neoplasma verstarben, eine nach Alter und Geschlecht parallelisierte Kontrollgruppe gebildet. Die Probanden, welche später an einem Neoplasma verstarben, hatten im Vergleich zur Kontrollgruppe in der Tendenz niedrigere Werte in der Beschwerdenliste, doch war dieser Unterschied nicht signifikant (z = -0.22). Auch im Goldberg-Interview-Gesamtwert hatten Probanden, welche später an einem Neoplasma verstarben, im Mittel etwas niedrigere (d.h. normalere) Werte als die parallelisierte Kontrollgruppe (z = -1.36).

Aus einer "Psychogeniehypothese" über die Ätiologie von Neoplasmen könnte man annehmen, daß Patienten, welche später an einem Neoplasma versterben, zu einem früheren Zeitpunkt ausgeprägte psychische Beschwerden haben. Dies ist in unserer

Tabelle 3.1.10 c: Subjektiver Gesundheitszustand, Beschwerdenlistenscore und Score des Goldberg-Interviews beim 1. Querschnitt. $* p < 0.5$, $** p < 0.01$, $*** p < 0.001$

| | Verlauf im 5-Jahres-Intervall | | | | Statistik |
| | Überlebende | | Verstorbene | | |
	N (1.269)	% (100)	N (167)	% (100)	Chi^2-Test
Subjektiver Gesundheitszustand					si
sehr gut	239	18,8	14	8,4	Chi^2 = 24,5
gut	624	49,2	48	28,7	df = 2
mäßig	330	26,0	69	41,3	***
schlecht	69	5,4	29	17,4	
sehr schlecht	7	0,6	7	4,2	
	X	SEM	X	SEM	F-Tests
Beschwerden-Liste nach von Zerssen	10,2	0,28	12,5	0,84	$p < 0.01$ **
Goldberg-Interview objektiv	4,1	0,15	5,7	0,58	$p < 0.01$ **
Goldberg-Interview subjektiv	3,5	0,11	3,9	0,33	n.s.
Goldberg-Interview gesamt	7,5	0,23	9,5	0,85	$p < 0.01$

Untersuchung nicht der Fall, sondern von der Tendenz her eher das Umgekehrte. Es könnte nun spekuliert werden, daß jene Personen, welche später an einem Neoplasma versterben (bzw. ein Teil von ihnen) psychische Abwehrmechanismen aufweisen, welche sie vorliegende psychische Beeinträchtigungen und Konflikte weniger erkennen, ausdrücken und mitteilen läßt. Der Unterschied zwischen Personen, welche später an einem Neoplasma verstarben, und der parallelisierten Kontrollgruppe war allerdings statistisch nicht signifikant.

Alle Personen, die im Intervall an einer anderen somatischen Erkrankung (außer Neoplasma) verstarben, wurden ebenfalls einer parallelisierten Kontrollgruppe überlebender Probanden gegenübergestellt (siehe Tabelle 3.1.10 d). Weder für die Beschwerdenliste noch für das Goldberg-Interview fand sich ein statistisch signifikanter Unterschied.

Tabelle 3.1.10 d: Mittlerer Symptomscore und Todesursache

	Neoplasmen (N = 21)		Kontroll-gruppe (N = 21)		Statistik	Andere Erkrankungen (N = 112)		Kontroll-gruppe (N = 112)		Statistik
	X	SD	X	SD	z	X	SD	X	SD	z
Beschwerdenliste	11,9	8,7	13,9	12,0	-0,22	11,8	10,6	12,1	9,9	-0,55
Goldberg-Interview (gesamt)	5,5	7,3	10,6	12,6	-1,36	7,7	8,6	9,0	10,6	-0,36

In Abbildung 3.1.10 a ist der Prozentsatz psychiatrischer sowie somatischer Erkrankungen zum Zeitpunkt des ersten Querschnittes t1 bei Überlebenden und bei Probanden, welche im folgenden 5-Jahres-Intervall verstarben, im Urteil des Hausarztes dem Urteil der psychiatrisch geschulten ärztlichen Interviewer gegenübergestellt. Im Hausarzturteil unterschieden sich überlebende Personen und Verstorbene sowohl im Ausmaß psychischer Störungen als auch im Ausmaß körperlicher Erkrankungen zum Zeitpunkt des ersten Querschnittes statistisch signifikant. Als Vergleichsgruppe diente hier die Gesamtgruppe der überlebenden Personen (nicht die parallelisierte Kontrollgruppe). Damit gehen auch Altersfaktoren mit ein. Im Urteil der psychiatrischen Interviewer zeigte sich zwischen überlebenden Personen und Verstorbenen hinsichtlich psychiatrischer Störungen kein statistisch signifikanter Unterschied, während körperliche Erkrankungen von ihnen bei später Verstorbenen ebenfalls signifikant häufiger gesehen wurden.

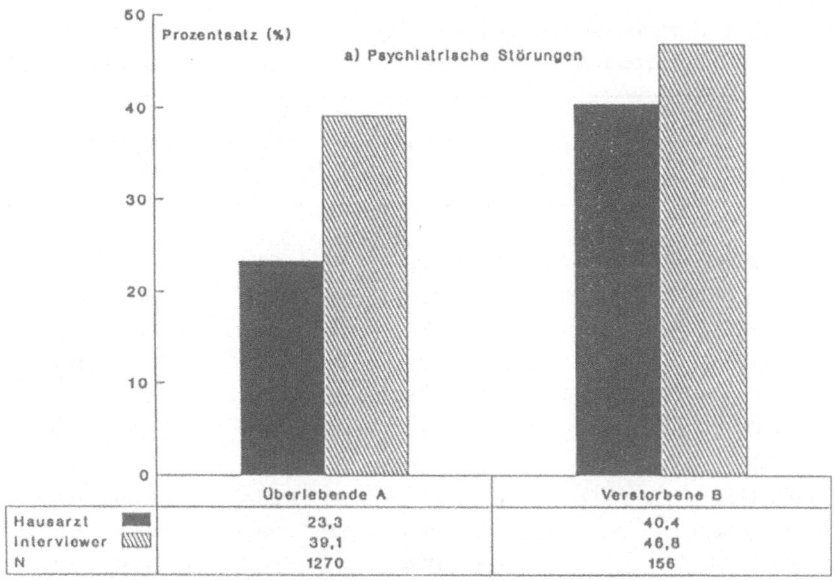

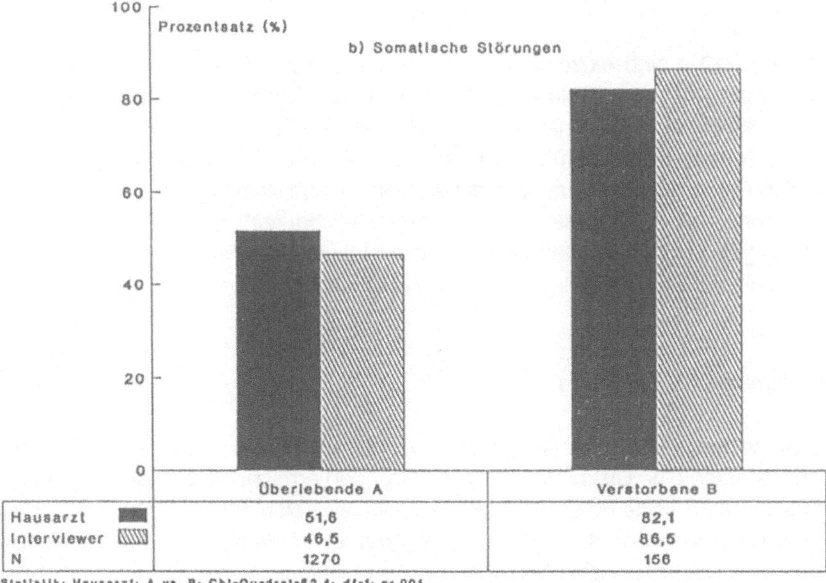

Abb. 3.1.10 a: Psychiatrische und somatische Erkrankungen zum Zeitpunkt des 1. Querschnitts (t1) bei Überlebenden und Probanden, die im folgenden 5-Jahres-Intervall verstarben

209

Tabelle 3.1.10 e: Körperliche und seelische Beschwerden beim 1. Querschnitt, bei Überlebenden und bei Probanden, die im folgenden 5-Jahres-Intervall verstorben sind

	Überlebende n/N	%	Verstorbene n/N	%	Chi^2-Test (df = 1) Chi^2	p <
Kurzatmigkeit (A368)	252	19,9	97	63,4	139,1	0.001
Schwächegefühl (A370)	314	24,8	75	49	39,1	0.001
Trübe Gedanken (A417)	342	27	53	34,6	3,6	0.05
Angstgefühle (A406)	281	22,2	36	23,5	0,14	n.s.
Depressive Gedanken GBI-S (A65)	349	27,5	47	30,3	0,53	n.s.
Reizbarkeit (A377)	507	40	40	26,1	11,09	0.01
Grübelei (A378)	417	32,9	54	35,3	0,35	n.s.
Innere Unruhe (A381)	438	26	43	28,1	2,55	n.s.
Schlaflosigkeit (A387)	329	26	59	28,6	10,28	0.01
Energielosigkeit (A409)	233	18,4	40	26,1	5,29	0.05
Innere Gespanntheit (A418)	342	27	38	24,8	0,32	n.s.
Konzentrationsschwierigkeit (A411)	394	31,3	53	34,6	0,79	n.s.
Müdigkeit (A397)	491	38,8	87	56,9	18,5	0.001

In Tabelle 3.1.10 e sind einzelne körperliche und seelische Beschwerden aus der Beschwerdenliste und dem Goldberg-Interview in der Einschätzung zum Zeitpunkt des ersten Querschnittes auf Unterschiede zwischen überlebenden Personen und im Intervall Verstorbenen überprüft worden. Soweit die Unterschiede zwischen überlebenden Personen und Verstorbenen statistisch signifikant waren, war die Symptomausprägung (mit Ausnahme des Symptoms "Reizbarkeit") bei später Verstorbenen ausgeprägter als bei Überlebenden (Kurzatmigkeit, Schwächegefühl, trübe Gedanken, Schlaflosigkeit, Energielosigkeit und Müdigkeit).

3.1.10.3 Multivariate Analysen

Die Diskriminanzanalyse ist eine statistische Technik, mit der über eine lineare Kombination von Variablen eine Diskriminierung von Gruppen erreicht werden soll. Innerhalb dieser Untersuchung sollte untersucht werden, inwieweit sich die Gruppen der überlebenden Personen und der Verstorbenen aufgrund einer Reihe von diagnostischen Variablen unterscheiden lassen bzw. ob auch die gewählten Variablen über das Alter hinaus zwischen den Gruppen trennen. Hierzu wurde das Verfahren der schrittweisen Diskriminanzanalyse gewählt, bei der die Variablenaufnahme nacheinander durch den partiellen F-Wert erfolgt, bis ein minimaler F-Wert erreicht wird (Default bei SPSS ein Wert von 1). Wegen der unterschiedlichen Gruppengröße wurden die Grundwahrscheinlichkeiten für die Gruppengröße mit berücksichtigt (A-priori-Angleichung).

Tabelle 3.1.10 f: Diskriminanzkraft der psychiatrischen Prädiktoren zur Unterscheidung der Gruppe Verstorbener von den Überlebenden

	Standardisierte kanonische Diskriminanzgewichte	Univariate ANOVA (F-Werte)	Signifikanz
Organische Psychosen	0,20	52,6	p < 0.001
Funktionelle Psychosen	--	0,73	n.s.
Neurotische und psychosomatische Störungen	- 0,07	0,85	n.s.
Alkohol- und Medikamentenabhängigkeit	--	0,27	n.s.
Alter	0,94	69,05	p < 0.001

In die statistischen Analysen wurden Schweregradeinschätzungen für folgende Diagnosegruppen einbezogen: 1. Organische Psychosen, 2. Funktionelle Psychosen, 3. Neurotische und psychosomatische Störungen und 4. Alkohol- und Medikamentabhängigkeit. 5. Da geklärt werden sollte, ob diese möglichen Prädiktoren über den Alterseinfluß hinaus zwischen den Gruppen trennen, wurde die Altersvariable zusätzlich als Kontrollvariable aufgenommen. Die zusätzlich durchgeführten univariaten Varianzanalysen dienten zur Abschätzung der Diskriminanzkraft der Schweregradeinschätzungen (siehe Tabelle 3.1.10 f).

Tabelle 3.1.10 g: Re-Klassifikation durch Diskriminanzfunktion

Tatsächliche Gruppenzugehörigkeit	N	Vorhergesagte Gruppenzugehörigkeit aufgrund psychiatrischer Prädiktoren			
		Überlebende		Verstorbene	
Überlebende	1.272	1.251	(98,3 %)	21	(1,7 %)
Verstorbene	156	124	(79,5 %)	32	(20,5 %)

Es zeigten nur die Variable "Alter" und die "Schweregradeinschätzung für organische Psychosen" einen signifikanten F-Wert. Nach dem multivariaten F-Wert (der Alterseinfluß wird mitberücksichtigt) wurden bei der Diskriminanzanalyse die Variablen "organische Psychosen" und "neurotische/psychosomatische Störungen" in die Diskriminanzgleichung aufgenommen (siehe Tabelle 3.1.10 f). Dabei hatte erwartungsgemäß das "Alter" für die Vorhersage von Mortalität das höchste Gewicht. Ein sehr geringes Gewicht hatten neurotische und psychosomatische Störungen. Funktionelle Psychosen sowie Alkohol- und Medikamentenabhängigkeit wurden wegen ihres geringen F-Wertes nicht in die Vorhersagegleichung aufgenommen.

Zur Abschätzung der Unterscheidungskraft der berücksichtigten Prädiktoren bietet die Reklassifikation der Gruppen nach der Vorhersagegleichung einen Aufschluß (siehe Tabelle 3.1.10 g). Insgesamt konnten mit den Variablen "Alter", "organische Psychose" und "neurotische und psychosomatische Störungen" nur 20,5 % der Verstorbenen vorhergesagt werden.

3.1.10.4 Zusammenfassung und Diskussion über Mortalität

Folgende wesentliche Ergebnisse zum Thema Mortalität und psychische Erkrankungen sind hervorzuheben: Insgesamt verstarben im 5-Jahres-Intervall nach der ersten Befragung 108 von 279 alten Menschen (65 Jahre und älter). Bei der Gesamtgruppe der überlebenden Personen waren (im Vergleich zu den Verstorbenen) Verheiratete, Angehörige unterer sozialer Schichten und Personen, die mit anderen zusammenlebten, überrepräsentiert. Bei der Interpretation dieser Befunde ist ein Altersfaktor zu berücksichtigen. Um diesen auszuschließen, bildeten wir eine nach Alter und Geschlecht parallelisierte Kontrollgruppe. In dieser hatten Personen, welche später verstarben, mehr Arztkonsultationen und mehr Hausbesuche aufzuweisen. Die Sterblichkeitsrate in der Stichprobe der alten Menschen (65 Jahre und älter) betrug für den 5-Jahres-Zeitraum 38,7 %. Im Vergleich dazu hatten Kay und Bergman (1966) bei einer Bevölkerungsstichprobe von 292 alten Menschen (65 Jahre und älter) in Newcastle (England) eine Sterblichkeitsrate von 28,4 % beobachtet. Persson (1982) berichtete über eine 5-Jahres-Mortalität von 14,0 % bei einer Stichprobe 70jähriger in Göteborg (Schweden).

Probanden, welche im Intervall an einem Neoplasma verstarben, hatten beim vorausgegangenen Interview keine höheren Werte in der Beschwerdenliste oder im Goldberg-Interview. Als Vergleichsgruppe diente eine parallelisierte Stichprobe. Im Trend hatten die später an Neoplasmen Verstorbenen sogar etwas geringere Goldberg-Interview-Werte. Dieser Befund stimmt überein mit den Ergebnissen von Singer et al. (1976) aus der Midtown-Manhattan-Restudy. Ähnliche Ergebnisse wurden auch aus der Samso-Studie berichtet. In der Stichprobe dieser Studie waren nur 7,1 % der psychisch Kranken (im Vergleich zu 10,0 % der psychisch Gesunden) an einem malignen Neoplasma verstorben. Der Befund der nicht erhöhten oder sogar erniedrigten Werte in der Beschwerdenliste und im Goldberg-Interview für Personen, die später an einem Neoplasma verstarben, ist besonders bemerkenswert, wenn man bedenkt, daß die Gesamtgruppe der Verstorbenen in unserer Untersuchung doch deutliche Zeichen einer schlechteren psychischen und körperlichen Gesundheit zeigten. Im einzelnen zeigten die Verstorbenen einen signifikant schlechteren Gesundheitszustand in der subjektiven Globaleinschätzung, höhere Werte in der Beschwerdenliste, im objektiven Goldberg-Interviewteil und in der Goldberg-Interview-Gesamtskala; sie hatten in der Hausarztbeurteilung im ersten Querschnitt signifikant häufige psychische Erkrankungen und wiesen sowohl in der Hausarztbeurteilung als auch in der Einschätzung des psychiatrischen Interviewers zum ersten Querschnitt häufiger körperliche Erkrankungen auf. Bei der Interpretation der Befunde zur Beschwerdenliste und im Goldberg-

Interview sowie der Einschätzung psychischer und körperlicher Erkrankungen wurde als Vergleichsgruppe die gesamte Stichprobe überlebender Personen verwandt, so daß Altersfaktoren zu berücksichtigen sind. Der Befund einer häufigeren Hausarztkonsultation und häufigerer Hausbesuche ist gegen Altersfaktoren abgesichert. Bei einer schrittweisen Diskriminanzanalyse zeigte sich besonders die Variable "Alter" als Prädiktor relevant, und von den verschiedenen diagnostischen Kategorien hatte die Kategorie "organische Psychose" einen Prädiktionswert. Mit den Variablen "Alter", "organische Psychose" und "neurotische und psychosomatische Störungen" konnten insgesamt allerdings nur 20,5 % der Verstorbenen mittels des Diskriminanzgleichung vorhergesagt werden. In der Studie in Newcastle war die Mortalitätsrate für Probanden mit organischen Hirnerkrankungen (69%) etwa zweimal so hoch wie für funktionelle psychische Erkrankungen (34 %). Für Nicht-Fälle war die Mortalitätsrate mit 18 % signifikant geringer. In der Studie in Göteborg konnte eine erhöhte Mortalität bei Probanden mit organischen Psychosyndromen nur für Männer aufgezeigt werden. Auch von Nielsen et al. (1977) konnte bei einer 15jährigen Verlaufsuntersuchung einer Stichprobe alter Menschen eine erhöhte Mortalitätsrate für Personen mit organischen Psychosyndromen aufgezeigt werden.

3.1.11 Verlauf psychischer Erkrankungen bei einer Bevölkerungsstichprobe von Kindern und Jugendlichen

Manfred M. Fichter & Martin Elton

Das folgende Kapitel befaßt sich mit dem Verlauf psychischer Störungen bei einer Bevölkerungsstichprobe von Kindern und Jugendlichen aus der Oberbayerischen Verlaufsuntersuchung. Eine *Stichprobe* von 454 Kindern im Alter von 3 bis <15 Jahren war Mitte der 70er Jahre von Castell und Mitarbeitern (Artner et al. 1984) gezogen worden. 375 dieser Probanden (82,6 %) waren in den Jahren von 1975 bis 1978 untersucht worden. Von diesen 375 in den 70er Jahren untersuchten Kindern und Jugendlichen wurden 285 (96 + 189) (76,0 %) in den 80er Jahren nachuntersucht. 18 Probanden waren zum Zeitpunkt des Interviews über 20 Jahre alt. Bei der Darstellung des 2. Querschnittes werden Probanden im Alter bis <15 Jahre als **"Kinder"** (n=96) und Probanden im Alter von 15 bis <20 Jahren (n=171; Prävalenzstichprobe 80er Jahre) bzw. 15 bis <22 Jahren (n=189; Verlaufsstichprobe) als **"Jugendliche"** bezeichnet. Alle Probanden wohnten zum Zeitpunkt des Interviews im Erhebungsgebiet. 39 Kinder (n=8) und Jugendliche (n=31) verweigerten das Nachinterview. 43 Kinder (n=14) und Jugendliche (n=29) waren zwischenzeitlich weggezogen und 8 Jugendliche wurden von der Nachuntersuchung ausgeschlossen, da sie Ausländer waren.

Erhebungsinstrumentarium

Die 96 nachuntersuchten Kinder wurden im wesentlichen mit dem "Diagnostic Interview Schedule" (DISC) nach Costello in hochstrukturierter Weise befragt (A. Costello, C. Edelbrock, R. Kalas, M. Kessler & S. Klarik, 1982; Edelbrock et al., 1985). Angaben wurden sowohl von der Hauptbezugsperson (in der Regel die Mutter) als auch von dem Kind gewonnen. Methodische Studien weisen darauf hin, daß bei jüngeren Kindern die Angaben der Hauptbezugsperson, bei Jugendlichen jedoch deren eigene Auskunft reliabler und valider ist (Weissman et al., 1987; Eckermann et al., 1989). Bei unserer Auswertung des "Diagnostic Interview Schedule" (DISC) wurde der pathologischere Wert der Items der beiden erhobenen *Interviews* (Bezugsperson bzw. Proband) für die weiteren Berechnungen zugrunde gelegt. Damit ist es am ehesten gewährleistet, daß keine Symptome übersehen werden. Auf die Schwierigkeiten bei der Diagnostik psychischer Erkrankungen bei Kindern und Jugendlichen (speziell bei depressiven Syndromen) war von Kashani (1982), Orvaschel (1982), Kashani und Ray (1983), Kaplan et al. (1984) und Lefkowitz und Tesiny (1985) hingewiesen worden. Angold (1988) gab jüngst eine ausführliche Übersicht über epidemiologische und ätiologische Aspekte depressiver Symptome in Kindheit und Adoleszenz. Die Verwendung eines hochstrukturierten Interviews zur Erfassung der psychischen Symptomatik und zur Diagnostik kann zur Verbesserung der Reliabilität beitragen. Das DISC ermöglicht auf der Basis der erhobenen Befunde auch eine eindeutige Diagnosestellung nach DSM III (mittels EDV-Programm).

Bei Jugendlichen wurde anstelle des DISC das "Goldberg-Interview" (Goldberg et al., 1970) verwendet. Bei Jugendlichen wurden auch Lebensereignisse unter Verwendung der "PERI-Life Event Skala" (modifiziert, nach Dohrenwend et al., 1980) erhoben. Bei Kindern fand das Goldberg-Interview (Goldberg et al., 1970) zusätzlich zum DISC Einsatz. Bei Kindern und Jugendlichen wurden außerdem Zusatzfragen aus dem

Mannheimer Interview (Esser & Schmidt, 1986) erhoben, bis zu zwei Diagnosen nach ICD 9 und DSM III vom Interviewer gegeben und der Schweregrad der psychischen Erkrankung von 0 (gesund) bis 4 (sehr schwer erkrankt) eingeschätzt. Außerdem füllten die Probanden eine Reihe von Selbsteinschätzungsskalen aus: Das "Parental Bonding Instrument" (PBI) nach Parker (1979), die "PERI-Demoralisationsskala" nach Dohrenwend et al. (1980), das "Anorexia-nervosa-Inventar zur Selbstbeurteilung" (ANIS) nach Fichter und Keeser (1980), den Psychopathologie-Teil des "Strukturierten Interviews zur Anorexia und Bulimia nervosa" (SIAB) in einer Selbsteinschätzungsform nach Fichter et al. (im Druck), das "General Health Questionnaire" (GHQ) nach Goldberg (1972) und die "Beschwerdeliste" nach von Zerssen (1976).

Prävalenz psychischer Erkrankungen bei Kindern (3 bis < 15 Jahre)
Bei Nachuntersuchungen lag das Alter der vormals 3- bis 15jährigen Kinder zwischen 9 und 20 Jahren. 47 % dieser *Stichprobe* waren männlichen und 53 % weiblichen Geschlechts. Die Verteilung der sozialen Klasse entsprach den zu erwartenden Werten mit 11,6 % in Oberschicht/oberer Mittelschicht, 38,6 % in der unteren Mittelschicht, 38,2 % in der oberen Unterschicht und 11,6 % in der unteren Unterschicht. Im "General Health Questionnaire" (GHQ) ergab sich eine mittlerer Wert von 1,74 $\pm$ 0,3 für Kinder und von 1,80 $\pm$ 0,4 für Jugendliche (Mittelwert und Standardabweichung). Für das "Goldberg-Interview" errechnete sich als Beurteilung für den 7-Tage-Querschnitt ein mittlerer Wert von 6,55 $\pm$ 6,4 für Kinder und von 7,70 $\pm$ 6,9 für Jugendliche. Für den 5-Jahreszeitraum betrug die mittlere Punktzahl im Goldberg-Interview 7,78 $\pm$ 6,9 für Kinder und 10,75 $\pm$ 8,0 für Jugendliche (Mittelwert und Standardabweichung). Sowohl im 7-Tage-Querschnitt als auch im 5-Jahres-Verlauf lagen Kinder in Selbst- und Fremdeinschätzung psychischer Auffälligkeiten niedriger als Jugendliche. Dieses Ergebnis wurde weiter ergänzt durch die Einschätzung der Schweregrade psychischer Erkrankungen. Für (behandlungsbedürftige) psychische Erkrankungen mit Schweregrad 2, 3 oder 4 ergab sich eine (7-Tage-)Punkt-Prävalenz für Kinder von 6,2 % und für Jugendliche von 13,6 % (vergl. Tabelle 3.1.11 a). Nach den Ergebnissen unserer Untersuchung hatten Jugendliche somit eine höhere psychiatrische Morbidität als Kinder. Dieser Trend setzt sich vom Jugend- zum Erwachsenenalter weiter fort - die durchschnittliche Punktprävalenz für Erwachsene im Alter von 20 Jahren und älter betrug in den 80er Jahren in Oberbayern 20,8 %. Dies kann interpretiert werden 1. als tatsächlicher quantitativer Unterschied, 2. als Ausdruck eines qualitativen Wandels psychischer Auffälligkeiten über die Entwicklungsjahre, und 3. können Unterschiede in der Toleranz gegenüber psychischen Störungen bei Kindern, Jugendlichen und Erwachsenen bestehen. Die Gesamtprävalenz für leichte Auffälligkeiten ohne Krankheitswert (Schweregrad 1) für die Altersstufen von 9 bis 20 Jahren (Kinder und Jugendliche) betrug 11,2 %. Weitere 11,2 % zeigten im Querschnitt deutliche bis schwere Auffälligkeiten mit Schweregrad $\geq$ 2. Aus Tabelle 3.1.11 a ist weiterhin die 5-Jahres-Perioden-Prävalenz für Kinder und Jugendliche zu ersehen. Tabelle 3.1.11 b gibt eine Übersicht über Prävalenzraten psychischer Auffälligkeiten bei Kindern aus verschiedenen Feldstudien in Anlehnung an Esser und Schmidt (1986). Die Prävalenzraten schwanken je nach Fallidentifikation und Stichprobe zwischen 4,4 und 25,4 %. Die Angabe einer globalen Prävalenzrate ohne Spezifikation von Alter, diagnostischen Kriterien und Fallidentifikationskriterien ist allerdings nur begrenzt sinnvoll. Nach der vor-

Tabelle 3.1.11 a: Häufigkeiten psychiatrischer Diagnosen über 7 Tage bzw. 5 Jahre nach Schweregraden in den Stichproben der 80er Jahre (t_2) nach ICD9

	Ausprägung des Schweregrades	Kinder (N=96)		Jugendliche (N=189)		Gesamt: Kinder und Jugendliche (285)	
		N	%	N	%	N	%
Schwere-	0	84		137		221	
grad	1	6	6,2	26	13,6	32	11,2
7 Tage	≥2	6	6,2	26	13,6	32	11,2
maximaler	0	83		130		213	
Schwere-	1	2	2,1	13	6,9	15	5,3
grad 5. J.	≥2	11	11,5	46	24,3	57	20,0

liegenden Literatur (vgl. Tabelle 3.1.11 b) fanden sich in städtischen Regionen höhere Prävalenzraten als auf dem Land (Offord et al. 1987), höhere Prävalenzraten für Verhaltensstörungen (Conduct Disorder) bei Knaben im Vergleich zu Mädchen mit der Tendenz einer Angleichung der Häufigkeitsraten mit zunehmendem Alter. Die Diagnose "Hyperaktivität" fand sich vorwiegend bei jungen Knaben, selten bei Knaben in der Adoleszenz und bei Mädchen. Graham & Rutter (1973) und Offord et al. berichteten erhöhte Prävalenzraten für "Emotional Disorder" bei Mädchen in der Adoleszenz. Aus den Ergebnissen der kanadischen Studie von Offord et al. wurde gefolgert, daß spezielle medizinische Einrichtungen für die Betreuung psychisch kranker Kinder und Jugendlicher relativ selten aufgesucht werden und daß die Möglichkeiten für primäre und sekundäre Präventionen über Schule und primäre medizinische Dienste (Hausarzt) noch nicht genügend ausgeschöpft wurde.

Tabelle 3.1.11 b: Prävalenz psychischer Auffälligkeiten bei Kindern (modifiziert nach Esser & Schmidt, 1986)

Autor	Ort	Alter	N	%	psychiatrische Auffälligkeiten
I. Prävalenzstudien					
- Anderson et al. (1987)	Neuseeland	11		17,6	- DSM III-Diagnosen aus DISC
- Cederblad (1968)	Sudan	3-15	1.719	20,0	- mäßige Verhaltensstörungen
- Cornell et al. (1982)	Queensland	10-11	779	14,1	- psychiatrische Erkrankungen
				6,7	- Verhaltensstörungen
				6,7	- neurotische Erkrankungen
- Earls (1980)	USA	3	100	11,0	- Verhaltensstörungen
- Kastrup (1983)	Aarhus, DK	6		8,0	
- Langner et al. (1974)	New York	6-18	1.034	17,5	- in Zufallsstichprobe
			1.000	21,0	- in "Welfare" Stichprobe
- Lavik (1986)	Oslo	15-16		19,0	
- Leslie (1974)	Blackburn, UK	13-14	1.198	4,4	- schwere psychische Erkrankungen
				17,2	- behandelten Kindern (child psychiatric clinic) entsprechend
- Miller et al. (1974)	Newcastle, UK	10	794	19,4	- Anpassungsstörungen
- Offord et al. (1987)	Ontario, CAN	4-16	2.674	18,1	- in 6 Monaten
- Richman et al. (1975)	London	3- 8	705	6,7	- mäßig bis schwer
				15,0	- leicht
- Rutter et al. (1975)	London	10-11	1.689	25,4	
- Verhulst et al. (1985)	Holland	8/11	334	26,0	- mäßig bis schwer
				7,0	- schwer (CBCL)
- Vikan et al.	Nord	10	1.977	5,0	- "problems of

Autor	Ort	Alter	N	%	psychiatrische Auffälligkeiten
(1985)	Troendelag (Norwegen)				primary psychological nature"
				0,4	- Hyperkinese
				2,6	- geistige Behinderung

II. Verlaufsuntersuchungen

Autor	Ort	Alter	N	%	psychiatrische Auffälligkeiten
- Rutter et al. (1970)	Isle of Wight	10-11		6,8	- psychiatrische Erkrankungen
				4,0	- Verhaltensstörungen
				2,5	- neurotische Erkrankungen
- Rutter (1975) [a]	Isle of Wight	10	1.279	12,0	
		14-15		21,0	
- Schmidt & Esser (1986)	Mannheim	8	399	16,2	
		13	356	17,8	
- Fichter et al. (1989)	Kreis Traunstein	9-15	96	6,2	- leicht
				6,2	- deutlich bis schwer
	Kreis Traunstein	15-20	189	13,6	- leicht
				13,6	- deutlich bis schwer

a) zitiert in Esser & Schmidt (1986)

Aus Tabelle 3.1.11 c geht die Häufigkeit des Vorliegens psychosozialer Belastungsfaktoren bei 9- bis 15jährigen Kindern im Landkreis Traunstein entsprechend der **Achse 5 (abnorme psychosoziale Umstände)** nach dem "Multiaxialen Klassifikationsschema für psychiatrische Erkrankungen im Kinder- und Jugendalter" nach Rutter, Shaffer & Sturge (Remschmidt & Schmidt, 1977) hervor. 11 von 96 Kindern (11,5 %) wiesen einen oder mehrere Belastungsfaktoren auf. Am häufigsten waren psychische Störungen bei anderen Familienmitgliedern, Disharmonie in der Familie und unzureichende oder inkonsistente elterliche Kontrolle.

Quinton & Rutter (1985) berichteten über "eine sehr hohe Assoziation psychiatrischer Erkrankungen mit einer Vielfalt von psychosozialen Problemen bei Erwachsenen" (S. 124) und ein "substantiell erhöhtes Risiko für die Entwicklung psychiatrischer Störungen in der Kindheit bei Kindern von psychisch kranken Eltern" (S. 125). Dieses erhöhte Risiko erstreckte sich hauptsächlich auf schwerere Verhaltensstörungen mit chronischem Verlauf. Als mediierende Variablen zwischen psychischer Erkrankung bei

Tabelle 3.1.11 c: Vorliegen abnormer psychosozialer Umstände (Achse V) bei Kindern (N = 96) zum zweiten Querschnitt (t_2) in den 80er Jahren. Bei 88,5 % fanden sich keine abnormen psychosozialen Umstände

	Anzahl der vorhandenen Faktoren	
	N	%
Vorliegen psychosozialer Belastungen bei 11 von 96 Kindern (11,5 %), davon:	33	100,0
- Psychische Störung anderer Familienmitglieder	8	24,2
- Disharmonie in der Familie	6	18,2
- Mangel an emotionaler Wärme in den intrafamiliären Beziehungen	1	3,0
- Übermäßig ausgeprägte/abnorme familiäre Beziehungen	2	6,1
- Unzureichende/inkonsistente elterliche Kontrolle	5	15,2
- Unzureichende Anregung im sozialen, sprachlichen oder Wahrnehmungsbereich	1	3,0
- Unzureichende Lebensbedingungen	2	6,1
- Unzureichende/verzerrte intrafamiliäre Kommunikation	1	3,0
- Abnorme familiäre Verhältnisse	1	3,0
- Auswanderung/soziale Verpflanzung	2	6,1
- Andere soziale Belastung in der Familie	3	9,1
- Abnorme psychosoziale Belastung außerhalb der Familie	1	3,0

den Eltern einerseits und psychiatrischer Störung beim Kind sahen diese Autoren Streitigkeiten und Feindseligkeiten in der Familie.

Tabelle 3.1.11 d zeigt die Häufigkeit einzelner Diagnosen, die sich nach dem Auswertungsprogramm von Costello aus dem "Diagnostic Interview Schedule" (DISC) für Kinder im Alter von 9 bis 15 Jahren ergaben. Die häufigsten inkompletten/fraglichen Diagnosen waren "Trotzverhalten", "soziale Phobie" und "zyklothyme Störung". Die häufigste komplette/sichere diagnostische Gruppe war die "einfache Phobie".

Weinstein et al. (1989) fanden eine geringe Übereinstimmung zwischen klinisch gestellter DSM-III-Diagnose und der aus dem DISC mittels EDV gewonnenen DSM-III-Diagnose. In unserer Studie stellten die ärztlichen Interviewer unabhängig von der DSM-Diagnose aus dem DISC eine klinische DSM-III-Diagnose. Die ärztlichen Interviewer stellten insgesamt weniger psychiatrische Diagnosen nach DSM-III. Sie stellten, den Gepflogenheiten der Erwachsenen-Psychiatrie entsprechend, häufiger die Diagnose "Dysthymie". Zusätzlich stellten sie drei Diagnosen, welche sich aus der DISC-

Tabelle 3.1.11 d: DSM-III-Diagnosen aus dem Diagnostic Interview Schedule **(DISC)** für Kinder im Alter von 9 bis <15 Jahren. Prozentanteil bezieht sich auf 96 Probanden

DSM-III-Diagnose	fraglich		sicher		gesamt	
	N	(%)	N	(%)	N	(%)
1. Schizophrene, paranoide und andernorts nicht klassifizierbare **Psychosen** (295/297/298.30)	0		0		0	
2. **Affektive Störungen** (296/301.13/300.40) 301.13 - zyklothyme Störung	9	(9,37)	0		9	(9,37)
3. **Angstsyndrome**	19	(19,79)	10	(10,42)	29	(30,21)
davon:						
300.22 - Agoraphobie ohne Panikattacken	1	(1,04)	1	(1,04)	2	(2,08)
300.23 - Soziale Phobie	12	(12,50)	1	(1,04)	13	(13,54)
300.29 - Einfache Phobie	4	(4,17)	8		12	(12,50)
300.30 - Zwangssyndrom	2	(2,08)	0		2	(2,08)
4. **Angstsyndrome in der Kindheit oder Adoleszenz** (309.21/313.21/313.00)	5	(5,21)	0		5	(5,21)
davon:						
309.21 - Angstsyndrom mit Trennungsangst	4	(4,17)	0		4	(4,17)
313.00 - Angstsyndrom mit Überängstlichkeit	1	(1,04)	0		1	(1,04)
5. **Somatoforme Störung** 300.70 - atypische somatoforme Störung	2	(2,08)	0		2	(2,08)
6. **Dissoziative Störungen**	0		0		0	
7. **Psychosexuelle Störungen**	0		0		0	
8. **Störungen der Impulskontrolle**	0		0		0	

DSM-III-Diagnose	fraglich		sicher		gesamt	
	N	(%)	N	(%)	N	(%)
9. Anpassungsstörung	0		0		0	
10. Störungen durch psycho-trope Substanzen	1	(1,04)	1	(1,04)	2	(2,08)
davon:						
304.9x - Abhängigkeit (nicht einstufbare Substanz)	1	(1,04)	0		1	(1,04)
305.1x - Nikotinabhängigkeit	0		1	(1,04)	1	(1,04)
11. Eßstörungen 307.10/307.51/307.52/ 307.53/307.50)	0		0		0	
12. Stereotype Bewegungs-störungen (307.23/307.30) 307.23 - Tourette-Störung	1	(1,04)	0		1	(1,04)
13. Andere Störungen mit kör-perlichen Manifestationen 307.60 - Funktionelle Enuresis	5	(5,21)	1	(1,04)	6	(6,25)
14. Verhaltensstörungen (312) 312.90 - atypische Verhal-tensstörung	1 1		0 0		0 1	
15. Andere Störungen (313.81 - Trotzverhalten)	17	(17,71)	1	(1,04)	18	(18,75)
16. Störungen mit Aufmerksam-keitsdefizit (314) - mit 314.01 Hyperaktivität	2	(2,08)	0		2	(2,08)
17. Entwicklungsstörungen (299/315)	0		0		0	
18. Geistige Behinderung (317-319)	0		0		0	
Summe der fettgedruckten Zahlen	**62**		**13**		**75**	

EDV-Auswertung nicht ergeben hatten: jeweils einmal die Diagnose "passagerer Tick", "Schlafwandeln" bzw. "leichte geistige Behinderung mit Verhaltenssymptomen". Hinsichtlich der Diagnosen "Enuresis" und "Hyperaktivität" bestand weitgehend Übereinstimmung zwischen DISC-Diagnose aus dem EDV-Programm und der Interviewer-Diagnose.

Nach der Einteilung in diagnostische Gruppen nach dem DSM-III-Manual (American Psychiatric Association, 1980) machten "Angstsyndrome" (einschließlich Angstsyndrome in der Kindheit) mit 39,2 % aller fraglichen, 76,9 % aller sicheren und 45,9 % aller psychiatrischen Diagnosen den größten Anteil aus. Weitere, häufiger vorkommende diagnostische Gruppen waren "Trotzverhalten" (24,3 % aller fraglichen und sicheren Diagnosen), "affektive Störungen" (12,2 % aller fraglichen und sicheren Diagnosen) und "andere Störungen mit körperlichen Manifestationen" (funktionelle Enuresis mit 8,1 % aller fraglichen und sicheren Diagnosen). In der Tabelle 3.1.11 d sind die Häufigkeitsraten der einzelnen Erkrankungen, bezogen auf 96 Kinder, dargestellt. Als Vergleichswerte zu unseren Ergebnissen sind aus der Mannheimer Studie von Schmidt & Esser (bei Verwendung einer Diagnostik nach ICD 9) folgende zu nennen: Bei 13jährigen fanden sich *Neurosen und kindheitsspezifische emotionale Störungen* (ICD/Nr. 300/313) *bei 5,8* % (Knaben 8,0 %, Mädchen 3,0 %). Störungen des Sozialverhaltens mit emotionalen Störungen (ICD 312.3) fanden sich bei 2,6 % der Kinder (Knaben 3 %, Mädchen 2 %). Störungen des Sozialverhaltens (ICD 312 ohne 312.3) fanden sich bei 5,8 % (Knaben 6,0 %, Mädchen 5,0 %); hyperkinetische Syndrome (ICD 314) fanden sich bei 1,6 % (Knaben 3 %, Mädchen 0 %) und spezifische Syndrome (ICD 307) zeigten 2,1 % (Knaben 1 %, Mädchen 3 %). In der Mannheimer Studie bei 13jährigen waren folgende Symptome stärkeren Ausprägungsgrades häufiger vertreten: bei 7,9 % Schulleistungsstörungen, bei 7,2 % Kopfschmerzen, bei 5,6 % ein hyperkinetisches Verhalten (besonders bei Knaben), bei 5,6 % eine "Freßsucht", bei 4,5 % Atembeschwerden, bei 4,5 % Nägelkauen (besonders bei Mädchen) und bei 4 % Disziplinschwierigkeiten (besonders bei Knaben). Durch Unterschiede in der Fallidentifikation sind die Ergebnisse von Esser & Schmidt (1987) nur begrenzt mit unseren vergleichbar. Bei Verwendung des DISC wird die Sicherheit der Diagnose angegeben (fraglich bzw. sicher). Für die 80er Jahre ergaben sich bei Kindern im Landkreis Traunstein 27 Probanden (14,3 %) mit fraglichen und 11 Probanden (5,8 %) mit sicheren Neurosen bzw. kindheitsspezifischen emotionalen Störungen nach DSM Nr. 300.x & 313.x. Esser & Schmidt hatten dafür eine Häufigkeitsrate von 5,8 % angegeben.

Anderson et al. (1987) untersuchten 792 Kinder im Alter von 11 Jahren in der Bevölkerung ebenso wie in unserer Studie mit Hilfe des DISC und berichteten über die Häufigkeitsraten von DSM-III-Diagnosen. Die Gesamtrate für alle DSM-III-Diagnosen betrug 17,6 %. Knaben hatten um den Faktor 1,7 häufiger die Diagnose einer psychischen Erkrankung. Die häufigsten DSM-III-Diagnosen waren Aufmerksamkeitsstörung ("Attention Deficit") mit 6,7 %, Trotzverhalten ("Oppositional Disorder") mit 5,7 % und "Separative Anxiety Disorders" mit 3,5 %. Weniger häufig fanden sich Verhaltensstörungen (3,4 %), "Overanxious Disorder" (2,9 %) und "einfache Phobie" (2,4 %). Am seltensten waren "Depression/Dysthymie" (1,8 %) und "soziale Phobie" (0,9 %). In der Untersuchung von Anderson et al. bestanden 55 % aller Diagnosen zusammen mit einer oder mehreren weiteren DSM-III-Diagnosen und nur 45 % aller Diagnosen waren nicht in Kombination mit einer anderen psychiatrischen Diagnose. Bei den mit 10 -

15 Jahren etwas älteren Kindern der Oberbayerischen Verlaufsstudie waren Aufmerksamkeitsstörungen, Trotzverhalten ("Oppositional Disorder"), Verhaltensstörungen und Depression/Dysthymie vergleichsweise seltener und einfache Phobie (8,3 %) sowie soziale Phobie (1,0 %) etwas häufiger.

Prävalenz psychischer Krankheiten bei Jugendlichen (> 15 Jahre)

Aus Tabelle 3.1.11 e geht die Häufigkeit (Punktprävalenz für die 80er Jahre) *für Jugendliche im Alter von 15 bis <22 Jahren* für einzelne diagnostische Untergruppen nach ICD 9 hervor.

Tabelle 3.1.11 e: Psychiatrische Diagnosen nach **ICD 9** bei 189 Jugendlichen im Alter von 15 bis <22 Jahren beim 2. Querschnitt t_2 (Verlaufsstichprobe)

ICD9-Nr.	Bezeichnung	Häufigkeit	
		N	% bezogen auf 189 Probanden
Organische und andere Psychosen (ICD Nr. 290-299)		2	(1,06)
293.0	Akuter Verwirrtheitszustand	1	
296.1	Endogene Depression, monopolar	1	
Neurosen (ICD Nr. 300)		7	(3,70)
300.4	Neurotische Depression	6	
300.7	Hypochondrische Neurose	1	
Persönlichkeitsstörungen (ICD Nr. 301)		7	(3,70)
301.2	Schizoide Persönlichkeit	2	
301.4	Anankastische Persönlichkeit	3	
301.5	Hysterische Persönlichkeit	2	
Sucht und Mißbrauch (ICD Nr. 303/304/305)			
305.0	Alkoholmißbrauch	3	(1,59)
Funktionelle Störungen und psychosomatische Erkrankungen (ICD Nr. 306/316)		8	(4,23)
306.2	Funktionelle Störung (Herz/Kreislauf)	1	
306.4	Funktionelle Störung (Magen-Darm-Trakt)	6	
316.0	Psychosomatische Erkrankungen	1	

ICD9-Nr.	Bezeichnung	Häufigkeit	
		N	% bezogen auf 189 Probanden
Spezielle Syndrome (ICD Nr. 307)		**8**	**(4,23)**
307.0	Stottern	1	
307.1	Anorexia nervosa	1	
307.5	Nicht näher bezeichnete Eßstörung	3	
307.6	Enuresis	1	
307.8	Kurzdauernde depressive Reaktion	1	
307.9	Nicht näher bezeichnetes Syndrom	1	
Psychogene Reaktion (ICD Nr. 308/309)		**13**	**(6,88)**
309.0	Psychalgie	1	
309.1	Länger dauernde depressive Reaktion	8	
309.2	Anpassungsstörung mit emotionaler Symptomatik	2	
309.4	Anpassungsstörung im Sozialverhalten mit emotionaler Symptomatik	2	
Spezifische nichtpsychotische Störungen nach Hirnschädigung (ICD Nr. 310)		**0**	**(0)**
Anderweitig nicht klassifizierbare Störungen des Sozialverhaltens (ICD Nr. 312)		**3**	**(1,59)**
312.0	mit Sozialisation (ohne Gruppe)	1	
312.3	mit emotionaler Symptomatik	1	
312.8	andere	1	
Spezifische emotionale Störungen des Kindes- und Jugendalters (ICD Nr. 313)		**14**	**(7,41)**
313.0	mit Angst und Furchtsamkeit	2	
313.1	mit Niedergeschlagenheit	6	
313.2	mit Empfindsamkeit und Scheu	1	
313.3	mit Beziehungsschwierigkeiten	5	
Sonstige (ICD Nr. 314/315/316)		**0**	**(0)**
Oligophrenien (ICD Nr. 317/318)		**1**	**(0,05)**
317.0	Leichte geistige Behinderung	1	

Tabelle 3.1.11 f gibt eine Übersicht über die im Rahmen der Oberbayerischen Verlaufsuntersuchung von psychiatrisch und diagnostisch speziell geschulten Ärzten für Jugendliche gestellten Diagnosen nach DSM III für einen 5-Jahres-Zeitraum. Die Gesamt-Häufigkeitsrate für alle DSM-III-Diagnosen betrug für leichte Fälle 3,5 pro 100 Personen, für schwerere Fälle 23,4 pro 100 Personen und für leichte und schwere Fälle zusammen 26,9 pro 100 Personen.

Tabelle 3.1.11 f: Häufigkeiten psychischer Erkrankungen über 5-Jahres-Zeitraum nach **DSM III** bei **Jugendlichen** (15 bis <20 Jahre). N = 171. Prävalenzstichprobe 80er Jahre

| | Häufigkeit nach Schweregrad | | | | | |
| | leicht S=1 | | schwer S≥2 | | gesamt S≥1 | |
	N	%	N	%	N	%
Achse I						
1. Störungen in der Kindheit/Adoleszenz	3	1,75	19	11,11	22	12,86
Eßstörungen	0		3	1,75	3	1,75
307.10 Anorexia nervosa	0		1	0,58	1	0,58
307.50 Atypische Eßstörung	0		1	0,58	1	0,58
307.51 Bulimie	0		1	0,58	1	0,58
Verhaltensstörung	0		3	1,75	3	1,75
312.00 mit Sozialisierungsmangel, aggressiv	0		2	1,17	2	1,17
312.10 mit Sozialisierungsmangel, nicht aggressiv	0		1	0,58	1	0,58
Angstsyndrome der Kindheit/Adoleszenz	2	1,17	5	2,92	7	4,09
313.00 Angstsyndrome mit Überängstlichkeit	1	0,58	2	1,17	3	1,75
313.21 Angstsyndrome mit Vermeidungsverhalten im Kindes- oder Jugendalter	1	0,58	3	1,75	4	2,34
Geistige Behinderung	0		2	1,17	2	1,17
317.00 Leichte geistige Behinderung ohne andere Verhaltenssymptome	0		2	1,17	2	1,17
Andere Störungen im Kleinkindalter usw.	1	0,58	4	2,34	5	2,92
313.22 Schizoide Störungen im Kindes- und Jugendalter	1	0,58	3	1,75	4	2,34

	Häufigkeit nach Schweregrad					
	leicht S = 1		schwer S ≥ 2		gesamt S ≥ 1	
	N	%	N	%	N	%
313.23 Elektiver Mutismus	0		1	0,58	1	0,58
Störungen mit Aufmerksamkeits-defizit	0		1	0,58	1	0,58
314.00 ohne Hyperaktivität	0		1	0,58	1	0,58
Andere Störungen mit körperlichen Manifestationen	0		2	1,17	2	1,17
307.00 Stottern	0		1	0,58	1	0,58
307.60 Funktionelle Enuresis	0		1	0,58	1	0,58
2. Organisch bedingte psychische Störung	0		1	0,58	1	0,58
293.82 Organische Halluzinationen	0		1	0,58	1	0,58
3. Störungen durch psychotrope Substanzen	0		1	0,58	1	0,58
305.00 Alkoholmißbrauch	0		1	0,58	1	0,58
7. Affektive Störungen	1	**0,58**	5	**2,92**	6	**3,51**
300.40 Dysthymie (oder depressive Neurose	1	0,58	5	2,92	6	3,51
13.Anpassungsstörung	3	**1,75**	8	**4,68**	11	**6,43**
309.00 mit depressiver Stimmung	2	1,17	4	2,34	6	3,51
309.28 mit gemischten emotionalen Zügen	0		3	1,75	3	1,75
309.40 mit gemischten emotionalen Zügen und Verhaltensweisen	1	0,58	1	0,58	2	1,17
15.Psychische Faktoren mit Einfluß auf den körperlichen Zustand	1	**0,58**	8	**4,68**	9	**5,26**
316.00	1	0,58	8	4,68	9	5,26
Achse II: Persönlichkeitsstörungen	0		1	**0,58**	1	**0,58**
301.50	0		1	0,58	1	0,58

	Häufigkeit nach Schweregrad					
	leicht S = 1		schwer S≥2		gesamt S≥1	
	N	%	N	%	N	%
Achse I						
- Gesamt	6	3,51	40	23,39	46	26,90
- Gesamt ohne 316.00	7	4,09	32	18,71	39	22,81
- Gesamt ohne 316.00, ohne Anpassungsstörungen	4	2,34	25	14,62	29	16,96
- Gesamt ohne 316.00, ohne Anpassungsstörungen, ohne geistige Behinderung	4	2,34	23	13,45	27	15,79
Achse I und II						
- Gesamt	6	3,51	41	23,98	47	27,48
- Gesamt ohne 316.00	7	4,09	33	19,30	40	23,39
- Gesamt ohne 316.00, ohne Anpassungsstörungen	4	2,34	26	15,20	32	18,71
- Gesamt ohne 316.00, ohne Anpassungsstörungen, ohne geistige Behinderung	4	2,34	24	14,03	28	16,37

Verlauf psychischer Erkrankungen und Verlaufsprädiktoren

Esser & Schmidt fanden vom 8. zum 13. Lebensjahr eine Konstanz neurotischer und kindheitsspezifischer Störungen (ICD 300, 313) mit 6,0 bzw. 5,8 %. Dagegen zeigte sich eine Zunahme dissozialer Störungen (ICD 312) von 1,8 auf 8,4 % und eine Abnahme entwicklungsabhängiger Störungen (314, 307) von 8,4 auf 3,7 %. Diese unterschiedliche diagnostische Verteilung bei wenig veränderter Gesamtprävalenz wirft Fragen nach der Stabilität kinderpsychiatrischer Störungen auf. Abbildung 3.1.11 a stellt die Veränderungen über die Zeit für Kinder, für Jugendliche und für Kinder und Jugendliche zusammengefaßt dar. 67,7 % aller Kinder und 66,1 % aller Jugendlichen waren zu beiden Zeitpunkten psychiatrisch unauffällig.

Inzidenz: Fünf von 71 Kindern (7,0 %), die beim ersten Querschnitt psychiatrisch unauffällig waren, zeigten beim zweiten Querschnitt eine leichte bis mäßige und ein Kind (1,4 %) zeigte eine schwerere psychiatrische Erkrankung. Von den 163 im ersten Querschnitt psychiatrisch unauffälligen *Jugendlichen* zeigten beim zweiten Querschnitt 36 (22,1 %) eine leichte bis mäßige und 2 (1,2 %) eine schwerere psychiatrische Erkrankung. Von den 234 beim ersten Querschnitt gesunden *Kindern und Jugendlichen* zusammengenommen zeigten beim zweiten Querschnitt 41 Probanden (17,5 %) eine leichtere bis mäßige und 3 Probanden (1,3 %) eine schwerere psychiatrische Erkrankung.

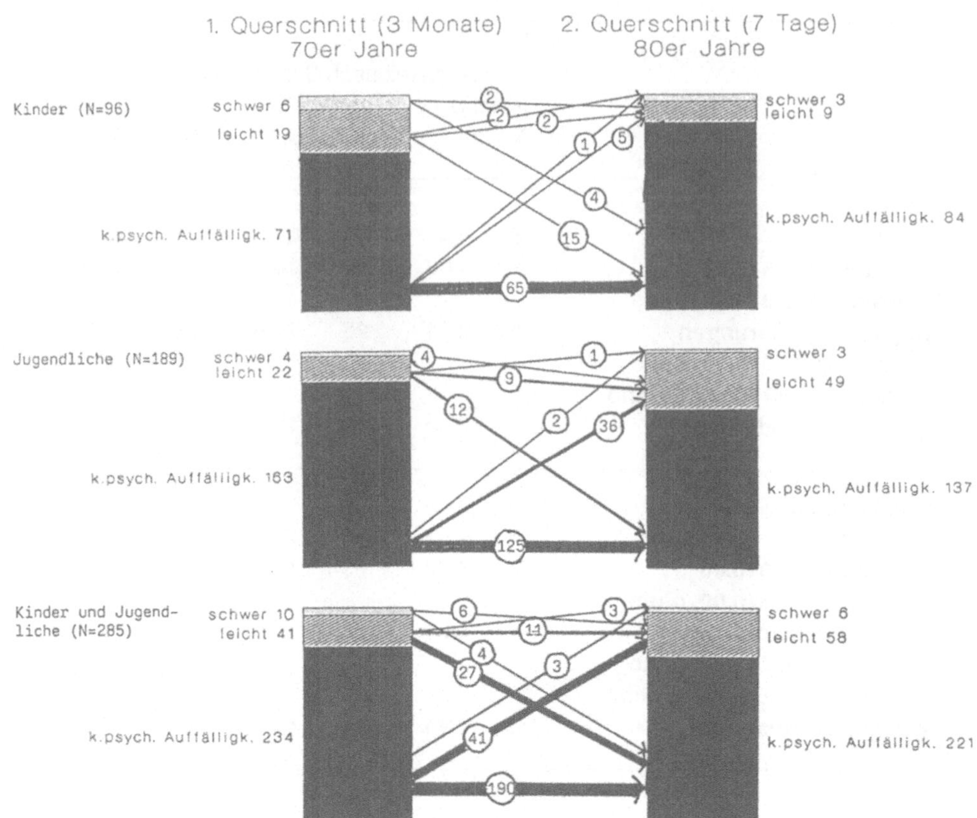

Abb. 3.1.11 a: Stabilität und Wechsel psychiatrischer Auffälligkeiten bei Kindern und Jugendlichen

Remission: Keiner der beim ersten Querschnitt schwer erkrankten Fälle war beim zweiten Querschnitt immer noch schwer psychiatrisch erkrankt. Von 10 beim ersten Querschnitt schwer erkrankten Kindern und Jugendlichen waren 6 (60 %) beim zweiten Querschnitt leicht bis mäßig psychiatrisch krank und 4 (40 %) psychiatrisch unauffällig. Fassen wir die Kategorie leicht/mäßig und schwer erkrankt als "psychiatrisch auffällig" zusammen, so zeigt sich folgendes Bild: Von den 25 beim ersten Querschnitt psychiatrisch auffälligen Kindern waren beim zweiten Querschnitt 6 Probanden (24 %) weiterhin psychiatrisch auffällig, und 19 Probanden (76 %) waren psychiatrisch unauffällig. Von den 26 beim ersten Querschnitt psychiatrisch auffälligen Jugendlichen waren beim zweiten Querschnitt 14 Probanden (53,8 %) weiterhin psychiatrisch auffällig und 12 Probanden (46,2 %) psychiatrisch unauffällig. Von den 51 beim ersten Querschnitt psychiatrisch auffälligen Kindern und Jugendlichen (zusammengenommen) zeigten beim zweiten Querschnitt 20 Probanden (39,2 %) weiterhin psychische Auffälligkeiten, und 31 Probanden (60,8 %) waren psychiatrisch unauffällig. Die Remissionsrate lag somit zwischen 46 bis 61 %.

Chronizität: Die 6 beim zweiten Querschnitt schwerer erkrankten Kinder und Jugendlichen setzten sich zur Hälfte aus vormals psychiatrisch unauffälligen und zur Hälfte aus leicht/mäßig psychiatrisch auffälligen Probanden zusammen. Die 58 zum zweiten Querschnitt leicht erkrankten Kinder und Jugendlichen setzten sich zu 10,3 % aus vormals schwerer psychiatrisch auffälligen, zu 19,0 % aus vormals leichter psychiatrisch auffälligen und zu 70,7 % aus vormals psychiatrisch unauffälligen Probanden zusammen.

Von den 285 Kindern und Jugendlichen hatten 70,5 % beim ersten und zweiten Querschnitt denselben Status hinsichtlich keiner oder einer leichten oder schwereren psychiatrischen Auffälligkeit. 47 Kinder und Jugendliche (16,4 %) waren beim zweiten Querschnitt um ein oder zwei Stufen auffälliger als beim ersten Querschnitt. 37 Kinder und Jugendliche (13,0 %) waren beim zweiten Querschnitt um eine oder zwei Stufen weniger auffällig als zuvor (vergleiche Tabelle 3.1.11 g).

Aus der 1965 begonnenen bekannten **Isle of Wight-Verlaufs-Studie** berichteten Rutter et al. (1970) eine Prävalenzrate von 6 - 7 % für psychiatrische Störungen bei 10- bis 11jährigen Kindern. Eine Nachuntersuchung wurde 4 Jahre später durchgeführt, als die Kinder 14 bis 15 Jahre alt waren. 3/4 der 10- bis 11jährigen Kinder mit Verhaltens- und Betragensstörungen zeigten in der Adoleszenz weiterhin Störungen (wobei es sich selten um neurotische Störungen handelte). 10- bis 11jährige Kinder mit neurotischen Störungen zeigten keine Entwicklung von antisozialem Verhalten in der Adoleszenz. 10- bis 11jährige Kinder mit neurotischen Störungen hatten eine etwas bessere Prognose bis zur Adoleszenz als 10- bis 11jährige Kinder mit Verhaltensstörungen. Das Vorliegen einer psychiatrischen Störung im Alter von 10 bis 11 Jahren war der wichtigste prognostische Faktor hinsichtlich des psychiatrischen Status in der Adoleszenz. Außerdem waren familiäre Störungen bei Probanden mit anhaltenden Störungen (chronischer Verlauf) häufiger. Die Leseleistung und der Intelligenzquotient im Alter von 10 bis 11 Jahren hatten keine prädiktive Bedeutung. Insgesamt fanden Rutter et al. (1975) einen leichten Anstieg der Rate psychiatrischer Erkrankungen von 10/11 Jahren bis zur Adoleszenz (14/15 Jahre). Der in der Oberbayerischen Verlaufsuntersuchung beobachtete Prävalenzanstieg vom Kindes- zum Jugend- und zum Erwachsenenalter fiel noch deutlicher aus. In der Studie von Rutter et al. waren bei 14- bis 15jährigen Depressionen und Schulverweigerungen vergleichsweise häufiger als bei 10- bis 11jährigen. Drei Fünftel der psychiatrischen Störungen im Alter von 14/15 Jahren hatten sich im Untersuchungsintervall neu entwickelt (Rutter et al., 1977). Bei einer Replikation in einer städtischen Region fanden Rutter et al. (1975) eine mehr als doppelt so hohe Prävalenzrate für psychische Erkrankungen (24,5 % für Knaben, 13,2 % für Mädchen) als auf der ländlichen Isle of Wight.

Nach den Ergebnissen der Mannheimer Studie von Esser & Schmidt war etwa die Hälfte (36/71) der psychiatrisch auffälligen Achtjährigen auch im Alter von 13 Jahren psychiatrisch auffällig. Fast die Hälfte (46 %) der psychisch auffälligen 13jährigen Jugendlichen waren schon mit 8 Jahren psychiatrisch auffällig (chronischer Verlauf). 54 % der psychiatrisch auffälligen 13jährigen waren mit 8 Jahren gesund und erkrankten zwischenzeitlich neu. Teilleistungsschwächen und der "Familiy-Adversity-Index" (FAI) nach Rutter und Quinton (1977), welche im Alter von 8 Jahren erhoben worden waren, zeigten sich in der Untersuchung von Esser & Schmidt als gute *Prädiktoren* für den psychischen Zustand mit 13 Jahren. In derselben Studie war die *Zahl*

Tabelle 3.1.11 g: Anzahl der Probanden **nach Schweregrad** der psychiatrischen Diagnosen (1. und 2. Diagnose) nach ICD 8 bzw. zum 1. Querschnitt t_1 bzw. 2. Querschnitt t_2 (Verlaufsstichprobe)

1. Kinder im Alter von 3 bis 9 Jahren bzw. 8 bis 14 Jahren

		2. Querschnitt (t_2)							
Schweregrad der psych. Erkrankung		gesund (keine Diagn.) (0)		leicht/ mäßig (1 oder 2)		schwer (3)		Summe	
		N	(%)	N	(%)	N	(%)	N	(%)
1. Quer-	keine Dg (0)	65	(67,7)	5	(5,2)	1	(1,0)	71	(73,9)
schnitt	leicht (1)	15	(15,6)	2	(2,1)	2	(2,1)	19	(19,8)
t_1	schwer (2)	4	(4,2)	2	(2,1)	0	(0,0)	6	(6,2)
	Summe	84	(87,5)	9	(9,4)	3	(3,1)	96	(100)

2. Jugendliche im Alter von 10 bis 14 Jahren bzw. 15 bis 21 Jahren

		2. Querschnitt (t_2)							
Schweregrad der psych. Erkrankung		gesund (0)		leicht/ mäßig (1 oder 2)		schwer (3)		Summe	
		N	(%)	N	(%)	N	(%)	N	(%)
1. Quer-	keine Dg (0)	125	(66,1)	36	(19,0)	2	(1,1)	163	(86,2)
schnitt	leicht (1)	12	(6,3)	9	(4,8)	1	(0,5)	22	(11,6)
t_1	schwer (2)	0	(0,0)	4	(2,1)	0	(0,0)	4	(2,1)
	Summe	137	(72,5)	49	(25,9)	3	(1,6)	189	(100)

3. Kinder und Jugendliche zusammen (Alter 3 bis 14 Jahre bzw. 10 bis 21 Jahre)

		2. Querschnitt (t_2)							
Schweregrad der psych. Erkrankung		gesund (0)		leicht/ mäßig (1 oder 2)		schwer (3)		Summe	
		N	(%)	N	(%)	N	(%)	N	(%)
1. Quer-	keine Dg (0)	190	(66,7)	41	(14,4)	3	(1,0)	234	(82,1)
schnitt	leicht (1)	27	(9,5)	11	(3,8)	3	(1,0)	41	(14,4)
t_1	schwer (2)	4	(1,4)	6	(2,1)	0	(0,0)	10	(3,5)
	Summe	221	(77,5)	58	(20,3)	6	(2,1)	285	(100)

der Lebensereignisse ein besserer Prädiktor als die subjektiv empfundene Belastung durch Lebensereignisse. Kinder, die in der Mannheimer Studie zu beiden Zeitpunkten psychiatrisch auffällig waren, zeigten im Alter von 8 Jahren tendenziell mehr *Teilleistungsschwächen* als remittierte Probanden. Im Verlauf remittierte Probanden aus der Mannheimer Studie zeigten signifikante Verbesserungen der *familiären Bedingungen (niedriger Wert im FAI)* zwischen dem 8. und 13. Lebensjahr.

Wie im Kapitel 3.1.1.8 dargestellt, fand sich in unserer Traunsteiner Studie unter Verwendung unterschiedlicher mathematischer Modelle (Logit-Analysen bzw. lineare Kausalanalysen) der Faktor **"Fürsorge"** (Care) des Parental Bonding Instrument (PBI) von Parker (1979) als bedeutsam für den Verlauf psychischer Erkrankungen. Weniger bedeutsam erwies sich der Faktor **"Protektion" (Control)** des PBI. Parkers wesentliche Hypothese, daß Überprotektion in Verbindung mit mangelnder Fürsorge ein Risiko für die Entwicklung psychischer Erkrankungen darstellt, konnte in unserer Studie weder mit Logit-Analysen noch mit LISREL-Modellen voll bestätigt werden. Die Tatsache, daß in unserer Studie beide, auf unterschiedlichen Annahmen hinsichtlich Skalierung und Stichprobenverteilung basierenden Analysen zu ähnlichen Ergebnissen führten, stützt die Hypothese, daß dem Faktor "Fürsorge" die wesentliche Bedeutung zukommt. Zu Unrecht nimmt Parker zwischen den Dimensionen "Fürsorge" und "Protektion" eine Orthogonalität an. In unserer Studie betrug die Korrelation zwischen den latenten Variablen "Fürsorge" und "Protektion" 0.79. Beide Variablen teilten somit mehr als 60 % der Varianz! Die Ergebnisse unserer Studie belegen den positiven Einfluß elterlicher Zuwendung und Fürsorge auf den Verlauf psychischer Erkrankungen bei Kindern und Jugendlichen. Im Einklang mit Annahmen der humanistischen Psychologie wird sich ein Kind danach besonders gut entfalten, wenn es sich uneingeschränkt angenommen und akzeptiert fühlt. Die Ergebnisse unserer linearen Kausalanalysen belegten den Einfluß elterlicher Überprotektion auf die Variable "Demoralisation" beim Kind bzw. Jugendlichen. Danach scheint ein elterlicher Erziehungsstil der Überfürsorge und eventuell damit einhergehender übermäßigen Kontrolle das Kind hinsichtlich der Entwicklung von Bewältigungsstrategien einzuengen. Aus dieser Konstellation scheint ein Gefühl der Hilflosigkeit und ein Mangel an Vertrauen in die eigenen Fähigkeiten zu resultieren (Demoralisation). In psychischen Streßsituationen kann sich dann ein Ungleichgewicht zwischen erlernten Bewältigungsstrategien und situativen Anforderungen ergeben. Damit kann das Risiko für das Auftreten oder die Verschlimmerung einer psychischen Erkrankung erhöht sein.

3.2 Krankheitsverhalten: Inanspruchnahme medizinischer Dienste

Ingeborg Meller, Manfred M. Fichter & Jürgen Rehm

3.2.1 Einleitung

Ein Großteil der Untersuchungen über Krankheitsverhalten geht von Inanspruchnahmepopulationen aus. Dabei handelt es sich meist um Fallregisterstudien (Wing & Hailey, 1972; Dilling & Weyerer, 1978; Häfner, 1980) oder um Erhebungen von psychischen Erkrankungen aus dem Klientel der Allgemeinpraxen (Cooper et al., 1969; Dilling et al., 1978; Shepherd, 1966; Strotzka et al., 1966; Williams & Clare, 1979; Zintl-Wiegand, 1978). Die bei derartigen Studien beschriebenen Ergebnisse erlauben aufgrund von Selektionsfaktoren jedoch weder eine Aussage über die tatsächliche Prävalenz psychischer Erkrankungen noch über die Verteilung behandelter und unbehandelter Patienten.

Die Benutzung psychiatrischer Einrichtungen setzt die Annahme der Krankenrolle voraus (Parsons, 1951), eine Stufe im Prozeß des Hilfesuchverhaltens, das abhängig ist und beeinflußt wird von der Art der Diagnose, der Dauer und Bedrohlichkeit der Symptome, Krankheitsgefühl und Krankheitseinsicht, dem sekundären Krankheitsgewinn, von soziodemographischen Daten, Persönlichkeitsfaktoren, Familieneinstellung, sozialem Netzwerk, medizinischem Wissen, der Verfügbarkeit medizinischer Institutionen und der Einstellung der Betroffenen gegenüber medizinischen Maßnahmen (Mechanic, 1977; Zola, 1964; McKinley, 1969; Rosenstock, 1960; Kasl & Cobb, 1966; Shapiro, 1984; Kessler, 1981; Phillips, 1966; Dohrenwend, 1976; Veroff, 1981; Myers & Weissman, 1977). Zudem sind viele Patienten mit psychischen Erkrankungen eher in der Behandlung des Hausarztes, denn des Psychiaters (Shepherd, 1966; Strotzka, 1969; Oegar, 1977; Zintl-Wiegand, 1978; Dilling, 1978; Goldberg & Huxley, 1980).

Allein Untersuchungen an repräsentativen Bevölkerungsstichproben können Auskunft über das Hilfesuchverhalten geben. In unserer epidemiologischen Studie untersuchten wir das Hilfesuchverhalten hinsichtlich der Inanspruchnahme niedergelassener Psychiater, Psychotherapeuten, psychosozialer Beratungsstellen, psychiatrischer und psychotherapeutischer Kliniken und des Hausarztes unter dem Aspekt des Schweregrades und des Verlaufs der psychischen Erkrankung, der diagnostischen Zuordnung, soziodemographischer Charakteristika und psychosozialer Faktoren. Veränderungen der Inanspruchnahme psychiatrischer Institutionen im Vergleich zur Erststudie wurden festgehalten. In der folgenden Auswertung wird mit Ausnahme bestimmter Fragestellungen das Inanspruchnahmeverhalten der über 20jährigen der Prävalenzstichprobe der 80er Jahre dargestellt, da ein Großteil der 15- bis 19jährigen unserer untersuchten Population in ihren Familien lebten und die Entscheidung, sich in psychiatrische Behandlung zu begeben, daher noch weitgehend dem Familieneinfluß unterlag.

3.2.2 Ergebnisse

3.2.2.1 Allgemeine Daten der psychiatrischen Inanspruchnahme

Am Stichtag und den letzten 7 Tagen vor Interview waren 60,5 % der befragten über 20jährigen Probanden der Prävalenzstichprobe der 80er Jahre gesund. 17,4 % zeigten eine psychische Erkrankung mit dem Schweregrad 1, 22,1 % mit dem Schweregrad 2-4 und entsprachen somit unserer "Falldefinition". Berücksichtigen wir den 5-Jahres-Verlauf, so waren 55,6 % der über 20jährigen durchgehend gesund, 11,5 % wiesen eine leichtere psychische Erkrankung mit einem maximalen Schweregrad 1 auf, und der Prozentsatz der "Fälle" stieg auf 32,9 %. Dies bedeutet, daß nahezu ein Drittel der Allgemeinbevölkerung über 20 Jahre zumindest einmal in einem 5-Jahres-Zeitraum an einer psychischen Erkrankung litt, die unseren Fallkriterien entsprach und behandlungsbedürftig war. Die psychiatrische Behandlungsrate im gleichen Zeitraum, die niedergelassene Nervenärzte, Psychologen, Psychotherapeuten, psychosoziale Beratungsstellen, Selbsthilfegruppen, psychiatrische und psychotherapeutische Kliniken zusammenschließt, lag mit 9,3 % weitaus niedriger.

Die Mehrzahl der Probanden (8,3 %) war beim niedergelassenen Nervenarzt. 1,2 % der Befragten waren im 5-Jahres-Verlauf zumindest einmal in einer psychiatrischen, 0,3 % in einer psychotherapeutischen Klinik. Psychosoziale Beratungsstellen, ärztliche Psychotherapeuten und Psychologen suchten jeweils 0,4 %, Selbsthilfegruppen 0,3 % auf. Unter die Kategorie "Sonstiges" fallen z.B. Heime und Werkstätten für Behinderte mit psychologischer Betreuung (Tabelle 3.2 a).

Tabelle 3.2 a: Psychiatrische/psychotherapeutische Behandlungsrate im 5-Jahres-Verlauf; N = 1.495 - Prävalenzstichprobe der 80er Jahre ab 20 Jahre

	Prozent aus N = 1.495
AMBULANT	
Niedergelassener Psychiater	8,3
Niedergelassener Psychotherapeut/Psychologe	0,8
Psychosoziale Beratungsstelle	0,4
Selbsthilfegruppe	0,3
STATIONÄR	
Psychiatrische Klinik	1,2
Psychotherapeutische Klinik	0,3
SONSTIGES	0,7
EINE der obengenannten Institutionen	9,3

3.2.2.2 Psychiatrische Inanspruchnahme unter dem Aspekt des Schweregrades der psychischen Erkrankung und soziodemographischer Charakteristika

Von den über 20jährigen der 80er Prävalenzstichprobe waren 2,3 % ambulant in psychiatrisch/psychotherapeutischer Behandlung, ohne daß der Interviewer für den 5-Jahres-Verlauf eine psychiatrische Diagnose stellte. 3,0 % der Probanden mit einer leichten psychischen Erkrankung (Schweregrad 1) suchten ambulante psychiatrisch/psychotherapeutische Einrichtungen auf. 15,1 % der Probanden mit einer psychischen Erkrankung mit Schweregrad 2 waren behandelt. Hiervon fallen 14,5 % auf ambulante Einrichtungen. 30,9 % der Probanden mit einer psychischen Störung von Schweregrad 3 (hiervon fallen 22,2 % auf ambulante Einrichtungen) und 58,8 % (29,4 % ambulant) mit einer psychischen Erkrankung von Schweregrad 4 konsultierten psychiatrische Institutionen. Insgesamt befanden sich 17,3 % *aller* "Fälle" (Schweregrad 2-4) im 5-Jahres-Verlauf nur in ambulanter, 0,8 % nur in stationärer und 2,9 % in ambulanter und stationärer Behandlung. Die Signifikanzberechnung für die Gesamtbehandlungsrate weist nach: Je schwerer der Grad der Erkrankung, desto höher die psychiatrische Behandlungsrate (Chi^2-Test: p<.001; Cramer's V=0.246).

In Tabelle 3.2 b ist die psychiatrische und psychotherapeutische Inanspruchnahme im 5-Jahres-Verlauf - stationär und ambulant zusammengefaßt - nach Schweregrad der psychischen Erkrankung und soziodemographischen Charakteristika aufgeschlüsselt.

Frauen mit schweren psychischen Erkrankungen (Schweregrad 2-4) waren häufiger psychiatrisch behandelt als männliche Probanden (23,3 vs. 19,1%). Dies beruht vornehmlich auf höheren ambulanten Behandlungsraten (20,5 vs. 13,3 %). Männer waren häufiger in stationärer Behandlung (6,0 vs. 2,7 %). Die jüngere Generation hatte insgesamt die höchste (23,4 %), die über 75jährigen die niedrigste Behandlungsrate (2,3 %). Psychisch kranke Einwohner der Industriestadt waren am häufigsten, der Agrargemeinde am seltensten in psychiatrisch/psychotherapeutischen Institutionen. Die Geschiedenen und getrennt Lebenden mit einer psychischen Erkrankung ab Schweregrad 2 suchten im 5-Jahres-Verlauf am meisten (32,6 %), die Verwitweten, die meist auch der älteren Generation angehörten, am seltensten (14,5 %) psychiatrisch/psychotherapeutische Einrichtungen auf. Psychisch kranke Probanden mit höherer Schulbildung waren selten behandelt (13,3 % der "Fälle"). Unterteilt in die Schichten nach Moore & Kleining waren in der Oberschicht (Schicht 1-2) 17,5 % der "Fälle", in der Unterschicht (Schicht 5) 25,0 % behandelt. Berufstätige gingen seltener zum Psychiater/Psychotherapeuten als nicht Berufstätige und diese wiederum seltener als Arbeitslose.

Frauen mit leichten psychischen Auffälligkeiten waren zu 6 % im 5-Jahres-Verlauf in psychiatrisch/psychotherapeutischer Behandlung, jedoch keiner der Männer. Auf die Gemeindestruktur bezogen zeigt sich, daß Probanden der Industriestadt mit leichten psychischen Störungen zu 3,6 % psychiatrisch/psychotherapeutische Institutionen aufsuchten. Unterschichtsangehörige (Schicht 5) mit leichten psychischen Auffälligkeiten begaben sich häufig (18,8 %) in psychiatrische Behandlung.

Tabelle 3.2 b: Psychiatrische/psychotherapeutische Behandlungsrate im 5-Jahres-Verlauf nach Schweregrad der psychischen Erkrankung und soziodemographischen Charakteristika; Prävalenzstichprobe der 80er Jahre ab 20 Jahre, Chi^2-Test

	% Behandelte Schweregrad 1	% Behandelte Schweregrad 2-4
Geschlecht		
Männer	0 p<.05*	19,1 n.s.
Frauen	6,0	23,3
Alter		
20-44	3,7 n.s.	24,3 n.s.
45-64	0	22,8
65-74	9,1	19,3
75+	0	2,3
Gemeinde		
Agrar	2,8 n.s.	17,1 n.s.
Industrie	3,6	24,0
Dienstleistung	2,7	20,9
Familienstand		
ledig	0 n.s.	22,4 n.s.
verheiratet	2,5	21,5
geschieden/getrennt	0	32,6
verwitwet	12,5	14,5
Schicht		
1-2	0 p<.01**	17,5 n.s.
3	1,4	23,7
4	1,8	19,0
5	18,8	25,0
Schulbildung		
Volksschule	3,3 n.s.	20,8 n.s.
Mittelschule	3,1	28,4
Hochschule	0	13,3
Haushalt		
Einpersonen	3,6 n.s.	23,0 n.s.
Mehrpersonen	2,9	20,9
Berufstätigkeit		
Nein	4,5 n.s.	24,5 n.s.
Ja	2,2	18,6
Arbeitslos		
Nein	3,0 n.s.	20,9 n.s.
Ja	0	30,8

3.2.2.3 Psychiatrische Behandlungsrate und diagnostische Zuordnung

In Tabelle 3.2 c ist die psychiatrische Behandlungsrate (stationär und ambulant zusammengefaßt) im 5-Jahres-Verlauf für die behandlungsbedürftigen psychischen Erkrankungen (Schweregrad 2-4) nach diagnostischer Aufschlüsselung (ICD 9) aufgelistet. Es ist sowohl die erste wie auch zweite Diagnose berücksichtigt.

Am häufigsten psychiatrisch behandelt waren Probanden mit endogenen Psychosen (48,3 %), gefolgt von Patienten mit Oligophrenien (33,3 %). Alkohol-/Drogenkranke und Probanden mit Persönlichkeitsstörungen suchten selten um professionelle Hilfe nach.

Probanden mit einer endogenen Psychose waren mit 17,2 % am häufigsten, Patienten mit organischen Psychosen zu 10 %, mit Oligophrenien zu 8,3 %, mit nonpsycho-

Tabelle 3.2 c: Prozentsatz der wahren psychiatrisch behandelten Fälle im 5-Jahres-Verlauf nach Diagnose; 1. und 2. Diagnose; Prävalenzstichprobe der 80er Jahre ab 20 Jahre

DIAGNOSEN (ICD 9)*	% der wahren behandelten Fälle	wahre behandelte Fälle - absolut
Endogene Psychosen (295-299)	48,3	14
Oligophrenie (317-319)	33,3	4
Neurosen (300)	31,5	40
Organische Psychosen (290-294)	26,7	8
Belastungsreaktion (308-309)	23,4	18
Nonpsychotisches Psychosyndrom (310)	21,4	6
Spezielle Symptome (307)	20,0	2
Psychosomatische Störungen (306, 316)	16,1	20
Alkohol/Drogen (303-305)	13,2	9
Persönlichkeitsstörungen (301)	13,0	7
GESAMT	22,9	

* Maximal zwei Diagnosen pro Proband

tischen Psychosyndromen zu 7,1 % und mit Alkohol-/Drogenerkrankungen zu 5,9 % in *stationärer* psychiatrischer Behandlung. Neurotische Patienten, die bei der ambulanten Behandlung hohe Zahlen aufwiesen, waren nur zu 3,1 % in stationärer Behandlung.

Probanden mit Diagnosen mit Schweregrad 2 wurden insgesamt zu 17,8 %, mit Schweregrad 3+4 zu 36,7 % behandelt. 22,9 % aller behandlungsbedürftigen psychiatrischen Diagnosen wurden psychiatrisch versorgt. Für Neurosen ($Z=-18,1$; $p<.01$), Belastungsreaktionen ($Z=-2,8$; $p<.01$), nonpsychotische Psychosyndrome ($Z=-13,5$; $p<.01$) und alle psychiatrischen Diagnosen zusammen ($Z=-4,33$; $p<.01$) nahm mit Zunahme des Schweregrades der Erkrankung die psychiatrische Behandlungsrate signifikant zu (Signifikanztest für Prozentwerte).

3.2.2.4 Psychiatrische Behandlungsrate und Verlauf der psychischen Erkrankung

Die folgenden Berechnungen beziehen sich nicht mehr auf die Prävalenzstichprobe der 80er Jahre, sondern auf die Verlaufsstichprobe. Zur Verlaufsstichprobe gehören Probanden, die in der Original- und Follow-up-Studie interviewt wurden. Mittels Gegenüberstellung der Schweregrade der psychischen Erkrankung in beiden Querschnittsuntersuchungen bildeten wir 4 verschiedene Verlaufsgruppen. Nicht berücksichtigt ist hierbei der zwischenzeitliche Verlauf. Als gesund galten Probanden, die sowohl im Erst- wie im Zweitinterview keine psychische Erkrankung oder nur eine psychische Erkrankung leichter Ausprägung mit Schweregrad 1 hatten. Die Inzidenzgruppe umfaßte Probanden, die im Erstinterview keine psychische Erkrankung oder nur eine leichte psychische Erkrankung hatten, im Zweitinterview eine psychische Erkrankung mit Schweregrad von mindestens 2 aufwiesen, und somit die Fallkriterien erfüllten. Die Remissionsgruppe bildeten Probanden, die im Erstinterview eine psychische Erkrankung von 2-4 und im Zweitinterview keine oder nur eine leichte psychische Erkrankung von Schweregrad maximal 1 zeigten. Die chronische Gruppe setzte sich aus Probanden zusammen, die zu beiden Zeitpunkten eine psychische Erkrankung mit dem Schweregrad 2-4 aufwiesen. Die chronische Gruppe wies mit 25,9 % für den 5-Jahres-Zeitraum die höchste psychiatrische Behandlungsrate auf, die Inzidenzgruppe war zu 14,1 %, die Remissionsgruppe zu 11,3 % behandelt (Chi^2-Test: $p<0.01$). In Tabelle 3.2 d wird die psychiatrische Behandlungsrate im 5-Jahres-Verlauf nach den eben definierten Verlaufsgruppen und soziodemographischen Charakteristika aufgeschlüsselt.

In der Inzidenz- und Remissionsgruppe waren die Männer häufiger psychiatrisch behandelt, dagegen konsultierten chronisch psychisch kranke Frauen psychiatrische Institutionen häufiger. Die Altersgruppe der 65- bis 74jährigen lag in der Behandlungsrate bei Neuerkrankungen am höchsten, die 45- bis 64jährigen bei mittlerweile remittierten psychischen Störungen und die 20- bis 44jährigen bei chronisch verlaufenden Erkrankungen. Die über 75jährigen begaben sich unabhängig vom Verlauf am seltensten in psychiatrische Behandlung. Einwohner der Dienstleistungsstadt waren mit remittierten psychischen Erkrankungen am höchsten, bei Neuerkrankungen am geringsten behandelt. Probanden der Industriestadt suchten mit chronischen Stö-

Tabelle 3.2 d: Behandlungsrate im 5-Jahres-Verlauf nach Verlauf der psychischen Erkrankungen - Verlaufsstichprobe mit 2 Querschnitten. S = Schweregrad 0-4

	Anteil der behandelten Probanden nach Verlauf					
	Inzidenz (S 0-1/2-4)		**Remission** (S 2-4/0-1)		**Chronisch** (S 2-4/2-4)	
Geschlecht						
männlich	17,3	(22/127)	17,5	(7/ 40)	23,7	(9/38)
weiblich	16,5	(20/121)	9,3	(7/ 75)	28,6	(22/77)
Alter						
20-44	18,2	(24/132)	12,8	(5/ 39)	38,5	(15/39)
45-64	17,1	(13/ 76)	17,8	(8/115)	20,9	(9/43)
65-74	21,7	(5/ 23)	5,0	(1/ 20)	27,8	(5/18)
75+	-	(-/ 17)	-	(-/ 11)	13,3	(2/15)
Gemeinde						
Agrar	20,5	(8/ 39)	11,1	(1/ 9)	13,6	(3/22)
Industrie	20,0	(15/ 75)	10,9	(5/ 46)	33,3	(15/45)
Dienstleist.	15,9	(13/ 82)	13,0	(6/ 46)	22,9	(8/35)
Familienstand						
ledig	14,3	(7/ 49)	18,8	(3/ 16)	40,7	(11/27)
verheiratet	17,1	(26/152)	12,5	(9/ 72)	24,1	(14/58)
geschieden/						
getrennt	26,3	(5/ 19)	20,0	(1/ 5)	12,5	(1/ 8)
verwitwet	14,3	(4/ 28)	4,5	(1/ 22)	22,7	(5/22)
Schicht						
1-2	12,0	(3/ 25)	-	(-/ 6)	28,6	(2/ 7)
3	18,8	(19/101)	5,1	(2/ 39)	40,5	(15/37)
4	15,6	(14/ 90)	16,7	(8/ 48)	18,9	(3/37)
5	18,8	(6/ 32)	18,2	(4/ 22)	20,6	(7/34)

rungen, die Bewohner der Agrargemeinde bei Neuerkrankungen am meisten professionelle Hilfe. Die Geschiedenen hatten in der Inzidenz- und Remissionsgruppe die höchsten Behandlungsraten. Die chronisch kranken Ledigen konsultierten häufig den Psychiater. Unterschichtsangehörige (Schicht 5) zeigten in der Inzidenz- und Remissionsgruppe die höchsten Behandlungsraten; die Oberschicht, die in Inzidenz- und Remissionsgruppe am seltensten behandelt war, suchte häufiger wegen chronischer Erkrankungen psychiatrische Institutionen auf.

3.2.2.5 Behandlungsinzidenz

Vergleichen wir bei der Verlaufsstichprobe die psychiatrische Behandlung zu Erst-
und Zweitinterview, so waren 5 % der in der Originalstichprobe Unbehandelten in den
folgenden 5 Jahren in ambulanter, 0,4 % in stationärer bzw. stationärer und ambulanter Behandlung. Die psychiatrisch/psychotherapeutische Behandlungsinzidenz für die
letzten 5 Jahre betrug 5,4 %. Von den ehemals ambulant Behandelten befanden sich
20,6 % weiter in ambulanter, 4,7 % in stationärer Behandlung. 57,1 % der ehemals stationär Behandelten waren weiter in ambulanter Behandlung, und von den ambulanten
und stationär Behandelten der Erststichprobe waren 26,1 % in ambulanter und 13 %
in stationärer Behandlung (Chi^2-Test: p<.001).

Tabelle 3.2 e: Psychiatrische/psychotherapeutische Behandlungsrate im 5-Jahres-
Verlauf in Abhängigkeit von der Behandlungsart in der ursprünglichen Stichprobe (t_1)
(Verlaufsstichprobe mit 2 Querschnitten)

Ursprüngliche Stichprobe (1. Querschnitt t_1)	Verlaufsstichprobe (2. Querschnitt t_2)	%
Keine Behandlung (N = 1.043)	keine	94,6
	ambulant	5,0
	stationär	0,1
	amb. + stat.	0,3
Ambulante Behandlung (N = 107)	keine	74,8
	ambulant	20,6
	stationär	1,9
	amb. + stat.	2,8
Stationäre Behandlung (N = 7)	keine	42,9
	ambulant	57,1
	stationär	0
	amb. + stat.	0
Ambul. + stat. Behandlung (N = 23)	keine	60,9
	ambulant	26,1
	stationär	0
	amb. + stat.	13,0

3.2.2.6 Vergleich der Inanspruchnahme im 5-Jahresabstand

Eine der uns interessierenden Fragen war, ob sich das Inanspruchnahmeverhalten
über die Zeit geändert hatte. Zwischenzeitlich hatte sich in der Dienstleistungsstadt

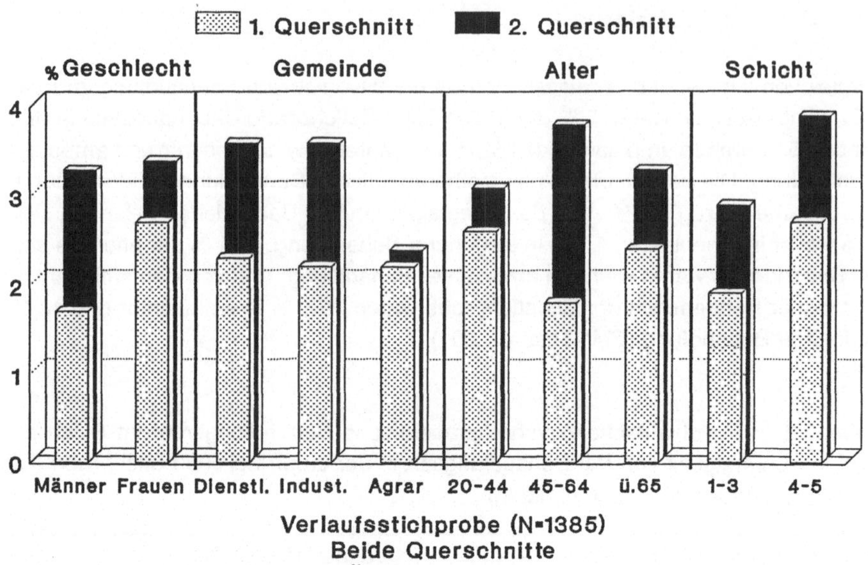

Abb. 3.2 a: Psychiatrische Jahresbehandlungsrate nach soziodemographischen Daten

Traunstein ein weiterer Nervenarzt niedergelassen. In beiden Querschnitten wurde die Inanspruchnahme psychiatrischer Einrichtungen für die zurückliegenden 12 Monate erfragt. Bei Konstanthaltung des Alters (mindestens 20 Jahre) zeigte sich vom ersten zum zweiten Querschnitt eine Zunahme an psychiatrischer Behandlung. Während in der Originalstichprobe 2,3 % der über 20jährigen im letzten Jahr vor Interview psychiatrische Institutionen in Anspruch genommen hatten, waren es 5 Jahre später 3,3 % (Abb. 3.2 a).

Vornehmlich die männliche Bevölkerung konsultierte häufiger den Psychiater. Der geringste Anstieg der psychiatrischen Inanspruchnahme war in der Agrargemeinde, für deren Bewohner wegen fehlender Infrastruktur psychiatrische Institutionen schwer erreichbar sind. Die 45- bis 64jährigen waren in der Verlaufsuntersuchung häufiger in psychiatrischen Institutionen zu finden als 5 Jahre zuvor. Für alle Schichten war eine Zunahme an Konsultationen zu verzeichnen (Abb. 3.2 a).

Beim Vergleich der Jahresbehandlungsrate der über 15jährigen der Prävalenzstichprobe der 70er Jahre mit der Prävalenzstichprobe der 80er Jahre bei Konstanthaltung des Alters zeigt sich ein Anstieg. Die Prävalenzstichprobe der 70er Jahre war in den letzten 12 Monaten in 2,1 % psychiatrisch behandelt, in den 80er Jahren waren 3 % der über 15jährigen in psychiatrischen Institutionen (n.s.).

3.2.2.7 Psychiatrische Behandlung und psychosoziale Faktoren

Probanden mit einer psychischen Erkrankung (Schweregrad 2-4) wurden gefragt, inwieweit sie unter ihrer psychischen Erkrankung leiden, Störungen innerhalb der Primärbeziehung, der Sekundärbeziehungen, der Arbeits- und Leistungsfähigkeit und im Freizeitverhalten aufgrund der Erkrankung aufgetreten sind. In Abbildung 3.2 b sind die psychiatrischen Behandlungsraten im 5-Jahres-Verlauf nach Ausmaß der subjektiv wahrgenommenen Beeinträchtigungen im psychosozialen Bereich aufgezeigt.

Eine Zunahme des Leidensdrucks ging mit höherer psychiatrischer Behandlung einher (Chi^2-Test: p<.05). Dies galt für Männer (Chi^2-Test: p<.01) ausgeprägter als für Frauen. Eine Störung der Primärbeziehung und der Sekundärbeziehungen aufgrund der psychischen Erkrankungen beeinflußte die psychiatrische Behandlung nicht.

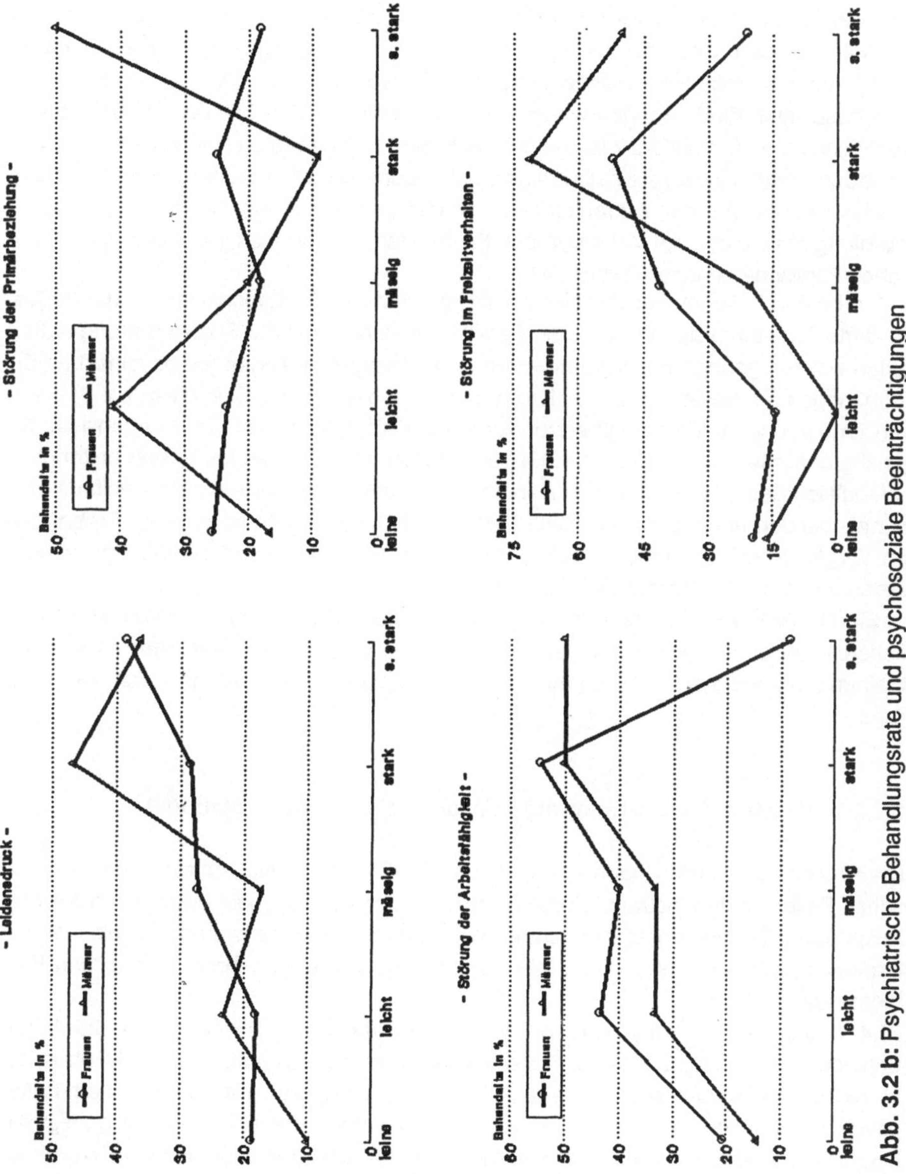

Abb. 3.2 b: Psychiatrische Behandlungsrate und psychosoziale Beeinträchtigungen

Eine Zunahme der Inanspruchnahme trat signifikant für beide Geschlechter bei zunehmender Störung der Leistungsfähigkeit (Chi^2-Test: p<.001) und der Freizeitgestaltung (Chi^2-Test: p<.001) auf. Bei den behandelten Patienten war die Einstellung häufiger vertreten, daß die Familie keinerlei Verständnis für ihre Beschwerden habe (15,8 %) als bei den unbehandelten (6,5 %) - (Chi^2-Test: p<.05).

3.2.2.8 Informationsstand über psychosoziale Einrichtungen

Ein weiterer wichtiger Faktor, der Einfluß auf das Hilfesuchverhalten ausüben kann, ist der Wissensstand über die Verfügbarkeit psychiatrischer Institutionen. Frauen waren signifikant besser über den niedergelassenen Nervenarzt informiert. Bei allen anderen psychosozialen Einrichtungen waren keine wesentlichen Geschlechtsunterschiede zu verzeichnen. In Tabelle 3.2 f ist der Wissensstand der befragten Probanden über verschiedene psychosoziale Einrichtungen unter dem Aspekt des maximalen Schweregrades der psychischen Erkrankung für die letzten 5 Jahre, ihrer psychiatrischen Behandlung und einer auf Aussage der Probanden beruhenden positiven psychiatrischen Familienanamnese dargestellt.

Am besten bekannt war der Nervenarzt, gefolgt von der Lebenshilfe für geistig Behinderte. Beratungsstellen wie Ehe-, Familien, Erziehungs- oder Sozialberatung hatten einen weitaus geringeren Bekanntheitsgrad. Während Probanden mit psychischen Erkrankungen am besten über den Nervenarzt informiert waren (Chi^2-Test: p<.01), waren Einrichtungen wie Sozialberatungsstellen (Chi^2-Test: p<.01) und Lebenshilfe für geistig Behinderte (Chi^2-Test: p<.05) bei den gesunden Probanden besser bekannt.

Obgleich das Wissen über den Nervenarzt bei behandelten Probanden weitaus besser als bei den unbehandelten (Chi^2-Test: p<.001) war, waren behandelte Probanden im Vergleich zu den unbehandelten Probanden hinsichtlich der anderen psychosozialen Einrichtungen nicht besser informiert.

Ein Großteil der Einrichtungen hatte bei Probanden mit einer positiven psychiatrischen Familienanamnese, d.h. einer der Familienangehörigen hat oder hatte nach Meinung der Probanden eine psychische Erkrankung, einen größeren Bekanntheitsgrad.

3.2.2.9 Hausärztliche Versorgung (Prävalenzstichprobe $\geq$20jährige)

Die Probanden wurden nach der Inanspruchnahme des Hausarztes wegen psychischer Beschwerden befragt. Probanden mit einer psychischen Erkrankung leichter Ausprägung (Schweregrad 1) suchten zu 12,1 %, mit einer schweren psychischen Erkrankung (Schweregrad 2-4) zu 38,5 % den Hausarzt wegen ihrer psychischen Probleme auf.

21,4 % der Patienten mit einer psychischen Erkrankung Schweregrad 2, 25 % mit Schweregrad 3 und 27,8 % mit Schweregrad 4 wurden ausschließlich, d.h. ohne zusätzliche psychiatrische Betreuung, vom Hausarzt versorgt. Nahezu ein Viertel aller psychisch Kranken werden allein durch den Hausarzt betreut. Tabelle 3.2 g zeigt die hausärztliche Versorgung der Probanden über 20 Jahre mit psychischen Erkrankun-

Tabelle 3.2 f: Informiertheit (in %) über psychosoziale Einrichtungen nach Schweregrad (S) der psychischen Erkrankung und Familienanamnese der Befragten; Prävalenzstichprobe $\geq$ 20 Jahre

		Nervenarzt	Sozialberatung	Psychologe	Anonyme Alkoholiker	Eheberatung	Lebenshilfe
Gesamtstichprobe							
Männer	(N = 621)	57,2	44,7	25,2	31,2	35,3	59,1
Frauen	(N = 782)	65,7	41,5	23,7	32,2	36,4	58,7
		p<.01	n.s.	n.s.	n.s.	n.s.	n.s.
Probanden nach Schweregrad							
S = 0	(N = 798	59,5	46,5	24,0	33,7	37,4	61,8
S = 1	(N = 159)	55,3	34,0	19,6	28,5	29,6	55,7
S = 2-4	(N = 445)	68,5	39,5	26,6	29,4	35,4	54,6
		p<.01	p<.01	n.s.	n.s.	n.s.	p<.05
Behandelte Probanden							
S = 2-4	(N = 97)	93,8	34,7	30,5	30,5	34,7	51,6
		p<.001	n.s.	n.s.	n.s.	n.s.	n.s.
Unbehandelte Probanden							
S = 2-4	(N = 347)	61,7	40,9	25,6	29,2	35,7	55,6
Probanden mit							
positiver Familienanamnese	(N = 504	68,1	48,3	28,6	35,4	42,5	61,6
		p<.001	p<.01	p<.01	p<.05	p<.001	n.s.
negativer Familienanamnese	(N = 889)	58,6	40,2	22,1	29,9	32,4	57,7

Tabelle 3.2 g: Prozentsatz der hausärztlichen Versorgung nach Schweregrad der psychischen Erkrankung und soziodemographischen Daten; Prävalenzstichprobe der 80er Jahre ab 20 Jahre. Chi^2-Test

	Anteil der beim Hausarzt behandelten Fälle					
	Schweregrad 1			Schweregrad 2-4		
Geschlecht						
Männer	12,2	(10/ 82)	p<.05	34,0	(67/197)	n.s.
Frauen	24,4	(20/ 82)		41,7	(118/283)	
Alter						
20-44	13,6	(11/ 81)	n.s.	30,8	(65/211)	p<0.1
45-64	25,6	(11/ 43)		45,3	(77/170)	
65-74	14,3	(3/ 21)		51,8	(29/ 56)	
75+	26,3	(5/ 19)		32,6	(14/ 43)	
Gemeinde						
Agrar	16,7	(6/ 36)	n.s.	38,3	(31/ 81)	n.s.
Industrie	21,8	(12/ 55)		40,2	(80/199)	
Dienstleistg.	16,4	(12/ 73)		37,0	(74/200)	
Familienstand						
ledig	-	(-/ 21)	p<.05	27,1	(26/268)	n.s.
verheiratet	21,2	(25/118)		41,4	(111/268)	
gesch./getr.	-	(1/ 9)		37,2	(16/ 43)	
verwitwet	31,3	(5/ 16)		43,8	(32/ 73)	
Schicht						
1-2	23,8	(5/ 21)	n.s.	33,3	(13/ 39)	n.s.
3	18,3	(13/ 71)		41,2	(70/170)	
4	17,9	(10/ 56)		37,4	(70/187)	
5	12,5	(2/ 16)		38,6	(32/ 83)	

gen im 5-Jahres-Verlauf nach Schweregrad der Erkrankung und soziodemographischen Daten.

Frauen mit leichten psychischen Störungen besprachen weitaus häufiger mit ihrem Hausarzt ihre Probleme als Männer. Die über 75jährigen mit leichten psychischen Erkrankungen konsultierten deswegen am meisten ihren Hausarzt. Bei Probanden mit einer psychischen Erkrankung Schweregrad 2-4 dominierten ebenfalls die Frauen, sowie die 65- bis 74jährigen, die Verheirateten und Verwitweten in der hausärztlichen Inanspruchnahme. Hausärzte wurden von Probanden mit anderen soziodemographischen Charakteristika aufgesucht als Spezialisten.

Hausärzte versorgten vor allem Frauen, Ältere, Agrarbewohner und Verwitwete mit psychischen Erkrankungen.

58,6 % der Patienten mit endogenen Psychosen, gefolgt von 48,8 % der neurotisch Kranken konsultierten den Hausarzt. 47,5 % der psychosomatisch Kranken, 46,4 % der Patienten mit organischen Psychosen, 33,3 % mit nonpsychotischen Psychosyndromen und 31,2 % der Probanden mit Belastungsreaktionen suchten ihren Hausarzt wegen dieser Beschwerden auf.

3.2.2.10 Medizinische Versorgung unter Einbeziehung des somatischen Status

Da alle Probanden auch nach somatischen Erkrankungen, die wir ebenfalls nach Schweregrad 0-4 einstuften, befragt wurden, bildeten wir 4 verschiedene Gruppen, die den Gesundheitszustand zum Zeitpunkt des Zweitinterviews wiedergaben: Probanden, die psychische und somatische Erkrankungen (Schweregrad >2 in den letzten 7 Tagen vor Interview), Probanden, die nur psychische, Probanden, die nur somatische und Probanden, die weder psychische noch somatische Beschwerden aufwiesen. Die Frauen gehörten zu 16,8 %, die Männer zu 13,3 % in die Gruppe der sowohl psychisch wie somatisch Kranken. Ein Großteil der über 75jährigen (23,0 %) gehörte zu dieser Gruppe. Nur psychisch krank waren 7,7 % der Männer und 6,1 % der Frauen. Gesund waren 48,5 % der Männer und 40,6 % der Frauen zum Zeitpunkt des Interviews.

Die subjektive Gesundheitseinschätzung war bei psychisch und somatisch Kranken am schlechtesten (Chi^2-Test: 4 Gruppen-Vergleich: p<.001) (Tabelle 3.2 h).

Bei ihnen lagen in den letzten 12 Monaten vor Interview die häufigsten Arbeitsunfähigkeiten über 6 Wochen Dauer vor (Chi^2-Test: p<.001). Hausarztkonsultationen (Chi^2-Test: p<.001) und Hausbesuche (Chi^2-Test: p<.001) zeigten bei den somatisch und psychisch Kranken die höchste Frequenz. Psychisch und somatisch Kranke waren in den letzten 5 Jahren am häufigsten in somatischen Krankenhäusern und auf Kur (Chi^2-Test: p<.001) (Tabelle 3.2 h). Auch die psychiatrische Inanspruchnahme für die letzten 5 Jahre war in der Gruppe der psychisch und somatisch Kranken mit 21,6 % deutlich höher als bei den psychisch Kranken mit 15,8 % (Chi^2-Test: p<.001) (Tabelle 3.2 h). Die Gruppe der psychisch und somatisch Kranken benötigte mehr medizinische und psychiatrische Versorgung als die Gruppe der allein psychisch Kranken oder allein somatisch Kranken.

3.2.2.11 Einflußfaktoren auf die hausärztliche Konsultationshäufigkeit der letzten 12 Monate

Für die Gesamtstichprobe, als auch für Frauen und Männer getrennt, überprüften wir über eine LISREL-Analyse, welche Faktoren die Frequenz der Hausarztkonsultationen für den Zeitraum der letzten 12 Monate beeinflußten. Die Höhe der Pfadkoeffizienten und ihre statistische Signifikanz wurden durch das LISREL-Programm berechnet. Die Vorauswahl der Variablen, die zur Bildung der latenten Variablen herangezogen wurden, erfolgte zum Teil per Faktorenanalyse; Ladungen und Pfade wurden als Gesamtmodell simultan mit LISREL geschätzt. Als abhängige Variable wurde die Anzahl

Tabelle 3.2 h: Medizinische und psychiatrische Versorgung nach somatischem und psychischem Status zum Zeitpunkt des Interviews - Prävalenzstichprobe ab 20 Jahre; Chi^2-Test

		Psychische und somatische Erkrankung	Psychische Erkrankung	Somatische Erkrankung	Gesund	
Geschlecht						
Männer	(N = 660)	13,3	7,7	30,5	48,5	p<.01
Frauen	(N = 832)	16,8	6,1	36,4	40,6	
Alter						
20 - 44	(N = 672)	10,3	9,4	21,0	59,4	
45 - 64	(N = 463)	20,1	5,0	38,0	36,9	
65 - 74	(N = 218)	15,6	4,1	54,1	26,1	p<.001
75 +	(N = 139)	23,0	5,0	49,6	22,3	
Subjektive Gesund-						
heitseinschätzung						
gut	(N = 945)	6,3	5,9	29,6	58,1	
mäßig	(N = 393)	23,9	8,7	43,8	23,7	p<.001
schlecht	(N = 47)	49,7	6,1	34,7	9,5	
Arbeitsunfähigkeit						
< 6 Wochen						
(im letzten Jahr)		16,4	4,2	6,8	3,9	p<.001
Som. Krankenhaus-						
aufenthalte						
(letzte 5 Jahre)		44,5	36,3	35,3	28,7	p<.001
Hausarztkonsultationen						
- Mittelwert -						
(im letzten Jahr)		10,5	5,8	8,0	3,4	p<.001
Hausbesuche des Hausarztes						
- Mittelwert -						
(im letzten Jahr)		2,7	1,6	1,8	0,2	p<.001
Psychiatrische Behandlungsrate						
(letzte 5 Jahre)		21,6	15,8	7,4	4,8	p<.001
Kuraufenthalte						
(letzte 5 Jahre)		14,5	2,9	12,5	4,4	p<.001

der Hausarztkonsultationen für die letzten 12 Monate eingesetzt. Als unabhängige Variablen wurden

1. das Alter,

2. die soziale Unterstützung,

3. der somatische Status, der sich über die Anzahl und den Schweregrad der somatischen Diagnosen konstituierte,

4. die subjektive Gesundheitseinschätzung, die durch 3 Variablen (subjektive Einschätzung des Gesundheitszustandes, den Summenscore der PERI-Demoralisationsskala und der Beschwerdenliste) gebildet wurde,

5. die subjektiv eingeschätzte Anfälligkeit für Krankheiten,

6. neurotische und psychosomatische Erkrankungen zusammengefaßt gegenüber

7. übrigen psychischen Auffälligkeiten überprüft.

Es zeigte sich für Frauen und Männer ein deutlicher Zusammenhang zwischen Alter und somatischem Status, zwischen somatischem Status und subjektiver Gesundheitseinschätzung. Es bestand eine Wechselwirkung von psychischem und somatischem Status und beide wirkten auf die subjektive Gesundheitseinschätzung. Die Auswirkung subjektiv eingeschätzter Anfälligkeit für Krankheiten auf die subjektive Gesundheitseinschätzung war für Frauen ausgeprägter als für Männer. Der Hausarztbesuch wurde durch subjektive Faktoren beeinflußt. Konkret heißt dies, ob jemand zum Hausarzt geht oder nicht, hängt in hohem Maße von seiner subjektiven Gesundheitseinschätzung ab, und nicht nur von seinem tatsächlichen somatischen Status. (Je schlechter die subjektive Gesundheitseinschätzung, desto häufiger der Gang zum Hausarzt.) Dieser Zusammenhang fand sich sowohl in der Gesamtstichprobe als auch in der Teilstichprobe der Männer und Frauen. Interessant ist, daß bei Frauen im Unterschied zu Männern auch noch durch den fremd eingeschätzten somatischen Status direkt das Verhalten beeinflußt wurde. Bei Männern hatten allein subjektive Gesundheitseinschätzung und subjektiv eingeschätzte Anfälligkeit für Krankheiten substantiell direkten Einfluß auf den Gang zum Hausarzt. Die latente Variable somatischer Status wirkte dagegen nur indirekt über die Variable subjektive Gesundheitseinschätzung. In den folgenden Abbildungen (Abb. 3.2 c-e) sind alle drei Modelle sichtbar.

Herauszuheben und in allen 3 Modellen wirksam sind

1. der hohe Einfluß von somatischem Status auf die subjektive Gesundheitseinschätzung als dem wichtigsten aller Faktoren (je schlechter der somatische Status, desto schlechter die subjektive Gesundheitseinschätzung);

2. eine relativ geringe Wirkbeziehung von sozialer Unterstützung auf den Hausarztbesuch (die in allen 3 Fällen aber immer noch signifikant wird: wenn eine vertrauensvolle Beziehung vorhanden ist, sind Besuche beim Hausarzt häufiger);

3. die Beziehung der psychischen Krankheiten auf die subjektive Gesundheitseinschätzung (je höher der Schweregrad der psychischen Erkrankung, desto schlechter die subjektive Gesundheitseinschätzung);

4. die Interaktion zwischen psychischer Erkrankung und somatischem Status;

5. die *fehlende* Beziehung zwischen Alter und sozialer Unterstützung.

Von den postulierten Beziehungen zwischen den Variablen erreichten lediglich die Wechselwirkung zwischen sozialer Unterstützung und Alter sowie die Wirkung von subjektiv eingeschätzter Anfälligkeit für Krankheiten auf den Hausarztbesuch keine Si-

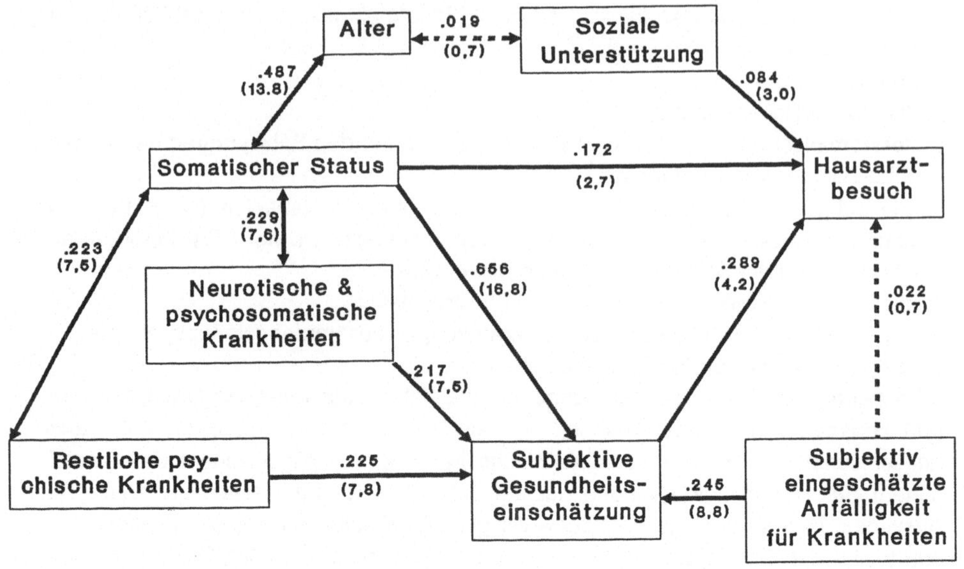

in Klammern stehen t-Werte (t < 2 nicht signifikant)

Abb. 3.2 c: Kausalanalyse - Hauptmodell: Männer und Frauen, Goodness of Fit: .911 (N=1.350)

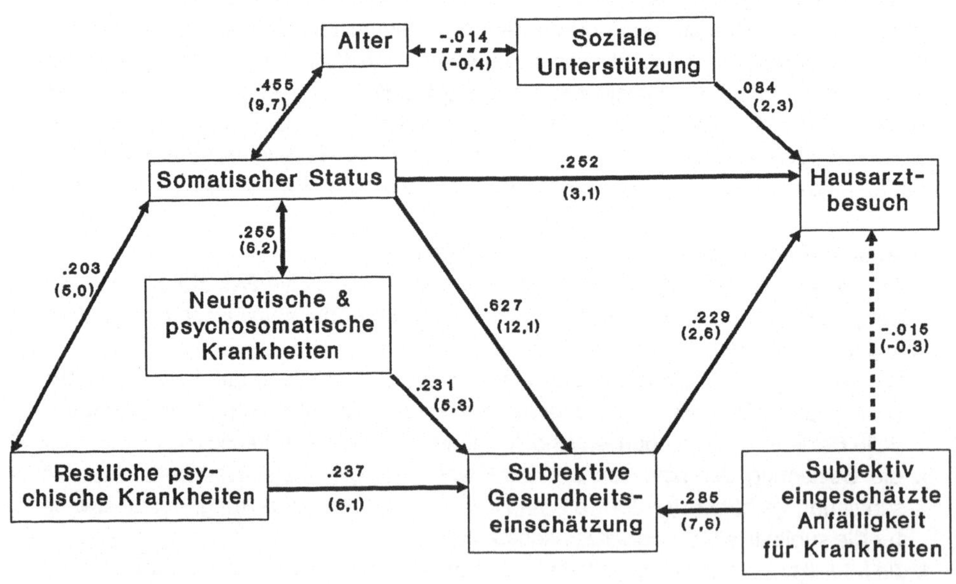

in Klammern stehen t-Werte (t < 2 nicht signifikant)

Abb. 3.2 d: Kausalanalyse - Hauptmodell: Frauen, Goodness of Fit: .896 (N=768)

248

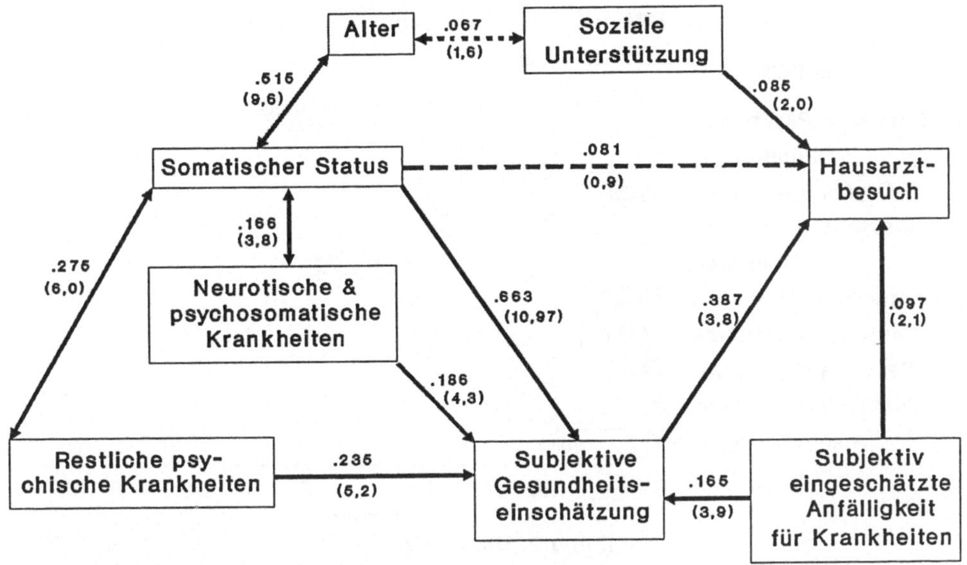

in Klammern stehen t-Werte (t ‹ 2 nicht signifikant)

Abb. 3.2 e: Kausalanalyse - Hauptmodell: Männer, Goodness of Fit: .910 (N=582)

gnifikanz. Die relativ hohen T-Werte hängen mit der Stichprobengröße zusammen. Insgesamt ist der Anpassungsindex (0-1) mit 0,911 relativ gut.

Ergebnis der Pfadmodelluntersuchung: Die subjektive Gesundheitseinschätzung ist zentrale Einflußvariable für den Hausarztbesuch - wichtiger noch als der somatische Status.

3.2.2.12 Anteil der Versorgung psychisch Kranker durch den Spezialisten und den Allgemeinarzt

Von Bedeutung ist, welche Erkrankungen bei welchen Fachrichtungen behandelt werden. In Abbildung 3.2 f ist die überlappende Versorgung durch Hausarzt und Nervenarzt, ausschließlich hausärztliche und ausschließlich nervenärztliche Versorgung für die im 5-Jahres-Zeitraum identifizierten "Fälle" mit Schweregrad 2-4 dargestellt.

Probanden, die an einer endogenen Psychose litten, hatten die höchste überlappende Versorgung durch den Hausarzt und den Spezialisten (37,9 %). 10,3% dieser Patienten konsultierten allein den Nervenarzt, 20,7 % allein den Hausarzt, 31 % waren unbehandelt.

Probanden mit einer organischen Psychose wurden hauptsächlich vom Hausarzt alleine versorgt (35,7 %). Die Hauptlast der Versorgung für den Hausarzt lag bei neurotischen und psychosomatischen Patienten. Patienten mit einer psychosomatischen Erkrankung suchten selten Hilfe beim Spezialisten (Abb. 3.2 f). Für die meisten psychischen Erkrankungen war die Doppelbetreuung durch Hausarzt **und** Nervenarzt häufiger als ausschließlich nervenärztliche Versorgung.

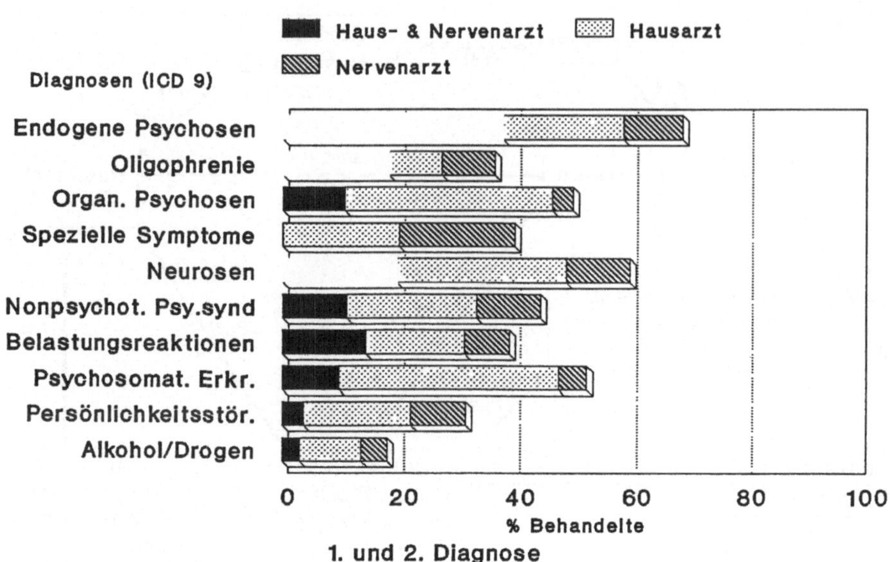

Abb. 3.2 f: Behandlungsrate (%) nach Versorgungsart

3.2.3 Diskussion zur Inanspruchnahme

Allein Feldstudien, die sowohl behandelte wie unbehandelte psychisch Kranke beinhalten, können über wahres Krankheitsverhalten Auskunft geben. Dohrenwend & Link (1980) fanden nur 13 Feldstudien, in denen behandelte Fälle getrennt von unbehandelten erwähnt wurden. Der Vergleich des Inanspruchnahmeverhaltens epidemiologischer Studien ist erschwert durch verschiedene, manchmal nicht vergleichbare diagnostische Fallidentifikationskriterien, Kulturen mit unterschiedlichem Versorgungssystem und unterschiedlichen Einstellungen gegenüber psychischen Erkrankungen und ihrer Behandlung. Trotz ähnlicher Erkrankungsraten unterscheidet sich die Benutzung ärztlicher Einrichtungen in den verschiedenen Ländern sehr (Shuval, 1970). Nur 1 % der Bevölkerung westlicher Industrienationen sucht innerhalb eines Jahres zum ersten Mal psychiatrische Institutionen auf, 2 % werden insgesamt im Laufe eines Jahres psychiatrisch behandelt (Dilling, 1977). Hagnell (1966) fand eine Behandlungsrate von 5,4 %, Srole (1962) von 13,4 %. In den letzten 5 Jahren waren 9,3 %, im letzten Jahr 3,3 % unserer Gesamtpopulation ab 20 Jahre in psychiatrischer Behandlung.

Link & Dohrenwend (1980) konnten anhand von 11 Untersuchungen zeigen, daß etwa ein Viertel (26,7 %) der psychisch Kranken in der Allgemeinbevölkerung psychiatrisch behandelt waren. In den älteren Feldstudien von Jarvis (1866), Rosanoff (1917), Brugger (1931) Roth und Lewton (1942) war aufgrund der sehr engen Diagnosekriterien der Anteil psychiatrisch behandelter psychisch Kranker bei Werten zwischen 45,6 und 60,5 % wesentlich höher als in den neueren Untersuchungen. In den nach 1950 durchgeführten Feldstudien lagen die Raten zwischen 7,8 % (Warheit, 1977, 1980) und 40 % (Myers & Weissman, 1977). Diese gravierenden Unterschiede sind dadurch bedingt, daß psychogene Erkrankungen erst in den letzten Jahrzehnten in die Zählung der psychisch Kranken mit aufgenommen wurden. In Srole's (1962) Midtown Manhattan Study wurden 26,7 %, bei Brunetti (1973) 23 %, bei Lehtinen (1975), der eine 5-Jahres-Verlaufs-Studie in Finnland durchführte, 18 % der Fälle behandelt. Shapiro (1984) beschrieb, daß 24-38 % aller ambulanten Besuche in den letzten 6 Monaten von Personen mit einer psychiatrischen Diagnose bei professionellen Einrichtungen waren. Burke (1988) fand 17,6 % aller Probanden mit einer DSM-III-Störung in den letzten 6 Monaten in psychiatrischer oder allgemeinärztlicher Behandlung. 21 % aller von uns als Fälle definierten Patienten suchten in den letzten 5 Jahren um psychiatrische Hilfe nach. Die Hauptanlaufstelle war der niedergelassene Nervenarzt. Andere Einrichtungen fielen weitaus weniger ins Gewicht, was möglicherweise auf den Mangel an Informiertheit, den unsere Studie bezüglich aller anderen Institutionen neben der des Nervenarztes aufdeckte, zurückzuführen ist. Da die registrierten Behandlungszeiträume in den verschiedenen Studien divergieren, sind Vergleiche erschwert. Übereinstimmend trifft jedoch zu, daß die Mehrzahl der Personen mit psychischen Erkrankungen keine professionelle Hilfe sucht (Leaf et al., 1984; Srole, 1962).

Mehrere Autoren berichteten ein stärker ausgeprägtes Hilfesuchverhalten für Frauen als für Männer (Kessler, 1981; Phillips, 1969; Dohrenwend, 1976; Veroff, 1981; Gove, 1981; Greenley & Mechanic, 1976). Die häufigst zitierten Hypothesen sind, daß Frauen höhere Raten an psychischen Erkrankungen haben (Gove & Tudor, 1973; Gove & Swafford, 1981), psychische Probleme von Frauen streßvoller erlebt werden (Kessler, 1981), Frauen die Notwendigkeit für eine Behandlung schneller erkennen (Kessler, 1981; Horwitz, 1977; Gurwitz, 1981; Nathanson, 1977) und Frauen ein unterschiedliches Hilfesuchverhalten im Vergleich zu männlichen Patienten haben, indem sie bereitwilliger ihre Hilfsbedürftigkeit akzeptieren (Mechanic, 1964, 1976). Frauen glauben zudem an eine größere Effizienz der Behandlung (Nathanson, 1977). Männer sind häufiger unfreiwillig behandelt (Tudor, 1977; Rushing, 1978). Diese Umstände mögen die Tatsache reflektieren, daß Frauen eher Hilfe in Anspruch nehmen - bevor ihr Funktionieren gefährdet ist und Reaktionen der Gesellschaft sich abzeichnen, denn Frauen suchten in unserer Studie in einem höheren Prozentsatz bei leichten Störungen im Arbeits- und Sozialbereich, Männer hingegen erst bei ausgeprägteren Konsequenzen aufgrund der psychischen Beschwerden professionelle Hilfe, und Männer mußten dann häufiger stationär aufgenommen werden. Bei geringerer Ausprägung der Probleme waren in Kesslers Studie (1981) Frauen nahezu doppelt so häufig in Behandlung. Falls ein Problem erkannt wird, haben Männer und Frauen aber offensichtlich die gleiche Wahrscheinlichkeit, Hilfe zu suchen (Kessler, 1981). Bei Shapiro (1984) hatten Frauen mehr Konsultationen wegen psychischer Probleme, Männer wurden jedoch häufiger bei einem Spezialisten gesehen als bei einem Allgemeinarzt. Frauen suchten in unserer Untersuchung mit einer behandlungsbedürftigen Erkrankung in den letzten 5 Jahren häufiger (23,3 % vs. 19,1 %) psychiatrische Institutionen auf, wobei der Unterschied vor allem auf ambulante Konsultationen zurückzuführen war. Der Vergleich der Jahresbehandlungsrate der Nachuntersuchung mit der Originalstudie 5 Jahre zuvor ergab eine deutliche Zunahme der Behandlungstendenz für Männer. Diehr (1984) fand bereits keine Geschlechtsunterschiede in der Benützung psychiatrischer Einrichtungen. Vornehmlich in den kürzlich durchgeführten Studien verringern sich die Geschlechtsdifferenzen in den Behandlungsraten. Offenbar sind Männer mittlerweile eher bereit, Hilfe anzunehmen, vorausgesetzt, sie leiden unter ihrer psychischen Erkrankung.

In unserer Untersuchung waren Einwohner der Agrargemeinde, ältere Patienten, Verwitwete, die zum Großteil der älteren Generation angehörten, und Patienten der Oberschicht selten in psychiatrischen Institutionen zu finden. Myers und Weissman (1977), Leaf (1986), Lehtinen (1975) fanden Verheiratete, Warheit (1977) Einwohner der Agrargemeinde seltener in psychiatrischer Behandlung. Goldberg und Huxley (1980) vermuteten, daß junge Leute und besser Ausgebildete häufiger den Psychiater konsultieren, Gruppen, die auch Leaf (1986) identifizierte. Bereits Veroff (1981), Shapiro (1984), Leaf (1986), Schurman (1985), Myers and Weissman (1977), Cooper und Sosna (1982, 1983) sowie Dilling und Weyerer (1978, 1984) beschrieben, daß ältere Probanden über 65 Jahre selten in psychiatrischer Behandlung sind. Gründe für die vergleichsweise niedrige Inanspruchnahme könnten einmal die Haltung und Einstellung des niedergelassenen Allgemeinarztes hinsichtlich einer Überweisung an den psychiatrischen Spezialisten darstellen (Lazarus und Weinberg, 1980). German (1985), der keinen der über 75jährigen beim Spezialisten sah, meinte, daß die Frage der Stigmatisierung bei den Alten mehr ins Gewicht falle, psychische Erkrankungen andererseits im Alter weitgehend für normal erachtet werden, Ältere wegen Komorbidität häufiger Besuche beim Allgemeinarzt machen, mit diesem viele Gespräche führen und somit die Notwendigkeit der Überweisung geringer werde. Besonders in ländlichen Gebieten kann die Distanz von der Wohnung zur ambulanten Einrichtung bei Vorliegen körperlicher Gebrechen ein wesentliches Hindernis darstellen. Zudem besteht bei älteren Menschen ein Defizit an Wissen und Information für Behandlungsmöglichkeiten.

Während in anderen Studien (Strauss, 1969; Roth, 1969) die Inanspruchnahme mit dem Einkommen zunimmt, fiel bei uns die niedrige Behandlungsrate der Oberschichtsangehörigen auf. In USA, wo die Benützung psychiatrischer Einrichtungen mit finanziellen Lasten verbunden ist, steigt die Inanspruchnahme mit dem Familieneinkommen. Möglicherweise werden Oberschichtsangehörige unserer Studie durch ein soziales Netz besser abgesichert. Professionelle Hilfe wurde erst notwendig, wenn Sekundärbeziehungen gestört waren. Ein Mangel an sozialer Unterstützung ist einer der Faktoren, der die Inanspruchnahme fördert (Leighton, 1963; Brown & Harris, 1978; Henderson, 1978; Shuval, 1970). In Lowenthals (1964) Studie über ältere psychiatrische Patienten zeigte sich, daß Oberschichtsangehörige behinderter waren, da mehr informelle Unterstützung in ihrem sozialen Umfeld sie von der Behandlung abhielt.

Nicht berufstätige und vor allem arbeitslose psychisch Kranke waren bei uns häufig in professionellen Einrichtungen; Ergebnisse, die auch Nieminen (1986) fand. Möglicherweise erhalten arbeitende Patienten am Arbeitsplatz soziale Unterstützung, oder aber die noch Arbeitenden sind nicht so schwer behindert. Zusammenhänge zwischen konjunktureller Entwicklung und betrieblichem Krankenstand (Böker, 1971) lassen allerdings auch darauf schließen, daß insbesondere bei den Gruppen der Lohnabhängigen, die konjunkturellen Schwankungen stark unterworfen sind, die Angst um den Arbeitsplatz das Krankheitsverhalten mitbestimmt.

Die höchste psychiatrische Behandlungsrate wiesen bei uns Patienten mit endogenen Psychosen, die niedrigste Alkoholkranke, Persönlichkeitsgestörte und psychosomatisch Kranke auf. Link und Dohrenwend (1980) fanden ebenfalls psychotische Erkrankungen mit einem Prozentsatz von 59,7 % am häufigsten behandelt. Bei Helgason (1964) waren 59,7 %, bei Brunetti (1973) 50 % der Psychosen psychiatrisch versorgt. Auch Shapiro (1984) fand höchste Behandlungsraten für Schizophrenie und affektive Störungen. Bei Burke (1988) waren 50 % der Schizophrenien, jedoch nur 12,7 % der Alkoholiker in den letzten 6 Monaten in psychiatrischer oder allgemeinärztlicher Behandlung. Die Anwesenheit spezieller Symptome erhöhte die Wahrscheinlichkeit einer Überweisung zu einem Psychiater (Fahy, 1974; Leaf, 1985). Hurry (1980), Schurman (1985) und Wing (1981) waren der Meinung, daß der Hauptfaktor für psychiatrische Behandlung der Schweregrad der Erkrankung sei. Mit Ausnahme für endogene Psychosen bestätigte sich in unserer Studie eine deutliche Zunahme der Behandlungstendenzen mit Zunahme des Schweregrades. Endogene Psychosen waren unabhängig vom Schweregrad häufig behandelt, da sie in ihrer Behandlungsbedürftigkeit besser erkannt werden als z.B. psychogene Erkrankungen.

Bereits Fabrega (1973), Suchmann (1965), Zola (1964), Rosenstock (1960) und Angst (1983, 1984) äußerten, daß das Krankheitsverhalten durch das Ausmaß bestimmt wird, in welchem die Person die Krankheit mit sozialen Konsequenzen verbunden sieht. Zolas Auslösemechanismen (1984), die den Zeitpunkt des Handelns bestimmen, sind interpersonelle Krisen, die Beeinträchtigung sozialer Aktivitäten, die Präsenz eines sanktionierenden Partners und die Beeinträchtigung beruflicher Aktivitäten analog zu unseren Ergebnissen. Während Störungen in der Primärbeziehung unserer Probanden akzeptiert wurden, förderten vor allem Einschränkungen der Arbeitsfähigkeit und der Freizeitgestaltung die professionelle Behandlung. Nachlassen von Leistungskapazität ist offensichtlich in unserem Gesellschaftssystem einer der empfindlichsten Indikatoren für Behandlungsbedürftigkeit.

In unserer Studie bestätigte sich die Stellung des Hausarztes als wesentliche Versorgungsinstitution für psychisch Kranke. Nach Leaf (1985) erhalten 40 % aller Patienten mit psychischen oder emotionalen Problemen ihre Behandlung im allgemeinmedizinischen Sektor, nach Shapiro (1984) 50 %, nach Horgan (1985) und Zung (1983) 60 %. Bei uns hatten vor allem Frauen mit leichteren Störungen einen signifikant höheren Gebrauch des allgemeinmedizinischen Sektors, und gerade für psychiatrisch unterversorgte Gruppen - die Alten und Verwitweten, Personen mit geringerem Informationsstand, geringerem Selbstvertrauen und geringerer Mobilität - spielte der Hausarzt eine führende Rolle. Horgan (1985) bestätigte, daß die Wahrscheinlichkeit, im allgemeinen Sektor wegen psychischer Probleme behandelt zu werden, direkt mit Zunahme des Alters steigt. Während Männer gleich häufig den Spezialisten oder den Hausarzt wählen, bevorzugen Frauen den Hausarzt (Leaf, 1986; Horgan, 1985).

Der Hausarzt ist jedoch für andere Patienten zuständig als der Psychiater (Leaf, 1985). Nach Schurman (1985) sind psychische Störungen, die durch den Allgemeinarzt behandelt werden, weniger ernst, so z.B. neurotische Erkrankungen, Depressionen, Psychalgie, Alkohol- und Drogenabhängigkeit. Regier (1982) fand, was auch unsere Untersuchung bestätigte, daß die Spezialisten psychotische und Persönlichkeitsstörungen behandeln, während neurotische und psychosomatische Erkrankungen vornehmlich in der Allgmeinpraxis zu finden waren. Zintl-Wiegand (1979) identifizierte 30 % der Klientel der Allgemeinärzte als psychisch gestört, vornehmlich mit Neurosen und organischen Psychosyndromen.

Mechanic (1982) und Hankin (1982) fanden bei psychiatrischen Patienten 100 % bzw. 1 1/2- bis 2mal mehr Konsultationen im allgemeinmedizinischen Sektor als bei Personen ohne psychische Beschwerden.

Bereits Balint (1957) argumentierte, daß die Präsentation körperlicher Klagen oft darunterliegende emotionale Probleme maskiere, die der eigentliche Grund für die Konsultationen sind. In Strotzkas (1969) Untersuchung litten 15 % der Patienten des Allgemeinarztes an psychischen Erkrankungen und forderten 25 % seiner Zeit. In einem kausalanalytischen Modell, das über die Gründe der Hausarztkonsultationen befinden sollte, wurde bei unserer Untersuchung die subjektive Gesundheitseinschätzung als wichtigster Faktor für die Konsultationshäufigkeit bestimmt. Mit Zunahme der psychischen Beschwerden verschlechterte sich die subjektive Einschätzung des allgemeinen Gesundheitszustandes, und damit übte der psychische Status einen wesentlichen Einfluß auf die Frequenz der Hausarztkonsultationen aus. Entsprechende Befunde wurden von Mechanic (1978), Cockerham (1982) und Becker (1975) geliefert.

Schurman (1985) stellte fest, daß zwar die Hälfte aller Konsultationen wegen psychischer Probleme bei Nicht-Psychiatern, vornehmlich bei Allgemeinärzten, stattfindet, jedoch nur eine geringe Anzahl von Patienten mit psychischen Diagnosen an Psychiater weiterverwiesen werden. Regier (1978) schätzt, daß 54 % aller psychisch Kranken durch Allgemeinärzte, 15 % durch Spezialisten und 6 % von beiden behandelt werden. Eine Doppelversorgung war mit einer niedrigeren Konsultationsrate verbunden (Regier, 1982). Robertson (1979) zeigte, daß Landärzte psychisch Kranke häufig selbst behandeln. Dies kann an der Zugänglichkeit oder auch an der Toleranz liegen. In der Ursprungsstichprobe (Dilling, 1984) befürworteten die Interviewer in 12,2 % eine Überweisung zum Psychiater, die Hausärzte nur in 3,6 %. Nicht-psychiatrische Ärzte scheinen einen Großteil an versteckter psychiatrischer Arbeit zu leisten. Für ein Viertel aller psychisch Kranken der Oberbayerischen Untersuchung war der Hausarzt allein zuständig. Die Entscheidung, welche Patienten psychiatrisch behandelt werden sollen, liegt zum großen Teil in den Händen der praktizierenden Ärzte. Ein wesentliches Problem liegt sicherlich darin, daß psychische Erkrankungen von Nicht-Psychiatern häufig nicht erkannt werden. Hoeper (1979) fand, daß Allgemeinärzte in 2 % psychiatrische Erkrankungen diagnostizierten, die tatsächliche aktuelle Rate betrug 27 %. Zintl-Wiegand (1979) fand eine Effizienz der Allgemeinärzte bei der psychiatrischen Fallidentifikation von 71 %, Dilling und Weyerer (1984) von 69,3 %. Das Erkennen psychischer Erkrankungen durch die Allgemeinärzte ist für die Gesundheitsversorgung von großer Bedeutung, einmal weil es vielen Patienten die Möglichkeit ärztlicher Behandlung zu einem früheren Zeitpunkt der Erkrankung bietet, andererseits kann in schweren Fällen dies der erste Schritt zu einer fachärztlichen Überweisung und Behandlung sein. Eine Koordination des Versorgungssystems empfiehlt sich. Sowohl Spezialisten als auch Allgemeinärzte müssen die physische wie die psychische Behandlungsbedürftigkeit der Patienten erkennen. Unserer Ansicht nach ist eine höhere Kompetenz der Allgemeinärzte auf dern Gebiet der Psychiatrie anzustreben, um damit eine Reduzierung der psychiatrisch Überweisungsbedürftigen zu erreichen und die wirklich Überweisungsbedürftigen auch an die entsprechende Stelle senden zu können (Weissman, 1981), da der Großteil der Versorgung psychisch Kranker nach unseren Erhebungen von den Hausärzten - bei entsprechender Kompetenz - übernommen werden könnte.

3.3 Lebensereignisse und chronische Schwierigkeiten

Manfred M. Fichter, Wolfgang Witzke & Ingeborg Meller

Im folgenden sind einige deskriptive Ergebnisse zu Lebensereignissen und chronischen Schwierigkeiten nach George Brown sowie einige spezielle Ergebnisse über einschneidende Ereignisse in der Kindheit (Verlust von Vater oder Mutter) und dem Auftreten psychischer Erkrankungen im Erwachsenenalter dargestellt. Im Kapitel "Kausalmodelle zum Verlauf psychischer Erkrankungen am Beispiel von depressiven Erkrankungen, Angstsyndromen und psychosomatischen Erkrankungen" wurde die Variable "Anzahl von Lebensereignissen" und "Anzahl chronischer Schwierigkeiten" in einem komplexeren Netzwerk von Variablen hinsichtlich seiner Bedeutsamkeit auf den Verlauf psychischer Erkrankungen untersucht (s. Kapitel 3.4.2). In der folgenden Darstellung nicht berücksichtigt sind zahlreiche interessante Detailbefunde über Lebensereignisse und chronische Schwierigkeiten im Zusammenhang mit anderen Variablen sowie der methodische Vergleich der verkürzten Interviews über Lebensereignisse mit definierter Variablenzahl (PERI-LE) mit dem ausführlichen Interview nach George Brown (LEDS).

3.3.1 Lebensereignisse und chronische Schwierigkeiten nach George Brown (LEDS)

Wie im Methodenteil dargestellt, wurden insgesamt 153 (von 197) Probanden, welche zu einem oder beiden Querschnitten definierte psychische Erkrankungen aufwiesen, sowie 89 Kontrollpersonen, welche zu beiden Zeitpunkten und dem Intervall gesund waren (insgesamt also 242 Probanden), in einem vom psychiatrischen Interview getrennten Interview von einem hinsichtlich Verlauf und psychiatrischen Diagnosen blinden ärztlichen oder psychologischen Mitarbeiter mit Hilfe des Interviews für Lebensereignisse und chronische Schwierigkeiten (LEDS) nach George Brown untersucht. Die für jedes Lebensereignis und jede chronische Schwierigkeit erfaßten Kennwerte und Modalitäten sind im Methodenteil dargestellt. Im folgenden findet sich eine deskriptive Darstellung von Lebensereignissen und chronischen Schwierigkeiten hinsichtlich verschiedener Kennwerte und Modalitäten über die 5 Jahre. In den Tabellen dargestellt ist jeweils die Anzahl definierter Lebensereignisse (i.d.R. pro Jahr) sowie die mittlere Anzahl von Lebensereignissen bzw. chronischen Schwierigkeiten pro Person und Jahr (ein Quotient, welcher zwischen den Tabellen direkter vergleichbar ist).

3.3.1.1 Lebensereignisse nach G. Brown

Tabelle 3.3 a und Abb. 3.3 a geben eine quantitative Darstellung von Lebensereignissen mit leichter bzw. schwerer objektiver (kontextueller) kurzfristiger Bedrohlichkeit für die Modalitäten "Fokus", "Unabhängigkeit" und "Bereich Gesundheit/Bereiche außerhalb Gesundheit" über 5 Jahre. Insgesamt zeigt sich beim Vergleich über die 5 Jahre meist sowohl für leichtere wie für schwerere Ereignisse eine deutliche Abnahme mit zunehmender zeitlicher Distanz zwischen Rückfragezeitpunkt und retrospektiv erfrag-

Tabelle 3.3 a: Lebensereignisse (mittlere Anzahl pro Person und Jahr) über 5 Jahre bei N = 242 Personen. RFZ = Rückfragezeitpunkt; 1. Jahr = 1. Jahr retrospektiv vor RFZ, 2. Jahr = 2. Jahr retrospektiv vor RFZ, usw. * = p < .05 (adjustiertes alpha-Risiko); $z_{krit(.05)}$ = 3.55 (einseitig)

	Bedrohlichkeit	RFZ 1. Jahr		2. Jahr		3. Jahr		4. Jahr		5. Jahr		Hypothese (1) lineare Abnahme
		n	x	n	x	n	x	n	x	n	x	z =
Fokus Proband	leicht	92	.380	107	.442	87	.360	66	.273	118	.448	- 5.84*
	schwer	88	.364	72	.298	45	.186	43	.178	41	.169	- 4.85*
Fokus andere Personen	leicht	101	.417	82	.339	46	.190	44	.182	33	.136	- 8.29*
	schwer	100	.413	72	.298	59	.244	43	.178	37	.153	- 7.33
Sicher unabhängig	leicht	85	.351	62	.256	35	.145	33	.136	22	.091	- 7.92*
	schwer	111	.458	77	.318	54	.223	50	.207	40	.165	- 7.87*
Möglicherweise unabhängig	leicht	108	.446	127	.525	99	.409	77	.318	63	.260	- 8.80*
	schwer	78	.322	102	.421	49	.202	36	.149	38	.157	- 8.91*
Bereich Gesundheit	leicht	87	.359	73	.302	42	.174	29	.120	25	.103	- 9.79*
	schwer	143	.591	106	.438	80	.331	68	.281	58	.240	-11.83*
Bereich außerhalb Gesundheit	leicht	106	.438	116	.479	92	.380	81	.335	60	.248	- 5.52*
	schwer	46	.190	38	.157	23	.095	18	.074	20	.083	- 5.59*

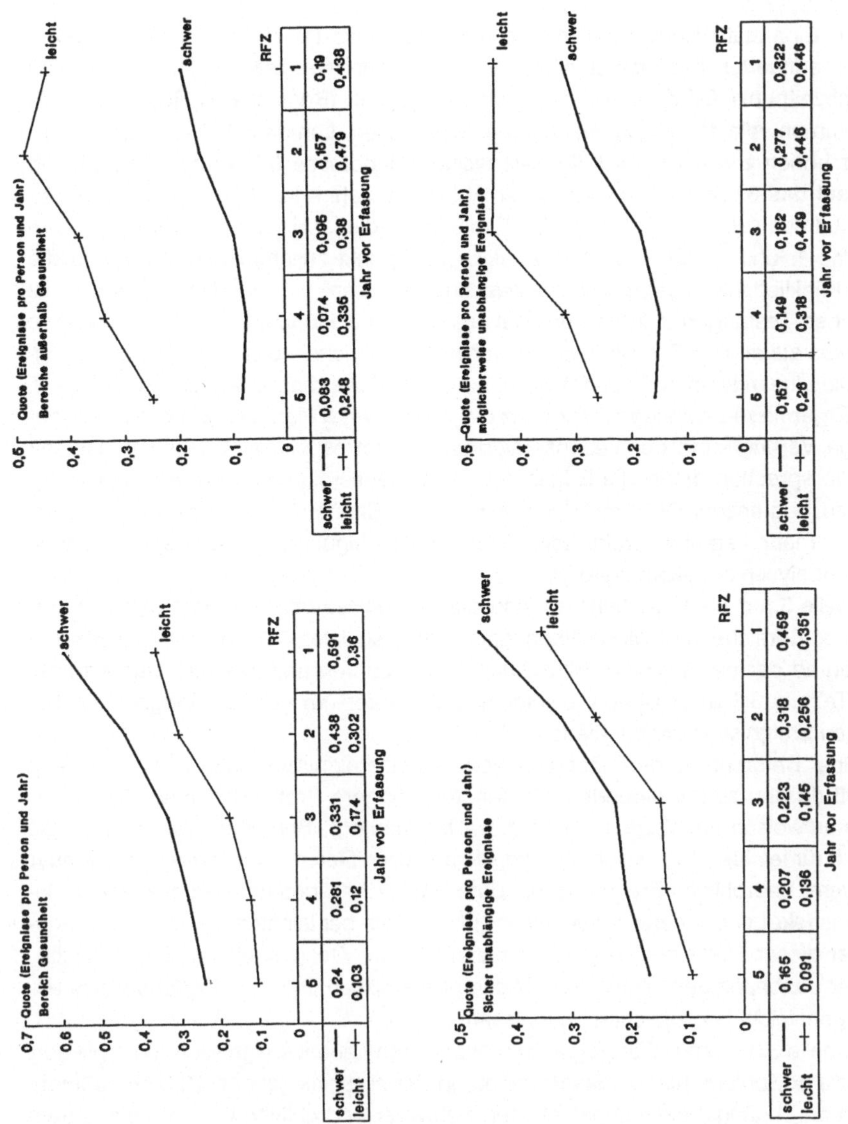

Abb. 3.3 a: Lebensereignisse (LEDS nach Brown) retrospektiv erfaßt über 5-Jahres-Zeitraum; RFZ = Rückfragezeitpunkt (vergl. auch Tabelle 3.3 a)

tem Jahr. Eine statistische Überprüfung der Hypothese (1) einer linearen Abnahme der Zahl erinnerter Lebensereignisse mit zunehmendem zeitlichen Abstand vom Rückfragezeitpunkt (RFZ) wurde mit Kontrastanalysen (Rosenthal & Rosnow, 1985) vorgenommen. Alle 12 möglichen linearen Hypothesen (Lamda $set_1 = -2,-1,0,1,2$) wurden (mit hohen z-Werten) bestätigt. Als weitere Hypothese (2) wurde überprüft, ob vom 2. auf das 3. Jahr ein bedeutsamer Abfall der Zahl erinnerter Lebensereignisse vorliegt (Lamda $set_2 = 0,+1,-1,0,0$); eine Bestätigung dieser Hypothese würde es nahelegen, das 1. und 2. Jahr vor dem Rückfragezeitpunkt zusammenzufassen und die weiter zurückliegenden Jahre unberücksichtigt zu lassen. Von den hier möglichen 12 statistischen Testungen zeigten nur zwei signifikante Kontraste (1. leichte Ereignisse beim Fokus auf andere Personen und 2. schwere, möglicherweise unabhängige Ereignisse). Die Linearitätshypothese (1) bildet somit die Daten besser ab als Hypothese 2. Unsere Ergebnisse bestätigen nicht ganz die von Brown & Harris (1982) berichtete geringfügige Verringerung der Lebensereignisse bei retrospektiver Erfassung mit den LEDS. Sie sprechen dafür, die Erfassung von Lebensereignissen auf ein Jahr retrospektiv zu begrenzen. Die Frage, inwieweit diese Erinnerungsverzerrungen selektiv sind, z.B. mehr negative Ereignisse, Gesundheitsereignisse etc. betreffen, muß in weiteren Analysen abgeklärt werden.

In Tabelle 3.3 d bis f (im Anhang) sind die Ergebnisse über Lebensereignisse verschiedener Bereiche und Modalitäten nach Alter, sozialer Schicht und maximalem Schweregrad der psychischen Erkrankungen in 5 Jahren untergliedert. Dabei wurde (wie in Tabelle 3.3 a) zwischen leichter und schwerer (im Kontext) längerfristig bedrohlichen Ereignissen unterschieden.

Bei einer Betrachtung der Häufigkeit von Lebensereignissen nach dem *Alter* zeigt sich, daß (in den zurückliegenden 12 Monaten) jüngere Probanden mehr Lebensereignisse aufweisen als ältere (Tabelle 3.3 d im Anhang). Bemerkenswerterweise gilt dies auch für leichter bedrohliche Ereignisse aus dem Gesundheitsbereich, nicht aber für schwerer bedrohliche Ereignisse aus dem Gesundheitsbereich. Insgesamt war dieser Alterseffekt bei schweren Ereignissen geringer als bei leichten. Besonders ausgeprägt war dieser Effekt bei Ereignissen außerhalb des Gesundheitsbereiches (leicht), bei sicher unabhängigen, leicht bedrohlichen Ereignissen und bei möglicherweise unabhängigen, leicht bedrohlichen Ereignissen.

Aus Tabelle 3.3 e (im Anhang) geht die Anzahl von Lebensereignissen, untergliedert nach *sozialer Schicht*, hervor. Bei Betrachtung der zurückliegenden 12 Monate findet sich kein durchgängig eindeutiges Muster. Schwerer bedrohliche Ereignisse aus dem Gesundheitsbereich waren in höheren und mittleren sozialen Schichten (1-3) häufiger, schwerere Ereignisse aus Bereichen außerhalb der Gesundheit sowie schwerere, möglicherweise unabhängige Ereignisse sowie schwerere, den Probanden selbst betreffende (Fokus Proband) Ereignisse waren in den mittleren sozialen Schichten 3 und 4 am häufigsten. Schwere, eine andere Person betreffende Ereignisse und schwere, sicher unabhängige Ereignisse waren in den höchsten sozialen Schichten am häufigsten.

Eine Aufgliederung der Lebensereignisse nach dem *maximalen Schweregrad der psychischen Erkrankung über 5 Jahre* zeigte folgendes Ergebnis (vgl. Anhang, Tabelle 3.3 f): Da Probanden mit leichter Erkrankung nur selten (N=7) vertreten sind, ist der Vergleich zwischen gesunden und schwerer Erkrankten (Schweregrad 2,3 oder 4) am interessantesten. Bei einem direkten positiven Zusammenhang zwischen Anzahl von Lebensereignissen und Auslösung oder Aufrechterhaltung psychischer Erkrankung wäre es plausibel, wenn jene Personen mit ausgeprägter psychischer Erkrankung mehr Lebensereignisse aufweisen als Gesunde. Dies traf zu für 1. leicht und schwer bedrohliche Ereignisse aus dem Gesundheitsbereich, 2. schwer bedrohliche Ereignisse außerhalb des Gesundheitsbereiches, 3. leicht und schwer bedrohliche, sicher unabhängige Ereignisse, 4. schwerer bedrohliche Ereignisse bei möglicher Unabhängigkeit sowie 5. leichte und schwerer bedrohliche Ereignisse, deren Fokus eine andere Person darstellt; nicht zutreffend war diese Hypothese für 1. leichte Ereignisse außerhalb des Gesundheitsbereichs, 2. leichte, möglicherweise unabhängige Ereignisse sowie 3. leichte und schwere Ereignisse, deren Fokus der Proband selbst war (Betrachtung der letzten 12 Monate).

3.3.1.2 Chronische Schwierigkeiten nach G. Brown

Zu den Befunden über chronische Schwierigkeiten ist zu bemerken, daß ihre Anzahl für das fünfte zurückliegende Jahr artifiziell erhöht wird, weil für dieses Jahr chronische Schwierigkeiten miteinbezogen wurden, welche mehr als 5 Jahre zurückreichten. Insgesamt waren die Verzerrungen durch retrospektive Befragung und Erinnerung für chronische Schwierigkeiten nicht so ausgeprägt wie für Lebensereignisse; somit erscheint bei chronischen Schwierigkeiten eine mehr als ein Jahr zurückreichende Befragung methodisch vertretbar. Die Fallzahl war hier insgesamt jedoch nicht sehr groß, so daß eine Untergliederung nach Jahren und Alter bzw. sozialer Schicht bzw. Familienstand etc. nicht besonders aussagekräftig ist. Exemplarisch ist in Tabelle 3.3 g eine Aufgliederung nach Altersgruppen dargestellt.

Tabelle 3.3 c erläutert die Verteilung chronischer Schwierigkeiten in den Altersgruppen nach Bedrohlichkeit und nach Bereich: Dabei gilt für die jüngeren Probanden ($<$ 45 Jahre), daß jeweils chronische Schwierigkeiten *mittlerer* Ausprägung am häufigsten auftraten. Für die Älteren ($\geq$ 45 Jahre) gilt, daß jeweils chronische Schwierigkeiten schwerer Ausprägung häufiger waren. Für beide Altersgruppen spielte es dabei keine Rolle, ob die chronischen Schwierigkeiten aus dem Gesundheitsbereich oder von außerhalb des Gesundheitsbereiches herrühren. Weitere Ergebnisse finden sich in den Tabellen 3.3 h (soziale Schicht), i (für maximalen Schweregrad psychischer Erkrankungen im 5-Jahres-Zeitraum) und k (Schweregrad psychischer Erkrankungen im 7-Tage-Querschnitt) im Anhang. Die Hypothese (analog den Lebensereignissen) einer höheren Anzahl besonders mittel und stark bedrohlicher chronischer Schwierigkeiten für deutlich bis schwer erkrankte Probanden mit psychischen Erkrankungen war für die meisten Bereiche sowohl für den 7-Tage-Querschnitt als auch für den maximalen Schweregrad für 5 Jahre zu bestätigen.

Von 575 registrierten chronischen Schwierigkeiten (leicht/mittel/schwer) waren 302 aus dem Gesundheitsbereich (52,5 %) und die übrigen 273 chronischen Schwierigkeiten waren aus Bereichen außerhalb des Gesundheitsbereichs. Von allen registrierten chronischen Schwierigkeiten waren 106 von leichter Bedrohlichkeit (18,4 %), 299 (51,9 %) von mittelgradiger Bedrohlichkeit und 171 von starker Bedrohlichkeit im Kontext (29,7 %). Weitere Ergebnisse über den Einfluß von Lebensereignissen und chronischen Schwierigkeiten finden sich in diesem Bereich im Kapitel 3.4.2.

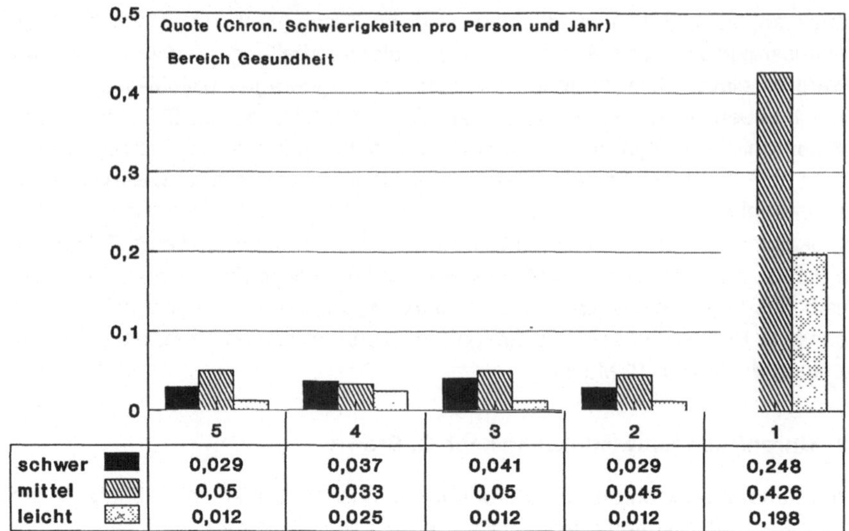

		5	4	3	2	1
schwer		0,029	0,037	0,041	0,029	0,248
mittel		0,05	0,033	0,05	0,045	0,426
leicht		0,012	0,025	0,012	0,012	0,198

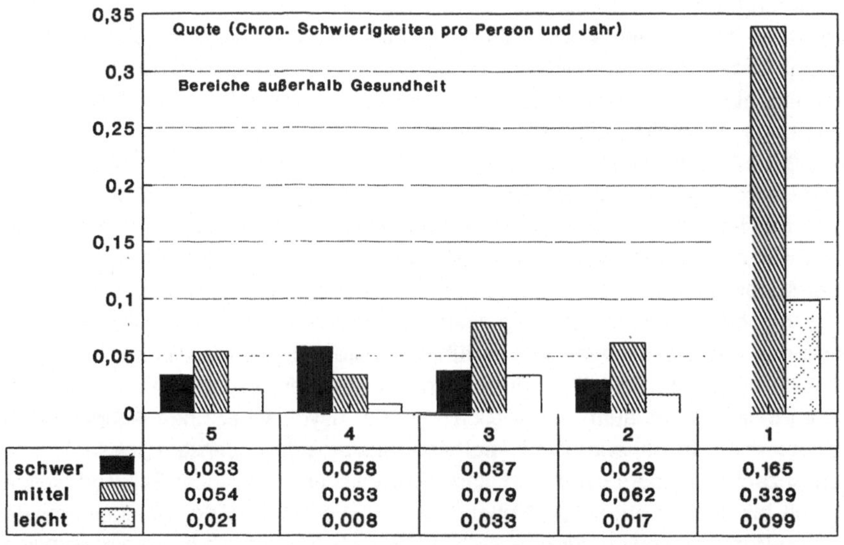

		5	4	3	2	1
schwer		0,033	0,058	0,037	0,029	0,165
mittel		0,054	0,033	0,079	0,062	0,339
leicht		0,021	0,008	0,033	0,017	0,099

Abb. 3.3 b: Chronische Schwierigkeiten (mittl. Anzahl pro Person und Jahr) über 5-Jahres-Zeitraum

Tabelle 3.3 b: Chronische Schwierigkeiten (x = mittlere Anzahl pro Person) über 5 Jahre, aufgegliedert nach Altersgruppen (18 - 24 Jahre, N = 32; 25 - 44 Jahre, N = 98; 45 - 64 Jahre, N = 107; 65 + Jahre, N = 5; Gesamt N = 242). RFZ = Rückfragezeitpunkt; n = Zahl chronischer Schwierigkeiten; x = n/N = mittlere Zahl chronischer Schwierigkeiten pro Zeiteinheit und Person

| Alter | Bereich | Bedrohlichkeit | RFZ | Anzahl der chronischen Schwierigkeiten im | | | | | | | | | |
| | | | | 1. Jahr | | 2. Jahr | | 3. Jahr | | 4. Jahr | | 5. Jahr | |
				n	x	n	x	n	x	n	x	n	x
18 - 24 Jahre	Gesundheit	leicht		0	.000	0	.000	1	.031	0	.000	8	.250
25 - 44 Jahre				1	.010	4	.041	1	.010	2	.020	19	.194
45 - 64 Jahre				2	.019	2	.019	1	.009	1	.009	20	.187
65 + Jahre				0	.000	0	.000	0	.000	0	.000	1	.200
Gesamt				3	.012	6	.025	3	.012	3	.012	48	.198
18 - 24 Jahre		mittel		4	.125	0	.000	3	.094	0	.000	14	.438
25 - 44 Jahre				3	.031	4	.041	6	.061	7	.071	33	.337
45 - 64 Jahre				5	.047	4	.037	3	.028	4	.037	54	.505
65 + Jahre				0	.000	0	.000	0	.000	0	.000	2	.400
Gesamt				12	.050	8	.033	12	.050	11	.045	103	.426
18 - 24 Jahre		schwer		2	.063	0	.000	1	.031	0	.000	8	.250
25 - 44 Jahre				0	.000	3	.031	6	.061	3	.031	14	.143
45 - 64 Jahre				5	.047	6	.056	3	.028	4	.037	35	.327
65 + Jahre				0	.000	0	.000	0	.000	0	.000	3	.600
Gesamt				7	.029	9	.037	10	.041	7	.029	60	.248
18 - 24 Jahre	außerhalb	leicht		3	.094	0	.000	3	.094	0	.000	2	.063
25 - 44 Jahre	Gesundheit			1	.010	1	.010	1	.010	2	.020	14	.143
45 - 64 Jahre				1	.009	1	.009	4	.037	2	.019	8	.075
65 + Jahre				0	.000	0	.000	0	.000	0	.000	0	.000
Gesamt				5	.021	2	.008	8	.033	4	.017	24	.099

Alter	Bereich	Bedrohlichkeit	RFZ	Anzahl der chronischen Schwierigkeiten im									
				1. Jahr		2. Jahr		3. Jahr		4. Jahr		5. Jahr	
				n	x	n	x	n	x	n	x	n	x
18 - 24 Jahre		mittel		4	.125	0	.000	4	.125	3	.094	3	.094
25 - 44 Jahre				5	.051	4	.041	10	.120	7	.071	48	.490
45 - 64 Jahre				4	.037	4	.037	15	.048	5	.047	28	.262
65 + Jahre				0	.000	0	.000	0	.000	0	.000	3	.600
Gesamt				13	.054	8	.033	29	.120	15	.062	82	.339
18 - 24 Jahre		schwer		2	.063	3	.094	1	.031	2	.063	2	.063
25 - 44 Jahre				3	.031	6	.061	5	.051	4	.041	13	.133
45 - 64 Jahre				3	.028	4	.037	3	.028	1	.009	23	.215
65 + Jahre				0	.000	1	.200	0	.000	0	.000	2	.400
Gesamt				8	.033	14	.058	9	.037	7	.029	40	.165
Summe Bereich Gesundheit				22	.091	23	.095	25	.103	21	.087	211	.872
Summe Bereich außerhalb Gesundheit				26	.107	24	.099	36	.149	26	.107	146	.603
Summe aller Bereiche				48	.198	47	.194	61	.252	47	.194	357	1.475

Tabelle 3.3 c: Mittlere Anzahl chronischer Schwierigkeiten pro Person im gesamten Beobachtungszeitraum nach dichotomer Altersklassifikation und Herkunftsbereich der Schwierigkeiten

Alter	Gesundheit			außerhalb Gesundheit		
	leicht	mittel	schwer	leicht	mittel	schwer
15 - 44 Jahre N = 130	.28	.57	.29	.21	.68	.32
≥ 45 Jahre N = 112	.24	.64	.50	.14	.31	.33

3.3.2 Verlust von Vater oder Mutter in der Kindheit und spätere psychische Erkrankung

Siegfried Weyerer, Manfred M. Fichter & Wolfgang Möhrle *)

3.3.2.1 Einführung

Von den meisten Psychiatern werden frühkindliche Belastungen als bedeutsam für eine spätere Entwicklung psychischer Erkrankungen im Erwachsenenalter anerkannt. Eine empirische Analyse dieses Zusammenhangs ist prospektiv wie auch retrospektiv mit erheblichen methodischen Schwierigkeiten verbunden. Am angemessensten kann eine langfristig angelegte Longitudinalstudie, in der soziale Belastungsfaktoren wie auch psychische Erkrankungen sehr differenziert in ihrem zeitlichen Verlauf erfaßt werden, dem Untersuchungsgegenstand gerecht werden. Der lange Beobachtungszeitraum hat jedoch häufig eine große Zahl von Ausfällen in der Untersuchungspopulation zur Folge und schränkt die Repräsentativität der Aussagen ein. Da eine Prospektivstudie regelmäßige Nachuntersuchungen erfordert, besteht außerdem die Gefahr, daß man die Untersuchungspopulation hinsichtlich bestimmter Merkmale verändert, wenn die Nachuntersuchungen zu häufig vorgenommen werden. Auf der anderen Seite muß man einen erheblichen Informationsverlust in Kauf nehmen, wenn die zeitlichen Abstände zwischen den Untersuchungen zu groß werden. Aufgrund dieser Schwierigkeiten ist es nicht überraschend, daß bislang nur sehr wenige prospektive Untersuchungen durchgeführt wurden, die in der frühen Kindheit beginnen und bis ins Erwachsenenalter reichen (Mednick & Baert, 1981).

Retrospektive, an Erwachsenen vorgenommene Erhebungen haben den Nachteil, daß Kindheitsvariablen vor allem wegen mangelnder Erinnerbarkeit nur in sehr begrenztem Umfang erfaßt werden können. Finlay-Jones et al. (1981) führten an einer repräsentativen Stichprobe von 244 Erwachsenen mit einem Durchschnittsalter von 38 Jahren eine Reliabilitätsstudie durch. In einem Abstand von acht Monaten stellten sie dieselben Fragen, um festzustellen, inwieweit bis zum 14. Lebensjahr erfahrene Trennungssituationen in gleicher Weise berichtet werden. Es zeigte sich, daß sich nur bei Tod der Eltern und Trennung bzw. Scheidung der Eltern eine sehr hohe Übereinstimmung von 100 % bzw. 92 % ergab. Bei anderen Lebensereignissen wie Trennungssituationen aufgrund eines Krankenhaus- oder Internatsaufenthaltes war die Übereinstimmung so niedrig, daß die Autoren empfehlen, allein aus Reliabilitätsgründen auf die Erhebung dieser Items zu verzichten. Dabei blieb die genaue Datierung der Verlustereignisse in dieser Studie außer Betracht. Berücksichtigt man zusätzlich diesen Aspekt, so sind selbst bei harten Daten wie dem Todesjahr der Eltern die Angaben in vielen Fällen ungenau. Eine Untersuchung von Barraclough & Bunch (1973) ergab, daß zwar der Tod von Vater oder Mutter zuverlässig berichtet wurde, jedoch Ungenauigkeiten bei der zeitlichen Datierung vorlagen, die um so stärker ausgeprägt waren, je weiter der Tod zurücklag. Ein Vergleich mit den Todesbescheinigungen zeigte bei 60 % der Probandenangaben eine genaue Übereinstimmung mit dem

---

*) Erweiterte Fassung einer Arbeit von S. Weyerer, M.M. Fichter und W. Möhrle: Der Verlust von Vater oder Mutter in der Kindheit und das Auftreten psychischer Erkrankungen im Erwachsenenalter. Zeitschrift für Kinder und Jugendpsychiatrie, 15 (1987), 288-301.

Todesjahr; bei 20 % betrug die Abweichung ein Jahr, bei 9 % zwei Jahre und bei 11 % drei und mehr Jahre. Diese Fehlermöglichkeit wird jedoch in den meisten Untersuchungen dadurch reduziert, daß die Variable Alter des Probanden beim Tod von Vater bzw. Mutter für eine größere Zeitspanne z.B. 0-15 Jahre erfaßt wird.

Die Zuverlässigkeit der Angaben wird noch mehr beeinträchtigt, wenn nicht nur strukturell, sondern auch funktional gestörte Familien erfaßt werden, da dann die Angaben durch Verzerrungen und Interpretationen der Probanden stark verfälscht werden können. Es gibt Hinweise, daß bei depressiven Stimmungslagen mehr negative Erinnerungen reproduziert und zwischenmenschliche Beziehungen negativer bewertet werden (Bollenbach & Madigan, 1982). Neuere Befunde von Lewinsohn und Rosenbaum (1987) bei Depressionen weisen auch auf eine Abhängigkeit der Einstellung zu den Eltern von der Krankheitsphase hin. Patienten während einer depressiven Phase berichten Gefühle der Ablehnung durch die Eltern signifikant häufiger als eine Kontrollgruppe nicht depressiver Probanden. Eine Gruppe von Patienten in der Remissionsphase unterschied sich dagegen bezüglich ihrer Einstellung zu den Eltern nicht von der Kontrollgruppe.

Bei den frühkindlichen Belastungsfaktoren spielen nach Tennant et al. (1980) vor allem Verlustereignisse eine besondere Rolle. Entsprechende empirische Untersuchungen liegen nach Crook & Eliot (1980) seit über 40 Jahren vor. Die Bedeutung von Verlustereignissen während der Kindheit wurde für psychische Erkrankungen im allgemeinen (Birtchnell, 1970; Tennant et al.,1980b) wie auch für diagnostische Untergruppen wie Schizophrenie (Granville-Grossmann, 1966), Soziopathie (Brown & Epps, 1966), Neurosen (Barry & Lindemann, 1960) und vor allem depressive Erkrankungen untersucht. Die Mehrzahl der Untersuchungen bezieht sich auf Patienten, die in psychiatrischen Einrichtungen, zumeist stationär, behandelt wurden.

Eine Metaevaluation dieser Studien und eine Erklärung der zum Teil widersprüchlichen Ergebnisse sind aus verschiedenen Gründen erschwert:
- Bei der diganostischen Beurteilung werden sehr heterogene Kriterien angewendet.
- Bei der abhängigen Variablen "psychische Erkrankung" sollte idealerweise nicht nur die Stichtagsprävalenz, sondern auch frühere Episoden, d.h. die Life-Time-Prävalenz zugrunde gelegt werden. Verwendet man ausschließlich die Stichtagsprävalenz, so führt das zu einer Unterschätzung der ätiologischen Bedeutung von Verlustereignissen.
- Ein Aspekt, der bislang zu wenig beachtet wurde, ist die mögliche Zuweisung einer psychiatrischen Diagnose gerade aufgrund der Kenntnis eines "Broken home", weil z.B. depressive Verhaltensweisen bei solchen Probanden eher erwartet werden.
- "Broken home" wird sehr unterschiedlich definiert, indem zum Teil nur die strukturell unvollständige Familie, zum Teil die "dysfunktionale" Familie erfaßt wird. Die Angaben der Altersgrenze, bis zu welcher z.B. der Elternverlust oder die Trennung als "Broken home" bezeichnet wird, sind unterschiedlich und reichen von 5 Jahren als oberer Grenze bis zu 19 Jahren. Der Mindestzeitraum der in den verschiedenen Untersuchungen zur Operationalisierung berücksichtigten Abwesenheit variiert von 6 Monaten bis zu über 4 Jahren.

Brown et al. (1977) weisen darauf hin, daß es bisher im allgemeinen unterlassen wurde, die drei verschiedenen Möglichkeiten, wie ein Verlustereignis zur Entwicklung einer Depression beitragen kann, zu unterscheiden:

1. als *auslösender* Faktor, der den Ausbruch der Krankheit zu einer bestimmten Zeit mitbewirkt,
2. als *Vulnerabilitätsfaktor*, der die Empfindlichkeit des Individuums solchen Auslösern gegenüber erhöht, in deren Abwesenheit aber nichts zum Ausbruch der Krankheit beiträgt, und
3. als *Symptomgestaltungsfaktor*, der Verlaufsform und Schweregrad der Depression bestimmt, ohne selbst eine ätiologische Rolle bei der Krankheitsentstehung zu spielen.

Ein weiteres methodisches Problem betrifft die Wirkungsrichtung. Im allgemeinen wird bei Untersuchungen zum Einfluß von "Broken home" angenommen, daß ungünstige familiäre Bedingungen Verhaltensstörungen des Probanden verursachen. Klärungsbedürftig ist jedoch auch die Frage, ob nicht Disharmonien in der Familie durch abweichendes Verhalten eines Probanden erst entstanden sein können.

Ein weiterer Kritikpunkt betrifft die mangelnde Kontrolle zentraler Einflußvariablen. Wenn Elternverlust mit einer anderen Variable korreliert, welche das Risiko für eine psychische Erkrankung erhöht oder vermindert, so ist eine Kontrolle dieser Variablen unerläßlich.

Der Anteil strukturell unvollständiger Familien ist beispielsweise in der Unterschicht höher als in der Mittel- und Oberschicht. Gleichzeitig besteht eine inverse Korrelation zwischen sozialer Schichtzugehörigkeit und psychischer Erkrankung. Es ist weiterhin denkbar, daß als Folge von "Broken home" ein sozialer Abstieg eintritt, da etwa eine Scheidung oder Tod des Vaters mit einem Einkommensverlust verbunden sein kann.

Das Alter der Probanden kann ebenfalls den Prozentsatz an "Broken home"-Situationen beeinflussen, da damit eine Reihe von Faktoren, wie z.B. unterschiedliches Sterberisiko der Eltern oder Tod durch Kriegsereignisse, einhergehen.

Soweit es sich um psychiatrische Patienten handelt, werden häufig selektive Faktoren der Inanspruchnahme nicht kontrolliert. Eine weitere Fehlermöglichkeit besteht darin, daß als Kontrollgruppe häufig Patienten aus nichtpsychiatrischen Behandlungsinstitutionen (Hausarztpraxen, Allgemeinkrankenhäusern) herangezogen werden, bei denen der Anteil psychisch Kranker überdurchschnittlich hoch ist.

Diese bei institutionell behandelten Patienten gegebenen Nachteile können vermieden werden, wenn der Zusammenhang zwischen frühkindlichen Verlustereignissen und psychischen Erkrankungen im Erwachsenenalter in einer repräsentativen Bevölkerungsstichprobe untersucht wird. Diesbezüglich liegen bislang nur sehr wenige Studien vor. Langner & Michael's (1963) Untersuchung basierte auf einer Population von 1.600 überwiegend weißen Erwachsenen in Manhattan (New York City). Es zeigte sich, daß Probanden, die aufgrund von Tod oder anderer Ursache vor ihrem siebten Lebensjahr in einer Broken-home-Situation aufgewachsen waren, überdurchschnittlich häufig psychiatrische Symptome aufwiesen. Dieser Zusammenhang war besonders stark bei Angehörigen der untersten sozialen Schicht ausgeprägt. Bei Verlust von Vater bzw. Mutter zwischen dem 7. und 16. Lebensjahr fand sich dagegen kein signifikanter Unterschied. Brown et al. (1977) verglichen depressiv Erkrankte mit Gesunden in einer Bevölkerungsstichprobe von 458 Londoner Frauen zwischen 18 und 65 Jahren. Es zeigte sich ein deutlicher Zusammenhang zwischen Depression und Verlust der Mutter vor dem 11. Lebensjahr. Kein signifikanter Unterschied ergab sich jedoch, wenn der Verlust der Mutter nach dem 11. Lebensjahr erfolgte und - gleichgültig auf welcher Altersstufe -, wenn die Probandinnen den Vater verloren hatten. Dohrenwend und De Figueiredo (1983) untersuchten eine nach sozialer Schicht und ethnischer Herkunft geschichtete Bevölkerungsstichprobe von 166 Erwachsenen in New York City. Als Indikator für psychische Erkrankung verwendeten sie acht Skalen der PERI-Symptom-Scale (Dohrenwend et al., 1980a), mit denen "Demoralization" gemessen wird. Bei Probanden, die einen oder beide Eltern vor dem 11. Lebensjahr verloren hatten, war die Rate psychisch Auffälliger mit 25,0 % deutlich höher als bei denjenigen, die während ihrer Kindheit bei beiden Eltern aufgewachsen waren (12,6 %). Kein einziger der 19 Probanden, bei denen zumindest ein Elternteil zwischen dem 11. und 19. Lebensjahr der Probanden verstorben war, wies psychische Auffälligkeiten im Erwachsenenalter auf. Die Ergebnisse müssen jedoch wegen der geringen Fallzahl und der hohen Ausfall- und Verweigerungsquote von etwa 50% relativiert werden. Eine sehr detaillierte Studie über die Beziehung zwischen Verlust der Eltern in der Kindheit und psychischen Erkrankungen im Erwachsenenalter haben Tennant et al. (1980a, 1980b, 1981, 1982a, 1982b) durchgeführt. Zum einen untersuchten sie diesen Zusammenhang an einer repräsentativen Stichprobe von 800 18- bis 64jährigen Personen in Camberwell, zum anderen an 74 ambulant psychiatrisch behandelten Patienten, die zufällig aus dem Camberwell-Fallregister (Wing & Hailey, 1972) ausgewählt wurden. In der Bevölkerungsstichprobe zeigte sich, daß weder der Tod des Vaters noch der Mutter die Rate psychischer Erkrankungen beeinflußte. Es spielte auch keine Rolle, ob die Eltern vor dem 10. Lebensjahr der Probanden oder zwischen dem 11. und 18. Lebensjahr verstorben waren (Tennant et al., 1981). Bei den ambulant psychiatrisch behandelten Patienten war der Anteil bei denjenigen, deren Vater bzw. Mutter verstorben war, im allgemeinen sogar niedriger als bei den psychisch Gesunden wie auch psychisch Kranken in der Allgemeinbevölkerung. Eine Ausnahme bildet die Gruppe derjenigen, die ihre Eltern im Alter zwischen 11 und 18 Jahren verloren hatten. Dieser Anteil war bei den Patienten mit 15,5% deutlich höher als bei den psychisch Gesunden (6,5%). Wurden nur andere Trennungsereignisse (z.B. Trennung, Scheidung der Eltern, Krankenhausaufenthalte des Kindes) von mindestens einwöchiger Dauer berücksichtigt, so findet sich bei den in der Bevölkerungsstichprobe identifizierten psychisch Kranken kein signifikanter Unterschied. Eine Regressionsanalyse ergab, daß bezüglich der abhängigen Variable "Schweregrad der psychischen Erkrankung" Verlust- und Deprivationserlebnisse in der Kindheit nur 5% der Gesamtvarianz erklären (Tennant et al., 1982a). Dagegen spielte die nicht durch Tod verursachte Trennung zwischen Eltern und Kind eine wichtige Rolle bei den ambulant psychiatrisch behandelten Patienten.

In dieser Arbeit soll folgende Hypothese geprüft werden: Probanden in der Allgemeinbevölkerung, die in ihrer Kindheit (0-15 Jahre) nicht bei ihren leiblichen Eltern aufgewachsen waren bzw. deren Vater und/oder Mutter vor ihrem 15. Lebensjahr verstorben war, haben ein höheres Risiko

a) für eine psychiatrische Erkrankung

b) für eine ambulante oder stationäre psychiatrische Behandlung im Erwachsenenalter.

3.3.2.2 Methodisches Vorgehen und demographische Charakterisierung

Stichprobe, Instrumentarium und Fallidentifikation sind im Methodenteil referiert. Grundlage dieser Teiluntersuchung bildeten die Probanden, welche in den beiden Querschnittsuntersuchungen (70er und 80er Jahre) untersucht worden waren.

Nelson (1982) wies darauf hin, daß in den meisten Untersuchungen die Beurteiler psychischer Erkrankungen über die Verlustereignisse in der Kindheit informiert waren; somit ist die Möglichkeit eines Rater-Bias (direkte Kontamination) gegeben. In unserer Studie können wir diesen Fehler begrenzen, da wir nur im zweiten Querschnitt nach Verlustereignissen in der Kindheit detailliert gefragt hatten. Wenn wir für die abhängige Variable den im ersten Querschnitt ermittelten psychiatrischen Befund zugrunde legen, so ist eine weitgehende Unabhängigkeit zu den im zweiten Querschnitt erhobenen Verlustereignissen gegeben.

Bei der Variable psychiatrische Erkrankung im Erwachsenenalter unterscheiden wir zwei Gruppen:

a) zum Zeitpunkt des ersten Querschnitts behandlungsbedürftige psychisch Kranke (Schweregrad 2-4)

b) Probanden, die wegen einer psychischen Erkrankung ambulant und/oder stationär psychiatrisch vorbehandelt waren.

Bei den im zweiten Querschnitt erhobenen Kindheitsvariablen unterscheiden wir, in welchem Altersabschnitt bis zum 15. Lebensjahr die Probanden überwiegend nicht bei den leiblichen Eltern aufgewachsen waren.

Es zeigt sich, daß dieser Anteil von 10,3% im ersten Lebensjahr bis auf 27,2% im 11. bis 15. Lebensjahr ansteigt (Tabelle 3.2.2 a).

Tabelle 3.3.2 a: Prozentualer Anteil der Probanden, die in der Kindheit überwiegend nicht bei den (leiblichen) Eltern aufgewachsen sind. Unterscheidung nach Altersstufen

		Alter				
		- 1	2 - 3	4 - 5	6 - 10	11 - 15
Gesamt	(N = 1.336)	10,3	12,4	15,8	20,0	27,2
Geschlecht						
männlich	(N = 606)	9,7	11,6	15,7	19,8	28,1
weiblich	(N = 730)	10,7	13,2	15,9	20,1	26,6
Alter						
15 - 44 Jahre	(N = 722)	10,9	12,8	16,2	19,5	25,6
45 + Jahre	(N = 614)	9,4	11,9	15,3	20,5	29,2
Soziale Schicht						
Ober-/Mittelschicht	(N = 739)	7,6	9,6	10,0	16,8	24,3
Unterschicht	(N = 596)	13,5	15,9	19,6	24,0	30,9

Tabelle 3.3.2 b: Art der Bezugsperson, bei der die Probanden aufgewachsen sind - Unterscheidung nach Altersstufen

	Alter				
	- 1	2 - 3	4 - 5	6 - 10	11 - 15
Aufgewachsen bei					
1. beiden Eltern	1.199	1.170	1.125	1.069	972
2. nur der Mutter	63	72	95	115	141
3. nur dem Vater	3	6	9	17	22
4. Stief-/Adoptiveltern	26	34	42	64	84
5. Großeltern	37	45	47	42	33
6. Heim	4	2	3	8	24
7. Sonstiges	4	7	15	21	60
Gesamt (2. - 7.)	137	166	211	267	364

Während bei den Männern und Frauen, jüngeren und älteren Probanden der Prozentsatz der nicht bei den leiblichen Eltern Aufgewachsenen nur geringfügig variiert, findet sich ein überdurchschnittlich hoher Wert bei Angehörigen der Unterschicht.

Von besonderer Bedeutung ist die Frage, von wem die Kinder versorgt wurden, wenn sie nicht bei den leiblichen Eltern aufwuchsen (Tabelle 3.3.2 b). In allen Altersstufen spielt dabei die Mutter die größte Rolle, danach folgen die Stief-/Adoptiveltern und die Großeltern.

Von den Ereignissen, die dazu führen, daß jemand nicht bei den leiblichen Eltern aufwächst, haben wir in unserer Untersuchung den Tod von Vater oder Mutter gesondert berücksichtigt. Es zeigte sich (Tabelle 3.3.2 c), daß bei den von uns interviewten Probanden - vor allem bedingt duch die beiden Weltkriege - das Ereignis Tod des Vaters (14,4%) etwa zweimal so häufig auftrat als der Tod der Mutter (7,6%). Eine Unterscheidung nach soziodemographischen Merkmalen ergab nur geringfügige Unterschiede: lediglich bei den über 45jährigen war der Anteil derjenigen, bei denen die Mutter verstorben war, erhöht. Der in Tabelle 3.3.2 a dargestellte höhere Anteil der Unterschichtsangehörigen, die nicht bei den Eltern aufgewachsen waren, ist also in erster Linie nicht auf den Tod der Eltern, sondern auf andere Faktoren (wie etwa broken home) zurückzuführen.

Tabelle 3.3.2 c: Prozentualer Anteil der Probanden, deren Vater bzw. Mutter in der Kindheit (0-15 Jahre) verstorben ist

	Tod des Vaters %	Tod der Mutter %
Gesamt	14,4	7,6
Geschlecht		
männlich	15,7	7,6
weiblich	13,3	7,6
Alter		
15 - 44 Jahre	13,2	5,5
45 + Jahre	15,7	10,0
Soziale Schicht		
Ober-/Mittelschicht	13,7	6,7
Unterschicht	15,3	8,6

Die Bestimmung des relativen Risikos erfolgte nach folgender Formel:

$$\frac{a}{a+b} : \frac{c}{c+d} = \text{relatives Risiko}$$

Wenn der Wert über 1,0 liegt, so besteht bezüglich des untersuchten Verlustereignisses ein erhöhtes Erkrankungsrisiko.

Verlustereignis in der Kindheit	Psychiatrische Erkrankung im Erwachsenenalter	
	ja	nein
ja	a	b
nein	c	d

3.3.2.3 Ergebnisse über elterlichen Verlust und spätere psychische Erkrankung

Im folgenden soll dargestellt werden, inwieweit die Tatsache, daß jemand nicht bei den Eltern aufgewachsen ist bzw. Vater oder Mutter in der Kindheit verstorben sind, einen Einfluß auf das Auftreten einer psychiatrischen Erkrankung im Erwachsenenalter hat.

Bei den Probanden, die nicht bei den (leiblichen) Eltern aufgewachsen waren, war die Rate psychischer Erkrankungen und in noch stärkerem Maße diejenige der Vorbehandelten in allen Altersabschnitten höher als bei denjenigen, die bei den Eltern aufgewachsen waren. Dieses insgesamt gefundene höhere Risiko ist besonders auf die Probanden zurückzuführen, die bei den Stiefeltern und in der Altersstufe 11 bis 15 in einem Heim aufgewachsen waren, nicht dagegen - vor allem in den höheren Altersstufen - auf diejenigen, die nur von der Mutter versorgt wurden (Tabelle 3.3.2 d). Wenn wir die Merkmale Geschlecht, Alter und soziale Schicht kontrollieren, so bestätigt sich der insgesamt gefundene Zusammenhang.

Für die Personen, deren Vater bzw. Mutter in der Kindheit verstorben war, war das relative Risiko sowohl für eine psychische Erkrankung als auch eine psychiatrische Behandlung nur geringfügig höher als für diejenigen, die nicht von diesem Ereignis betroffen waren (Tabelle 3.3.2 e).

Ein weitgehend analoges Ergebnis findet sich auch, wenn wir nach Geschlecht, Alter und sozialer Schicht differenzieren. Auffallend ist, daß bei Männern, deren Vater verstorben war, das relative Risiko für eine psychische Erkrankung höher ist; bei Frauen ist das relative Risiko beim Tod der Mutter erhöht (Tabelle 3.3.2 f).

Tabelle 3.3.2 d: Relatives Risiko für eine psychische Erkrankung (a) bzw. eine psychiatrische Behandlung (b) im Erwachsenenalter bei Probanden, die nicht überwiegend bei den (leiblichen) Eltern aufgewachsen sind. Fehlende Werte: Relatives Risiko nicht berechnet bei n≤15, * p<.05, ** p<.01, *** p<.001

		- 1	2 - 3	Alter 4 - 5	6 - 10	11- 15
Aufgewachsen bei						
1. nur der Mutter	(a)	1,2	1,2	0,9	0,9	0,9
	(b)	1,7	1,3	1,4	1,0	1,0
2. nur dem Vater	(a)	--	--	--	1,4	1,3
	(b)	--	--	--	1,6	2,5
3. den Stief-/Adoptiveltern	(a)	2,0*	2,5***	2,5***	1,6*	1,5
	(b)	2,0	2,3	2,8***	2,1*	2,1*
4. Großeltern	(a)	1,6	1,5	1,0	1,4	1,1
	(b)	1,4	1,7	1,1	1,6	0,8
5. Heim	(a)	--	--	--	--	2,4***
	(b)	--	--	--	--	3,6***
6. Sonstiges	(a)	--	--	--	1,1	0,7
	(b)	--	--	--	1,9	1,6
Gesamt (1. - 6.)	(a)	1,5*	1,4*	1,2	1,3*	1,1
	(b)	1,8*	1,8*	1,7*	1,6*	1,6*

* p <.05; ** p < .01; *** p < .001

Tabelle 3.3.2 e: Relatives Risiko für eine psychische Erkrankung (a) bzw. eine psychiatrische Behandlung (b) im Erwachsenenalter bei Probanden, deren Vater bzw. Mutter in der Kindheit verstorben war

In der Kindheit (0 - 15 Jahre)	Psychische Erkrankung (a)	Psychiatrische Behandlung (b)
Tod des Vaters	1,1	1,1
Tod der Mutter	1,2	1,3

Tabelle 3.3.2 f: Relatives Risiko für eine psychische Erkrankung bei Tod der Eltern in der Kindheit. Unterscheidung nach Geschlecht, Alter und sozialer Schicht

	In der Kindheit (0 - 15 Jahre)	
	Tod des Vaters	Tod der Mutter
Geschlecht		
männlich	1,3	0,9
weiblich	1,1	1,3
Alter		
15 - 44 Jahre	1,2	0,6
45 + Jahre	1,0	1,3
Soziale Schicht		
Ober-/Mittelschicht	1,2	1,2
Unterschicht	1,0	1,1

3.3.2.4 Diskussion (elterlicher Verlust und spätere psychische Erkrankung)

Zusammenfassend können wir feststellen, daß nach den Ergebnissen unserer Studie bei Probanden, die nicht bei ihren Eltern aufgewachsen sind, das relative Risiko für eine psychische Erkrankung, vor allem aber für eine psychiatrische Behandlung, erhöht ist. In beiden Fällen ist dieser Zusammenhang vor allem auf die Probanden zurückzuführen, die bei den Stiefeltern oder im Heim aufgewachsen sind. Zu einem ähnlichen Resultat kommen Tennant et al. (1980b) in ihrer Bevölkerungsstudie in London. Sie fanden, daß Eltern-Kind-Trennungen während der Kindheit einen sehr viel stärkeren Einfluß auf die Rate ambulant psychiatrisch Behandelter hatten als auf die wahre Prävalenz psychischer Erkrankungen. Sie diskutierten in diesem Zusammenhang, ob der Verlust der Eltern in der Kindheit weniger als Ursache für eine psychische Erkrankung, sondern vielmehr als Ursache für ein bestimmtes Krankheitsverhalten anzusehen ist, welches zu einer psychiatrischen Überweisung führt. Sie beziehen sich dabei auf Birtchnell (1975, 1978), der einen Zusammenhang zwischen Verlust der Eltern und Persönlichkeitseigenschaften wie Abhängigkeit (dependency) und Hypochondrie nachweist. Es könnte sein, daß Probanden mit dieser Persönlichkeitsstruktur häufiger ärztliche Hilfe suchen und deshalb öfter zu Psychiatern überwiesen werden.

Eine weitere Übereinstimmung mit der Londoner Studie zeigt sich darin, daß der Tod von Vater oder Mutter in der Kindheit eine sehr geringe Bedeutung sowohl für die wahre Prävalenz psychischer Erkrankungen wie auch die Inanspruchnahme psychiatrischer Einrichtungen hat, während offensichtlich andere Trennungs- und Verlusterlebnisse vor allem für die psychiatrische Behandlung eine sehr viel größere Rolle spielen. Hällström (1987) fand ebenfalls bei Probanden einer Feldstudie mit "typischer Depression" nach DSM-III im Vergleich zu Gesunden eine höhere Rate von Trennungen und Scheidungen, jedoch keinen Unterschied in der Verlustrate der Eltern in jungen Jahren durch Tod. Tennant et al. (1980b) empfahlen, bei Verlustereignissen zwischen *Tod* der Eltern und anderen *Trennungs*situationen zu differenzieren. So können beispielsweise die Erfahrungen eines Kindes vor dem Tod von Vater oder Mutter ganz normal sein, besonders wenn es sich um einen plötzlichen, unerwarteten Tod handelt. Andere Trennungssituationen sind dagegen häufig die Folge langandauernder familiärer Schwierigkeiten. Tennant (1988) beschrieb jüngst die wesentliche Literatur zum Thema "Parental Loss and Psychopathology in Adult Life" in einem Übersichtsreferat. Es fanden sich eher Anhaltspunkte für einen negativen Einfluß von Trennungserlebnissen von einem Elternteil (z.B. bei Ehescheidungen) als von Tod von Vater oder Mutter auf die Psychopathologie eines Probanden im Erwachsenenalter. Methodische Konfundierungen erschweren eine Interpretation der Ergebnisse. So beschrieben Breier et al. (1988) die Qualität des Lebens in der Kindheit und persönliche Anpassung an den Verlust durch Tod eines Elternteils als Prädiktoren für spätere Psychopathologie. Psychopathologie und Anamnese in der Kindheit (retrospektiv) wurden allerdings gleichzeitig (auch mit endokrinen Parametern wie Kortisolspiegel) erfaßt, so daß Konfundierungen naheliegen.

Von einer klinischen Sichtweise ist nach Tennant et al. (1980a) kein sehr starker Zusammenhang zwischen Tod der Eltern und psychischer Erkrankung im Erwachsenenalter zu erwarten, besonders wenn wir den langen zeitlichen Abstand sowie die Tatsache berücksichtigen, daß zahlreiche, retrospektiv nur schwer zu erfassende intervenierende Variablen den von uns untersuchten Zusammenhang beeinflussen können. Selbst bei psychiatrisch hospitalisierten Patienten liegt in den meisten Fällen das durch elterlichen Verlust zu erwartende Erkrankungsrisiko unter zwei. In Bevölkerungsuntersuchungen, wo die Grenzen zwischen Fall und Nichtfall fließender sind als bei Inanspruchnahmestudien, ist, wie auch unsere Studie gezeigt hat, das relative Krankheitsrisiko eher niedriger. Berücksichtigt man kurzfristige Lebensereignisse, die maximal 1-2 Jahre zurückliegen, so ist das relative Risiko zum Teil um ein Vielfaches höher als bei Verlustereignissen in der Kindheit. Als besonders erklärungskräftig hat sich ein von Brown & Harris (1978) entwickeltes Modell erwiesen, das auf der Kombination beider Komponenten beruht. In weiteren Analysen wird zu klären sein, in welchem Umfang Verlustereignisse in der Kindheit als Vulnerabilitätsfaktoren die Auswirkung der ebenfalls in der Oberbayerischen Verlaufsuntersuchung erhobenen aktuellen Lebensereignisse auf psychische Erkrankungen mitbestimmen.

3.4 Verlauf psychischer Erkrankungen in der Bevölkerung

Manfred M. Fichter, Jürgen Rehm & Wolfgang Witzke

3.4.1 Ergebnisse zu Inzidenz, Remission und Chronizität

Die Bedeutung von Langzeit-Verlaufsuntersuchungen geht aus einer interessanten Studie von Vaillant & Schnurr (1988) hervor. Diese untersuchten eine gesunde privilegierte Kohorte von 188 Studenten einer renommierten amerikanischen Universität über einen Zeitraum von 45 Jahren (!). Diese Studenten hatten vergleichsweise hohe intellektuelle Fähigkeiten, einen hohen sozialen Status und hatten bei einer medizinischen Untersuchung im ersten Collegejahr keinerlei Hinweis auf eine psychische oder körperliche Erkrankung gezeigt. Ein wichtiges Ergebnis war, daß nahezu 50 % dieser besonders ausgewählten Stichprobe privilegierter gesunder Männer im Verlauf der 45 Jahre der Untersuchung psychiatrisch auffällig wurden und daß die psychische Symptomatik erhebliche Fluktuationen über die Jahre und Jahrzehnte zeigte. Kendell (1988) wies in seinem Kommentar zu der Arbeit von Vaillant und Schnurr auf die Ungenauigkeit von "Life-time-Diagnosen" auf der Basis eines einzigen Interviews hin, wie es in der "Epidemiological Catchment Area Studie" erfolgte. Vaillant & Schnurr hatten ihre Stichprobe über die Jahrzehnte mehrfach untersucht und selbst bei dieser, nach Risiken für psychische Erkrankung sehr positiven Auswahl eine hohe Gesamtmorbiditätsrate für die 45 Jahre gefunden. Im letzten Jahrzehnt hat die Psychiatrie große Fortschritte zur Reliabilität psychischer Diagnostik gemacht. Es fehlen jedoch angemessene Kriterien für die Validität dieser reliablen Diagnosen. Verlaufsuntersuchungen können hier zu wichtigen Ergebnissen im Sinne der *prädiktiven Validität* führen.

3.4.1.1 Definitorische Vorbemerkung

Zum Verständnis der in diesem Kapitel angegebenen Zahlenangaben sind einige Vorbemerkungen erforderlich: Inzidenz-, Remissions- und Chronizitätsraten können auf sehr unterschiedliche Weise berechnet werden. Diese Raten sind 1. abhängig von der Definition des Schwellenwertes des Schweregrades der Erkrankung, 2. abhängig von der Tatsache, ob Übergänge in andere Erkrankungen gezählt werden (z.B. ein Schizophrener erhält später die Diagnose Zwangsneurose), 3. abhängig davon, welcher Zeitraum zugrunde gelegt wird und 4. abhängig davon, welcher Nenner gewählt wird (alle Probanden oder nur Personen, die ein Erkrankungsrisiko oder eine Remissionsmöglichkeit haben). Wenn beispielsweise von den Schizophrenen mit Schweregrad 2 oder größer beim 1. Querschnitt keiner mehr beim 2. Querschnitt eine Schizophrenie hat, jedoch alle diese Personen eine andere psychiatrische Diagnose mit einem Schweregrad von mindestens 2 aufweisen, dann würde sich je nach der Form der Berechnung eine Chronizitätsrate von 0% bzw. 100% ergeben. 5. Außerdem ergeben sich unterschiedliche Raten, je nachdem ob nur ein 2-Punkte-Vergleich (t_1/t_2) gemacht wird oder ob für die Veränderung des beim 1. Querschnitt bestehenden Zustandes das dazwischenliegende erfaßte 5-Jahres-Intervall miteinbezogen wird.

6. Es spielt eine Rolle, ob und in welcher Form die psychiatrische Zweitdiagnose, soweit vorhanden, miteinbezogen wird.

Die fiktive Aussage **"für Schizophrenie ergab sich eine Chronizitätsrate von 50%"** könnte auf die folgenden Weisen verstanden werden:

1. von allen Schizophrenen zum Zeitpunkt t_1 (incl. Schweregrad = 1) sind 50% auch bei dem Zeitpunkt t_2 noch schizophren mit Schweregrad 1-4;
2. von allen Schizophrenen bei t_2 waren 50% auch schon bei t_1 schizophren;
3. von allen Schizophrenen zum Zeitpunkt t_1 mit Schweregrad 2, 3 oder 4 sind 50% auch bei t_2 schizophren mit Schweregrad 2, 3 oder 4;
4. von allen Schizophrenen mit Schweregrad 2, 3 oder 4 bei t_2 waren 50% auch schon bei t_1 schizophren mit Schweregrad 2, 3 oder 4;
5. von allen Schizophrenen bei t_1 mit Schweregrad 2, 3 oder 4 haben 50% auch bei t_2 eine psychiatrische Störung mit Schweregrad 2, 3 oder 4;
6. von allen Schizophrenen mit Schweregrad 2, 3 oder 4 bei t_2 hatten 50% schon bei t_1 eine psychiatrische Störung mit Schweregrad 2, 3 oder 4;
7. von allen Schizophrenen zum Zeitpunkt t_1 (inkl. Schweregrad 1) hatten 50% auch bei t_2 eine psychiatrische Störung mit Schweregrad 1, 2, 3 oder 4;
8. von allen Schizophrenen bei t_2 (inkl. Schweregrad 1) hatten 50% schon bei t_1 eine psychiatrische Störung mit Schweregrad 1, 2, 3 oder 4;
9. von allen Schizophrenen bei t_1 mit Schweregrad 1, 2, 3 oder 4 hatten 50% sowohl bei t_1 als auch bei t_2 einen Schweregrad von 2, 3 oder 4;
10. von allen Schizophrenen bei t_2 mit Schweregrad 1, 2, 3 oder 4 hatten 50% sowohl bei t_1 als auch bei t_2 einen Schweregrad von 2, 3 oder 4.

Probanden können entweder beim 1. Querschnitt (t_1), für das 5-Jahres-Intervall oder für den 2. Querschnitt (t_2) eine psychiatrische Erstdiagnose (deren Schweregrad zwischen 0 und 4 schwanken kann) und gegebenenfalls noch eine psychiatrische Zweitdiagnose (deren Schweregrad ebenfalls zwischen 0 und 4 schwanken kann) aufweisen. Daraus ergeben sich zahlreiche mögliche Definitionen für Inzidenz, Remission und Chronizität. Bei den folgenden Tabellen haben wir, soweit nicht anders angegeben, folgende **Falldefinitionen** zugrunde gelegt:
Ein Fall muß eine psychiatrische Diagnose mit Schweregrad 2, 3 oder 4 aufweisen. Alle Probanden, die eine Diagnose mit Schweregrad 1 (leicht) oder 0 (keine psychiatrische Diagnose) aufweisen, werden als Nichtfälle gewertet. Diese Schwelle wird zur Berechnung der Inzidenz-, Remissions- und Chronizitätsrate zugrunde gelegt. Im Regelfall wird der Zustand beim 1. Querschnitt (t_1) betrachtet, und es wird analysiert, ob und in welcher Weise eine Zustandsänderung im 5-Jahres-Intervall oder bei t_2 erfolgte. Bei den Auswertungen nach Diagnosen wurden sogenannte **Verschiebungs-inzidenz- und -remissionsraten** mitberücksichtigt. Dabei handelt es sich im engen Sinne zwar um Neuerkrankungen bzw. Remissionen für eine bestimmte Diagnosegruppe, jedoch bei breiterer Betrachtung um eine Verschiebung von einer zur anderen diagnostischen Kategorie und somit letztlich um Raten für Chronizität.

Wir überblicken das 5-Jahres-Intervall zwischen t_1 und t_2 recht genau. Darüber hinaus wurde bei t_1 um ein Jahr genauer zurückgefragt, soweit eine psychiatrische Diagnose vorlag, und die Dauer einer bei t_1 bestehenden psychiatrischen Diagnose auch darüber hinaus erfaßt. Bei t_2 wurde versucht, sämtliche psychiatrischen (und somatische) Diagnosen zum Zeitpunkt t_2 und für die vorausgegangenen 5 Jahre zwischen t_1 und t_2 mit Schweregrad quartalsweise zu erfassen. Wir können somit keine Aussagen über die Lebenszeit- (Life-time-) Prävalenzrate psychischer Erkrankungen machen. Diese Lebenszeitprävalenzraten dürften auch sehr ungenau sein, da sie für viele Jahre und Jahrzehnte retrospektiv erfaßt werden. Eine kritische Übersicht über die Ungenauigkeit der Lebenszeitprävalenzraten in der amerikanischen Epidemiological-Catchment-Area (ECA) Studie gab in jüngster Zeit Parker (1987).

3.4.1.2 Ergebnisse zum Verlauf psychischer Erkrankungen

Morbidität:

Tabelle f, g und h (im Anhang 3.4.1) geben **Prävalenzraten für verschiedene diagnostische Kategorien** für die Verlaufsstichprobe (n = 1.342) bzw. die angereicherte Verlaufsstichprobe wieder. Die höchsten Prävalenzraten haben neurotische und psychosomatische Erkrankungen (bei t_2 insgesamt 10,7% für Erkrankungen mit Schweregrad 2, 3 oder 4, davon 4,1% für psychosomatische Erkrankungen (7 Tage-Prävalenz)). Die Abnahme depressiver Erkrankungen vom 1. zum 2. Querschnitt und die Zunahme von Alkoholismus und psychosomatischen Erkrankungen wurde im Kapitel über affektive Erkrankungen diskutiert.

In Tabelle i (Anhang 3.4.1) sind die **6-Jahres-Morbiditätsraten für psychische Erkrankungen**, basierend auf 2 Querschnitten, und Rückfragung um 1 Jahr bei t_1 bzw. 5 Jahre bei t_2 (= 5 + 1 Jahr) für verschiedene soziodemographische Variablen etc. separat dargestellt. Dabei fanden sich interessanterweise in den 6-Jahres-Morbiditätsraten keine signifikanten Geschlechtsunterschiede, und die Morbiditätsraten für die Altersgruppe der Probanden im mittleren Alter waren nur im Trend erhöht. Auch machte es für die Morbiditätsraten keinen Unterschied, ob der Proband berufstätig oder arbeitslos war. Signifikante Unterschiede zeigten sich allerdings für die Untersuchungsorte, Familienstand, soziale Schicht, Art der Partnerschaft, Schulbildung und Berufsausbildung.

Inzidenz:

160 Probanden der zu beiden Querschnitten untersuchten Verlaufsstichprobe waren bei der ersten Querschnittsuntersuchung (t_1) gesund (Schweregrad 0 oder 1) und entwickelten im 5-Jahres-Intervall eine psychische Erkrankung (maximaler Schweregrad im Intervall oder bei $t_2 \geq 2$). Nachdem 837 Probanden beim 1. Querschnitt psychisch gesund waren, errechnet sich für psychische Erkrankungen eine 5-Jahres-Inzidenzrate von 19,1 % (160/837). Dabei handelt es sich größtenteils um neurotische und psychosomatische Erkrankungen (Inzidenzrate 16,1 %). Die entsprechenden Inzidenzraten für andere Diagnosegruppen waren erheblich niedriger: 0,3 % für Oligophrenie, 0,5 % für affektive Psychosen, 1,0 % für (prä-) senile Demenz, 0,9 % für andere organische psychiatrische Erkrankungen, 2,5 % für Persönlichkeitsstörungen und 3,2 % für Alkoholismus (einschließlich Drogenabhängigkeit). Kein einziger Fall einer schizophrenen Neuerkrankung wurde unter den ehemals Gesunden (t_1) im 5-Jahres-Intervall beobachtet. Diese Angaben beziehen sich nur auf echte Neuerkrankungen. Verschiebungen von einer zur anderen diagnostischen Kategorie sind darin

nicht berücksichtigt. 99 Probanden (11,8 % der bei t_1 gesunden) entwickelten im 5-Jahres-Intervall eine leichtere psychische Auffälligkeit ohne Krankheitswert (Schweregrad 1).

Remission und Chronizität:
Von 264 Probanden mit leichten psychischen Störungen zum Zeitpunkt t_1 (Schweregrad 1) waren 52,3 % bis zum Zeitpunkt der Nachuntersuchung (t_2) remittiert (S=0); 22,3 % hatten sich in ihrem Zustand verschlechtert (S≥2) und 25,4 % zeigten einen stabilen Schweregrad von 1. Von jenen Probanden, welche zum Zeitpunkt t_1 eine (behandlungsbedürftige) psychische Erkrankung aufwiesen (≥2) waren 33,3 % bis zum Zeitpunkt t_2 remittiert (S=0); 18,3 % zeigten eine leichte Verbesserung des Gesundheitszustandes (S=1) und 48,3 % wiesen einen chronischen Verlauf auf (S≥2).
Verlauf nach Diagnosegruppen und soziodemographischen Merkmalen:
Unsere Stichprobe ist zu klein, um über Erkrankungen mit relativ niedriger Morbiditätsrate verläßliche Aussagen machen zu können (z.B. Schizophrenie). Dies gilt für die Zusammenhänge der Morbiditätsrate mit anderen Variablen und für Verlaufsindikationen. Recht verläßlich dagegen dürften die Angaben für Erkrankungen mit höherer Morbidität sein. Wie aus Tabelle 3.4.1 a hervorgeht, erkrankten 16,2% aller "Nichtfälle" von t_1 im 5-Jahres-Intervall oder bei t_2 an einer neurotischen oder psychosomatischen Erkrankung. Die Remissionsraten waren für diese diagnostische Kategorie (Neurosen und psychosomatische Erkrankungen) mit 58,6% am höchsten, gefolgt von (prä-) seniler Demenz, anderen organischen Psychosen, affektiven Psychosen und Alkoholismus/Drogenabhängigkeit. Die hohe Remissionsrate für Demenzen und andere organische Psychosen erklärt sich durch Verschiebungen auf andere diagnostische Kategorien, und Personen mit sehr ausgeprägter seniler Demenz sind zum Teil im 5-Jahres-Intervall verstorben, so daß sie sich nicht in der Chronizitätsrate niederschlagen können. Eine niedrige Remissionsrate fand sich erwartungsgemäß für Schizophrenie und Oligophrenie. Entsprechend fanden sich hohe Chronizitätsraten für Schizophrenie und für Oligophrenie. Faßt man die Chronizitätsrate zusammen mit der Verschiebungsinzidenz und Verschiebungsremissionsrate (s.o.), so erhält man einen Index für die Gesamtchronizität psychischer Erkrankungen im Zusammenhang mit einer bestimmten diagnostischen Kategorie, die am höchsten war für Schizophrenie und Oligophrenie, gefolgt von Persönlichkeitsstörungen, Alkoholismus und affektiven Psychosen.

Tabelle 3.4.1 a: Verlauf psychischer Störungen: Inzidenz, Remission, Chronizität jeweils bezogen auf die Risikogruppe sowie Verschiebungen von bzw. zu anderen Diagnosekategorien (Verlaufsstichprobe n = 1.342). Die Risikogruppe für Inzidenz waren Personen mit S = 0 oder 1 bei t_1, für Remission und Chronizität waren es Personen mit S = 2 oder 3 oder 4. Als Verschiebungsinzidenz werden Neuerkrankungen für eine bestimmte Krankheitskategorie im Intervall oder bei t_2 für Probanden bezeichnet, welche zwar psychisch nicht gesund, aber nicht mit *dieser* speziellen Störung erkrankt waren. Somit handelt es sich um eine Form der Chronizität! In die Verschiebungs*remission* gehen Probanden ein, welche zum Zeitpunkt t_1 die spezielle psychische Erkrankung X aufwiesen (S$\geq$2), bei t_2 nicht diese, aber eine andere psychische Erkrankung (S$\geq$2)

ICD-8 Diagnose-Kategorie	A Inzidenz 0/1-»2/3/4 Intervall oder t_2	B Verschiebungs- inzidenz (2/3/4)-»2/3/4 Intervall oder t_2	C Remission 2/3/4-»0/1 bei t_2	D Verschiebungs- remission 2/3/4-»(2/3/4) bei t_2	E Chronizität 2/3/4-»2/3/4 bei t_2	F = B + D + E
(prä-)senile Demenz 290; 293.0	1,0	0,8	50,0	12,5	37,5	50,7
andere organische Psychosen 292; 293.1-9; 294, außer 294.3	0,9	0,7	50,0	40,0	10,0	50,8
Schizophrenie 295	0	0,1	16,7	0	83,3	83,5
affektive Psychosen 296; 297; 298; 299	0,5	0,8	45,0	45,0	10,0	56,0
neurotische psychosomatische Erkrankungen 300; 305-308	16,2	0,6	58,6	14,0	27,4	42,1

ICD-8 Diagnose-Kategorie	A Inzidenz 0/1-»2/3/4 Intervall oder t_2	B Verschiebungs-inzidenz (2/3/4)-»2/3/4 Intervall oder t_2	C Remission 2/3/4-»0/1 bei t_2	D Verschiebungs-remission 2/3/4-»(2/3/4) bei t_2	E Chronizität 2/3/4-»2/3/4 bei t_2	F = B + D + E
Persönlichkeitsstörung 301; 302	2,5	0,8	37,5	37,5	25,0	63,5
Alkohol/Drogen 291; 294.3; 303; 304	3,3	0,9	43,8	15,6	40,6	57,3
Oligophrenie 310-315	0,3	0,1	16,7	8,3	75,0	83,5
insgesamt (Diagnosen)	22,8		51,7		48,3	

Wie aus Tabelle 3.4.1 b hervorgeht, waren *Risikofaktoren* für eine spätere psychische Erkrankung im 5-Jahres-Intervall oder bei t_2 für "Nichtfälle" bei t_1 folgende Variablen: ein hoher Goldberg-Interview-Score, hohe Beschwerdenlistenwerte, Vorliegen familiärer Sorgen, geringes Einkommen, getrennt oder geschieden lebende Probanden und untere soziale Schichten. Eine erhöhte Chronizitätsrate wiesen zum Zeitpunkt t_1 erkrankte Probanden mit folgenden Merkmalen auf: erhöhter Goldberg-Interview-Score, schlechte Wohnverhältnisse, geringes Einkommen und Arbeitslosigkeit.

Die Inzidenz- und Chronizitätsraten waren in allen *drei Gemeinden* nahezu gleich (vgl. Tabelle c). Für *Männer* lag die Inzidenzrate, für Frauen die Chronizitätsrate geringfügig (aber statistisch nicht signifikant) höher. Auch für die *Alters*gruppen ergab sich kein signifikanter Unterschied hinsichtlich Inzidenz- und Chronizitätsraten. Geschiedene zeigten eine relativ hohe Chronizitätsrate. Die Inzidenzrate für *Verwitwete* war bemerkenswert niedrig. Für die einzelnen *sozialen Klassen* fanden sich sehr ähnliche Chronizitätsraten. Probanden der unteren sozialen Schichten (IV und V) zeigten eine signifikant erhöhte Inzidenzrate. Die Chronizitätsrate war um so höher, je öfter die Probanden *berufliche oder private Probleme* zum Zeitpunkt t_1 geäußert hatten; statistische Unterschiede wurden hier mit Hilfe loglinearer Analysen berechnet (vergl. Tabelle k im Anhang 3.4.1).

Abb. 3.4.1 a-e zeigen Verlaufsergebnisse, basierend auf zwei Meßzeitpunkten (t_1 und t_2) für Altersgruppen, Geschlecht, soziale Klasse, Familienstand und Ausmaß von beruflichen und privaten Problemen bei t_1.

Tabelle 3.4.1 b: Inzidenz, Remission und Chronizität in Abhängigkeit von verschiedenen Variablen zum Zeitpunkt t_1 (Verlaufsstichprobe, n=1.342) unter Berücksichtigung von t_1 einerseits und t_2 und des 5-Jahres-Intervalls andererseits. Statistische Prüfung mit Chi^2-Test

t_1-Variable		Inzidenzrate (%) S = 0/1-»2/3/4 Intervall oder t_2		Remissionsrate (%) 2/3/4-»0/1 bei t_2	Chronizitätsrate (%) 2/3/4-»2/3/4 bei t_2	Chi^2-Test p
Goldberg-Score	< 10	20,2	.001	65,9	34,1	< .05
	> 10	38,0		48,5	51,5	
Beschwerdenliste	10	20,1	.01	63,2	36,8	n.s.
	10	28,8		48,1	51,9	
somatische Diagnosen	ja	21,2		48,7	51,3	n.s.
	nein	23,2	n.s.	54,5	45,5	
familiäre Sorgen	nein	21,5	.01	50,9	49,1	n.s.
	ja	32,3		56,9	43,1	
familiäre Belastungen	nein	22,3	n.s.	52,3	47,7	n.s.
	ja	31,0		51,8	48,2	
schlechte Wohnverhältnisse	nein	23,0	n.s.	54,3	45,7	< .01
	ja	9,5		21,1	78,9	
Armut	nein	22,4	.05	54,7	45,3	< .05
	ja	38,7		36,1	63,9	

Kommentar: Eine signifkant erhöhte Inzidenzrate haben Probanden mit folgenden Merkmalen (Risikofaktoren) zum Zeitpunkt t_1: hoher Wert im Goldberg-Interview (Gesamtskala), in der Beschwerdenliste, mit vielen familiären Sorgen und mit geringem Einkommen. Eine erhöhte Chronizitätsrate weisen Probanden auf mit folgenden Merkmalen bei t_1: hoher Wert im Goldberg-Interview, schlechte Wohnverhältnisse und mit geringem Einkommen. Prozentanteile von B und C addieren sich zu 100 % - daher gemeinsame Statistik.

Tabelle 3.4.1 c: Inzidenz, Remission und Chronizität von psychischen Erkrankungen (jeweils bezogen auf Risikogruppe, Schwelle für "Fall" ist Schweregrad ≥ 2) in Abhängigkeit von soziodemographischen Faktoren. Verlaufsstichprobe (n=1.342). Statistische Testung mit Chi^2-Test. Alter $\geq$ 20 J. bei t_2

	S =	Inzidenzrate $0/1 \rightarrow 2/3/4$		Remissionsrate $2/3/4 \rightarrow 0/1$	Chronizitätsrate $2/3/4 \rightarrow 2/3/4$ t_2 oder Intervall	
		%	Statistik	%	%	Statistik
Geschlecht	m	24,5	$Chi^2 = 1.5$	53,6	46,9	$Chi^2 = .09$
	w	21,2	df = 1	50,6	49,4	df = 1
			n.s.			n.s.
Familienstand	ledig	25,7	$Chi^2 = 9.8$	37,8	62,2	$Chi^2 = 6.6$
	verheiratet	21,2		58,0	42,0	
	getr./gesch.	39,6	df = 3	38,5	61,5	df = 3
	verwitwet	21,4	p < .05	50,0	50,0	p = .08 (n.s.)
Wohnort	Palling	20,7	$Chi^2 = 1.4$	43,6	56,4	$Chi^2 = 1.9$
	Traunstein	20,8		50,5	49,5	
	Traunreut	24,1	df = 2	56,8	43,2	df = 2
			n.s.			n.s.
Schicht	1 - 3	20,3	$Chi^2 = 5.4$	53,1	46,9	$Chi^2 = 0.6$
	4 - 5	26,4	df = 1	50,7	49,3	df = 1
			p < .05			n.s.
fester Partner	nein	27,7	$Chi^2 = 5.5$	42,7	57,3	$Chi^2 = 5.5$
	ja, zusammen	21,0		57,7	42,3	
	ja, nicht zus.	27,0	df = 2	37,5	62,5	df = 2
			$p \leq .06$			p = .06 (n.s.)
Schulbildung	niedrig	23,1	$Chi^2 = .75$	50,2	49,8	$Chi^2 = 5.3$
	mittel	20,4		73,1	26,9	
	hoch	23,4	df = 2	33,3	66,7	df = 2
			n.s.			p = .07 (n.s.)
berufstätig	nein	19,9	$Chi^2 = 3.6$	45,9	54,1	$Chi^2 = 3.0$
	ja	24,9	df = 1	58,6	41,4	df = 1
			p = .06			p = .08 (n.s.)
arbeitslos	nein	22,6	$Chi^2 = .05$	54,0	46,0	$Chi^2 = 5.9$
	ja	27,8	df = 1	15,4	84,6	df = 1
			n.s.			p < .05
Alter	20 - 24	27,1	$Chi^2 = 6.4$	38,5	61,5	$Chi^2 = 1.7$
	25 - 44	23,8	df = 4	55,1	44,9	df = 4
	45 - 64	23,6	p = .17	51,1	48,9	p = .79 (n.s.)
	65 - 74	15,9		55,0	45,0	
	75 +	19,3		46,4	53,6	
	20 - 44	24,7		52,4	47,6	

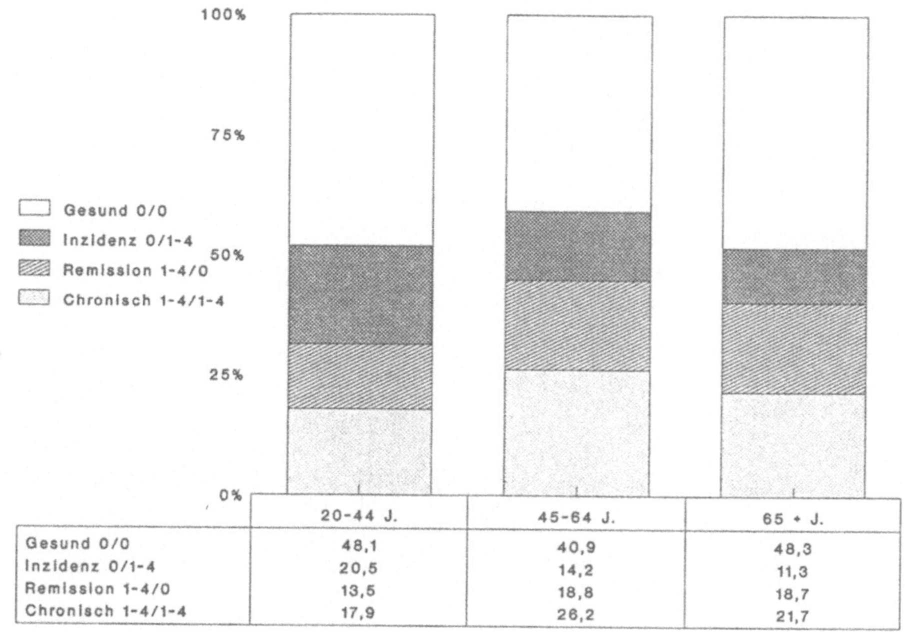

	20-44 J.	45-64 J.	65 + J.
Gesund 0/0	48,1	40,9	48,3
Inzidenz 0/1-4	20,5	14,2	11,3
Remission 1-4/0	13,5	18,8	18,7
Chronisch 1-4/1-4	17,9	26,2	21,7

KFA: Chi-Quadrat (gesamt)=29.3;df=11;p<.01
Chi-Quadrat (höhere Inzidenz b.jüng.Gr.)=6.12;df=1;p<.05
Chi-Quadrat (niedrigere Inzidenz b.ält.Gr.)=4.85;df=1;p<.05
Chi-Quadrat (mehr Chronizität b.ält.Gr.)=0.01;df=1;n.s.

Abb. 3.4.1 a: Verlauf nach Altersgruppen unter Zugrundelegung von zwei Meßzeitpunkten (t_1 und t_2). KFA-Ergebnisse: Chi-Quadrat (Gesamt)=29,3; df=11; p<.01. Chi-Quadrat (höhere Inzidenz bei jüngerer Altersgruppe)=6,1; df=1; p<.05. Chi-Quadrat (niedrigere Inzidenz bei älterer Altersgruppe)=4,8; df=1; p<.05. Chi-Quadrat (mehr Chronizität bei älterer Gruppe)=0,01; df=1; ns

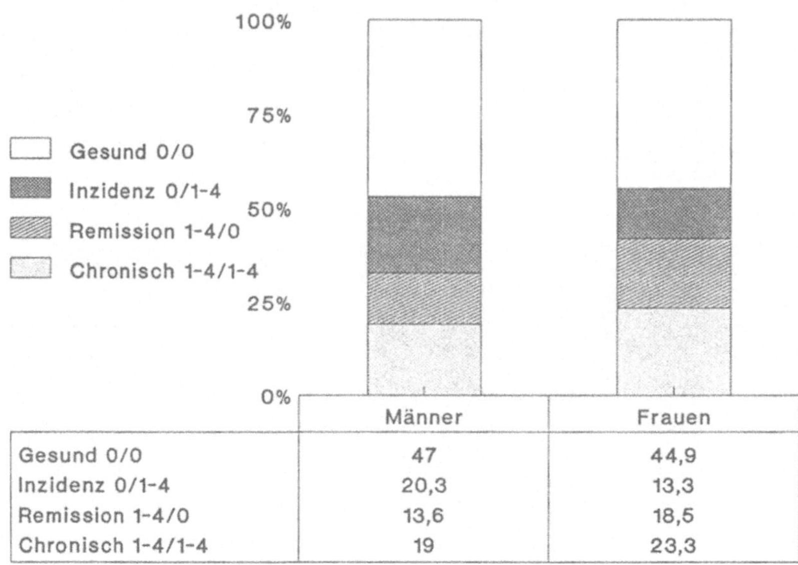

	Männer	Frauen
Gesund 0/0	47	44,9
Inzidenz 0/1-4	20,3	13,3
Remission 1-4/0	13,6	18,5
Chronisch 1-4/1-4	19	23,3

KFA: Chi-Quadrat (gesamt)=18.03;df=7;p‹.025
   Chi-Quadrat (mehr Chron.b.Frauen)=1.29;df=1;n.s.
   Chi-Quadrat (höh.Inzidenz b.Männern)=5.44;df=1;p‹.05

Abb. 3.4.1 b: Verlauf nach Geschlecht unter Zugrundlegung von zwei Meßzeitpunkten (t_1 und t_2). KFA-Ergebnisse: Chi-Quadrat (Gesamt) = 18,0; df = 7; p<.025. Chi-Quadrat (mehr Chronizität bei Frauen) = 1,3; df = 1; ns. Chi-Quadrat (höhere Inzidenz bei Männern) = 5,4; df = 1; p<.05

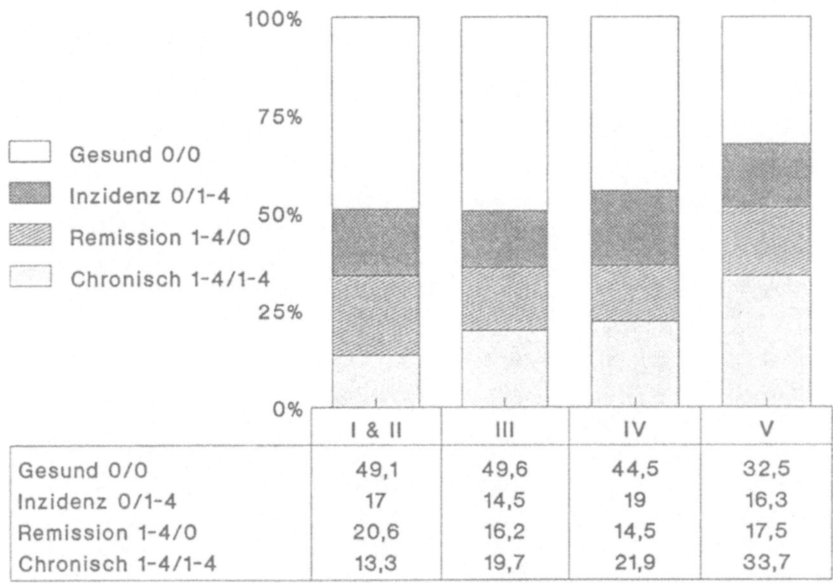

	I & II	III	IV	V
Gesund 0/0	49,1	49,6	44,5	32,5
Inzidenz 0/1-4	17	14,5	19	16,3
Remission 1-4/0	20,6	16,2	14,5	17,5
Chronisch 1-4/1-4	13,3	19,7	21,9	33,7

KFA: Chi-Quadrat (gesamt)=32.1;df=15;p<.01
   Chi-Quadrat (Chron.in soz.Kl.(V) üb.repr.)=11.7;df=1;p<.01
   Chi-Quadrat (Ges.in soz.Kl.(V) unt.repr.)=6.3;df=1;p<.05
   Chi-Quadrat (Chron.in höh.soz.Kls.unt.repr.)=5;df=1;p<.05

Abb. 3.4.1 c: Verlauf nach sozialer Klasse unter Zugrundelegung von zwei Meßzeitpunkten (t_1 und t_2). KFA-Ergebnisse: Chi-Quadrat (Gesamt) = 32,1; df = 15, p<.01. Chi-Quadrat (Chronizität in niedriger soz. Klasse V überrepräsentiert) = 11,7; df = 1; p<.01. Chi-Quadrat (Gesunde in niedriger soz. Klasse unterrepräsentiert) = 6,3; df = 1; p<.05. Chi-Quadrat (Chronizität in höheren soz. Klassen unterrepräsentiert) = 5,0; df = 1; p<.05

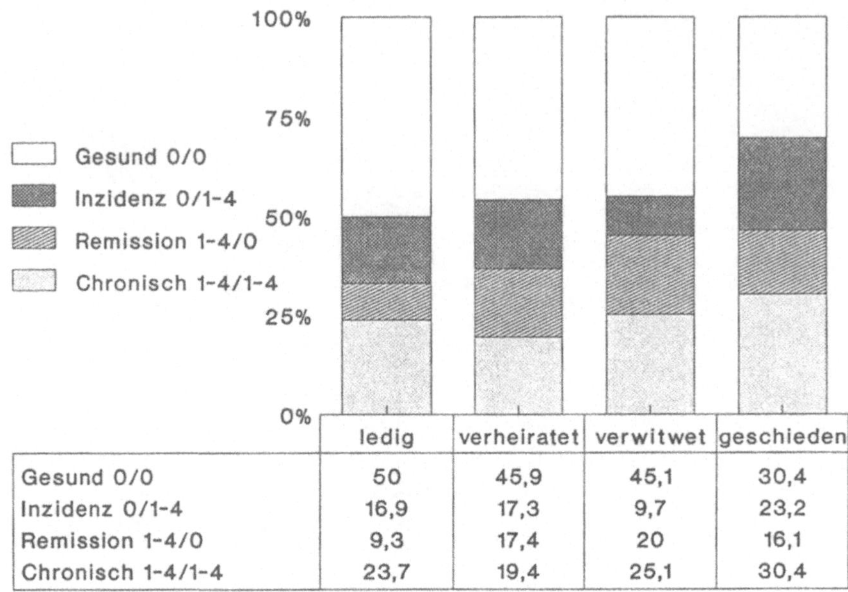

	ledig	verheiratet	verwitwet	geschieden
Gesund 0/0	50	45,9	45,1	30,4
Inzidenz 0/1-4	16,9	17,3	9,7	23,2
Remission 1-4/0	9,3	17,4	20	16,1
Chronisch 1-4/1-4	23,7	19,4	25,1	30,4

KFA: Chi-Quadrat (gesamt)=25.4;df=15;p<.05
   Chi-Quadrat (Gesunde bei Verh.üb.repr.)=0.00;df=1;n.s.
   Chi-Quadrat (geringere Rem.rate b.Ledig.)=7.00;df=1;p<.05

Abb. 3.4.1 d: Verlauf nach Familienstand unter Zugrundelegung von zwei Meßzeitpunkten (t_1 und t_2). KFA: Chi-Quadrat (Gesamt)=25,4; df=15; p<.05. Chi-Quadrat (Gesunde bei Verheirateten überrepräsentiert)=0,0, df=1; ns. Chi-Quadrat (geringere Remissionsrate bei Ledigen) =7,0; df=1; p<.05

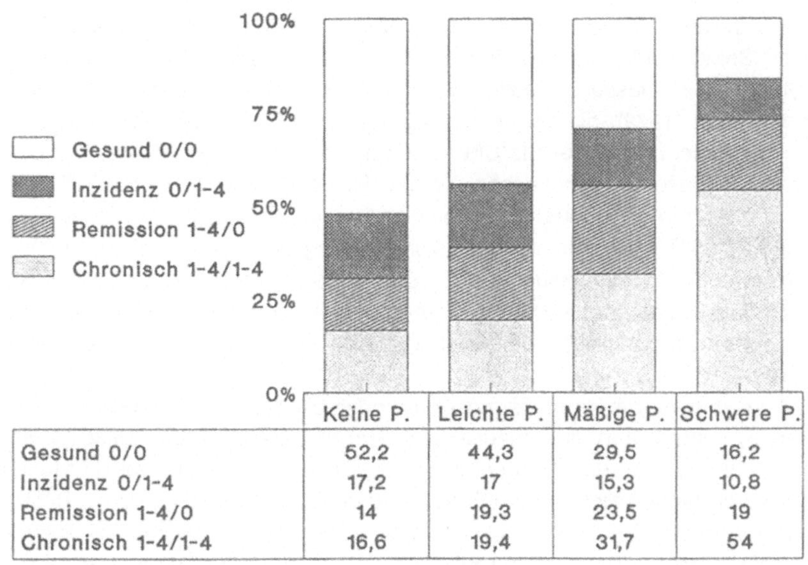

	Keine P.	Leichte P.	Mäßige P.	Schwere P.
Gesund 0/0	52,2	44,3	29,5	16,2
Inzidenz 0/1-4	17,2	17	15,3	10,8
Remission 1-4/0	14	19,3	23,5	19
Chronisch 1-4/1-4	16,6	19,4	31,7	54

KFA: Chi-Quadrat (gesamt)=101.6;df=15;p‹.001
   alle Tests zur Prüfung der Hypothese, daß schwerere
   Probleme bei t1 mit chronischem Verlauf einhergehen,
   waren signifikant (p‹.05)

Abb. 3.4.1 e: Verlauf nach Ausmaß der Probleme im beruflichen oder privaten Bereich beim 1. Querschnitt (t_1). KFA: Chi-Quadrat (Gesamt) = 101,6; df = 15; p < .001. Alle statistischen Tests zur Prüfung der Hypothesen, daß schwerere Probleme bei t_1 mit chronischerem Verlauf, höherer Inzidenz oder niedrigerer Remissionsrate einhergehen, waren signifikant (p < .05)

Auch die holländische Untersuchung von Giel et al. (1964) gelangte zu einigen Verlaufsaussagen hinsichtlich psychoneurotischer Erkrankungen: Mehr als 60% der zum ersten Querschnitt als psychisch krank identifizierten Personen waren bei der Nachuntersuchung wesentlich gebessert. Von den 157 Personen mit neurotischen oder psychosomatischen Erkrankungen im Rahmen der Oberbayerischen Verlaufsuntersuchung (1. Querschnitt) waren zum zweiten Querschnitt 56,7% völlig remittiert (von Schweregrad mindestens 2 auf Schweregrad 0) und weitere 15,9% waren deutlich gebessert (von Schweregrad mindestens 2 auf Schweregrad 1); 27,4% zeigten einen chronischen Verlauf (zu beiden Zeitpunkten Schweregrad mindestens 2). Bemerkenswert sind hier auch die Ergebnisse von Tennant et al. (1981) im Londoner Stadtteil Camberwell; bereits nach einem Monat war fast die Hälfte der bei der ersten Untersuchung identifizierten Fälle völlig oder weitgehend remittiert und ca. 60% waren nach einem weiteren Monat weitgehend remittiert. Weitere Ergebnisse zum Verlauf psychischer Erkrankungen finden sich in den Arbeiten von Angst et al. (1984 a-e) und Angst & Dobler-Mikola (1984 a, b, 1985 a). Auch sind hier natürlich mehrere epidemiologische Verlaufsuntersuchungen in der Bevölkerung zu nennen, wie die Lundby-

Studie in Südschweden (Hagnell, 1966; Öjesjö & Hagnell, 1986), die Midtown-Manhattan-Studie (Srole, 1975), die New Haven-Studie (Weissman & Myers, 1980), die Göteborg-Studie (Samuelsson, 1982), die finnische Verlaufsuntersuchung von Lehtinen & Väisänen (1979), die Gesundheitsbefragung in Florida von Schwab et al. (1979), eine Untersuchung in Kansas City von Hornstra & Klaasen (1977), eine Untersuchung von Helgason & Asmundsson (1980) in Island, die Alameda-County-Studie in den USA von Vernon & Roberts (1982), eine Untersuchung in Canberra/Australien von Henderson (1981), eine Untersuchung von Bebbington et al. (1981) im Ortsteil Camberwell/London, eine Untersuchung im Los Angeles County von Clark et al. (1983), die Stirling-County-Studie (Murphy, 1980; Murphy et al. 1984, 1985, 1986; im Druck) und die epidemiologisch-tiefenpsychologische Feldstudie in Mannheim von Schepank (1987).

Tabelle 3.4.1 e zeigt für die Hauptdiagnosekategorien die Verläufe für Probanden mit Schweregrad ≥ 2, unterteilt in die Verlaufskategorien "einzelne Episode", "wiederholte Episode" und "chronischer Verlauf" (durchgehend $\geq$ 2) im 5-Jahres-Intervall. Für funktionelle Psychosen fanden sich am häufigsten einzelne Episoden, für geistige Retardierung erwartungsgemäß ein chronischer Verlauf, für organische Psychosen entweder eine einzelne Episode oder ein chronischer Verlauf, dasselbe für Neurosen und nichtpsychotische Psychosyndrome. Anpassungsstörungen (81%) und psychosomatische Erkrankungen (64%) verliefen sehr häufig als einzelne Episode, während definitionsgemäß Persönlichkeitsstörungen einen chronischen Verlauf zeigten. Auch 61 % der Alkoholkranken zeigten einen chronischen Verlauf.

Tabelle I (im Anhang 3.4.1) zeigt für alle Probanden mit einer psychischen Erkrankung (S = 2-4) die Krankheitsdauer. Bei der zweiten Querschnittserhebung wurde retrospektiv ein 5-Jahres-Zeitraum bis zum Zeitpunkt der ersten Querschnittserhebung zurück, das Vorkommen und der Schweregrad psychischer Erkrankungen in quartalsmäßigen Abständen erfaßt. Dabei wurde für jedes Quartal erfaßt, ob eine psychische Erkrankung nach ICD auftrat und wenn ja, der maximale Schweregrad für dieses Quartal eingetragen. Das bedeutet, daß artifiziell die Dauer etwas länger wird, indem eine Erkrankungsepisode, welche überlappend in zwei Quartale fiel, obwohl die Gesamtdauer kürzer als ein Quartal war, eine Eintragung in beiden Quartalen nach sich zog. Außerdem wurde nicht berechnet, ob die Erkrankung im Stück (durchgängig) verlief, sondern es wurde die Anzahl der Quartale im 5-Jahres-Zeitraum verfolgt, in denen eine psychische Erkrankung mit Schweregrad $\geq$ 2 vorlag. Gut 20% hatten bei dieser retrospektiven Erfassung über 5 Jahre eine Eintragung in 1-3 Quartalen (unter einem Jahr). Ein vergleichsweise hoher Anteil (46,1%) in der 80er Jahre-Prävalenzstichprobe hatte durchgehend für alle Quartale eine psychische Erkrankung mit Schweregrad $\geq$ 2 aufzuweisen. Dieser hohe Prozentsatz ist durch die Art der Erfassung und die Tatsache der retrospektiven Erfassung bedingt.

Tabelle 3.4.1 e: Verlaufstypen über das 5-Jahres-Intervall für verschiedene Diagnosen, nur Hauptdiagnose berücksichtigt. Prävalenzstichprobe der 80er Jahre

Diagnose nach ICD-9 bei t_2 Schweregrad 2 - 4	einzelne Episode		wiederholte Episode		chronischer Verlauf		Statistik		
	N	%	N	%	N	%	Chi^2 =	df =	p =
Funktionelle Psychose	13	54,2	4	16,7	7	29,2	45,81	4	.000
Geistige Retardierung	0		0		8	100,0	69,81	4	.000
Organische Psychosen	14	53,8	1	3,8	11	42,3	27,21	4	.000
Spezielle Syndrome	7	70,0	0		3	30,0	4,68	4	.322
Neurosen	45	47,9	3	3,0	46	48,9	147,07	0	
Nichtpsychotische Psychosyndrome	9	47,4	0		10	52,6	34,46	4	.000
Vorübergehende Anpassungsstörungen	47	81,0	4	6,9	7	12,1	12,59	4	.013
Psychosomatische Erkrankungen	56	64,4	11	12,6	20	23,0	86,76	4	.000
Persönlichkeitsstörungen	2	6,1	1	3,0	30	90,9	238,93	4	
Alkoholismus/Drogen- abhängigkeit	16	39,0	0		25	61,0	104,91	4	.000

3.4.2 Kausalmodelle zum Verlauf psychischer Erkrankungen am Beispiel von depressiven Erkrankungen, Angstsyndromen und psychosomatischen Erkrankungen

3.4.2.1 Methodik

Life-Event Stichprobe (N = 286):
In einem Case-Control-Design wurde eine Stichprobe von 89 zu beiden Querschnitten und im 5-Jahres-Intervall gesunder Frauen sowie 197 Frauen ausgewählt, welche beim 1. oder 2. Querschnitt oder im Intervall eine Depression, neurotische oder psychosomatische Erkrankung mit Schweregrad von mindestens 2 (deutlich) aufwiesen (vgl. Abb. 3.4.2 a).

Folgende Diagnosen waren Einschlußkriterien: ICD-8 Nr. 296.0/2/3/8/9, 298, 300, 305; bzw. ICD-9 Nr. 296.1/3/4/5/6/8/9, 298.0, 300, 306, 309.0/1/2, 311, 316. Folgende Diagnosen waren Ausschlußkriterien: ICD-8 Nr. 290, 291, 292, 293, 294, 295, 297, 298.2/3/9, 309-315 (außer: 309.9); bzw. ICD-9 Nr. 290, 291, 292, 293, 294, 295, 297, 298.2/3/4/8/9, 310, 317-319. Von 731 weiblichen Probanden fielen 197 in diese Stichprobe; 153 von ihnen (77,7%) konnten in einem zusätzlichen Interview über Lebensereignisse und chronische Schwierigkeiten befragt werden. 63 von den 153 psychisch kranken Frauen (41,2%) waren beim 1. Querschnitt und in den 12 Monaten vor dem 1. Interview psychisch gesund und beim 2. Querschnitt oder im 5-Jahres-Intervall neu erkrankt (Inzidenz); 23 Frauen (15,0%) waren beim 1. Querschnitt psychisch krank und beim 2. Querschnitt gesund (Remission). 67 Frauen (43,8%) waren sowohl beim 1. Querschnitt oder im vorausgegangenen Jahr als auch beim 2. Querschnitt psychisch krank (chronische depressive, psychosomatische oder neurotische Störung). In die linearen Kausalanalysen gingen komplette Datensätze von insgesamt 192 teils erkrankten, teils gesunden Personen ein.

Psychosomatische Erkrankungen sind in unsere Analyse mit eingeschlossen, da eine Depression durch (psycho-)somatische Symptome "larviert" sein kann.

Diagnostische Gruppierungen:
Nachdem in unseren Bevölkerungsstichproben fast keine manischen bzw. bipolaren affektiven Erkrankungen vorkamen, haben wir die wenigen vorkommenden Fälle aus unseren Berechnungen herausgenommen. Damit sind unsere diagnostischen Gruppen homogener, jedoch nicht für alle affektiven Störungen repräsentativ. Die Punktprävalenz bipolar depressiver (ICD-9 Nr. 296.3/4/5/6) und manischer (ICD-9 Nr. 296.0/2) Erkrankungen betrug bei Erwachsenen ab 20 Jahren für den ersten Querschnitt 0,3% (N = 4; ICD-8 Nr. 296.1/2/3) und für den 2. Querschnitt 0,2% (N = 3; Prävalenzstichprobe; ICD-9 Nr. 296.0/2/3/4/5/6).

Die drei diagnostischen Gruppierungen setzen sich jeweils aus folgenden Untergruppen zusammen: 1. depressive Störungen: ICD-8 Nr. 296.0/2/8/9, 298.0, 300.4, 301.1; bzw. ICD-9 Nr. 296.1/6/8/9, 298.0, 300.4, 301.1, 309.0, 309.1, 311; 2. Angstsyndrome: ICD-8 Nr. 300.0/2, 300.5/7, 301.6, 305.8; bzw. ICD-9 Nr. 300.0/2, 308.0/1, 309.2/3/4/8/9, 300.5/7, 301.6, 307.8; und 3. psychosomatische Erkrankungen: ICD-8 Nr. 305.x; bzw. ICD-9 Nr 306.0-9 und 316.x 1).

Interviews:
Mit Hilfe des "**Social Interview Schedule**" nach Clare und Cairns (1978) in der Übersetzung von Faltermeier (1982) wurden soziale, berufliche und familiäre Belastungen und ihre Bewältigung erfaßt (vgl. auch Faltermeier et al., 1985). Aus Variablen dieser Skala wurde die Variable "soziale Unterstützung" gebildet. Sie wurde dann gleich 1 gesetzt, wenn in mindestens einem der Bereiche "Partnerschaft/Ehe, Arbeit, Verwandtschaft oder Freunde" eine vertrauensvolle Beziehung bestand (sonst auf 0). Auf weitergehende Differenzierung mußte verzichtet werden, weil das SIS rollenspezifisch in unterschiedlicher Form für verschiedene Teilpopulationen vorgegeben wird (vergl. Faltermeier, 1982). Für Prävalenzvergleiche zwischen den Querschnitten wurden jeweils nur jene Diagnosen berücksichtigt, die sowohl im ICD-8- als auch im ICD-9-Schlüssel enthalten sind.

Life-Event-Interview (LEDS): 242 Personen der Life-Event-Teilstichprobe von 286 Frauen (84,6%) wurden nach dem psychiatrischen Verlaufsinterview erneut aufgesucht. Ein hinsichtlich der Psychopathologie und des Verlaufs der Symptomatik "blinder" Arzt oder Psychologe untersuchte die Frauen dieser Teilstichprobe mit Hilfe des von Brown und Harris (1978) entwickelten "Bedford-College-Life-Event and Difficulty Schedule" (LEDS). Dabei wurden Lebensereignisse und chronische Schwierigkeiten über den Zeitraum des 5-Jahres-Intervalls erfaßt.

3.4.2.2 Ergebnisse

1. Prävalenz
Die gesamte Punktprävalenz psychischer Erkrankungen mit einem Schweregrad von mindestens 2 für Erwachsene und Jugendliche (ab 15 Jahren) betrug für die 70er Jahre 19,1% (1. Querschnitt, 1. und 2. Diagnose berücksichtigt) und für die 80er Jahre 21,2% (2. Querschnitt). Tabelle 3.4.2 a und Abbildung 3.4.2 a geben eine Übersicht über die Punktprävalenz (7 Tage) und die Streckenprävalenz (5 Jahre) für alle psychischen Erkrankungen, für depressive Störungen, Angstsyndrome und psychosomatische Erkrankungen. Über die Jahre der Untersuchung nahm sowohl für die Verlaufs- wie für die Prävalenzstichproben die Rate *depressiver Störungen* deutlich ab. Für *Angstsyndrome* (ab 15 J.) fand sich beim 1. Querschnitt eine Punktprävalenzrate von 2,4% und beim 2. Querschnitt von 3,0% (Schweregrad mind. 2). Für psychosomatische Erkrankungen (ab 15 J.) betrug die Punktprävalenz beim 1. Querschnitt 2,4% und war bei dem 2. Querschnitt mit 3,2% deutlich höher. Eine Überlappung zwischen den Bereichen "depressive Störungen", "Angstsyndrome" und "psychosomatische Erkrankung" war selten, was dadurch bedingt ist, daß sich der Untersucher bei Vorliegen eines Mischbildes für den dominierenden Bereich als Diagnose entschied. In Abb. 3.4.2 b sind die Prävalenzraten für Depression, Angst und psychosomatische Erkrankungen nach Geschlecht aufgeschlüsselt.

Tabelle 3.4.2 a: Prävalenzraten (S$\geq$2) nach diagnostischen Gruppen (Haupt- und Nebendiagnose berücksichtigt)

		Prävalenzrate 70er Jahre ab 15 Jahre (N = 1.536)	Verlaufsstichprobe (N = 1.342)		Prävalenzstichprobe 80er Jahre ab 15 Jahre (N = 1.666)
			70er Jahre	80er Jahre	
Alle psychischen Erkrankungen	7 Tg	19,1*	17,9	20,3	21,2
Depressive Erkrankungen (D)	7 Tg	8,2	7,9	4,7	5,1
Angstsyndrome (A)	7 Tg	2,4	2,4	3,2	3,0
Psychosomatische Erkrankungen	7 Tg	2,4	2,4	4,1	3,2
Depressive Erkrankungen	5 J	--	--	9,9	10,6
Angstsyndrome	5 J	--	--	4,7	4,6
Psychosomatische Erkrankungen	5 J	--	--	8,4	8,0

* bei Dilling et al., 1984, nur Hauptdiagnose berücksichtigt

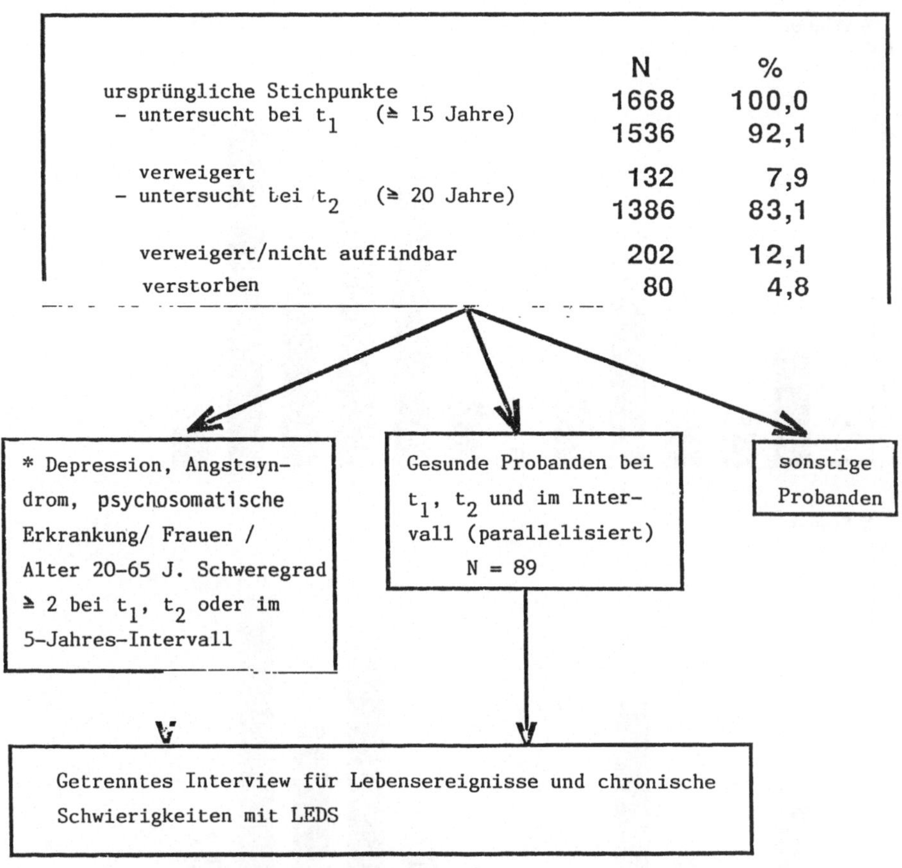

Diagnostische Einschlußkriterien
  ICD8 Nr. 296.0/2/3/8/9, 298,300,305 or resp.
    ICD9 Nr. 296.1/3/4/5/6/8/9/, 298.0,300,306,309.0/1/2,311,316

Diagnostische Ausschlußkriterien
    ICD8 Nr. 290-295,297,298.2/3/9,309-315 except 309.9
    ICD9 Nr. 290-295,297,298.2/3/9,310,317-319

Diagnostische Hauptgruppen
    1. Depressive Illness ICD9 Nr. 296.1/6/8/9, 298.0,300.4,301.1,309.0,309.1,311
    2. Anxiety Disorders   ICD9 Nr. 300.0/2,308.0/1,309.2/3/4/8/9,300.5/7,301.6,307.8
    3. Psychosomatic Disorders ICD9 Nr. 306.0-9,316.x

Abb. 3.4.2 a: Life-Event-Teilstichprobe (Case-Control-Versuchsplan)

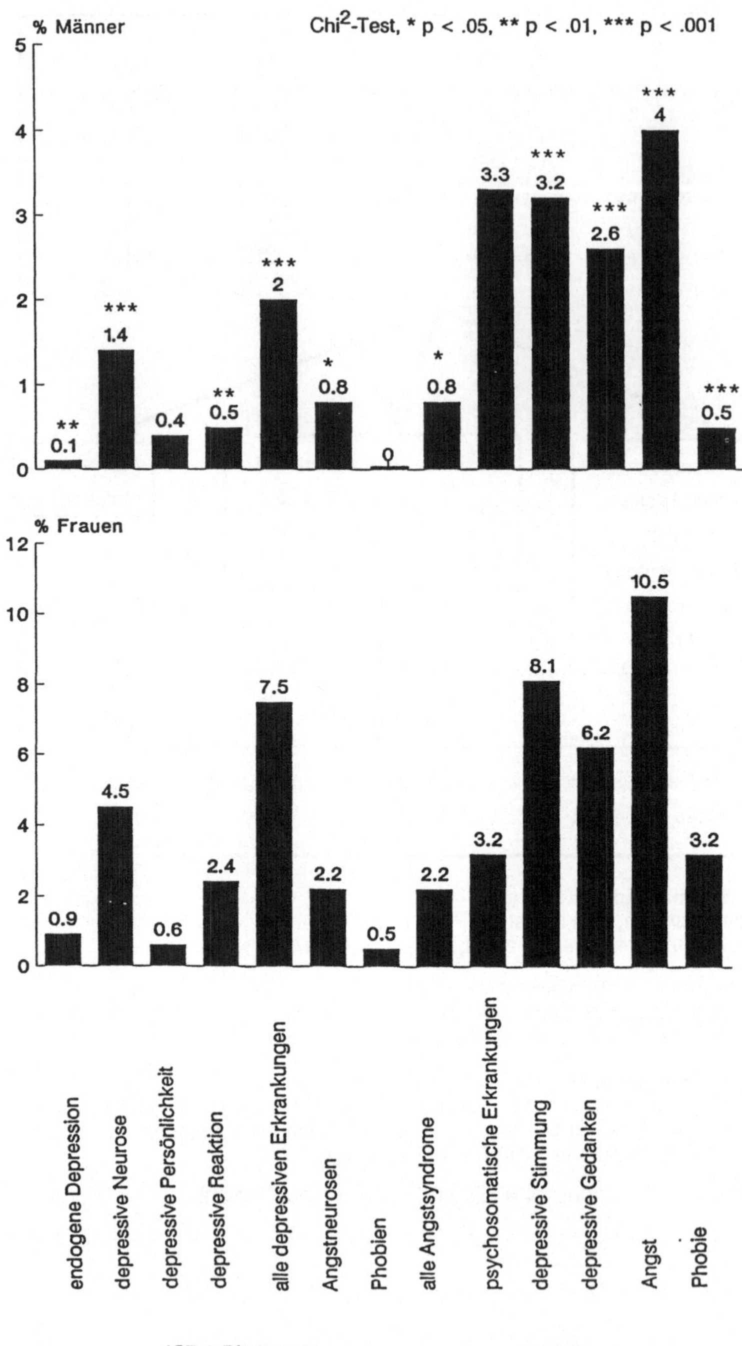

Abb. 3.4.2 b: Geschlechtsunterschiede in der 7-Tage-Prävalenz affektiver und psychosomatischer Erkrankungen und depressiver Symptome. Repräsentative Stichprobe für 88er Jahre

Hinsichtlich der soziodemographischen Merkmale ergaben sich folgende Ergebnisse: 1. *Geschlecht*: Die 7-Tage-Prävalenz für depressive Störungen bei Erwachsenen (ab 20 J.) der Verlaufsstichprobe war auch in den 80er Jahren bei Frauen (6,7%) erheblich höher als bei Männern (2,5%). Auch bei Angstsyndromen (4,0% vs. 2,3%) und bei psychosomatischen Erkrankungen (4,9% vs. 3,9%) fanden sich deutlich höhere Prävalenzraten für Frauen. 2. *Soziale Schicht*: Bei Angstsyndromen und besonders bei depressiven Störungen waren die unteren sozialen Schichten deutlich überrepräsentiert, während psychosomatische Erkrankungen über die sozialen Klassen etwa gleich verteilt waren. 3. *Alter*: Auch in der Altersverteilung fielen psychosomatische Erkrankungen etwas aus dem Rahmen; sie betrafen jüngere und mittlere Altersgruppen häufiger, während depressive Erkrankungen und Angstsyndrome häufiger bei Personen in mittleren und höheren Jahren vorkamen.

2. Krankheitsverlauf

Hinsichtlich der Beurteilung des Krankheitsverlaufes verfügen wir über die Angaben bei der 1. und 2. Querschnittsuntersuchung sowie den Krankheitsverlauf über die einzelnen Quartale des 5-Jahres-Intervalls. Für jedes Quartal erfolgte, ebenso wie zu den beiden Querschnitten, für jede Diagnose eine Schweregradsbeurteilung auf einer Skala von 0 (=keine Symptome) bis 4 (=sehr ausgeprägte Erkrankung). Wenn wir die Schwelle bei einem Schweregrad von 2 legen, so ergibt sich, wie aus Tabelle 3.4.2 b hervorgeht, für Angstsyndrome eine relativ lange Gesamtdauer der Erkrankung in dem

Tabelle 3.4.2 b: Krankheitsverlauf

		Depressive Störungen N = 244		Angstsyndrome N = 179		Psychosomatische Erkrankungen N = 188	
Episodendauer (in Wochen)		67,1	61	68,6	59	68,1	75
		N	%	N	%	N	%
Anzahl der Episoden	1	81	60,9	63	56,3	71	62,3
	2	8	6,0	6	5,4	12	10,5
	3-6	6	4,7	1	0,9	2	1,8
	chronisch	38	28,6	42	37,5	29	25,4

2-Punkte-Inzidenz-, Remissions- und Chronizitätsrate (in %) innerhalb derselben diagnostischen Kategorie unter Berücksichtigung der beiden Querschnitte (t_1 m t_2) und ohne Einbeziehung der Erkrankungen im Intervall (Angaben in Klammern = Behandlungsrate in %).

Schweregrad S (t_1/t_2)	Depressive Erkrankungen	Angst syndrome	Psychosomatische Erkrankungen
Inzidenzrate (0-1/2-3-4)	3,7 (22,2)	2,9 (15,8)	3,8 (12,0)
Remissionsrate (2-3-4/0-1)	82,0 (14,9)	84,8 (25,0)	84,8 (16,0)
Chronizitätsrate (2-3-4/2-3-4)	18,0 (31,6)	15,2 (40,0)	15,2 (20,0)

5-Jahres-"Fenster" (141,4 von 260 Wochen). Für depressive Störungen war die Gesamtdauer in den 5 Jahren mit 126,5 und für psychosomatische Erkrankungen mit 121,9 etwas geringer. Patienten mit Angstsyndromen litten unter ihrer Störung in dem 5-Jahres-Intervall (Schweregrad mind. 2) über mehr als die Hälfte der Zeit (54%), während depressive Störungen (49%) und psychosomatische Erkrankungen (49%) in knapp der Hälfte des 5-Jahres-Intervalls präsent waren. Die Episodendauer lag bei den Angstsyndromen nur ganz geringfügig über derjenigen von depressiven bzw. von psychosomatischen Erkrankungen; hier mag jedoch als Artefakt eingehen, daß die Verläufe für die Zeit vor dem 1. Querschnitt und nach dem 2. Querschnitt für die Auswertung abgeschnitten sind (Fenster). Betrachten wir die Anzahl chronischer Verläufe (durchgehend Erkrankungen mit Schweregrad von mindestens 2 im 5-Jahres-Intervall), so finden wir bei Angstsyndromen (37,5%) einen deutlich höheren Anteil chronischer Verläufe als bei depressiven (28,6%) und bei psychosomatischen Erkrankungen (25,4%) - vgl. auch Abb. 3.4.2 c und d.

Die ärztlichen Interviewer machten bei Abschluß des Interviews eine Gesamteinschätzung über den Verlauf nach den Kategorien "konstant besser/Wechsel in Richtung besser/kurze Episode/wechselnd ohne Tendenz/unverändert/konstant schlechter/wechselnd in Richtung schlechter/sonstiges". Die vier Kategorien, welche einen ungünstigeren Verlauf charakterisieren (wechselnd ohne Tendenz/ unverändert/konstant schlechter/wechselnd in Richtung schlechter), machen bei Angstsyndromen zu-

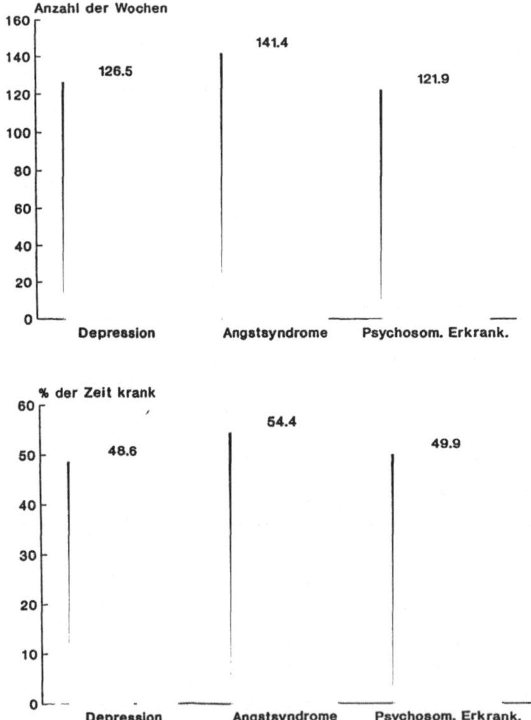

Abb. 3.4.2 c: Erkrankungsdauer im 5-Jahres-Intervall (Mittelwert und SD/10)

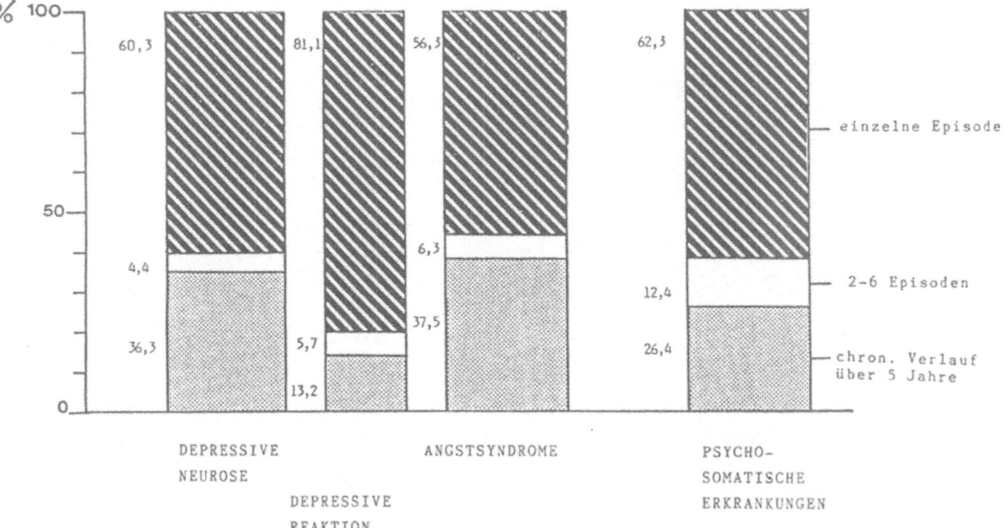

Abb. 3.4.2 d: Anzahl der Erkrankungsepisoden und Chronizität

sammen 51,9%, bei depressiven Erkrankungen 50,4% und bei psychosomatischen Erkrankungen 54,2% aus. Lediglich in der Kategorie "unverändert" waren Angstsyndrome deutlich stärker vertreten (vgl. Abb. 3.4.2 e).

Aus Tabelle 3.4.2 b sowie Abb. 3.4.2 f - h gehen auch die 5-Jahres-Inzidenz-, Remissions- und Chronizitätsraten für Depressionen, Angstsyndrome und psychosomatische Erkrankungen hervor. Die Raten in Tabelle 3.4.2 b wurden jeweils nur innerhalb einer der drei Kategorien unter Berücksichtigung der Querschnittsprävalenz zum Zeitpunkt t_1 und t_2 und mit Berücksichtigung des Intervalls zwischen den beiden Zeitpunkten berechnet. Die Angaben stellen somit eine Unterschätzung der Chronizitätsrate dar. Die in diesem Sinne berechnete Inzidenzrate lag für depressive Erkrankungen und psychosomatische Erkrankungen höher als für Angstsyndrome; in den Remissionsraten unterschieden sich die drei diagnostischen Kategorien kaum voneinander, und der Anteil der zu beiden Zeitpunkten t_1 und t_2 innerhalb derselben diagnostischen Kategorie erkrankten Personen war bei Depressionen etwas höher als bei Angstsyndromen und psychosomatischen Erkrankungen.

Relativ hohe (psychiatrische) Behandlungsraten hatten neuerkrankte Depressive, remittierte Personen mit Angstsyndromen, chronisch Depressive und chronisch erkrankte Personen mit Angstsyndromen. Vergleichsweise hohe 2-Punkte-Inzidenzraten fanden sich bei Frauen mit depressiven Störungen, bei getrennt lebenden Personen mit Depressionen (40%) und psychosomatischen Erkrankungen (20%) und für Geschiedene in allen drei diagnostischen Kategorien (10,7%, 5,4%, 7,1%). Alte Menschen (ab 65 J.) hatten in allen drei diagnostischen Kategorien die niedrigsten Inzidenzraten. Angehörige der unteren sozialen Schichten hatten deutlich höhere Inzidenzraten für depressive Störungen, während sich für die Inzidenzraten von Angstsyndromen und psychosomatischen Erkrankungen kein eindeutiger Zusammenhang mit der sozialen Schicht zeigte. Hohe Werte für eine 2-Punkte-Remissionsrate fanden sich bei Frauen

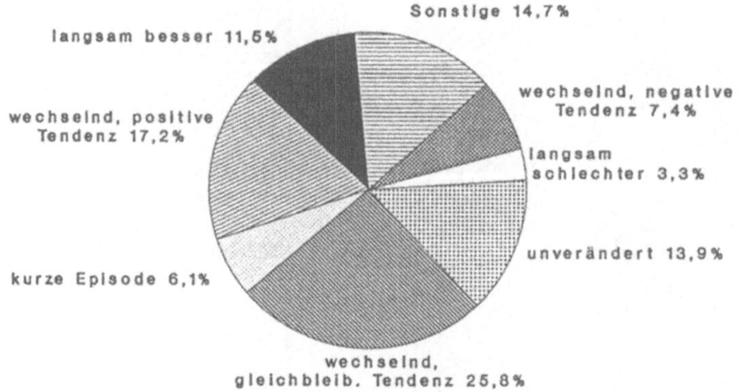

Depressive Erkrankungen

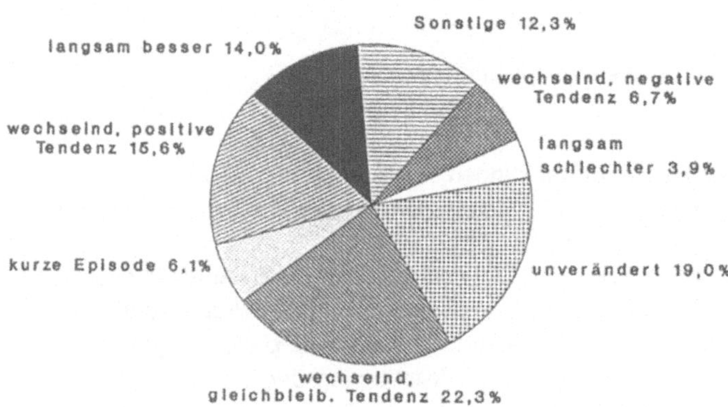

Angstsyndrome

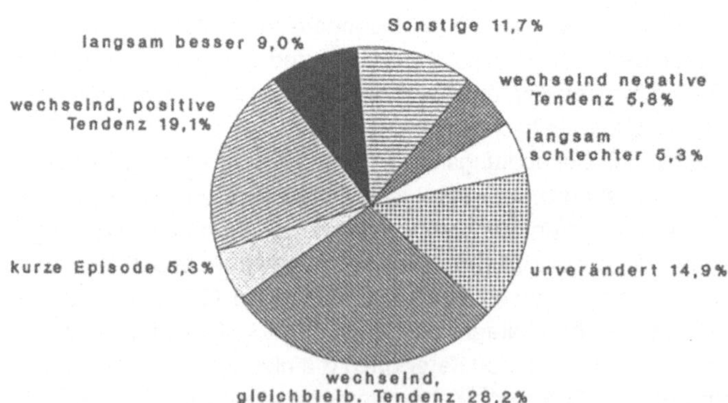

Psychosomatische Erkrankungen

Abb. 3.4.2 e: Verlaufstypen nach Krankheitsgruppe

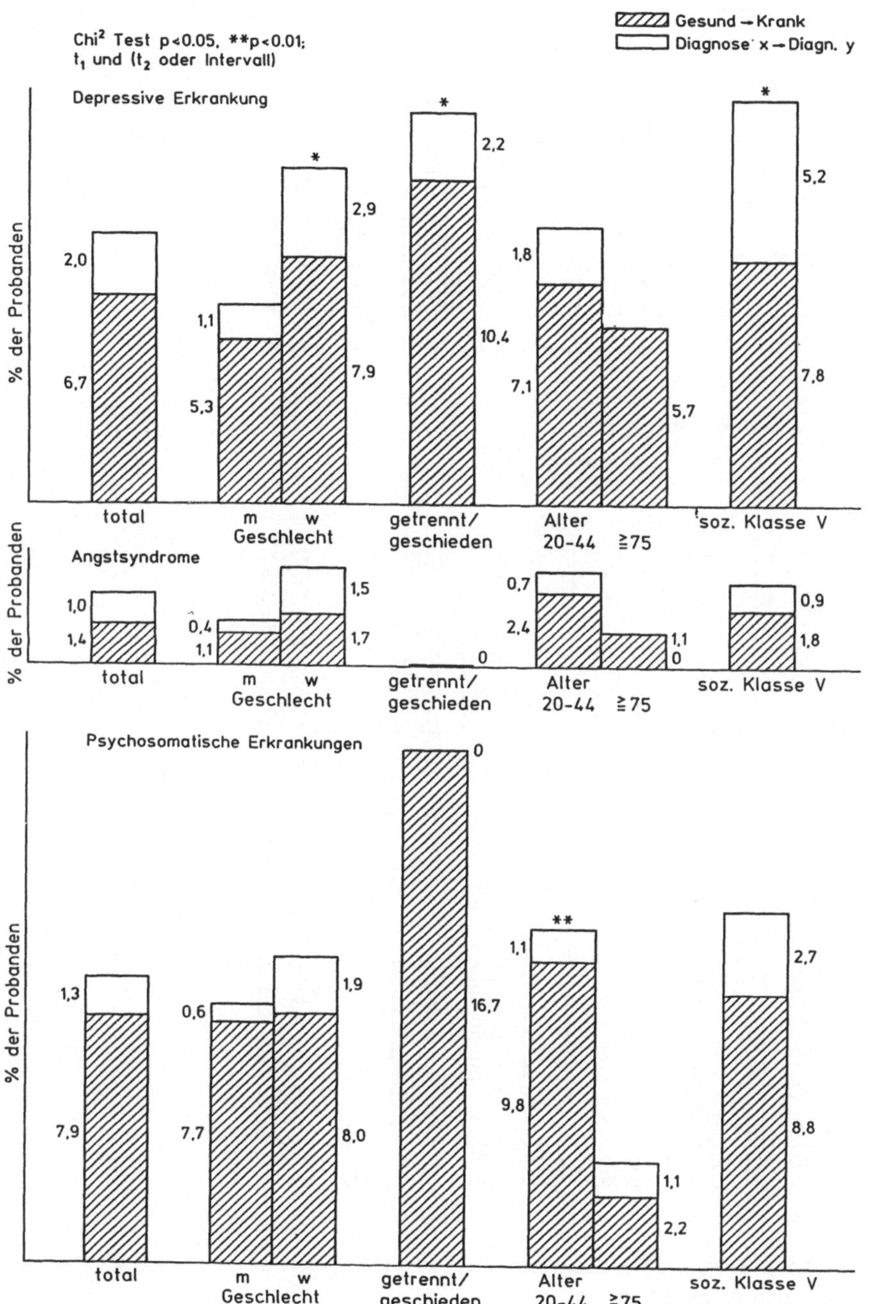

Abb. 3.4.2 f: 5-Jahres-Inzidenzraten. Verlaufsstichprobe (N = 1.342)

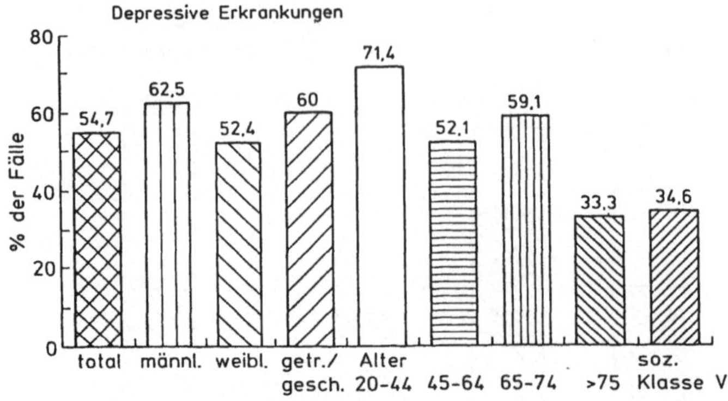

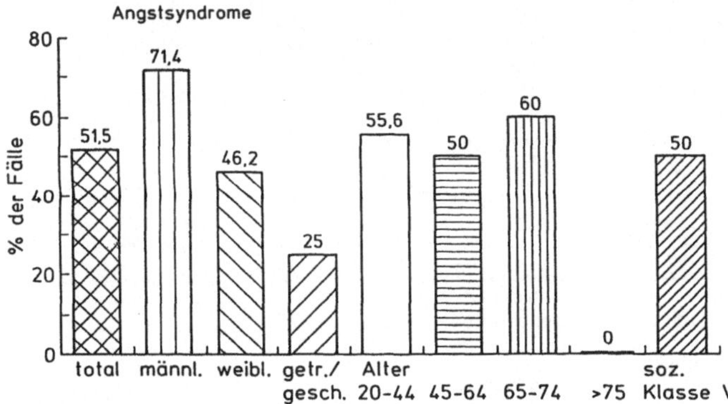

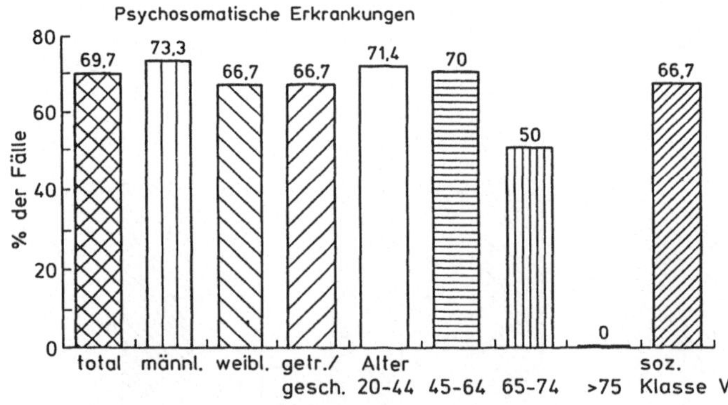

Abb. 3.4.2 g: 5-Jahres-Remissionsrate bei Verlaufsstichprobe (N=1.342); Chi^2-Test: * p<.05; t_1 und (t_2 oder Intervall)

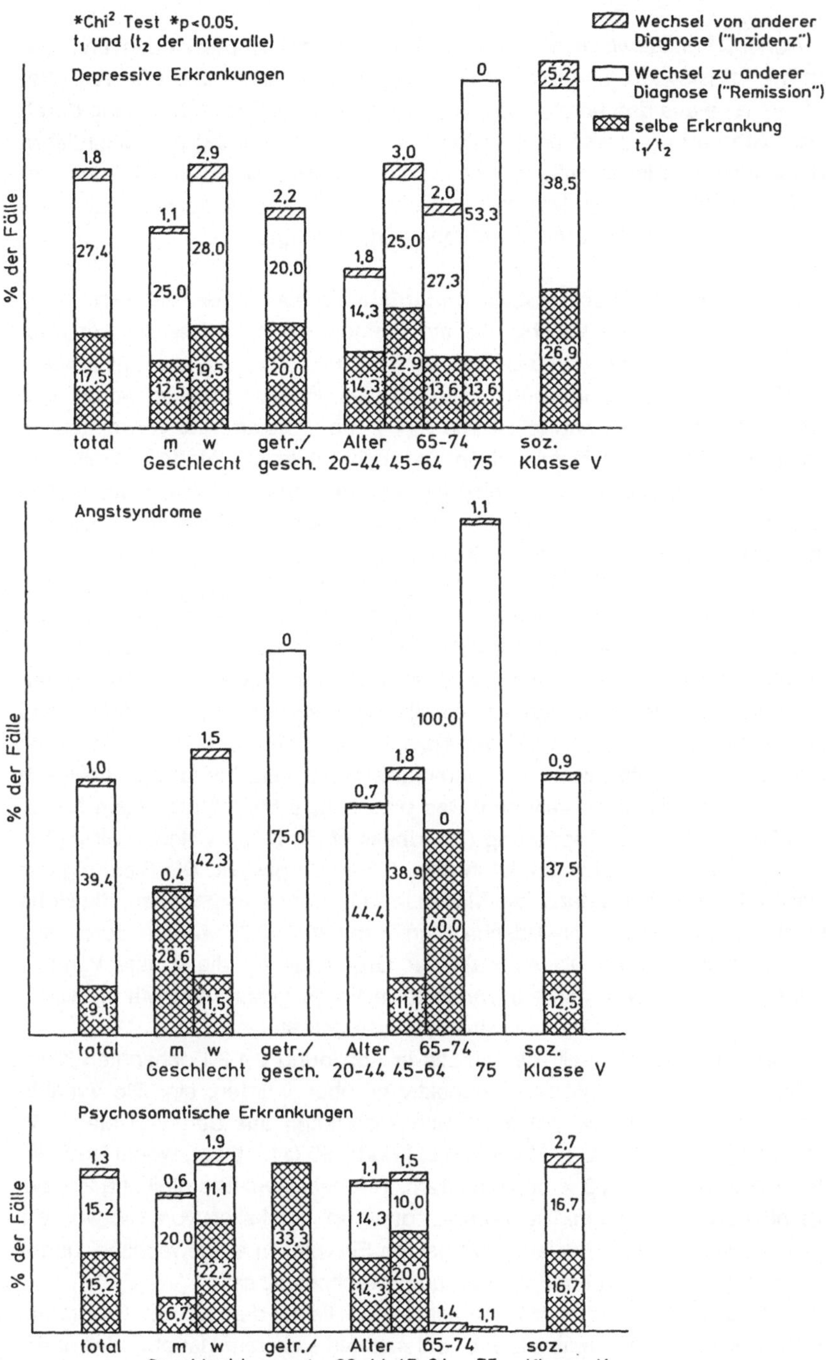

Abb. 3.4.2 h: 5-Jahres-Chronizitätsraten. Verlaufsstichprobe (N=1.342); t_1 und (t_2 der Intervalle)

mit Depressionen, bei Verwitweten und Geschiedenen mit Depressionen und Geschiedenen mit Angstsyndromen und für Depressive im mittleren und höheren Alter sowie für Depressive aus den unteren sozialen Schichten. Die Beeinträchtigung durch Leidensdruck, Störung der primären sozialen Beziehungen, Störung der sekundären sozialen Beziehungen, Einschränkung der Arbeitsfähigkeit und Einschränkung der Freizeitbetätigungsmöglichkeiten liegt bei depressiven Störungen deutlich höher als bei Angstsyndromen und bei psychosomatischen Erkrankungen.

3. Analyse eines linearen Kausalmodells verlaufsbeeinflussender Faktoren

LISREL (Linear Structural Relationship) ist ein Verfahren der Analyse linearer Kausalmodelle, welches unser Verständnis über Ausmaß und Richtung der Zusammenhänge zwischen Variablen verbessern kann. Dieses Programmpaket wurde von Jöreskog und Sörbom (1984) entwickelt und hier in der Version VI.6. verwendet. Es vermag strukturelle Parameter in rekursiven und nicht-rekursiven Modellen, mit oder ohne latente Variablen, unter Zugrundelegung von zufälligen oder systematischen Fehlern zu schätzen und Hypothesen über kausale Zusammenhänge zu testen. Die Korrelationsmatrix, auf der die folgenden Rechnungen basieren, sind in Tabelle 3.4.2 c im Anhang dargestellt. In die Berechnung gingen alle drei oben dargestellten diagnostischen Kategorien (depressive Störungen, Angstsyndrome und psychosomatische Erkrankungen) ein. Relativ hohe Interkorrelationen fanden sich 1. zwischen der PERI-Demoralisationsskala und dem Schweregrad der Erkrankung zu beiden Erhebungszeitpunkten (besonders zum zweiten) und 2. zwischen dem Schweregrad der Erkrankung bei t_1 bzw. bei t_2 und der Anzahl chronischer Schwierigkeiten bzw. der Anzahl bedrohlicher Life-Events. Wir berechneten vier einzelne LISREL-Analysen mit unterschiedlichen Pfadspezifikationen. Das plausibelste Modell mit einem hohen Koeffizienten für die Güte der Anpassung (Goodness of Fit: 0,90), welches wir im folgenden als Hauptmodell bezeichnen, ist in Abb. 3.4.2 i dargestellt. Die Richtung der Pfade in diesem Modell wurde durch die Modellspezifikationen vorgegeben; die Höhe der Pfadkoeffizienten und ihre statistische Signifikanz ($t > 2,0$) wurden durch das LISREL-Programm berechnet. Die Auswahl der Grundlage für die latente Variable "Kindheit", für die theoretisch mehrere Variablen in Frage gekommen wären, wurde durch eine vorgeschaltete Hauptkomponentenanalyse getroffen.

In die latente Variable "Kindheit" gingen alle in Abbildung 3.4.2 i genannten Kindheitsvariablen, die zum Zeitpunkt t_2 retrospektiv erhoben wurden, ein. Die Variable "aufgewachsen bei wem" (grew up) setzt sich zusammen aus den Variablen D51 (1.Lj.), D52 (2.-3.Lj.), D53 (4.-5.Lj.), D54 (6.-10.Lj.) und D55 (11.-15.Lj.), wobei jede einzelne Variable Werte zwischen 0 = bei den Eltern, 1 = bei einem Elternteil und 2 = bei keinem Elternteil aufweisen kann. Die Variable "grew up" ist skaliert von 1-4, wobei 1 bedeutet, ausschließlich über die Jahre bei beiden Elternteilen aufgewachsen, und 4 bedeutet, überwiegend bei keinem der Eltern aufgewachsen zu sein.

Außer dem Hauptmodell wurden drei alternative Modelle mit dem LISREL-Programm berechnet. Das wichtigste alternative Modell unterschied sich vom Hauptmodell darin, daß zusätzliche Pfade von den Variablen "chronische Schwierigkeiten" und "Lebensereignisse" auf dem "Erkrankungsschweregrad bei Nachuntersuchung" zugelassen wurden, welche sich aber beide als nicht signifikant erwiesen (vergl. Abb. 3.4.2 i, gestrichelte Pfade). Wenn wir dieses Modell mit dem Chi-Quadrat-Test gegen das Haupt-

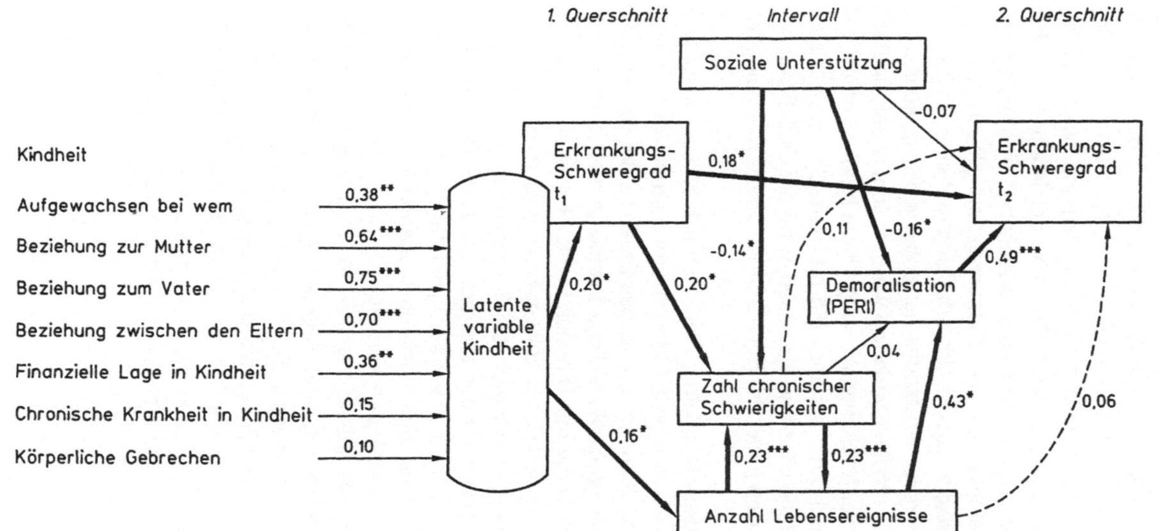

Die Pfeile auf die latente Variable Kindheit sollen anzeigen, daß sich diese aus den entsprechenden Variablen zusammensetzt. Diese Pfeile werden im LISREL-Modell umgekehrt gezeichnet.

Abb. 3.4.2 i: Lineares Kausalmodell affektiver Störungen in der Oberbayerischen Feldstudie (gestrichelte Pfeile: erw. Modell; Erklärung vgl. Text). Goodness of Fit = 0,90; Bedeutung der Pfadkoeffizienten: * t>2; ** >4>6; *** >6; Pfadkoeffizienten mit t<2 sind nicht sign. von Null verschieden

modell testen, ergibt sich kein signifikanter Unterschied zwischen beiden Modellen. Die Hinzunahme von zwei zusätzlichen Pfaden verringert zwar die Anzahl der Freiheitsgrade um 2, erbringt aber keine signifikante Erhöhung der Modellanpassung ($Chi^2 = 5,09$, df=2, n.s.). Nach dem Prinzip der Sparsamkeit ist somit das oben dargestellte Hauptmodell das bessere. Schließlich wurde in einem anderen alternativen Modell anfangs von denselben Pfaden wie im Hauptmodell ausgegangen. In einem iterativen Prozeß wurde sukzessive ein neuer Pfad nach dem anderen zugelassen, und überprüft, inwieweit diese Einführung zusätzlicher Pfade die Modellanpassung verbesserte. Bei diesem aus mathematischen Gründen gewählten Modell war die Modellanpassung zwar noch etwas besser als in dem Hauptmodell (Goodness of Fit Index=0,927), allerdings ergab dieses Modell statistische Anomalien und zwei inhaltlich nicht ohne weiteres plausible Pfade: einen direkten Pfad von der latenten Variable "Kindheit" auf den "Erkrankungsschweregrad bei Nachuntersuchung", was nicht ohne weiteres plausibel ist, da eine Mediatorvariable wie "Demoralisation" plausibler wäre, einen signifikanten Pfad von der Variable "soziale Unterstützung" auf eine latente Variable "Kindheit". Dieser ist vom theoretischen Modell her unplausibel; er könnte als Artefakt interpretiert werden, denn die Kindheitsvariablen wurden nicht in der Kindheit, sondern retrospektiv zum Zeitpunkt der Nachuntersuchung für die Kindheit erfaßt und repräsentieren somit nicht die tatsächliche, sondern die erinnerte (!) Kindheit zum Zeitpunkt der Nachuntersuchung. Wenn wir es so auffassen, wäre ein Einfluß von der Variable "soziale Unterstützung" auf den Inhalt der Erinnerungen an die Kindheit plausibler.

Alle anderen zahlreichen, theoretisch möglichen Pfade erbrachten bei dieser mathematischen Lösung beachtenswerterweise keine Modellverbesserung im Vergleich zum theoretisch fundierten Hauptmodell. Insgesamt ist das Ergebnis der sukzessiven automatischen Modellspezifikation als ganz wesentliche Bestätigung unseres Hauptmodells zu sehen. Bei der Interpretation der relativ hohen Pfadkoeffizienten und Signifikanzen sowie der hohen Pfadkoeffizienten der Modellanpassung ist zu berücksichtigen, daß Daten aus drei verschiedenen Interviews in die Berechnungen eingingen (1. Querschnittsinterview, 2. Querschnittsinterview und das getrennt davon durchgeführte Live-Event-Interview). Wären alle Angaben in einem einzigen Interview erfaßt worden, wären die tatsächlichen Zusammenhänge zwischen den einzelnen Variablen durch systematische Fehler vermutlich etwas verwässert worden.

Nach unserem Hauptmodell hatte die latente Variable "Kindheit" signifikante Einflüsse auf den Schweregrad der Erkrankung zum Zeitpunkt t_2 und auf die Anzahl chronischer Schwierigkeiten im 5-Jahres-Intervall. Der Schweregrad der Erkrankung zum Zeitpunkt t_1 hat einen bedeutsamen Einfluß auf den Erkrankungsschweregrad zum Zeitpunkt t_2 sowie auf die Zahl chronischer Schwierigkeiten im 5-Jahres-Intervall. Dieser Einfluß scheint über die Variable "Demoralisation" (gemessen als der Summenwert der PERI-Demoralisationsskala) beträchtlich auf den Erkrankungsschweregrad zum Zeitpunkt t_2 einzuwirken.

3.4.2.3 Diskussion

Insgesamt sprechen unsere Befunde für einen vergleichsweise chronischeren Verlauf von Angstsyndromen. Dafür finden sich auch in der Literatur eine Reihe von Entsprechungen. In der Londoner Islington-Studie fanden Brown et al. (1985) keinen Unterschied hinsichtlich der Plötzlichkeit des Beginns von Angstsyndromen und Depressionen, wohl aber Unterschiede im Remissionsgradienten (vgl. auch Häfner & Veiel, 1986). Remissionen bei Depressionen waren häufiger, vollständiger und ausgeprägter als bei Angstzuständen. Vergleichbare Befunde ergaben sich auch bei psychiatrisch behandelten Patienten (Schapira et al., 1972). Bronisch et al. (1985) beschrieben bei stationär behandelten Patienten mit neurotischer Depression 7 Jahre nach Entlassung bei 40% einen ungünstigen Verlauf, bei 40% einen chronischen Verlauf mit mäßiger Symptomatik und bei 20% eine befriedigende Remission. Greer (1969) belegte in einer Literaturübersicht über Patienten mit Angstsyndromen, daß nach 5, 10 und 20 Jahren bei der Hälfte der Fälle der Zustand immer noch als unverändert oder nur leicht gebessert beurteilt wurde. Wittchen (im Druck) berichtete über die Bedeutung von Lebensereignissen für die Krankheitsauslösung besonders von Depressionen, weniger von Angstsyndromen und wies auf die Bedeutung chronischer Belastungen für die Perpetuierung depressiver Störungen hin. Von Angst (im Druck) wurden Risikofaktoren und verlaufsbeeinflussende Faktoren zusammenfassend referiert. Langzeitverlaufsergebnisse (17-Jahre-Intervall) zur Stirling-County-Bevölkerungsstichprobe berichteten Murphy et al. (1986); für diesen langen Zeitraum erwies sich die Diagnose "Depression" bei der ersten Untersuchung im Vergleich zur Diagnose "Angstsyndrome" als ein besonders ungünstiger prognostischer Faktor; dies steht im Widerspruch zu unseren Ergebnissen bei einem kürzeren Intervall. Geschlecht, Alter und Schweregrad der Erkrankung waren in der Stirling-County-Studie nicht von Bedeutung. Von Zerssen (1988) beschrieb anhand der 7-Jahres-Katamnese den Verlauf von Angstsyndromen als chronisch (soweit sie nicht auch depressive Symptome beinhalten) und den Verlauf depressiver Syndrome als eher episodisch/phasenhaft. In unserer Studie zeigten Angstsyndrome in einem höheren Prozentsatz im Verlauf einen Übergang in depressive Störungen, und depressive Störungen zeigten nicht selten einen Übergang in andere psychische Störungen außerhalb der Kategorien Depression, Angstsyndrom und psychosomatische Erkrankung.

Bei der Interpretation von Häufigkeiten verschiedener der betrachteten Syndrome sind mehrere Faktoren zu berücksichtigen: daß im 2. Querschnitt körperliche Erkrankungen detaillierter erfaßt wurden und nach der ICD-9 zwei Diagnosenummern für psychosomatische Erkrankungen, statt einer wie im ICD-8, zur Verfügung standen. Damit dürfte sich im 2. Querschnitt die Wahrscheinlichkeit erhöht haben, vorhandene psychosomatische Beschwerden tatsächlich zu erfassen. Ähnlich könnte man vermuten, daß die Abnahme depressiver Syndrome vom 1. zum 2. Querschnitt mit einer Änderung der diagnostischen Gepflogenheiten einherging. Dagegen sprechen jedoch die Ergebnisse zu einzelnen Items des Goldberg-Interviews: Beim 1. Querschnitt hatten 10,3% der Verlaufsstichprobe (N=1.342) eine "depressive Stimmung" mit Schweregrad 2, 3 oder 4, beim 2. Querschnitt waren es nur 4,9%. Analog zeigte sich für "depressive Gedanken" ein Abfall von 7,5% auf 3,8%. Ein weiteres Argument könnte sein, daß die 1974 gezogene Verlaufsstichprobe nicht für die Bevölkerung in den 80er Jahren repräsentativ ist. Dagegen spricht aber die niedrige Häufigkeit depressiver Syndrome (S mindestens 2) in der Prävalenzstichprobe der 80er Jahre (5,0%) im Vergleich zur Prävalenzstichprobe der 70er Jahre (8,1%). Darüber hinaus zeigt sich auch beim Vergleich dieser beiden Prävalenzstichproben ein entsprechender Abfall in den Depressions-Items des Goldberg-Interviews (S mind. 2): Die Häufigkeit der Symptome "depressive Stimmung" zeigte einen Abfall von 10,7% auf 5,9% und die Häufigkeit des Symptoms "depressive Gedanken" sank von 7,7% auf 4,6%. Die ärztlichen Interviewer waren anhand derselben Videobänder, des Manuals und bereits vorliegender Einschätzungen in der Handhabung des Goldberg-Interviews trainiert worden. Diese Ergebnisse bestätigen eher die Hypothese eines tatsächlichen Häufigkeitsabfalles depressiver Symptome und Syndrome. Entsprechend neueren Hypothesen und Befunden über eine Zunahme von typischer Depression (Major-Depression) über die Geburtskohorten von 1905 bis 1964 von Weissman (1986) sowie Klerman et al. (1985) wäre in unserer Untersuchung eher eine Prävalenzzunahme für depressive Erkrankungen zu erwarten gewesen. Nachdem wir allerdings keine Lifetime-Prävalenzraten erfaßt haben, können wir diese Kohortenhypothese jedoch nicht völlig ausschließen. Auch ist in unserer Darstellung die Kategorie "depressive Erkrankungen" weiter gefaßt als bei Weissman. Sturt et al. (1984) fanden bei einer städtischen Stichprobe in London ebenso wie wir in unserer ländlichen Stichprobe eine Abnahme depressiver Erkrankungen in der Bevölkerung.

Unsere Ergebnisse hinsichtlich der höheren Beeinträchtigung durch Leidensdruck, Störung der primären und sekundären sozialen Beziehungen und Einschränkung in der Arbeitsfähigkeit und der Freizeitaktivitäten bei depressiven Syndromen bestätigen Befunde von Brown et al. (1985) und Hagnell (1981). Angstsyndrome scheinen somit länger zu persistieren, den Betroffenen jedoch im sozialen und beruflichen Bereich nicht in dem Ausmaß wie depressive Erkrankungen zu beeinträchtigen.

Nach unseren linearen Kausalanalysen war "Demoralisation" die zentrale Variable mit der gewichtigsten Auswirkung auf den Erkrankungsschweregrad zum Zeitpunkt t_2. Dieses Konstrukt wurde von Jerome Frank entwickelt und von Dohrenwend et al. (vgl. auch Link & Dohrenwend, 1980) durch die Demoralisationsskala aus der PERI-Symptomskala meßbar gemacht. In allen vier von uns berechneten LISREL-Modellen war der Pfad von der Variable "Demoralisation" auf die Variable "Schweregrad der Erkrankung" zum Zeitpunkt t_2 sehr hoch (mit signifikanten t-Werten durchweg über 7,50). Dieses stellt ein wesentliches Ergebnis unserer LISREL-Analysen dar und bewährt das Konzept der Demoralisation von J. Frank (1973). Danach lassen sich Variablen wie "chronische Schwierigkeiten", "Kindheitserlebnisse" und "akute belastende Lebensereignisse" (sowie in anderer Weise auch die Variable "soziale Unterstützung") in ihrer Wirkung auf den Erkrankungsschweregrad bei Nachuntersuchung nicht direkt analysieren; vielmehr scheint ihr Einfluß über zentrale, kognitive Prozesse der Situations- und Selbstbewertung (vgl. auch Steinmeyer, im Druck) zu laufen, welche zu einer Demoralisation, wie sie in der Demoralisationsskala gemessen wird, führen kann. Ein Demoralisationszustand ist umschrieben mit Gefühlen von Hilf- und Hoffnungslosigkeit, Angst, Niedergeschlagenheit und zerstreutem Denken (vgl. Frank, 1973). Ein Demoralisationszustand konstituiert ein kognitives Set, ein inneres "appraisal", eine subjektive, negative Erwartung, eine Aufgabe zu bewältigen (Coping) (vgl. Figueiredo & Frank, 1982; Figueiredo, 1983). Ein Grund für Demoralisation - ableitbar mit dem

Konzept der "kognitiven Einschätzung" - ist die anhaltende Wahrnehmung von Bedrohungen aufgrund einer sekundären Bewertung eigener Bewältigungsmöglichkeiten (zum Konzept "secondary appraisal" siehe Lazarus & Launier, 1978; Lazarus, 1981). Das Individuum fühlt sich danach in einem personenspezifischen Ungleichgewicht zwischen Anforderungsmerkmalen der Umwelt und den eigenen intrapsychischen Anstrengungen. Konsequenz dieser Wahrnehmung eigener Überforderung sind negativ getönte Emotionen, wie sie z.T. in der oben angegebenen Umschreibung des Demoralisationszustandes zu finden sind.

Nach unserem Hauptmodell wirkt soziale Unterstützung (social support) außer auf Demoralisation auch mäßigend auf die Anzahl chronischer Schwierigkeiten ein. Eine direkte Wirkung auf die entscheidende abhängige Variable des Erkrankungsschweregrades zum Zeitpunkt der zweiten Messung besteht wie bei anderen Variablen nicht.

Die Wechselbeziehung zwischen bedrohlichen Lebensereignissen und chronischen Schwierigkeiten wurde von uns aus theoretischen und formal-mathematischen Gründen als gleich hoch angenommen, um eine unsinnige Aufsplittung in einen sehr hohen negativen und einen sehr hohen positiven Pfad zu verhindern. Es zeigte sich die erhoffte und theoretische Wechselwirkung der gegenseitigen positiven Einwirkung. Bedrohliche Lebensereignisse können bei entsprechender Disposition und mangelnder sozialer Unterstützung in eine chronische Schwierigkeit übergehen, umgekehrt können auch chronische Schwierigkeiten ein erhöhtes Risiko für neue bedrohliche Lebensereignisse mit sich bringen.

Insgesamt ergibt sich aus unseren Analysen der Schluß, daß der Variablen "Demoralisation" eine entscheidende Bedeutung bei der Genese und Chronifizierung von affektiven und psychosomatischen Störungen zukommt. In Zukunft sollte versucht werden, die damit einhergehenden kognitiven Prozesse der Situations- und Selbstbewertung genauer zu spezifizieren.

Zusammenfassend sind aus der Oberbayerischen Verlaufsuntersuchung folgende wesentliche Befunde zu nennen und besonders hervorzuheben: Depressive Störungen gingen mit stärkerer Beeinträchtigung und Behinderung einher, während Angstsyndrome stärker zu einem etwas chronischeren Verlauf tendierten. Hinsichtlich der Verteilung soziodemographischer Merkmale (Geschlecht, Alter, soziale Schicht) unterschieden sich psychosomatische Erkrankungen deutlich von den beiden anderen Gruppen. Eine Häufigkeitszunahme depressiver Syndrome konnte für das analysierte 5-Jahres-Intervall nicht bestätigt werden.

Unter Verwendung des LISREL-Programmpaketes wurden lineare Kausalanalysen hinsichtlich des Einflusses folgender Variablen auf den Schweregrad psychischer Erkrankungen bei der Nachuntersuchung berechnet: "Kindheitsfaktoren", "soziale Unterstützung", "Schweregrad von psychischen Erkrankungen beim 1. Querschnitt", "Anzahl der bedrohlichen Lebensereignisse", "Anzahl der chronischen Schwierigkeiten" (chronic difficulties) und Summenscore in der "Demoralisationsskala". Das erarbeitete Hauptmodell hatte eine sehr gute Modellanpassung (Goodness of Fit = 0,90); der Variable "Demoralisation" kam darin eine zentrale Bedeutung zu. Drei weitere LISREL-Analysen zeigten keine wesentlich bessere Modellanpassung und bestätigten weitgehend das Hauptmodell. Den mathematischen Analysen liegen Daten aus drei getrennt durchgeführten Interviews zugrunde.

4 Zusammenfassung

4.1 Zusammenfassung (deutsch)

In der "Oberbayerischen Verlaufsuntersuchung" wurden zwei sich überlappende Einwohnerstichproben in drei ländlichen Gemeinden im Längsschnitt erfaßt: 1. In der Mitte der siebziger Jahre untersuchten Dilling & Weyerer (1984) eine Stichprobe von 1.668 Gemeindebewohnern im Alter von 15 Jahren und älter. Zwischen 1980 und 1985 konnten 83,1 % dieser Originalstichprobe wieder untersucht werden; 4,8 % waren inzwischen verstorben und 12,1 % lehnten eine weitere Teilnahme ab (**Längsschnittstichprobe**). Von den Verweigerern der ersten Querschnittstichprobe (70er Jahre) wurden 44 Personen (33,3 %) beim zweiten Querschnitt erfaßt. Die Ergebnisse zeigen, daß der Anteil psychischer Erkrankungen bei den Verweigerern höher als bei Nicht-Verweigerern ist. Dies verweist auf die Wichtigkeit, in derartigen Feldstudien hohe Beteiligungsraten zu erreichen. In der "Oberbayerischen Verlaufsuntersuchung" waren die Beteiligungsraten hoch. 2. Zur Abschätzung der Prävalenzraten der 80er Jahre bildeten wir eine neue Stichprobe (**Prävalenzstichprobe der 80er Jahre**), die zusätzlich zu den noch im Erhebungsgebiet lebenden Personen der ursprünglichen Stichprobe aus den 70er Jahren eine Stichprobe von mittlerweile neu hinzugezogenen Personen enthielt. Ausgeschlossen wurden die zwischenzeitlich aus dem Erhebungsgebiet weggezogenen Personen. Diese Prävalenzstichprobe der 80er Jahre bestand aus 1.979 Personen, von denen 1.666 (84,2 %) Personen im Alter von 15 Jahren und älter erfaßt werden konnten. 44,2 % dieser Stichprobe waren Männer und 55,8 % Frauen. 3. Zusätzlich wurde eine **Teilstichprobe von Frauen** (n=242) in einem getrennten Interview erfaßt, um den **Einfluß von Lebensereignissen und chronischen Schwierigkeiten** abzuschätzen. Dabei wurden Einschätzungen durch trainierte Interviewer unter der Berücksichtigung des Gesamtkontextes vorgenommen (vgl. G. Brown).

Als **Erhebungsinstrumentarium** wurde ein ausführliches Interview verwendet, das neben anderen Skalen auch das "Goldberg-Interview" (Goldberg et al., 1970), das "Social Interview Schedule"- SIS (Hecht et al., 1987), die "Beschwerdenliste" (von Zerssen, 1976) und die "PERI-Demoralisationsskala" (Dohrenwend et al.) enthielt. Eine Stichprobe von 110 Kindern und Jugendlichen unter 15 Jahren, die ursprünglich von der Arbeitsgruppe von Castell (Artner et al., 1984) Mitte der siebziger Jahre untersucht wurde, wurde erneut 1984/85 erfaßt. Dazu verwendeten wir das "Diagnostic Interview Schedule" (DISC); dieses war von Costello in Zusammenarbeit mit NIMH entwickelt worden.

Untersuchungsbereiche: Das Buch enthält umfangreiche Ergebnisse, die getrennt nach den folgenden Bereichen dargestellt werden: 1. Prävalenz psychischer Erkrankungen in den 80er Jahren, 2. Prävalenz von Alkoholmißbrauch und -abhängigkeit, 3.

Prävalenz für die Einnahme psychoaktiver Substanzen, 4. Prävalenz von Schmerzsyndromen, 5. Häufigkeit und Verlauf affektiver Erkrankungen in der Bevölkerung, 6. Psychosomatische Erkrankungen, 7. Gerontopsychiatrische Erkrankungen, 8. Hypertonus und psychische Faktoren in der Bevölkerung, 9. Inanspruchnahme medizinischer Dienste, 10. Einfluß von Lebensereignissen und chronischen Schwierigkeiten auf den Verlauf psychischer Erkrankungen, 11. Verlauf psychischer Erkrankungen und Inzidenz, Remission und Chronizität und 12. Lineare Kausalmodelle zum Verlauf psychischer Erkrankungen.

Die **Gesamtprävalenzrate** (7-Tage-Punktprävalenz) für psychische Erkrankungen für Personen ab 20 Jahren blieb konstant und betrug für die erste Querschnittstichprobe 20,4 % und für die zweite Querschnittstichprobe der 80er Jahre 20,8 %. Im Unterschied zur amerikanischen "Epidemiological Catchment Area" Studie (Regier et al., 1984) beobachteten wir die höchsten Prävalenzraten in der Altersgruppe der 45- bis 64jährigen (sowie hohe Raten für Personen ab 75 Jahren). Signifikant höhere Raten zeigten sich auch bei allein lebenden Personen (Altersfaktor?), bei getrennt lebenden, geschiedenen und verwitweten Personen mit ungünstigen sozialen und beruflichen Bedingungen (unterste soziale Schicht, niedrige Schulbildung, Personen ohne Berufsausbildung und Arbeitslose).

Hinsichtlich der Konkordanz der Gesamtprävalenzraten in beiden Querschnittstichproben im Fünf-Jahres-Abstand gab es deutliche **Unterschiede über die Zeit** beim Vergleich von einzelnen diagnostischen Gruppen psychischer Erkrankungen. Die Raten für senile Demenz, weitere organische Psychosyndrome und Oligophrenie blieben einigermaßen stabil. Eine Zunahme war hauptsächlich bei Alkoholabhängigkeit und - etwas weniger stark - bei psychosomatischen Erkrankungen zu verzeichnen. Affektive Störungen zeigten eine deutliche Abnahme sowohl auf der Diagnose- wie auf der Symptomebene. Die Prävalenzrate für **Alkoholabhängigkeit** (Schweregrad 2, 3 oder 4) bei Männern ab 20 Jahren betrug 4,6 % beim ersten Querschnitt (Dilling & Weyerer) und 8,9 % beim zweiten Querschnitt. Die entsprechende Rate für Frauen (ab 15 Jahren) betrug im zweiten Querschnitt 0,4 %. Damit betrug das Verhältnis Männer/Frauen für Alkoholmißbrauch und -abhängigkeit 22:1. Alkoholismus war in den sozialen Schichten IV und V mehr verbreitet und trat am häufigsten in der Altersgruppe zwischen 25 und 44 Jahren auf. Die meisten Trinker wurden dem "Delta-Typ" nach Jellinek zugeordnet. Im Längsschnitt hatten 91,2 % den gleichen Trinkstatus über beide Querschnitterhebungen (89,6 % keine Trinkprobleme, 0,6 % leichte Trinkprobleme und 1 % schwerere Trinkprobleme zu beiden Erhebungszeitpunkten). 2,0 % zeigten im Trinkstatus eine Verbesserung und 6,8 % eine Verschlechterung. Der Münchner Alkoholismustest (MALT) war besonders im Selbsteinschätzungsteil im Rahmen dieser Feldstudie zur Fallidentifikation unzureichend.

Im Rahmen der Studie wurde auch die aktuelle **Einnahme psychoaktiver Substanzen** für die dem Interview vorausgehenden vier Wochen erhoben. Folgende Raten wurden für Männer und Frauen kalkuliert, wenn Einzelsubstanzen und Kombinationspräparate zusammengezählt wurden: 1,5 % nahmen Antidepressiva (mehr Frauen als Männer), 1,77 % nahmen Neuroleptika (mehr Männer als Frauen), 6,9 % nahmen Benzodiazepine (mehr Frauen als Männer) und 3,6 % nahmen barbiturathaltige Medikamente ein (mehr Frauen als Männer). Unterschiede in der Einnahme verschiedener Substanzgruppen zeigten sich für Geschlecht, Alter, soziale Schicht, weitere soziodemographische Variablen, für den Schweregrad der psychischen Erkrankung und für das Ausmaß an "Demoralisation".

Ein weiteres Kapitel berichtet über die **Prävalenz von Schmerzsyndromen** unterschiedlicher Art. In den vier Wochen vor der Erhebung litten 17,1 % der Personen unserer Prävalenzstichprobe der 80er Jahre an schwereren Hals- und Schulterbeschwerden, 10,6 % an leichteren Rückenschmerzen und 15,3 % an verschiedenen wechselnden körperlichen Beschwerden. Fast alle Schmerzsyndrome traten bei Frauen häufiger als bei Männern auf. Signifikante Unterschiede wurden auch für weitere soziodemographische Variablen beobachtet. Die Ergebnisse einer multiplen Regression wiesen auf die Vorhersage-Bedeutung der "PERI-Demoralisations-Skala" für Schmerzsyndrome hin (neben dem Schweregrad der psychischen Erkrankung, dem Schweregrad körperlicher Erkrankungen sowie der Skala für "emotionale Labilität" des "Freiburger Persönlichkeitsinventars").

Affektive Erkrankungen: depressive Erkrankungen und Syndrome zeigten eine deutliche Abnahme in der Prävalenz von 8,2 % bei der ersten Querschnittstichprobe zu 5,1 % bei der zweiten Querschnittstichprobe für Personen ab 15 Jahren. Dieses Ergebnis wurde gestützt durch eine gleichzeitige Abnahme depressiver Symptome im Goldberg-Interview. Angstsyndrome zeigten eine leichte und psychosomatische Erkrankungen eine deutliche Zunahme der Prävalenz über diesen Zeitraum. Depressive Symptome und Erkrankungen traten bei Frauen häufiger auf als bei Männern. Das gleiche gilt für Angstsymptome und -neurosen. Für psychosomatische Erkrankungen zeigte sich kein statistisch signifikanter Unterschied der Prävalenzraten zwischen Männern und Frauen. Mit Ausnahme der höheren Häufigkeit des Symptoms "Angst" zeigten sich keine Unterschiede in der Prävalenz affektiver Erkrankungen zwischen den sozialen Schichten und den Sozialprestigegruppen. Inzidenz-, Remissions- und Chronizitätsraten werden für depressive Erkrankungen, Angstsyndrome und psychosomatische Erkrankungen berichtet. Im allgemeinen zeigten Angstsyndrome einen chronischeren Verlauf als depressive Erkrankungen; psychosomatische Erkrankungen erwiesen sich im Verlauf als vergleichsweise günstig.

Psychosomatische Erkrankungen wurden über den Längsschnitt betrachtet. Frauen hatten zum ersten Querschnitt eine höhere Prävalenzrate als beim zweiten Querschnitt (Schweregrad 2, 3 oder 4). Nach Altersgruppen verteilt waren psychosomatische Erkrankungen in den jüngeren Altersgruppen (20-44 Jahre) in beiden Querschnitten weniger häufig.

Gerontopsychiatrie: In der "Oberbayerischen Verlaufsuntersuchung" betrug die 7-Tage-Punktprävalenz psychischer Erkrankungen für Personen zwischen 65 und 74 Jahren 19,7 % und war weitaus höher für Personen über 75 Jahren (28,1 %). Weitere Daten für alte Menschen, vor allem soziodemographische Variablen, Schweregrad der psychischen Erkrankung, körperliche Erkrankungen und der zeitliche Verlauf (Inzidenz, Remission und Chronizität) werden dargestellt.

Im Vergleich zu einer städtischen Stichprobe aus München (Münchener Blutdruckstudie) war die **Bluthochdruck-Prävalenz** bei unserer ländlichen Stichprobe höher. Dagegen war der Bekanntheitsgrad über das Vorliegen eines hohen Blutdruckes und der Behandlungsgrad bei den Betroffenen geringer. Der Zusammenhang zwischen Bluthochdruck, Schweregrad einer psychischen Erkrankung, Alkoholkonsum und Ernährung wurde untersucht.

Die **Inanspruchnahme medizinischer/psychiatrischer Dienste** wird in einem eigenen Kapitel beschrieben.

Die Häufigkeit des Auftretens von **Lebensereignissen und chronischen Schwierigkeiten** wurde über die Zeit sowie für verschiedene soziodemographische und andere Variablen geschätzt. In der Erhebung der Lebensereignisse (basierend auf dem Vorgehen nach G. Brown) wurden die einzelnen Ereignisse retrospektiv über fünf Jahre erfaßt. Die Ergebnisse über den Einfluß von Lebensereignissen und chronischen Schwierigkeiten auf den Verlauf affektiver und psychosomatischer Erkrankungen werden in einem weiteren Kapitel getrennt beschrieben, dem Methoden der linearen Kausalanalyse (LISREL) zugrunde liegen. Lebensereignisse und chronische Schwierigkeiten hatten einen signifikanten Einfluß auf den psychischen Status beim zweiten Querschnitt. Sie beeinflußten jedoch nicht direkt den Schweregrad der psychischen Erkrankungen, sondern schienen ihren Einfluß über den Grad der "Demoralisation" zu entfalten.

Personen, die nicht bei ihren Eltern aufwuchsen, wiesen ein erhöhtes Risiko für psychische Erkrankungen und mehr noch für eine psychiatrische Behandlung auf. Dieser Effekt bezieht sich besonders auf jene Personen, die bei Stiefeltern oder in Heimen aufwuchsen.

Im letzten Kapitel wird der **Verlauf psychischer Erkrankungen** untersucht. Bei der Interpretation der Raten von **Inzidenz**, **Remission** und **Chronizität** muß beachtet werden, daß verschiedene Definitionen möglich sind. Die Raten sind abhängig von der Falldefinition (Schwellenwert für Schweregrad der psychischen Erkrankungen, Einschluß der zweiten psychiatrischen Diagnose, Wertung nur innerhalb derselben oder über verschiedene diagnostische Kategorien). Inzidenz-, Remissions- und Chronizitätsraten werden für verschiedene psychiatrische Diagnosegruppen und unter Berücksichtigung der Skalenwerte im "Goldberg-Interview", in der "Beschwerdenliste" sowie weiterer soziodemographischer Charakteristika berichtet. Im letzten Teil dieses Kapitels werden sämtliche Daten über affektive und psychosomatische Erkrankungen in ein komplexes Verlaufsmodell integriert und mit den Methoden der linearen Kausalanalyse analysiert.

In der "Oberbayerischen Verlaufsuntersuchung" wurden die Daten und Informationen in persönlichen Interviews durch speziell trainierte ärztliche Mitarbeiter mit psychiatrischer Erfahrung gewonnen. Dies ist einer der Hauptunterschiede im Vergleich zu vielen anderen gegenwärtigen epidemiologischen Feldstudien in der Psychiatrie. Darüber hinaus wurden die Angaben über Lebensereignisse und chronische Schwierigkeiten von trainierten "blinden" Interviewern gewonnen, die über die Ergebnisse des ersten und zweiten psychiatrischen Interviews nicht informiert waren. Weitere Daten über den Einfluß von Lebensereignissen und chronischen Schwierigkeiten auf den Verlauf psychischer Erkrankungen, über den Einfluß des Familienklimas auf den Verlauf psychischer Erkrankungen sowie ein Vergleich der Daten unserer ärztlichen Interviews mit den Berichten der Hausärzte und den Statistiken der Kranken- und Sozialversicherungen ist zukünftigen Veröffentlichungen vorbehalten.

4.2 Summary

Two overlapping samples of residents in three rural communities in Upper Bavaria were assessed in the longitudinal **Upper Bavarian Study**:

1. In the mid1970s a sample of 1668 community residents aged 15 years and above was selected and assessed by Dilling and Weyerer (1984). Between 1980 and 1985 83.1 % of this original sample was reinterviewed, while 4.8 % had died meanwhile and 12.1 % refused to participate (**longitudinal sample**). Forty-four (33.3 %) of those who had refused to participate in the first cross-section (Dilling and Weyerer) were assessed in the second interview 5 years later and the rate of mental illness was found to be higher among non-responders than among responders. This shows the importance of obtaining high response rates as achieved in the Upper Bavarian Study.

2. For assessments of prevalence rates in the 1980s we formed another sample (**prevalence sample of the 1980s**) which contained those subjects still living in the area and a new sample of persons who had moved into the area meanwhile, but excluded those who had left the area. This prevalence sample of the 1980s contained 1979 persons, of whom 1666 (84.2 %) of those 15 years and above could be interviewed. Some 44.2 % of this sample were males and 55.8 % females.

3. In addition, a **subsample of women** was assessed in a separate interview to assess the impact of **life events and chronic difficulties** in contextual ratings as described by G. Brown (n=242).

An **extensive interview** was used, which (among other scales) contained the Goldberg Interview (Goldberg et al. 1970), the Social Interview Schedule (SIS) (Hecht et al. 1987), the Complaint List of von Zerssen (1976) and the PERI Demoralization Scale. A sample of 110 children and juveniles below 15 years of age originally assessed in the mid1970s by Artner et al. (1984) was reassessed in 1984/85; for this purpose the Diagnostic Interview Schedule (DISC) developed by Costello in collaboration with the NIMH was used.

Areas of the study: our present report contains a large number of data, presented separately for the following areas: (1) Prevalence of mental illness in the 1980s, (2) prevalence of alcohol abuse and alcoholism, (3) prevalence of the use of psychoactive substances, (4) prevalence of pain syndromes, (5) affective illnesses in the community, (6) psychosomatic disorders, (7) gerontopsychiatric disorders, (8) elevated blood pressure/hypertension and mental factors in the community, (9) use of medical/psychiatric facilities, (10) impact of life events and chronic difficulties on the course of mental illness, (11) course of mental illness and data on incidence, remission and chronicity, and (12) linear causal models for factors influencing the course of mental illness.

Overall **point prevalence rates for mental disorders** were the same in the first cross section (20.4 %) and in the second cross section (20.8 %) for subjects aged 20 years and above (prevalence samples). In variance from the American Epidemiological Catchment Area (ECA) Study (Regier et al. 1984), we observed the highest point prevalence rates and 5-year prevalence rates in the age group of 45-64 years. High rates were obtained for subjects aged 75 years and above. Significantly elevated prevalence rates were also seen for persons living alone (age factor?), for separated, divorced and widowed persons, persons who had no stable partnership and persons who had unfavorable social and work conditions (lowest social class, low-level school training, persons without vocational training or job).

Although the overall prevalence rates were the same in both cross sections 5 years apart, there were clear **differences over time** when separate diagnostic groups of mental disorders were compared. Rates for senile dementia, other organic mental disorders and oligophrenia were fairly stable. An *increase* was observed mainly for alcoholism and to a lesser degree for psychosomatic disorders. Depressive illnesses showed a clear decrease concerning the frequency of diagnoses and syndromes as well as for depressive symptoms. The prevalence rate of **alcoholism** (severity 2,3 or 4) for males aged 20 years and above was 4.6 % in the first cross section (Dilling and Weyerer) and 8.9 % in the second cross section. The corresponding rate for females (aged 15 years and above) in the second cross section was 0.4 %. Thus, the male/female ratio for alcoholism was about 22:1. Alcoholism was more common in the lower social classes (IV and V) and was highest in the age group 25-44 years. Most drinkers were of the "delta type" (Jellinek). Within the longitudinal sample, 91.2 % had the same drinking status in both cross-sections (89.6 % no drinking problems, 0.6 % mild drinking problems and 1.0 % more severe drinking problems at both times). Two percent changed to a better status concerning drinking problems and 6.8 % to a worse status. The self-rating part of the Munich Alcoholism Test (MALT) showed little validity for case identification in the community.

We have assessed the actual **intake of psychoactive substances** for the 4 weeks preceding the interview. When mono-substances as well as combinations are counted, the following rates (intake once or more in 4 weeks preceding the interview) were calculated for males and females: 1.5 % had taken antidepressant medication (women more than men), 1.77 % had taken neuroleptic medication (men more than women), 6.9 % had taken benzodiazepines (women more than men) and 3.6 % had taken medication containing barbiturates (women more than men). Differences in intake of various substance groups are present for sex, age, social class and other sociodemographic variables as well as for severity of mental illness and general demoralization.

In another chapter the **prevalence of pain symptoms and syndromes** of various kinds are reported. In the 4 weeks before assessment 17.1 % of the subjects in the prevalence sample of the 1980s suffered neck and shoulder pain, 10.6 % lower back pain and 15.3 % had various complaints of pain of changing location. Almost all pain syndromes were more frequent for women than for men. Significant differences according to other sociodemographic variables were observed. Results of a multiple regression analysis pointed to the importance of the PERI Demoralization Score (besides severity of mental illness, severity of somatic illness and emotional lability in the Freiburger Personality Inventory) in explaining or predicting pain syndromes.

Affective illnesses: Depressive disorders and syndromes showed a definite decline in prevalence from 8.2 % in the first to 5.1 % in the second cross section for subjects aged 15 years and above. This finding was supported by a simultaneous decline in depressive symptoms as assessed in the Goldberg Interview. Anxiety syndromes showed a slight and psychosomatic illnesses a clear increase in prevalence over time. Depressive symptoms and illnesses were more common in females than in males. The same was true for anxiety symptoms and neurosis. There was no statistical significant difference between prevalence rates in males and females for psychosomatic illnesses. Besides the higher frequency of the symptom "anxiety" no differences between social classes and groups of social prestige were observed. Rates for incidence, remission and chronicity are reported for depressive illnesses, anxiety syndromes and psychosomatic illnesses. Generally, anxiety neurosis showed a more chronic course than depressive illnesses, and psychosomatic illnesses had the most favorable course.

Psychosomatic illnesses were analysed for the longitudinal sample. While in the first cross section women had a higher prevalence rate for psychosomatic illnesses, this was no longer the case in the second cross section (severity 2,3 or 4). Analysis of age groups showed psychosomatic illnesses (severity 2,3 or 4) to be less frequent in the younger age group (20-44 years) in both cross sections.

Psychogerontology: In the Upper Bavarian Field Study, the rate of mental illness was 19.7 % for subjects aged 65-74 years (prevalence sample of the 1980s) and was much higher for persons aged 75 and above (7-day prevalence rate = 28.1 %). Further data for the old age group concerning sociodemographic variables, severity of mental and somatic illness and the course over time (including data on incidence, remission and chronicity) are reported.

In our rural sample the **prevalence of high blood pressure** was higher, its presence was less frequently known to the subjects and subjects were less frequently treated for it than in an urban sample in Munich. Associations with severity of mental illness, demoralization, alcohol consumption and nutritional status were analysed.

The **use of medical/psychiatric services** is described in a separate chapter.

The frequency of **life events and chronic difficulties** was calculated over time and for various sociodemographic and other variables. In the retrospective assessment of life events based on the procedure of G. Brown, recall was elicited in a detailed interview, which covered a 5-year period. Results concerning the impact of life events and of chronic difficulties on the course of mental illness are described in a separate chapter based on methods of linear causal analysis (LISREL). Life events and chronic difficulties were of significant impact on the mental status at the second cross section for depressive illness, anxiety syndromes and psychosomatic disorder. Their influence was, however, not directly on severity of mental illness at the second cross section but rather affected the state of "demoralization", which in turn had the major impact on the severity of mental illness at the second cross section.

Parental loss: Subjects who were not raised with their parents had an increased risk for mental illness and even more so for psychiatric treatment. This effect was mainly based on those who were raised by step-parents or in homes.

The **course of mental illness** is analysed in the final chapter. In reporting rates on incidence, remission and chronicity it must be kept in mind that various definitions are possible. The rates depend on case definition (threshold of severity of mental illness, inclusion of second psychiatric diagnosis, counting only same diagnoses vs. counting also different psychiatric diagnoses). Incidence, remission and chronicity rates are presented for various psychiatric diagnoses and with respect to scores in the Goldberg Interview, Complaint List and sociodemographic characteristics. In the final part of this chapter, the complex data on affective and psychosomatic illnesses are integrated into a complex model using linear causal analyses (LISREL).

In the Upper Bavarian Field Study, information was gathered in personal interviews with the subjects which were conducted by psychiatrically trained physicians. This is one major difference to quite a number of other contemporary epidemiological field studies in psychiatry. In addition, data concerning life events and chronic difficulties were obtained by interviewers blind to the results of the first and second psychiatric interviews, in a separate interview following the second psychiatric interview in a diagnostically homogeneous subgroup. Further data concerning the impact of life events and chronic difficulties on the course of mental illness, family climate and mental illness, and comparison of our interview data with reports from family physicians and with statistics from health and social insurance organizations will be presented in other reports or publications by our group.

Literatur

Allehoff, W. H., Esser, G., Schmidt, M. H. & Hennicke, K. (1983). Die Bedeutung der Informations- und Kooperationsverweigerung für die Interpretationsreichweite einer mehrstufigen Untersuchung. Soc. Psychiatry, 18, 29-36.

Alloway, R. & Bebbington, P. (1987). The buffer theory of social support - a review of the literature. Psychol. Med., 17, 91-108.

Almeida-Filho, N. de (1987). Social epidemiology of mental disorders. A review of Latin-American studies. Acta psychiatr. scand., 75, 1-10.

Almeida-Filho, N. de & Burnett, C.K. (1983). Family size and child mental disorders in Bahia, Brasil. population and environment. Behavioral and Social Issues, 1984, 6, 3-16.

Ambrosio, G. B. et al. (1976). Blood pressure and its spontaneous variations in a northern Italian population. Clin. Science and Mol. Med., 51, 669-671.

American Psychiatric Association (1980). Diagnostic and Statistical Manual of Mental Disorders (DSM III). Washington D.C.: American Psychiatric Association.

Ammon, V. E. (1979). Ergebnisse einer Blutdruckmeßaktion anläßlich des Weltgesundheitstages 1978 aus dem Gesundheitsamt der Stadt Nürnberg. Öff. Gesundh.-Wesen, 41, 63-67.

Andersen, R., Newman, J. F. (1973). Societal and individual determinance of medical care utilization in the United States. Melbank Mem Fund, 51-95.

Anderson, J. C., Williams, S., McGee, R. & Silva, A. (1987). DSM III disorders in preadolescent children. Prevalence in a large sample from the general population. Arch. Gen. Psychiatry, 44, 69-76.

Andre, J. L. et al. (1982). Five-year incidence of hypertension and its concomitants in a population of 11355 adults unselected as to disease. European Heart J., 3, 53-58.

Andrews, G., Schonell, M. & Tennant, C. (1977). The relation between physical, psychological and social morbidity in a suburban community. American J. of Epidemiology, 105, 324-329.

Andrews, G., Tennant, C., Hewson, D. M. & Vaillant, G. E. (1978). Life event stress, social support, coping style, and risk of psychological impairment. J. Nerv. Ment. Dis., 166, 307-317.

Andrews, G., Tennant, C., Hewson, D. & Shonell, M. (1978). The relation of social factors to physical and psychiatric illness. Amer. J. Epidemiol., 108, 27-35.

Aneshensel, C. S. et al. (1981). Family roles and sex differences in depression. J. Health and Soc. Behav. (No. 4), 22, 379-393.

Aneshensel, C. S. & Stone, J. D. (1982). Stress and depression. A test of the buffering model of social support. Arch. Gen. Psychiat., 39, 1392-1396.

Angold, A. (1988). Childhood and adolescent depression: I. Epidemiological and aetiological aspects. British Journal of Psychiatry, 152, 601-617.

Angst, J. (1983). The origins of depression. Heidelberg Berlin: Springer.

Angst, J. & Dobler-Mikola, A. (1984). Do the diagnostic criteria determine the sex ratio in depression? J. of Affective Disorders, 7, 139-198.

Angst, J. & Dobler-Mikola, A. (1984). The Zürich Study. II. The continuum from the normal to pathogenical depressive mood swings. Europ. Arch. Psychiat. Neurol. Sci., 234, 21-29.

Angst, J. & Dobler-Mikola, A. (1984). The Zürich Study. III. Diagnosis for depression. Europ. Arch. Psychiat. Neurol. Sci., 234, 30-37.

Angst, J. & Dobler-Mikola, A. (1984). The Zürich Study. IV. A continuum from depression to anxiety disorders? Europ. Arch. Psychiat. Neurol. Sci., 235, 179-186.

Angst J. & Dobler-Mikola A. (1985). The Zürich study. V. Anxiety and phobia in young adults. Europ. Arch. Psychiat. Neurol. Sci., 235, 171-178.

Angst, J., Dobler-Mikola, A. & Binder, J. (1984). The Zürich Study - a prospective epidemiological study of depressive, neurotic and psychosomatic syndrome. I. Problem, methodology. Europ. Arch. Psychiat. Neurol. Sci., 234, 13-20.

Angst, J. P., Vollrath, M., Koch, R., Dobler-Mikola, A. (1989). The Zürich Study. VII. Insomnia: Symptoms, classification and prevalence. Europ. Arch. Psychiat. Neurol. Sci., 238, 285-293.

Anonymous (1987). Notizen vom Tage: Vorsorge ist überlebensnotwendig. Lebensversicherungsmedizin, Jahrgang 1987, Heft 2, 64.

Anthony, J. C., Folstein, M., Romanoski, A. J., von Korff, M. R. et al. (1985). Comparison of the lay diagnostic interview schedule and a standardized psychiatric diagnosis. Arch. Gen. Psychiat., 42, 667-675.

Arkwright, P. D. et al. (1981). Alcohol: effect on blood pressure and predisposition to hypertension. Clin. Science, 61, 373-375.

Arkwright, P. D. et al. (1982). Effects of alcohol use and other aspects of lifestyle on blood pressure levels and prevalence of hypertension in a working population. Circulation, 66, 60-67.

Arnon, A. & Levav, I. (1979). Psychosomatic disorders in a rural family practice. Psychosomatics, 20, 483-491.

Artner, K., Biener, A. & Castell, R. (1984). Psychiatrische Epidemiologie im Kindesalter. Untersuchung an 3- bis 14-jährigen Kindern. In H. Dilling, S. Weyerer & R. Castell (Eds.), Psychische Erkrankungen in der Bevölkerung (pp. 123-195). Stuttgart: Enke Verlag.

Ashton, H. & Golding, J. F. (1989). Tranquilizers: Prevalence, predictors and possible consequences. Data from a large United Kingdom survey. Brit. J. Addiction, 84, 541-546.

Askevold, F. (1982). Social class and psychosomatic illness. Psychother. Psychosom., 38, 256-259.

Bahn, A. K., Gardner, E. A., Alltop, L., Knatterud, G. L. & Solomon, M. (1966). Admission and prevalence rates for psychiatric facilities in four register aeras. Amer. J. Publ. Health, 56, 2033-2051.

Balint, M. (1957). The doctor, his patient and the illness. New York: International Universities Press.

Barraclough, B. M. & Bunch, J. (1973). Accuracy of dating parent deaths: recollected dates compared with death certificate dates. Brit. J. Psychiat., 123, 573-574.

Barry, H. & Lindemann, E. (1960). Critical ages for maternal bereavement in psychoneuroses. Psychosomatic Medicine, 22, 166-181.

Bash, K. W. & Bash-Liechti, J. (1984). Epidemiology of psychosomatic disorders in Iran. Psychother. Psychosom., 42, 182-186.

Bebbington, P. (1986). Psychosocial etiology of schizophrenia and affective disorders. In R. Michels (Ed.), Psychiatry. Philadelphia: Lippincott.

Bebbington, P. E. (1978). The epidemiology of depressive disorder. Cult. Med. Psychiat., 2, 297-341.

Bebbington, P. E. (1980). Causal models and logical inference in epidemiological psychiatry. Brit. J. Psychiat., 136, 317-325.

Bebbington, P. E., Hurry, J., Tennant, C., Hurt, E. & Wing, J. K. (1981). The epidemiology of mental disorders in Camberwell. Psychological Medicine, 11, 561-580.

Bebbington, P., Sturt, E., Tennant, C. & Hurry, J. (1984). Misfortune and resilience: A community study of women. Psychological Medicine, 14, 347-363.

Bebbington, P., Tennant, C. & Hurry, J. (1981). Adversity and the nature of psychiatric disorder in the community. J. of Affective Disorders, 3, 345-366.

Becker, M. H. & Maimann, L. A. (1975). Sociobehavioral determinance of compliance with health and medical care recommendations. Medical Care, 13, 4.

Bickel, M. (1987). Psychiatric illness and mortality among the elderly: findings of an epidemiological study. In: Cooper, B. (ed.) Psychiatric epidemiology, Croom Helm, London, 192-211.

Binder, J. & Angst, J. (1981). Soziale Konsequenzen psychischer Störungen in der Bevölkerung. Arch. Psychiat. Nervenkr., 229, 355-370.

Binder, J., Dobler-Mikola, A. & Angst, J. (1982). A prospective epidemiological study of psychosomatic and psychiatric syndromes in young adults. Psychother. and Psychosomatics, 38, 128-140.

Binder, J., Dobler-Mikola, A., Angst, J. (1982). Soziokulturelle Aspekte der Depression. Schweizer Archiv f. Neurol. Neurochir. und Psychiatr., 130, 179-194.

Birtchnell, J. (1970). Early parent death and mental illness. Brit. J. Psychiat., 116, 281-288.

Birtchnell, J. (1975). The personality characteristics of early bereaved psychiatric patients. Soc. Psychiatry, 10, 97-103.

Birtchnell, J. (1978). Early parent death and the clinical scales of the MMPI. Brit. J. Psychiat., 132, 574-579.

Blatt, S. J., Wein, S. J., Chevron, E. & Quinlan, D. M. (1979). Parental representations and depression in normal young adults. Journal of Abnormal Psychology, 88, 388-397.

Blazer, D., George, L. K. & Landerman, R. (1985). A rural urban comparison. Arch. Gen. Psychiat., 42, 651-656.

Blazer, D., George, L. K., Landerman, R., Pennybacker, M., Melville, M. L. & Woodbu (1985). Psychiatric disorders. A rural/urban comparison. Arch. Gen. Psychiat., 42, 651-656.

Blazer, D., Hughes, D. & George, L. K. (1987). Stressful life events and the onset of a generalized anxiety syndrome. Am. J. Psychiatry, 144, 1178-1183.

Blazer, D., & Williams, C. D. (1980). Epidemiology of dysphoria and depression in an elderly population. Am. J. Psychiatry, 137, 439-444.

Böker, K. (1971). Entwicklung und Ursachen des Krankenstandes westdeutscher Arbeiter. Das Argument, 69, 13, 901-927.

Bollerup, T. R. (1975). Prevalence of mental illness among 70-year-old domiciles in nine Copenhagen suburbs. The Glostrup Survey. Acta Psychiat. Scand., 51, 327.

Bolton, W. & Oatley, K. (1987). A longitudinal study of social support and depression in unemployed men. Psychological Medicine, 17, 453-460.

Boyd, J. H. et al. (1984). Exclusion criteria of DSM-III: A study of co-occurrence of hierarchy-free syndromes. Arch. Gen. Psychiat., 41, 983-989.

Boyd, J. H. & Weissman, M. M. (1981). Epidemiology of affective disorders: a reexamination and future directions. Arch. Gen. Psychiat. (No. 9), 38, 1039-1046.

Boyd, J. H. & Weissman, M. M. (1982). Epidemiology. In E. S. Paykel (Ed.), Handbook of affective disorders. London: Churchill, Livingstone.

Boyd, J. H., Weissman, M. M., Thompson, W. D. & Myers, J. K. (1982). Screening for depression in a community sample. Understanding the discrepancies between depression-symptom and diagnostic scales. Arch. Gen. Psychiat., 39, 1195-1200.

Boyle, M. H., Offord, D. R., Hofmann, H. G., Catli, G. P., Byles, J. A., Cadman, D. T., Crawford, J. W., Links, P. S., Rae-Grant, N. I. & Szatmari, P. (1987). Ontario health child study: I. Methodology. Arch Gen Psychiatry, 44, 826-831.

Breier, A., Kelsve, J. R., Kirwin, P. D., Beller, S. A., Wolkowitz, O. M. & Pickar (1988). Early parental loss and development of adult psychopathology. Arch. Gen. Psychiat., 45, 987-993.

Bronisch, T., Wittchen, H. U., Krieg, C., Rupp, H. U. & von Zerssen, D. (1985). Depressive neurosis. A long-term prospective and retrospective follow-up study in former patients. Acta Psychiat. Scand., 71, 237-248.

Brown, F. (1961). Depression and childhood bereavement. Journ. Ment. Sci., 107, 754-777.

Brown, F. & Epps, P. (1966). Childhood bereavement and subsequent crime. Brit. J. Psychiat., 112, 1043-1048.

Brown, G. W. (1981). Contextual measures of life events. In: Stressful life events and their contexts. In Dohrenwend, B. S. & Dohrenwend, B.P. (Eds.). New York: Neale Watson.

Brown, G. W. (1983). Accounts, meaning and causality. In Gilbert, G. N. & Abell, P. (Eds.). Accounts and action. London: Gower.

Brown, G. W. (1985). Mental illness. In Mechanic, D. & Aiken, L. (Eds.). Applications of social science to clinical medicine and health policy. New Brunswick: Rutgers University Press.

Brown, G. W. (1987). Social factors in the aetiology and course of psychiatric disorder: A report on progress. In Angermeyer, M. C. (Ed.). From social class to social stress (pp. 119-132). Berlin Heidelberg: Springer.

Brown, G. W. & Andrews, B. (1986). Social support and depression. In Appley, M. H. & Trumbull, R. (Eds.). Dynamics of stress. New York: Plenum.

Brown, G. W., Andrews B., Harris, T., Adler, Z. & Bridge, L. (1986). Social support, self-esteem and depression. Psychological Medicine, 16, 813-831.

Brown, G. W., Bifulco, A. & Harris, T. O. (1987). Life events, vulnerability and onset of depression: some refinements. Brit. J. Psychiat., 150, 30-42.

Brown, G. W., Birley, J. L. T. & Wing, J. K. (1972). Influence of family life on the course of schizophrenic disorders: A replication. Brit. J. Psychiat., 121, 241-258.

Brown, G. W., Birley, J .L. T. & Wing, J. K. (1972). The influence of family life on the course of schizophrenic illness: A replication. Brit. J. Psychiat., 121, 241-258.

Brown, G. W., Craig, T. K. J. & Harris T. O. (1985). Depression: distress or disease? Some epidemiological considerations. Brit. J. Psychiat., 147, 612-622.

Brown, G. W., Harris, T. (1978). Social origins of depression. London: Tavistock Publications.

Brown, G. W. & Harris, T. (1982). Fall-off in the reporting of life events. Soc. Psychiatry, 17, 23-28.

Brown, G. W. & Harris, T.O. (1982). Social class and psychiatric disorder. In Al-Issa Ihsan (Ed.), Culture and psychopathology. Baltimore: University Park Press.

Brown, G. W. & Harris, T. O. (1986). Establishing causal links: The Bedford College studies of depression. In Katschnig, H. (Ed.). Life events and psychiatric disorder (pp. 107-187). London New York: Cambridge University Press.

Brown, G. W. & Harris, T. O. (1986). Stressor, vulnerability and depression: A question of replication. Psychological Medicine, 16, 739-744.

Brown, G. W., Harris, T. O. & Bifulco, A. (1986). Long-tern effects of early loss of parents. In Rutter, M., Izard, C. E. & Read, P. B. (Eds.). Depression in young people. New York: Guilford.

Brown, G. W., Harris, T. O. & Copeland, J. R. M. (1977). Depression and less. Brit. J. Psychiat., 130, 1-18 bzw. 308ff.

Brown, G. W., NiBhrolchain, M. & Harris, T. O. (1975). Social class and psychiatric disturbance among women in an urban population. Sociology, 9, 225-254.

Brown, G. W. & Prudo, R. (1981). Psychiatric disorder in a rural and an urban population: 1. aetiology of depression. Psychological Medicine, 11, 581-599.

Brown, G. W. & Rutter, M. (1966). The measurement of family activities and relationships: a methodological study. Hum. Relat., 19, 241-263.

Brown, Marmot & Lusted, E. (1981). Unveröffentlichtes Manuskript.

Brugger, C. (1931). Versuch einer Geisteskrankenzählung in Thüringen. Z. Ges. Neurol. Psychiatr., 133, 352-390.

Brugger, C. (1933). Psychiatrische Ergebnisse einer medizinischen, anthropologischen und soziologischen Bevölkerungsuntersuchung. Z. Ges. Neurol. Psychiatr., 146, 489-524.

Brugger, C. (1937). Psychiatrische Ergebnisse einer medizinischen, anthropologischen und soziologischen Bevölkerungsuntersuchung. Z. Ges. Neurol. Psychiatr., 160, 189-207.

Brunetti, P. M. (1973). Prevalence des troubles mentaux dans une population rural du Vaucluse: Donnee nouvelles et recapitulatives. L'hygiene Mortale, 62, 1-15.

Buchholz, L. et al. (1983). Interventive Erfahrungen im Eberbach/Wiesloch Projekt. In Nüssel, E. & Lamm, G. (Eds.). Prävention im Gemeinderahmen (pp. 77-82). München-Bern-Wien: W. Zuckerschwerdt Verlag.

Burke, J. D. & Regier, D. A. (1988). Epidemiology of mental disorders. In Talbot, J. A., Hales, R. E. & Yudofskysc (Eds.). Textbook of Psychiatry (pp. Chapter 3). Washington: American Psychiatric Press.

Burnam, M. A., Hough, R. L., Escobar, J. I., Karno, M., Timbers, D. M., Telles C. A. (1987). Six-month prevalence of psychiatric disorders: Mexican Americans and Non-hispanic Whites in Los Angeles. Arch. Gen. Psychiat., 44, 687-694.

Caplan, G. (1964). Principles of preventive psychiatry. New York: Grune Stratton.

Caplan, G. (1976). The family as a support system. In Caplan, G. & Killilea, B. H. (Eds.). Support systems and mutual help: multidisciplinary explorations (pp. 19-36). New York: Grune Stratton.

Carstairs, G. M. (1975). Measuring psychiatric morbidity in a south Indian population. Bulletin of the British Psychology Society, 28, 95-101.

Cederblad, M. (1968). A child psychiatric study on Sudanese Arab children. Acta Psychiatr. Scand. Suppl., 44, 11-230.

Ceroni, G. B., Neri, C. & Pezzoli, A. (1984). Chronicity in major depression. A naturalistic prospective study. J. of Affect. Dis., 7, 123-132.

Cheng, T. A. (1988). A community study of minor psychiatric morbidity in Taiwan. Psychological Medicine, 18, 953-968.

Clare, A. W. (1977). Psychological profiles of women complaining of premenstrual symptoms. Current Medical Research Opinion, 4, 23-28.

Clare, A. W. & Cairns, V. E. (1978). Design, development and use of standardized interview to assess social maladjustment and dysfunction in communtity studies. Psychological Medicine, 8 , 589-604.

Clark, V. A., Aneshensel, C. S., Frerichs, R. R. & Morgan, T. M. (1983). Analysis of non-responders in a prospective study of depression in Los Angeles County. Internat. J. Epidemiol., 12, 193-198.

Clark, V. A. et al. (1983). Analysis of non-responders in a prospective study of depression in Los Angeles County. Internat. J. Epidemiol., 12, 193-198.

Clayton, P. (1978). Bipolar affective Disorder: Techniques and results of treatment. Am. J. Psychother., 32, 81-92.

Cleary, P., Mechanic, D. & Greenley, J. (1982). Sex differences in medical care utilization - an empirical investigation. J. of Health and Soc. Beh., 23, 106-119.

Cockerham, W. C. (1982). Medical sociology. 2nd Ed. New York, Prentice Hall: Englewood Cliffs.

Commission on Chronic Illness (1957). Chronic illness in the United States. Vol. 4: Chronic illness in a large city. Cambridge, M. A.: Harvard University Press.

Compa, B. E. (1987). Coping with stress during childhood and adolescence. Psychological Bulletin, 101, 393-403.

Comstock, G. W. & Helsing, K. J. (1976). Symptoms of depression in two communities. Psychological Medicine, 6, 551-563.

Connell, H. M., Irvine, L., Rodney, J. (1982). Psychiatric disorder in Queensland primary school children. Aust. Paediatr. J., 18, 177-188.

Cooke, D. J. (1986). Psychosocial variables and the life event anxiety-depression link. A community study. Acta Psychiat. Scand., 74, 281-291.

Cooke, K. M. et al. (1982). Alcohol consumption and blood pressure. Survey of the relationship at a health-screening clinic. Med. J. of Aust., 23, 65-69.

Cooper, B. (undated). Deutsche Fassung der Goldberginterviews mit Manual (unveröffentlichtes Manuskript).

Cooper, B. (1978). Probleme der Fallidentifikation. Nervenarzt, 49, 437-444.

Cooper, B. (1986). Mental illness, disability and social conditions among old people in Mannheim. In Häfner, H., Moschel, G. & Sartorius, N. (Eds.). Mental health in the elderly. Berlin-Heidelberg-New York-Tokio: Springer Verlag.

Cooper, B. & Bickel, H. (1984). Epidemiologie psychischer Störungen: Folgerungen für die psychotherapeutische Versorgung. In Baumann, U. (Ed.). Psychotherapie: Makro-/Mikroperspektiven (pp. 31-51). Göttingen-Toronto-Zürich: Hogrefe.

Cooper, B., Fry, J. & Kalton, G. (1969). A longitudinal study of psychiatric morbidity in a general practice population. Brit. J. Prev. Soc. Med., 32, 210-217.

Cooper, B., Harwin, B. G., Depla, C. & Shepherd, M. (1975). Mental health care in the community. An evaluative study. Psychological Medicine, 5, 372-380.

Cooper, B. & Morgan, H. G. (1977). Epidemiologische Psychiatrie. Fortschritte der Sozialpsychiatrie 3. München, Wien, Baltimore: Urban & Schwarzenberg.

Cooper, B. & Schwartz, R. (1982). Psychiatric case identification in an elderly population. Soc. Psychiatry, 17, 43-52.

Cooper, B. & Sosna, U. (1982). Die Epidemiologie psychischer Erkrankungen im Alter. Eine sozialpsychiatrische Feldstudie in Mannheim. Bericht an die Deutsche Forschungsgemeinschaft, unveröffentlicht.

Cooper, B. & Sosna, U. (1983). Psychische Erkrankung in der Altenbevölkerung: eine epidemiologische Feldstudie in Mannheim. Nervenarzt, 54, 239-249.

Copeland, J. R. M. & Gurland, B. J. (1985). International comparative studies. In Arie, T. (Ed.). Recent advances in psychogeriatrics (pp. 175-195). Edinburgh: Churchill Livingstone.

Costello, A. (1985). Instructions for DISC programs. Unpublished manuscript.

Costello, C. G. (1982). Social factors associated with depression: a retrospective community study. Psychological Medicine, 12, 329-339.

Coulton, C., Frost, A. (1982). Use of social and health services by the elderly. J. of Health and Soc. Beh., 23/4, 330-339.

Craig, T. J. & van Natta, P. A. (1976). Presence and persistence of depressive symptoms in patients and community population. Am. J. Psychiatry, 133, 1426-1429.

Craig, T. J. & van Natta, P. A. (1979). Influence of demographic characteristics on two measures of depressive symptoms: the relation of prevalence and persistence of symptoms (...). Arch. Gen. Psychiat., 36, 149-154.

Craig, T. J. & Van Natta, P. A. (1983). Disability and depressive symptoms in two communities. Am. J. Psychiatry, 140, 598-601.

Craig, T. K. J., Brown, G. W. & Harris, T. O. (1987). Depression in the general population: Comparability of survey results. Brit. J. Psychiat., 150, 707-708.

Criqui, M. H. et al. (1981). Alcohol consumption and blood pressure. Hypertension, 3, 557-565.

Crombie, D. C. (1963). The procrustean bed of medical nomenclature. Lancet, 1, 1205-1206.

Cromstock, G. W. & Helsing, K. J. (1976). Symptoms of depression in two communities. Psychol. Med., 6, 551-563.

Crook, T. & Eliot, J. (1980). Parental death during childhood and adult depression: a critical review of the literature. Psychological Bulletin, 87, 252-259.

Crook, T. & Raskin, A. (1975). Association of childhood parental loss with attempted suicide and depression. Journal of Consulting and Clinical Psychology, 43, 277.

Crowell, B. A., George, L. K., Blazer, D. & Landerman, R. (1986). Psychosocial risk factors and urban/rural differences in the prevalence of major depression. Brit. J. Psychiat, 149, 307-314.

Davis, A. M. (1986). Epidemiological data on the health in the elderly. In Häfner, H., Moschel, G. & Sartorius, N. (Eds.). Mental health in the elderly. Heidelberg-New York: Springer Verlag.

Dean, C., Surtees, P. G., Sashidharian, S. P. (1983). Comparison of research diagnostic systems in an Edinburgh community sample. Br. J. Psychiatry, 142, 247-256.

Der, G. & Bebbington, P. (1987). Depression in inner London. A register study. Soc. Psychiatry, 22, 73-84.

Derogatis, C. R. et al. (1977). SCL 90. Administration, scoring and procedures. Manual I for the revised version. Johns Hopkins University School of Medicine.

Deutsche Hauptstelle gegen die Suchtgefahren und Bundeszentrale für Gesundheit (1983). Medikamentenabhängigkeit. Eine Informationsschrift für Ärzte. Hamm.

Diehr, P. D., Williams, S. J., Martin, D. P., Price, K. (1984). Ambulatory mental health service utilization in three provider plans. Medical Care, 22, 1-13.

Dilling, H. & Fichter, M. M. (1981). Auftreten und Häufigkeit psychischer Erkrankungen. Münchn. Med. Wschr., 123, 781-784.

Dilling, H., Karschny, J., Weyerer, S. & Fichter, M. M. (1987). Zur Prävalenz affektiver Störungen - Ergebnisse der Oberbayerischen Feldstudie. In v. Zerssen, D. & Müller, H. J. (Eds.). Affektive Störungen. Heidelberg-Berlin: Springer.

Dilling, H. & Weyerer, S. (1978). Epidemiologie psychischer Störungen und psychiatrischer Versorgung. München - Wien - Baltimore: Urban & Schwarzenberg.

Dilling, H. & Weyerer, S. (1978). Patienten mit psychischen Störungen in der Allgemeinpraxis und ihre psychiatrische Überweisungsbedürftigkeit. Bericht an die DFG. München: Sonderforschungsbereich 116.

Dilling, H. & Weyerer, S. (1980). Behandelte und Nicht-Behandelte psychiatrische Morbidität in der Bevölkerung. Bericht an die Deutsche Forschungsgemeinschaft. München: Sonderforschungsbereich 116.

Dilling, H. & Weyerer, S. (1980). Incidence and prevalence of treated mental disorders. Health care planning in a small-town-rural region of Upper Bavaria. Acta Psychiat. Scand., 61, 209-222.

Dilling, H. & Weyerer, S. (1980). Psychiatric illness and work capacity. In Robins, L. N., Clayton, P. J., Wing, J. K. (Eds.). The social consequences of psychiatric illness. New York: Brunner & Mazel.

Dilling, H. & Weyerer, S. (1981). Identification of neurosis and alcoholism in a field survey. In Wing, J. K., Bebbington, P. & Robins L. N. (Eds.). What is a case? The problem of definition in psychiatric community surveys (pp. 137-142). London: Grand Mc Intyre.

Dilling, H. & Weyerer, S. (1984). Prevalence of mental disorders in the small town - rural region of Traunstein (Upper Bavaria). Acta Psychiat. Scand., 69, 60-79.

Dilling, H. & Weyerer, S. (1984). Psychische Erkrankungen in der Bevölkerung bei Erwachsenen und Jugendlichen. In Dilling, H., Weyerer, S. & Castell, R. (Eds.). Psychische Erkrankungen in der Bevölkerung (pp. 1-122). Stuttgart: Enke Verlag.

Dilling, H., Weyerer, S. & Fichter, M. M. (in press). The Upper Bavarian Field Studies. Acta Psychiat. Scand. Supplement.

Dilling, W., Weyerer, S. & Enders, I. (1978). Patienten mit psychischen Störungen in der Allgemeinpraxis und ihre psychiatrische Überweisungshäufigkeit. In Häfner, H. (Ed.). Psychiatrische Epidemiologie (pp. 135-160). Berlin-Heidelberg-New York : Springer Verlag.

Dobler-Mikola, A. & Angst, J. (1987). Life events and depressive syndroms: Results of a prospective panel study over 4 years. In Angermeyer, M. C. (Ed.). From social class to social stress (pp. 153-165). Berlin-Heidelberg: Springer.

Dohrenwend, B. P. & De Figueiredo, J. M. (1983). Remote and recent life events and psychopathology. In Ricks, J. & Dohrenwend, B. S. (Eds.). Origins of psychopathology. Problems in research and public policy. Cambridge: Cambridge University Press.

Dohrenwend, B. P., Dohrenwend, B. S. (1969). Social status and psychological disorder: A causal inquiry. New York, London-Sydney-Toronto: Wiley & Sons.

Dohrenwend, B. P. & Dohrenwend, B. S. (1974). Psychiatric disorders in urban settings. In Caplan, G. (Ed.). American Handbook of Psychiatry (Vol. 2, pp. 426-446). New York: Basic Book Inc. Publishers.

Dohrenwend, B. P. & Dohrenwend, B. S. (1974). Social and cultural influence on psychopathy. Annu. Rev. Psychol., 25, 417-454.

Dohrenwend, B. P. & Dohrenwend, B. S. (1974). Stressful live events: Their nature and effects. New York: John Wiley.

Dohrenwend, B. P. & Dohrenwend, B. S. (1976). Sex differences and psychiatric disorders. Am. J. of Sociology, 81, 1447-1454.

Dohrenwend, B. P., Dohrenwend, B. S., Gould, M. S., Link, B., Neugebauer, R., Wunsc (1980). Mental illness in the United States: Epidemiological estimates. New York: Praeger Publishers.

Dohrenwend, B. P., Levav, I. & Shrout, P. E. (1980). Screening scales from the Psychiatric Epidemiology Research Interview (PERI). Unpublished manuscript.

Dohrenwend, B. P. & Shrout, P. E. (1981). Toward the development of a two stage procedure for case identification and classification in psychiatric epidemiology. In Research in Community and Mental Health (Ed.).

Dohrenwend B. P., Shrout P. E., Egri G. & Mendelsohn, F. S. (1980). Nonspecific psychological distress and other dimensions of psycopathology. Arch. Gen. Psychiat., 37, 1229-1236.

Dohrenwend, B. P., Shrout, P. E., Link., B. G., Martin, J. L. & Skodol, A. E. (1987). Overview and initial results of a risk factor study of depression and schizophrenia. In Angermeyer, M. C. (Ed.). From social class to social stress (pp. 210-234). Berlin Heidelberg: Springer.

Dohrenwend, B. S., Krasnoff, L., Askenasy, A. R. & Dohrenwend, B. P. (1978). Exemplification of a method for scaling life events: the PERI-Life Event Scale. J. Health and Soc. Behav., 19, 205-229.

Dohrenwend, P. P., Shrout, P. E., Egri, E. & Mendelsohn, F. S. (1980). Nonspecific psychological distress and other demensions of psychopathology. Arch. Gen. Psychiat., 37, 1229-1236.

Downing, R. W. & Rickels, K. (1974). Mixed anxiety-depression: fact or myth? Arch. Gen. Psychiat., 30, 312-317.

Dulcan, M. K., Costello, A. J. & Kalas, R. (1985). Training manual for the Diagnostic Interview Schedule for Children. DISC & DISC-P. Versions of June 1985. In A. J. Castello, Dpt. Psychiatry, Univ. Pittsburgh (Ed.), Unpublished manuscript. Pittsburgh PA 15213: Western Psychiatry Institute and Clinic 3811 O'Hara St.

Duncan-Jones, P., Grayson, D. A. & Moran, P. A. P. (1986). The utility of latent trait models in psychiatric epidemiology. Psychological Med., 16, 391-405.

Dyer, A. R. et al. (1981). Alcohol, cardiovascular risk factors and mortility: the Chicago Experience. Circulation (3Pt2; III), 64, 20-27.

Earls, F. (1980). The prevalence of behaviour problems in 3-year-old children: A cross-national replication. Arch. Gen. Psychiatry, 37, 1153-1157.

Eaton, W. W. et al. (1984). The design of the Epidemiologic Catchment Area Surveys: the control and measurement of error. In Kessler, L. G. & Locke, B. Z. (Eds.). Arch. Gen. Psychiat. (Vol. 41, pp. 942-948).

Eaton, W. W., Holzer, C. E. III, Von Korff, M., Anthony, J. C., Helzer, J. E., Geo (1984). The design of the epidemiologic catchment area surveys: The control and measurement of error. Arch. Gen. Psychiat., 41, 942-948.

Eaton, W. W. & Kessler, L. G. (1981). Rates of symptoms of depression in a national sample. American Journal of Epidemiology, 114, 528-538.

Eaton, W. W., Regier, D. A., Locke, B. Z. & Taube, C. A. (1986). The Epidemiologic Catchment Area Program. In Weissman, M. M., Myers, J. K. & Ross, C. F. (Eds.). Community surveys of psychiatric disorders (pp. 209-220). New Brunswick New York: Rutgers University Press.

Eaton, W. W. & Ritter, C. (1988). Distinguishing anxiety and depression with survey data. Psychological Medicine, 18, 155-166.

Eckermann, P., Poustha, F., Schmeck, K. (1989). Qualitative Klassifikation nach Angaben von Kindern bzw. Eltern, Ergebnisse einer epidemiologischen Untersuchung in Westfalen. Vortrag gehalten auf der 21. Wissenschaftlichen Tagung für Kinder- und Jugendpsychiatrie, 8. bis 10. Mai, München.

Edelbrock, C., Costello, A. J., Dulcan, M. K., Kalas, R. & Conover, N. C. (1985). Age differences in the reliability of the psychiatric interview of the child. Child Dev., 56, 265-275.

Egeland, J. A., Gerhard, D. S., Pauls, D. L. et al (1987). Bipolar affective disorders linked to DNA-markers on chromosome 11. Nature, 325, 783-787.

Egeland, J. A. & Hofstetter, A. M. (1983). The Amish Study. Part 1: Affective disorders among the Amish, 1976-1980. Am. J. Psychiatry, 140, 56-61.

Eide, R., Thyhold, R. & Hamre, E. (1982). Relationship of psychosocial factors to bodily and psychological complaints in a population in Western Norway. Psychother. Psychosom., 37, 218-234.

Eiff, von A. W. (1972). Gegenwärtige Vorstellungen zur Pathogenese der essentiellen Hypertonie. Hippokrates, 43, 18.

Eiff, von A. W. (1978). Essentielle Hypertonie und Streß. Euromed, 4, 253.

Entwisle, G. et al. (1983). A survey of blood pressure in the state of Maryland. Prev. Med., 12, 695-708.

Erbslöh, E. (1972). Interview. Stuttgart: Teubner.

Essen-Möller, E. (1956). Individual traits and morbidity in a Swedish rural population. Acta Psychiat. et Neurol. Scand. Suppl., 100.

Esser, G. & Schmidt, M. (1987). Minimale cerebrale Dysfunktion-Leerformel oder Syndrom. Empirische Untersuchung zur Bedeutung eines zentralen Konzepts in der Kinderpsychiatrie. Stuttgart: Enke.

Esser, G. & Schmidt, M. H. (1986). Prognose und Verlauf kinderpsychiatrischer Störungen im Längsschnitt von acht bis dreizehn Jahren. In Schmidt, M. H. & Drömann, S. (Eds.). Langzeitverlauf kinder- und ... Stuttgart: Enke.

Esser, G. & Schmidt, M. M. (1987). Epidemiologie und Verlauf kinderpsychiatrischer Störungen im Schulalter - Ergebnisse einer Längsschnittstudie. Nervenheilkunde, 6, 27-35.

Fabrega, H. (1973). Toward a model of illness behavior. Medical Care, 11, 470-484.

Fahy, T. J. (1974). Pathways of specialist referal of depressed patients from general practice. Brit. J. Psychiatry, 124, 231-239.

Faltermeier, T. (1982). Manual "Social Interview Schedule". Deutsche revidierte Version (2. Fassung), unveröffentlicht. München: Max-Planck-Institut.

Faltermeier, T., Wittchen, H. U., Ellmann, R. & Lässle, R. (1985). The Social Interview Schedule - content, structure and reliability. Soc. Psychiatry, 20, 115-124.

Faris, R. E. L. & Dunham, H. W. (1939). Mental disorders in urban areas: an ecological study of schizophrenia and other psychoses. Chicago: University of Chicago Press.

Faulhaber, H. D. et al. (1981). Hypertonie-Bekämpfungs-Programm in der DDR. Modellstudie Berlin-Pankow. Analyse der erfaßten Hochdruckkranken. Dt. Gesundh.-Wesen, 36, 1365-1369.

Feighner, J. P., Robins, E., Guze, S. B. et al. (1972). Diagnostic criteria for use in psychiatric research. Arch. Gen. Psychiatry, 26, 57-63.

Fergusson, D. M. & Horwood, L. J. (1987). Vulnerability to life events exposure. Psychological Medicine. Christchurch, New Zealand, 17, 739-749.

Feuerlein, W. (1979). Alkoholismus - Mißbrauch und Abhängigkeit. Stuttgart: Thieme Verlag.

Fichter, M. M. & Keeser, W. (1980). Das Anorexia Nervosa Inventar zur Selbstbeurteilung (ANIS). Arch. Psychiat. Nervenkr., 228, 67-89.

Fichter, M. M. & Weyerer, S. (1982). Prävalenz des hohen Blutdruckes in einem ländlichen Gebiet. Ergebnisse der Traunsteiner Blutdruckstudie. Münchn. Med. Wschr., 124, 753-756.

Fichter, M. M. (1985). Magersucht und Bulimia. Empirische Untersuchungen zur Epidemiologie. Symptomatologie, Nosologie und Verlauf. Monographen aus dem Gesamtgebiet der Psychiatrie. Berlin-Heidelberg-New York-Tokyo: Springer.

Fichter, M. M., Koch, H. J., Rehm, J. & Weyerer, S. (1987). Adversity and the risk of mental illness: preliminary results of the Upper Bavarian restudy. In Angermeyer, M. C. (Ed.). From social class to social stress (pp. 133-152). Berlin-Heidelberg: Springer.

Fichter, M. M. (1988). "Strukturiertes Interview zu Anorexia nervosa und Bulimia" (SIAB). In Fichter, M. M. (Ed.), Bulimia nervosa. Grundlagen und Behandlung (pp. 300-302). Stuttgart: Enke Verlag.

Fichter, M. M., Rehm, J., Witzke, W., Meller, I., Leibl, K., Eiberger, T. et al. (1988). Verlauf affektiver Störungen in der Oberbayerischen Feldstudie: Ein lineares Kausalmodell verlaufsbeeinflussender Faktoren. In: von Zerssen, D. & Möller, H. J. (Hrsg.). Affektive Störungen. Springer Verlag, Heidelberg - New York.

Fichter, M. M., Witzke, W., Leibl, K. & Hippius, H. (1989). Psychotropic drug use in a representative community sample: the Upper Bavarian Study. Acta Psychiatrica Scandinavia, 79, 1-10.

Fichter, M. M., Elton, M., Engel, K., Meyer, A. E., Poustka, F., Mall, H., von der Heydte, S. (im Druck). The "structured interview for Anorexia and Bulimia nervosa" (SIAB): Development and characteristics of a sewi-standardized intrument. In: Fichter, M. M. (Ed.). Bulimia nervosa. John Wiley & Sons, Chichester.

Fichter, M. M. & Weyerer, S. (1982). The Upper Bavarian field study follow-up: Prevalence, utilization of services and course of mental illness in a rural community of elderly. In: European Symposium on Social Psychiatry, Helsinki.

Fichter, M. M. & Weyerer, S. (1985). Die Oberbayerische Follow-up Felduntersuchung an einer repräsentativen Bevölkerungsstichprobe. Zwischenbericht an die DFG. München: Sonderforschungsbereich 116, "Psychiatrische Epidemiologie".

Fichter, M. M., Weyerer, S., Meller, I., Eiberger, T., Witzke, W., Rehm, J. & Dilling, H. (1987). Ergebnisse der Oberbayerischen Verlaufsuntersuchung. In Schmidt, M. H. (Ed.). Psychiatrische Epidemiologie. Abschlußband des SFB 116 VHC Verlag Memory and Language.

Fichter, M. M. & Wittchen, H. U. (1980). "Nicht-ärztliche" Psychotherapie im In- und Ausland. Zur psychotherapeutischen Versorgung durch nicht-ärztliche Berufsgruppen. In Beltz Forschungsberichte (Ed.), Weinheim, Basel: Beltz Verlag.

Fichter, M. M., Wittchen, H. U. & Meller, I. (1981). Distribution of psychotherapy and counselling services within West-Berlin. Soc. Psychiatry, 16, 111-121.

Figueiredo, J. M. & Frank, J. D. (1982). Subjective incompetence, the clinical hallmark of demoralization. Comprehensive Psychiatry, 23, 353 - 363.

Finlay-Jones, R. A., Brown, G. W., Duncan-Jones, P., Harris, T. O., Murphy, E. & Pr (1980). Depression and anxiety in the community. Psychological Medicine, 10, 445-454.

Finlay-Jones, R. & Brown, G. W. (1981). Types of stressful life events and the onset of anxiety and depressive disorders. Psychological Medicine, 11, 581-599.

Finlay-Jones, R., Brown, G. W., Duncan-Jones, P., Harris, T. O., Murphy, E. & Prud (1980). Depression and anxiety in the community. Psychiological Medicine, 10, 445-454.

Finlay-Jones, R. & Burvill, P. W. (1977). The prevalence of psychiatric morbidity in the community. Psychological Medicine, 474-489.

Finlay-Jones, R., Scott, R., Duncan-Jones, P., Byrne, D. & Henderson, S. (1981). The reliability of reports of early separations. Australian and New Zealand Journal of Psychiatry, 15, 27-31.

Finn, R. & Huston, D. E. (1966). Emotional and mental symptoms in private medical practice. J. Iowa Med. Soc., 56, 138-143.

Folstein, M. F., Folstein, S. E. & Mc Hugh, P. R. (1975). Mini-Mental State: a practical method for grading the cognitive state of patients for the clinician. J. of Psychiat. Research, 12, 189-198.

Fortmann, S. P. et al. (1983). The association of blood pressure and diatary alcohol: differences by age, sex and estrogen use. Amer. J. Epidemiol. (No.4), 118, 497-507.

Frank, J. D. (1973). Persuasion and healing. Baltimore: The John Hopkins Press.

Fredman et al. (1989). The association between depressive symptoms and mortality among other participants in the Epidemiologic Catchment Area-Piedmont Health Survey. Journal of Gerontology (Social Sciences), 44, 149-156.

Freedman, D. X. (1984). Psyciatric epidemioloy counts (editorial). Arch. Gen. Psychiat., 41, 931-933.

Freeman, D. H. et al. (1983). The prevalence distribution of hypertension: Connecticut adults 1978-1979. J. of Chron. Dis. (No.2), 36, 171-181.

Frerichs, R. R., Aneshensel, C. S. & Clark, V. A. (1981). Prevalence of depression in Los Angeles County. Amer. J. Epidemiol., 113, 691-699.

Friedman, G. D. et al. (1982). Alcohol, tobacco and hypertension. Hypertension (Suppl. III), 4, 143-150.

Fryers, T. D., Freeman, H. L. & Mountney, A. H. (1970). Census of psychiatric patients in an urban community. Soc. Psychiatry, 5, 187.

Gaus, E. et al. (1983). Psychosomatische Gesichtspunkte in der Behandlung von Hypertoniepatienten. Psychother. Med. Psychol. (Sonderheft), 33, 53-60.

German, P., Shapiro, S. & Skinner, E. (1985). Mental health of the elderly: Use of health and mental health services. J. of the Am. Ger. Soc., 33/4.

Giel, P., Knox, R. S. & Carstairs, G. M. (1964). A five-year follow-up of 100 neurotic outpatients. Brit. Med. J., 2, 160.

Ginsberg, S. M. & Brown, G. W. (1982). No time for depression: A study of help-seeking among mothers of preschool children. In Mechanic, D. (Ed.). Symptoms, illness behavior and help seeking (pp. 87-114). New York: Prodist.

Glaeske, G. (1986). Medikamentenstatistik 1985. Infodienst der Dtsch. Hauptstelle gegen Suchtgefahren e.V., 2.

Glaeske, G. (1987). Zur Epidemiologie und zum Abhängigkeitspotential von Tranquilizern und anderen Psychopharmaka. In Deutsche Hauptstelle gegen die Suchtgefahren (Ed.). Jahrbuch zur Frage der Suchtgefahren. Hamburg: Neuland Verlagsgesellschaft.

Goldberg, D. P. (1972). The detection of psychiatric illness by questionnaire. London: Oxford University Press.

Goldberg, D. P. (1978). The manual of the general health questionnaire. Windsor, England: NFER: Publishing Company.

Goldberg, D. P., Cooper, P., Eastwood, R. R., Kedward, M. B. & Sheperd, M. (1970). A standardized psychiatric interview for use in community surveys. Brit. J. Prev. Soc. Med., 24, 18-23.

Goldberg, D. P. & Huxley, P. (1980). Mental illness in the community - the path-way to psychiatric care. London: Tavistock.

Goldberg, D. P., Kay, C. & Thompson, L. (1976). Psychiatric morbidity in general practice and the community. Psychological Medicine, 6, 565-569.

Goldberg, E. L., Van Natta, P. & Comstock, G. W. (1985). Depressive symptoms, social networks and social support of elderly women. Amer. J. Epidemiol., 121, 448-456.

Golden, R. R. & Dohrenwend, B. S. (1981). A path analytic model for testing causal hypotheses about the life stress process. In Dohrenwend, B. S. & Dohrenwend, B.P. Stressful life events (Eds.). New York: Prodist.

Golding, J. M. (1986). Gender differences in depressive symptoms: Statistical considerations. Unpublished manuscript.

Gordon, T. & Kannel, W. B. (1983). Drinking and its relation to smoking, blood pressure, blood lipids and uric acid. The Framingham Study. Arch. of Intern. Med., 143, 1366-1374.

Gove, W. & Swafford, M. (1981). Sex differences in the propensity to seek psychiatric treatment: Prevailing folk, believes and misused loglinear analysis. Soc. Forces, 59, 1281-1296.

Gove, W. & Tudor, J. (1973). Addult sex roles and mental illness. Am. J. of Sociology, 98, 812-835.

Graham, P., Rutter, M. (1973). Psychiatric disorder in the young adolescent. Proc. Royal Soc. Med., 66, 1126-1229.

Granville-Grossmann, K. L. (1966). Early bereavement and schizophrenia. Brit. J. Psychiat., 112, 1027-1034.

Greenley, J. & Mechanic, B. (1976). Social selection in seeking help for psychological problems. J. of Health and Soc. Beh., 17, 249-262.

Greer, S. (1969). The prognosis of anxiety states. In Lader, M. H. (Ed.). Studies of anxiety. London: Royal Medico-Psychological Assoc.

Gruenberg, F. M. (1961). A mental health survey of older people. New York: Utica.

Gurin, G. F., Verhoff, F. & Feld, S. (1968). Americans view their mental health: A nationwide interview study. New York: Basic Books.

Gurland, B. (1976). The geriatric mental status interview. Inter. J. Ageing and Human Development, 7, 303-311.

Gurland, B., Bennett, R. & Wilder, D. (1980). Planning for the elderly in New York. An assessment of depression, dementia and isolation. In Community Council of Greater New York (Ed.). Proceeding of the research utilization workshop. New York.

Gurland, B., Fleiss, J. L., Goldberg, K. & Sharpe, L. (1976). A semi-structured clinical interview for the assessment of diagnosis and mental state in the elderly: The geriatric mental state schedule. Psychological medicine, 6, 451-459.

Gurland, B. J. & Wilder, D. E. (1984). The CARE interview revisited: Development of an efficient, systematic clinical assessment. J. Gerontology, 39, 129-137.

Gurland, G. (1980). The assessment of the mental health status of older adults. In Birren, J. E. & Sloane, R. B. (Eds.). Handbook of mental health and ageing (pp. 671-700). Englwood Cliffs, New York: Prentice Hall.

Gurwitz, P. (1981). Paths to psychotherapy in the middle years: A longitudinal study. Soc. Sc. and Med., 15, 67-76.

Gutzwiller, F. (1983). Epidemiologie der Hypertonie: Wissensstand und offene Fragen. Arbeitsmed. Sozialmed. Präventivmed., 18, 101-105.

Gutzwiller, F. et al (1982). Epidemiologische und sozioökonomische Aspekte der grenzwertigen Hypertonie. Schweiz. Rundschau Med. (Praxis), 71, 254-259.

Häfner, H. (Hrsg.) (1983). Forschung für die seelische Gesundheit. Berlin-Heidelberg-New York: Springer.

Häfner, H. (1986). Mental health in the elderly. A review of the present state of research. Heidelberg: Springer Verlag.

Häfner, H. (1986). Psychische Gesundheit im Alltag. Stuttgart-New York: Gustav Fischer.

Häfner, H. (1987). Do we still need beds for psychiatric patients? An analysis of changing patterns of mental health care. Acta psychiatr. scand., 75, 113-126.

Häfner, H. & Klug, J. (1980). First evaluation of the Mannheim community mental health service. Acta Psychiat. Scand. Suppl., 285, 68-78.

Häfner, H. & Veiel, H. (1986). Epidemiologische Untersuchungen zur Angst und Depression. In Helmchen, H. & Linden, M. (Eds.). Die Differenzierung von Angst und Depression. Heidelberg: Springer.

Hällström, T. (1973). Mental disorder and sexuality in the climacteric. Scand. Univ. Books.

Hällström T. (1984). Point prevalence of major depressive disorder in a Swedish urban female population. Acta psychiatr. scand., 69, 52-59.

Hällström T. (1987). The relationships of childhood socio-demographic factors and early parental loss to major depression in adult life. Acta psychiatr. scand., 75, 212-216.

Hagnell, O. (1966). A prospective study of the incidence of mental disorders. Stockholm: Svensky Bokförlaget.

Hagnell, O. (1981). The Lundby study on psychiatric morbidity (Sweden). In Medwick, S. A. & Baert, A. E. (Eds.). Prospective longitudinal research: an empirial basis for the primary prevention (pp. 189-206). Oxford: Oxford Univ. Press.

Hagnell, O., Lanke, J., Rorsman, B. & Öjesjö, L. (1982). Are we entering an age of melancholy? Depressive illness in a prospective epidemiological study over 25 years. Psychol. Med., 12, 279-289.

Hagnell, O., Lanke, J., Rorsman, B., Öhman, R. & Öjesjö, L. (1983). Current trends in the incidence of senile and multiinfarkt dementia. A prospective study of a total population followed over 25 years. Arch. Psychiat. Neurol. Sci., 233, 423-438.

Hagnell, O. & Öjesjö, L. (1975). A prospective study concerning mental disorders of a total population inverstigated 1947, 1957 and 1972. Acta Psychiat. Scand., 263, 1.

Hagnell, O. & Tunving, K. (1972). Prevalence and nature of alcoholism in a total population. Soc. Psychiatry, 7, 190.

Halldin, J. (1984). Prevalence of mental disorder in an urban population of Central Sweden. Acta Psychiat. Scand., 69, 503-518.

Hankin, J., Steinwachs, D., Regier, D., Burns, B., Goldberg, I., Hoper, E. (1982). Use of general medical care services by persons with mental disorders. Arch. Gen. Psychiatry, 39, 225-231.

Harburg, E. et al. (1978). Skin color, ethnicity and blood pressure, I: Detroit blacks. Amer. J. Publ. Health (No.12), 68, 1177-1183.

Harburg, E. et al. (1978). Skin color, ethnicity and blood pressure, II: Detroit whites. Amer. J. Publ. Health (No.12), 68, 1184-1188.

Harris, T. O. (1986). Recent developments in the study of life events in relation to psychiatric disorders and physical disorders. In Cooper, B. (Ed.). Psychiatric epidemiology. London: Croon Helm.

Harris, T. O., Adler, Z., Bridge, L. & Brown, G. W. (in press). Instability of indicator variables in replication studies: Depression of women and number of children at home.

Harris, T. O. & Brown, G. W. (1985). Interpreting data in aetiological studies of affective disorder: Some pitfalls and ambiguities. Brit. J. Psychiat., 147, 5-15.

Harris, T. O., Brown, G. W. & Bifulco, A. (1986). Loss of parent in childhood and adult psychiatric disorder. The role of lack of adequate parental care. Psychological Medicine, 16, 641-659.

Harris, T. O., Brown, G. W. & Bifulco, A. (1987). Loss of parent in childhood and adult psychiatric disorder: The role of social class position and premarital pregnancy. Psychological Medicine, 17, 163-183.

Hasin, D. & Link, B. (1988). Age and recognition of depression: Implications for a cohort effect in major depression. Psychological Medicine, 18, 683-688.

Havlik, R. J. & Feinleib, M. (1982). Epidemiology and genetics of hypertension. Hypertension Suppl. III (No.5), 4, 127.

Hawthorne, V. M. et al. (1969). Blood pressure in a Scottish community. Brit. Med. J., 4, 651-654.

Hawthorne, V. M. et al. (1974). Blood pressure in a Scottish town. Brit. Med. J., 3, 600-603.

HDFP (1977). Blood pressure studies in 14 communities. A two-stage screen for hypertension. JAMA, 237, 2385-2391.

HDFP (Hypertension Detection and Follow-Up Program Cooperative Group) (1977). Race, education and prevalence of hypertension. Amer. J. Epidemiol., 106, 351-361.

HDFP (1979). Five year findings of the HDFP, I: reduction in mortility of persons with high blood pressure, including mild hypertension. JAMA, 242, 2562-2571.

Hecht, H., Faltermaier, A. & Wittchen H. U. (1987). Social Interview Schedule (SIS). Halbstrukturiertes Interview zur Erfassung der aktuellen sozialpsychologischen Situation. Regensburg: S. Roderer Verlag.

Helgason, T. (1964). Epidemiology of mental disorders in Iceland. Acta Psychiat. Scand. Suppl., 173.

Helgason, T. (1978). Prevalence and incidence of mental disorders estimated by a health questionnaire and a psychiatric case register. Acta Psychiat. Scand., 58, 256-266.

Helgason, T. & Asmundsson, G. (1980). Prevalence of mental disorders. A five-year follow-up study with questionnaires. Acta Psychiat. Scand. Suppl., 285, 60-67, spez. 62.

Henderson, A. S. (1985). Developments in the epidemiology of senile demenitia. In Tansella, M. (Ed.). L'approccio epidemiologica in psichiatria. Boringhieri, Torino.

Henderson, A. S. (1986). Epidemiology of mental illness. In: Mental health in the elderly. In Häfner, H., Moschel, G. & Sartorius, N. (Eds.). Heidelberg-New York: Springer Verlag.

Henderson, A. S., Byrne, D. G. & Duncan-Jones, P. (1981). Neurosis and social environment. London: Academic Press.

Henderson, A. S., Grayson, D. A., Scott, R., Wilson, J., Rickwood, D., & Kay, D. W. (1986). Social support, dementia and depression among the elderly living in the Hobart Community. Psychological Medicine, 16.

Henderson, S., Duncan-Jones, P., Byrne D. G., Scott, R., Adcock, S. (1979). Psychiatric disorder in Canberra: A standardized study of prevalence. Acta Psychiatr. Scand., 60, 355-374.

Henderson, S., Duncan-Jones, P., McAuley, H., Ritchie, K. (1978). The patients primary group. Brit. J. Psychiatry, 132, 74.

Hinterhuber, H. (1982). Epidemiologie psychischer Erkrankungen. Stuttgart: Enke Verlag.

Hippius, H. & Kanowski, S. (1974). Zum gegenwärtigen Stand der Gerontopsychiatrie in der Bundesrepublik. Nervenarzt, 45, 289.

Hippius, H., Klerman, D. L. & Matussek, N. (1986). New results in depression research. Heidelberg Berlin: Springer.

Hirsch, B. J. (1980). Natural support systems and coping with major life changes. Am. J. Community Psychology, 8, 159-172.

Hirschfeld, R. M. A. & Cross, C. K. (1982). Epidemiology of affecitve disorders. Arch. Gen. Psychiat., 39, 35-46.

Hirschfeld, R. M. A. & Klerman, G.L. (1979). Personality attributes and affective disorders. Am. J. Psychiatry, 136, 67-70.

Hirschfeld, R. M. A., Klerman, G. L., Andreasen, N. C., Clayton, P. J. & Keller, M. B. (1986). Psycho-social predictors of chronicity in depressed patients. Brit. J. Psychiatr., 148, 648-654.

Hodapp, V. & Weyer, G. (1982). Zur Streß-Hypothese der essentiellen Hypertonie. In Vaitl, D. (Ed.). Essentielle Hypertonie. Psychologisch-medizinische Aspekte (pp. 112-139). Berlin-Heidelberg-New York: Springer Verlag.

Hönmann, H. J. (1986). Epidemiologie. In von Uexküll, T. (Ed.). Psychosomatische Medizin (pp. 379-388). München, Wien, Baltimore: Urban & Schwarzenberg.

Hönmann, H., Schepank, H. (1982). Psychogene Erkrankungen in der Allgemeinbevölkerung. Zwischenergebnisse aus einer repräsentativen Feldstudie. Verh. der Dt. Gesellschaft f. Innere Medizin, 1188-1191.

Hoeper, E. W., Nycz, G. R., Cleary, P. D. et al (1979). Estimated prevalence of RDC mental disorder in primary medical care. Int. J. Mental Health, 8, 6.

Hollingshead, A. B. & Redlich, F. C. (1958). Social class and mental illness. New York: Wiley.

Holmes, T. H. & Rahe, R. H. (1967). The social readjustment rating scale. J. Psychosom. Res., 11, 213-218.

Horgan, C. (1985). Specialty and general ambulatory mental health services. Arch. Gen. Psychiatry, 42, 565-572.

Hornstra, R. K. & Klassen, D. (1977). The course of depression. Comprehensive Psychiatry, 18, 119-125.

Horwitz, A. (1977). The pathways into psychiatric treatment: Some differences between men and women. J. of Health and Soc. Beh., 18, 169-178.

Horwood, L. J. & Fergusson, D. M. (1986). Neuroticism, depression and life events: A structural equation model. Soc. Psychiat., 21, 63-71.

Hurry, J., Tennant, C. & Bebbington, P. (1980). The selective factors leading to psychiatric referal. Acta Psychiat. Scand. Suppl., 285, 315-323.

Hurry, J., Tennant, C. & Bebbington, P. (1980). The selective factors leading to psychiatric referal. Acta Psychiatr. Scand. Suppl., 285, 315-323.

Ibsen, H. et al. (1981). The influence of chronic high alcohol intake on blood pressure, plasma noradrenaline concentration and plasma renin concentration. Clin. Science, 61, 377-379.

Ilfeld, E. W. (1978). Psychological status of community residents along major demographic dimensions. Arch. Gen. Psychiat., 35, 716-724.

Ingham, J. G., Kreitman, N. B., Miller, McC, Sashidharan, S. P. & Surtees, P. G. (1987). Self-appraisal, anxiety and depression in women. A prospective enquiry. Brit. J. Psychiat., 151, 643-651.

Itskovitz, H. D. et al. (1977). Patterns of blood pressure in Milwaukee. JAMA (No.8), 238, 864-868.

Jarvis, E. (1866). Influence of distance from and nearness to an insane hospital on its use by the people. Am. J. Psychiatry, 22, 361-406.

Jaspers, K. (1913). Allgemeine Psychopathologie. Berlin, Heidelberg: Springer.

Jöreskog, K. G. & Sörbom, D. (1984). LISREL VI - Analysis of linear structural relationships by maximum likelihood, instrumental variables and least squares methods. In: Users guide. Mooresville: Scientific Software Inc.

Junk, J. (1977). Testung der "Social Readjustment Rating Scale (SRRS)" im deutschen Sprachraum. Dissertation an der Ruprecht-Karl-Universität Heidelberg.

Kaplan, B. H., Cassel, J. D. & Gore, S. (1977). Social support and health. Medical Care, 15, 47-58.

Kaplan, S. L., Hong, G. K., Weinhold, C. (1984). Epidemiology of depressive symptomatology in adolescents. Journal of the American Academy of Child Psychiatry, 23, 91-98.

Karno, M., Hough, R. L., Burnam, M. A., Escobar, J. I., Timbers, D. M., Santana, F. (1987). Lifetime prevalence of specific psychiatric disorders among Mexican Americans and Non-Hispanic Whites in Los Angeles. Arch. Gen. Psychiat., 44, 695-701.

Kashani, J. H. (1982). Depression in the preschool child. Journal of Children in Contemporary Society, 15, 11-17.

Kashani, J. H., Ray, J. S. (1983). Depressive related symptoms among preschool-age children. Child Psychiatry & Human Development, 13, 233-238.

Kasl, S. & Cobb, S. (1966). Health behavior, illness behavior and sickrole behavior. Arch. Environ. Hlth., 12, 246.

Kastrup, M. (1983). The influence of environmental factors on the prevalence of psychiatric disorders. In: Schmidt, M. M. & Remschmidt, H. (Eds.). Epidemiological approaches in child psychiatry II. Thieme, Stuttgart, 93-105.

Kastrup, M. (1987). Sex differences in the utilization of mental health services: A nation-wide register study. Intern. J. Soc. Psychiat., 33, 171-184.

Katschnig, H. (1975). Psychotherapiebedarf. Psychiat. Prax., 2, 28-34.

Katschnig, H. (1977). Epidemiologie und primäre Soziogenese psychischer Erkrankungen. In Becker, A. M. & Reiter, L. (Eds.). Psychotherapie als Denken und Handeln. München: Kindler.

Katschnig, H. (1980). Methodische Probleme der Life Event Forschung. Nervenarzt, 51, 332-343.

Katschnig, H. (1980). Sozialer Streß und psychische Erkrankung. München-Wien-Baltimore: Urban & Schwarzenberg.

Katschnig, H. (1981). Lebensverändernde Ereignisse, psychosoziale Dispositionen und depressive Verstimmungszustände. Abschlußbericht an die DFG Az SI 236/1 u. 236/2. Wien.

Katschnig, H., Pakesch, G. & Egger-Zeidner, E. (1986). Life stress and depressive subtypes: a review of present diagnostic criteria and recent research results. In

334

Katschnig, H. (Ed.). Life events and psychiatric ... (pp. 201-245). London-New York: Cambridge University Press.

Katschnig, H. & Strotzka, H. (1977). Epidemiologie der Neurosen und psychosom. Störungen. In Blohmke, M., v. Ferber, Chr., Kisker, K.P. & Schaefer, H. (Eds.). Handbuch der Sozialmedizin, Band II: Epidemiologie und präventive Medizin. Stuttgart: Enke.

Katschnig, J. (1986). Life events and psychiatric disorders. Cambridge: Cambridge University Press.

Kay, D. & Bergmann, K. (1980). Epidemiology of mental disorders among the aged in the community. In Birren, J. & Sloane, R. B. (Eds.). Handbook of mental health and ageing (pp. 34-56). Englewood Cliffs, New York: Prentice Hall.

Kay, D. W. K., Beamish, P. & Roth, M. (1964). Old-age mental disorders in Newcastle upon Tyne. Part I. A study of prevalence. Brit. J. Psychiat., 110, 146.

Kay, D. W. K. & Bergman, K. (1966). Physical disability and mental health in old age. A follow-up of a random sample of elderly people seen at home. J. Psychosom. Res., 10, 3-12.

Keeser, W., Pöppel, E. & Mitterhusen, P. (1982). Schmerz. München-Wien-Baltimore: Urban & Schwarzenberg.

Keil, U. et al. (1982). Ergebnisse der Münchner Blutdruck-Studie und Aufbau des Münchner Blutdruck-Programms. Öff. Gesund.- Wesen, 44, 727-732.

Keil, U. & Stieber, J. (1981). Ergebnisse der Münchner Blutdruck-Studie und ihre Bedeutung für das Münchner Blutdruck-Programm.

Keller, M. B., Klerman, G. L., Lavori, P. W., Coryell, W. C., Endicott, J. & Taylor (1984). Long-term outcome of episodes of major depression. Clinical and public health significance. J. Am. Medical Association, 252, 788-792.

Kellerer, H. (1960). Statistik im modernen Wirtschafts- und Sozialleben. Hamburg-Reinbeck: Rowohlt.

Kendell, R. E. (1988). What is a case? Food for thought for epidemiologists. Arch. Gen. Psychiatr, 45, 374-376.

Kessler, R. C., Brown, R. L., Broman, C. L. (1981). Sex differences in psychiatric help-seeking: Evidence from four large-scale surveys. J. of Health Soc. Beh., 22, 49-64.

Kessler, R. G., Reuter, J. A. & Greenley, J. R. (1979). Sex differences in the use of psychiatric outpatient facilities. Social Forces, 58, 557-571.

Kiesewetter, R. & Heim, U. (1982). Untersuchungen zur Prävalenz und Compliance bei Hypertonie in einer ländlichen Gemeinde. Dt. Gesund.- Wesen, 37, 264-267.

Kleining, G. & Moore, H. (1968). Soziale Selbsteinstufung - ein Instrument zur Messung sozialer Schichten. Kölner Z. Soziol. Sozialpsychol., 20, 502.

Klerman, G. L. (1979). The psychobiology of affective stater: The legacy of Aolph Meyer. In Meyer, E. & Brady, J. V. (Eds.), Research in the psychobiology of human behaviour. Baltimore, MD.: Johns Hopkins University Press.

Klerman, G. L. (1980). Adaption, depression and transitional life events. In Feinstein, S. C., Govacchini, P. L., Golooney, P. L. J. (Eds.). Adolescent Psychiatry. Chicago, Illinois: Chicago University Press.

Klerman, G. L. (1983). The scope of depression. In Angst, J. (Ed.). The origin of depression: Current concepts and approaches (pp. 5-25). Berlin-Heidelberg-New York-Tokyo: Springer.

Klerman, G. L. (1986). Evidence for increases in rates of depression in North America and Western Europe in recent decades. In Hippius, H., Klerman, G. L. & Matussek, N. (Eds.). New results in depression research. Berlin-Heidelberg-New York: Springer.

Klerman, G. L. (in press). The current age of youthful melancholia: evidence for increase in depression among adolescents and young adults. Brit. J. Psychiat.

Klerman, G. L., Lavori, P. W., Price, J., Reich, T., Enicott, J., Andeasen, N. C. (1985). Birth cohort trends in rates of major depressive disorders among relatives of patients with affective disorders. Arch. Gen. Psychiat., 42, 689-693.

Koloska, R., Rehm, J. & Fichter, M. M. (1989). Ist die Beschwerden-Liste valide? Diagnostica, 35, 248-259.

Korff, von M. R. & Parker, R. D. (1980). The dynamics of the prevalence of chronic episodic disease. J. Chron. Disease, 33, 79-85.

Kornhuber et al. (1985). Alcohol and obesity: a new look at high blood pressure and stroke. Europ. Arch. Psychiat. Neurol. Sci., 234, 357-362.

Krampen, G. (1979). Differenzierung des Konstrukts der Kontrollüberzeugung. Deutsche Bearbeitung und Anwendung der IPC-Skalen. Zeitschrift für Experimentelle und Angewandte Psychologie, 26, 573 - 595.

Kraus, J. F. et al. (1980). Socioeconomic status, ethnicity and risk of coronary heart disease. Amer. J. Epidemiol. (No.4), 111, 407-413.

Krauss, B., Cornelsen, J., Lauter, H. & Schlegel, M. (1977). Vorläufiger Bericht über eine epidemiologische Studie der 70-Jährigen und Älteren in Göttingen. In Degkwitz, R., Radebold, H. & Schulte, P. W. (Eds.). Gerontopsychiatrie (Vol. 4). Düsseldorf: Janssen Symposium.

Krishan, J. et al. (1981). The Mayo Three-Community Hypertension Control Program, IV: five year outcomes of intervention in entire communities. Mayo Clin. Proc. (No.1), 56, 3-10.

Labarthe, D. R. et al. (1979). The Mayo Three-Community Hypertension Control Program. Mayo Clin. Proc., 54, 289-298.

Lader, M. (1981). Epidemic in the making: benzodiazepine dependence. In Tognoni, G., Ballantuono, C. & Lader, M. (Eds.). Epidemiological impact of psychotropic drugs (pp. 313-324). Elsevier, North-Holland: Biomedical Press.

Langner, T. S., Gersten, J. C., Greene, E. L., Eisenberg, J. C., Herson, J.H., McCarthy, E. D. (1974). Treatment of psychological disorders among urban children. J. Consult. Clin. Psychol., 2, 170-179.

Langner, T. S. & Michael, S. T. (1963). Life stress and mental health. New York: Free Press.

Lauter, H. (1974). Epidemiologische Aspekte alten-psychiatrischer Erkrankungen. Nervenarzt, 45, 277-288.

Lauter, H. (1977). Epidemiologie der großen psychiatrischen Störungen. In Blohmke, M., von Ferber, C., Kisker, K. P. & Schäfer, H. (Eds.). Handbuch der Sozialmedizin, Band II (pp. 374-447). Stuttgart: Enke.

Lauter, H., Möller, H. J. & Zimmer, R. (1986). Untersuchungs- und Behandlungsverfahren in der Gerontopsychiatrie. Heidelberg New York: Springer.

Lavik, zit. in Esser, G. & Schmidt, M. H. (1986). Prognose und Verlauf kinderpsychiatrischer Störungen im Längsschnitt von acht bis dreizehn Jahren. In: Schmidt, M. H. &

Drömann, S. (1986). Langzeitverlauf kinder- und jugendpsychiatrischer Erkrankungen. Enke Verlag, Stuttgart.

Lazarus, L. W., Weinberg, J. (1980). Treatment in the ambulatory care setting. In Busse, E. W. & Blazer, D. G. (Eds.). Handbook of geriatric psychiatry.. New York: van Mostrand Reinhold Co.

Lazarus, R. S. (1981). Streß und Streßbewältigung - ein Paradigma. In Filipp, S.-H. (Ed.). Kritische Lebensereignisse (pp. 198-232). München: Urban & Schwarzenberg.

Lazarus, R. S. (1981). The costs and benefits of denial. In Dohrenwend, B. S. & Dohrenwend, B. P. (Eds.). Stressful life events and their contexts (pp. 131-156). New York: Prodist.

Leaf, P. J., Bruce, M. L. (1986). Gender differences in the use of mental health related services: A reexamination health and social behavior. Health and Soc. Beh.

Leaf, P. J., Livingstone, M. M., Tischler, G. L. Holzer, C. E. (1984). The relationship between demographic factors and attitudes towards mental health services. J. Commun. Psychol.

Leaf, P., Livingston, M., Tischler, G., Weissman, N. Holzer, C., Myers, J. (1985). Contact with health professionals for the treatment of psychiatric and emotional problems. Med. Care, 23, 1322-1337.

Leckman, J. F., Sholomskas, D., Thompson, W. D., Belanger, A. & Weissman, M. M. (1982). Best estimate of lifetime psychiatric diagnosis: A methodologic study. Arch. Gen. Psychiat., 39, 879-883.

Leff, J. & Vaughn, C. (1985). Expressed emotion in families. London: Guilford.

Leff, J. & Vaughn, Ch. (1980). The interaction of life events and relatives'expressed emotion in schizophrenia and depressive neurosis. Brit. J. Psychiat., 136, 146-153.

Leff, J., Wig, N., Gosh, A., Bedi, H., Menon, D. K., Kuipers, L., Korten, A., Ern (in press). Influence of relatives' expressed emotion on the course of schizophrenia in Chandigarh. Brit. J. Psychiat.

Lefkowitz, M. M., Tesiny, E. P. (1985). Depression in children: Prevalence and correlates. Journal of Consulting & Clinical Psychology, 53, 647-656.

Lehtinen, V. (1975). Psykiatrisen hoidon ja kuntoutuksen tarve sekä mielisairauteen kohidistuvat asenteet. Turku: Kansaneläkelaitoksen Julkaisuja.

Lehtinen, V. & Välsänen, E. (1979). Psykiatrinen sairastavuus ja hoidon tarve Suomessa. Turku.

Leighton, A. H., Lambo, T. A., Hughes, C. C., Leighton, D. C., Murphy, J. M & Macklin (1963). Psychiatric disorder among the Yoruba. Ithaca: Cornell University Press.

Leighton, D. C., Harding, J. S., Macklin, D. B. McMillan, A. M. & Leighton, A. H. (1963). The character of danger. The Stirling County Study of Psychiatric Disorder and Sociocultural Environment, Vol III. New York-London: Basic Books.

Leslie, S. (1974). Psychiatric disorder in the young adolescents of an industrial town. Brit. J. Psychiatry, 125, 113-124.

Lesses, S. (1982). The relationship of anxiety to depression. Am. J. of Psychotherapy, 36, 332-348.

Levenson, H. (1973). Multidimensional locus of control in psychiatric patients. J. Consult. Clin. Psychol., 41, 397-404.

Lienert, G. A. (1978). Verteilungsfreie Methoden in der Biostatistik (Vol. 2). Meisenheim am Glan: Verlag Anton Hain.

Lin, N. et al (1986). Social support, life events and depression. Orlando: Academic Press.

Link, B. & Dohrenwend, B. P. (1980). Formulation of hypotheses about the true prevalence of demoralization in the United States. In Dohrenwend, B. P., Dohrenwend, B. S. & Schwartz-Gould, M. (Eds.). New York: Praeger.

Link, B. & Dohrenwend, B. P. (1980). Hypotheses about the ratio of untreated to treated cases in the true prevalence studies of functional psychiatric ... In Dohrenwend, B. P., Dohrenwend, B. S. & Schwartz-Gould, M. (Eds.). New York: Praeger.

Link, B. & Dohrenwend, B. P. (1980). Mental illness in the United States. Epidemiological estimates. In Dohrenwend, B.P. et al (Ed.). New York: Praeger.

Lorant, P. (1981). Ergebnisse der Wiener Gesundheitsstudie 1979. Wien: Kommissionsverlag Jugend und Volk.

Lowenthal, M. F. (1964). Social isolation and mental illness in old age. Amer. Sociol. Rev., 29, 54-66.

Lowenthal, M. F. & Berkman, P. L. (1967). Aging and mental disorder in San Francisco. San Francisco: Bassev. Joss.

Malmon, A. M. (1980). The Milwaukee Blood Pressure Program. Bericht Nr. MD415 der Gesellschaft für Strahlen- und Umweltforschung. München.

Manger, W M. & Page, I. H. (1984). Zur Pathogenese und Pathophysiologie der essentiellen Hypertonie. In Rosenthal, J. (Ed.). Arterielle Hypertonie (pp. 3-49). Berlin-Heidelberg-New York-Tokio: Springer Verlag.

Mann, A. (1984). Hypertension: psychological aspects and diagnostic impact in a clinical trial. Psychological Medicine Monograph Suppl. 5 Cambridge University Press.

Marks, I. M. (1986). Epidemiology of anxiety. Social Psychiatry, 21, 167-171.

Markush, R. E., Schwab, J. J., Farris, P., Present, P. A. & Holzer III, C. E. (1977). Mortality and community mental health. The Alachua County, Florida, Mortality Study. Arch. Gen. Psychiat., 34, 1393-1401.

Mavreas, V. G., Beis, A., Mouyias, A. & Lyketsos, G. C. (1986). Prevalence of psychiatric disorders in Athens. A community study. Soc. Psychiatry, 21, 172-181.

Mayer, C. S. & Pratt, R. W. (1966). A note on non-response in a mail survey. Public Opinion Quarterly, 30, 637-646.

Mc Gregor, R. M. (1950). The work of a family doctor (Vol. 57, pp. 433-453). In Edinburgh Med. J. (Ed.).

Mc Kinlay, J. B. (1972). Some approaches and problems in the study use of services. An overview. J. Health and Soc. Behav., 13, 115-152.

Mechanic, D. (1964). The influence of mothers on their childrens' health attitudes and behavior. Pediatrics, 33, 444-453.

Mechanic, D. (1966). Response factors in illness: The study of illness behavior. Soc. Psychiatry, 1, 11-20.

Mechanic, D. (1976). Sex illness behavior and the use of health services. J. Human Stress, 2, 29-40.

Mechanic, D. (1977). Illness behavior, social adaption and the management of illness. J. Nerv. Ment. Dis., 165, 79-87.

Mechanic, D. (1978). Effects of psychological distress on perceptions of physical health and use of medical and psychiatric facilities. J. of Human Stress, 26-32.

Mechanic, D., Cleary, P. & Greenley, J. (1982). Distress syndroms, illness behavior, access to care and medical utilization in a defined population. Med. Care, 20, 361-372.

Mednick, S. A. & Baert, A. E. (1981). Prospective longitudinal research. An empirical basis for the primary prevention of psychosocial disorders. Oxford-New York-Toronto-Melbourne: Oxford University Press.

Meiner, E. (1987). Beruhigungsmittel in der ärztlichen Praxis. Eine Analyse der Jahre 1982 bis 1985. Dt. Ärztebl., 84, 835-842.

Meller, I., Fichter. M. M. & Weyerer, S. (1986). Use of psychiatric facilities in the Upper Bavarian follow-up field study. Europ. Arch. Psychiat. Neurol.-Sci., 236, 88-93.

Meller, I., Fichter, M. M., Weyerer, S., & Witzke, W. (1989). The use of psychiatric facilities of depressives in the Upper Bavarian study. Acta Psychiat. Scand., 79, 27-31.

Meller, I., Fichter, M. M. & Witzke, W. (im Druck). Die Inanspruchnahme psychiatrischer Dienste in der Gesamtbevölkerung: Ergebnisse einer epidemiologischen Längsschnittstudie. Der Nervenarzt.

Mellinger, G. D. & Balter, M. B. (1981). Prevalence and patterns of use of psychotherapeutic drugs: results from a 1979 national survey of american adults. In Tognoni, G., Bellantuono, C. & Lader, M. (Eds.). Epidemiological impact of psychotropic drugs (pp. 117-136). Elsevier/North Holland: Biomedical Press.

Mendlewicz, J. & Baron, M. (1981). Morbidity risks in subtypes of unipolar depressive illness: Differences between early and late onset forms. Brit. J. Psychiat., 139, 463-466.

Merikangas, K. R., Leckmann, J. F., Prusoff, B. A. Pauls, D. L. & Weissman, M. M. (1985). Familial transmission of depression and alcoholism. Arch. Gen. Psychiat., 42, 367-372.

Merikangas, K. R., Weissman, M. M., & Pauls, D. L. (1985). Genetic factors in the sex ratio of major depression. Psychological Medicine, 15, 63-69.

Mezzich, J. E., Evanczuk, K. J., Mathias, R. J. et al. (1984). Symptomatology and hospitalization decisions. Am. J. Psychiatry.

Michael, S. T. (1960). Social attitudes, socioeconomic status and psychiatric symptoms. Acta Psychiat. Neurol. Scand., 35, 509-517.

Mielke, R. (1979). Entwicklung einer deutschen Form des Fragebogens zur Erfassung interner vs. externer Kontrolle von Levenson (IPC). Bielefelder Arbeiten zur Sozialpsychologie. Bielefeld, 46.

Mielke, R. (1982). Interne/externe Kontrollüberzeugung. Bern: Huber.

Miller, F. J. W., Court, S. D. M., Knox, E. G., Brandon, S. (1974). The school years in Newcastle upon tyne. Oxford University Press Inc., New York.

Miller, P. McC., Dean, C., Ingham, J. G., Kreitman, N. B., Sashidharan, S. P. & Sur (1986). The epidemiology of life events and long-term difficulties, with some reflections on the concept of independance. Brit. J. Psychiat., 148, 686-696.

Miller, P. McC. & Ingham, J. G. (1983). Dimensions of experience. Psychological Medicine (No. 2), 13, 417-429.

Milon, H. et al. (1982). Alcohol consumption and blood pressure in a french epidemiological study. European Heart J. Suppl., 3, 59-66.

Möller, H. J., Werner-Eilert, K., Wüschner-Stockheim, M., Zerssen D. v. (1982). Relevante Merkmale für die 5-Jahres-Prognose von Patienten mit schizophrenen und verwandten paranoiden Psychosen. Arch. Psychiatr. Nervenkr., 231, 305-322.

Moll, P. P. et al. (1983). Heredity, stress and blood pressure, a familiy set approach: the Detroit Project revisited. J. of Chron. Dis. (No.4), 36, 317-328.

Moore, H. & Kleining, G. (1960). Das soziale Selbstbild der Gesellschaftsschichten in Deutschland. Kölner Z. Soziol. Sozialpsychol., 12, 86-119.

Moore, H. & Kleining, G. (1968). Soziale Selbsteinstufung. Ein Instrument zur Messung sozialer Schichten. Kölner Z. Soz. Sozialpsychol, 20, 502-552.

Moos, R. H. (1974). The social climate scales: an overview. Palo Alto: Consulting Psychologists Press.

Mortimer, J. A., Schuman, L. R. & French, L. R. (1981). Epidemiology of dementing illness. In Mortimer, J. A. & Schuman, L. M. (Eds.). The epidemiology of dementia (pp. 3-23). New York: Oxford University Press.

Murphy, E. (1983). The prognosis of depression in old age. Brit. J. Psychiat., 142, 111-119.

Murphy, J. M. (1980). Continuities in community-based psychiatric epidemiology. Arch. Gen. Psychiat., 37, 1215-1233.

Murphy, J. M. (1985). Stirling County Study. In Weissman, M. M., Myers, J. K. & Ross, C. (Eds.). Community surveys in psychiatric epidemiology. New Brunswick, N.Y.: Rutgers University Press.

Murphy, J. M (1986). Diagnosis, screening, and demoralization: epidemiologic implications. Psychiatric Developments, 2, 101-133.

Murphy, J. M. (1986). Trends in depression and anxiety: men and women. Acta Psychiat. Scand., 73, 113-127.

Murphy, J. M., Monson, R. R., Olivier, D. C., Sobol, A. M. & Leighton A. H. (1986). Affective disorders and mortality: A general population study. Arch. Gen. Psychiat.

Murphy, J. M., Monson, R. R., Olivier, D. C., Sobol, A. M., Pratt, L. A. & Leighton A. H. (1989). Mortality risk and psychiatric disorders. Soc. Psychiatry Psychiatr. Epidemiol., 24, 134-142.

Murphy, J. M., Neff, R. K., Sobol, A. M., Rice, J. X. & Olivier, D. C. (1985). Computer diagnosis of depression and anxiety: The Stirling County Study. Psychological Medicine, 15, 99-112.

Murphy, J. M., Olivier, D. C., Sobol, A. M., Monson, R. R. & Leighton, A. H. (1986). Diagnosis and outcome: Depression and anxiety in a general population. Psychological Medicine, 16, 117-126.

Murphy, J. M., Sobol, A. M., Neff, R. K., Olivier, D. C. & Leighton, A. H. (1984). Stability of prevalence: depression and anxiety disorders. Arch. Gen. Psychiat., 41, 990-997.

Myers, J. K. & Bean, L. L. (1968). A decade later: A follow-up of social class and mental illness. New York-London-Sydney: John Wiley.

Myers, J. K. et al. (1984). Six-month prevalence of psychiatric disorders in three communities, 1980-1982. Arch. Gen. Psychiat., 41, 959-967.

Myers, J. K., Lindenthal, J. L., Pepper, M. P. & Ostrander, D. P. (1972). Life events and mental status: a longitudinal survey. J. Health and Soc. Behav., 13, 398-406.

Myers, J. K. & Weissman, M. M. (1986). Psychiatric disorders in an US urban community: the New Haven Study. In Weissman, M. M., Myers, J. K. & Ross, C. E. (Eds.). Community surveys of psychiatric disorders (pp. 155-176). New Brunswick, New York: Universitary Press.

Myers, J. K., Weissman, M. M., Tischler, G. L., Holzer, C. E., Leaf, P. J., Orvashel (1984). Six-month prevalence of psychiatric disorders in three communities, 1980-1982. Arch. Gen. Psych., 41, 959-967.

Nathanson, C. A. (1977). Sex, illness and medical care: A review of data, therory and method. Soc. Sci. and Med., 11, 13-25.

Neff, J. A. (1983). Urbanicity and depression reconsidered: the evidence regarding depressive symptomatology. J. Nerv. Ment. Dis. (No. 9), 171, 546-552.

Neff, J., Husaini, B. & McCorkel, J. (1980). Psychiatric and medical problems in rural communities. Soc Sc and Med, 14 a, 331-336.

Nelson, G. (1982). Parental death during childhood and adult depression. Some additional data. Soc. Psychiatry, 17, 37-42.

Nie, N., Hall, C. H., Jenkins, J. G., Steinbrenner, K. & Bent, D. (1975). Statistical package for the social sciences. New York: McGraw-Hill.

Nielsen, J. (1962). Gerontopsychiatric period-prevalence investigation in a geographically delimited population. Acta Psychiat. Scand., 38, 307.

Nielsen, J., Homma, A. & Biörn-Henriksen, T. (1977). Follow-up 15 years after a geronto-psychiatric prevalence study. Conditions concerning death, cause of death and life expectancy. J. Gerontol., 32, 554-561.

Nielsson, L. V. & Persson, G. (1984). Prevalence of mental disorders in an urban sample examined at 70, 75 and 79 years of age. Acta Psychiat. Scand., 69, 519-527.

Nieminen, H. (1986). Life circumstances and the use of mental health services. Soc Psychiatry, 21, 123-128.

Nilsson, L. V. & Persson, G. (1984). Prevalence of mental disorders in an urban sample examined at 70, 75 and 79 years of age. Acta Psychiat. Scand., 69, 519-527.

Nissinen, A. et al. (1978). Follow-up of the hypertensive patients in North Karelia and some results from hypertension register. Acta Med. Scand. Suppl., 626, 29-32.

Nissinen, A. et al. (1983). North Karelia Hypertension Project. Five year follow-up of hypertensive cohort. Hypertension, 5, 564-572.

Nolen-Hoeksema, S. (1987). Sex differences in unipolar depression: Evidence and theory. Psychological Bulletin, 101, 259-282.

Nüssel, E. et al. (1979). Übergewicht und Risikofaktoren bei 30-60-jährigen Männern und Frauen. Lab. Med., 3, 111-116.

O'Hara, M. W. (1986). Social support, life events, and depression during pregnancy and the puerperium. Arch. Gen. Psychiatry, 43, 569-573.

O'Hara, M. W., Kohout, F. J. & Wallace, R. B. (1985). Depression among rural elderly: A study of prevalence and correlates. J. Nerv. Ment. Dis., 173, 582-589.

Oberwittler, W. (1982). Besonderheiten der arteriellen Hypertension im Alter. Euromed., 3, 141-144.

Oegar, B. (1977). Pasienter i nork almenpraksis. Oslo: Universitaets Forlaget.

Offord, D. R., Boyle, M. H., Szatmari, P., Rae-Grant, N. I., Links, P. S., Cadman, D. T., Byles, J. A., Crawford, J. W., Blum, H. M., Byrne, C., Thomas, H. & Woodward, C. A. (1987). Ontario child health study, II. Six-month prevalence of disorder and rates of service utilization. Arch. Gen. Psychiatry, 44, 832-836.

Öjesjö, L. & Hagnell, O. (1980). Prevalence of male alcoholism in a cohort observed for 25 years. Scand. J. Soc. Med., 8, 55-61.

Olbrich, R. (1983). Expressed emotion (EE) und die Auslösung schizophrener Episoden: eine Literaturübersicht. Nervenarzt, 54, 113-121.

Orley, J. & Wing, J. K. (1979). Psychiatric disorders in two African villages. Arch. Gen. Psychiatry, 36, 513-520.

Orvaschel, H. (1982). The epidemiology of depression in young children. Journal of Children in Contemporary Society, 15, 79-86.

Overall, J. E., Hollister, L. E., Johnson, M. & Pennington, V. (1966). Nosology of depression and differential response to drugs. J. Am. Medic. Assoc., 195, 946-948.

Parker, G. (1979). Parental characteristics in relation to depressive disorders. Brit. J. Psychiat., 134, 138-147.

Parker, G. (1983). Parental overprotection. A risk in psychosocial development. New York: Grune & Stratton.

Parker, G. (1984). The measurement of pathogenic parental style and its relevance to psychiatric disorder. Soc. Psychiatry, 19, 75-81.

Parker, G. (1987). Are lifetime prevalence estimates in the ECA study accurate? Psychological Medicine, 17, 275-282.

Parker, G., Brown, L. & Blignault, I. (1986). Coping behaviors as predictors of the course of clinical depression. Arch. Gen. Psychiatry, 43, 561-565.

Parker, G., Tupling, H. & Brown, L. B. (1979). A parental bonding instrument. British Journal of Medical Psychology, 52, 1-10.

Parry, G., Shapiro, D. A. (1986). Social support and life events in working class women. Arch. Gen. Psychiatry, 43, 315-323.

Parson, T. (1951). The social system. New York: The Free Press of Glencoud.

Parsons, P. L. (1965). Mental health of Swansea's old folk. Brit. J. Prev. Soc. Med., 19, 43.

Pasamanick, B., Roberts, D. W., Lemkau, P. W. & Krueger, D. B. (1959). A survey of mental disease in an urban population: prevalence by race and income. In Pasamanick, B. (Ed.). Epidemiology of mental disorder. Washington D.C.: American Association for Advancement of Science.

Paulin, J. M. et al. (1985). Alcohol consumption and blood pressure in a New Zealand community study. NZ Med. J. (No.780), 98, 425-428.

Paykel, E. S. (1971). Classification of depressed patients: a cluster analysis derived grouping. Brit. J. Psychiat., 118, 275-288.

Paykel, E.S. (1978). Contribution of life events to causation of psychiatric illness. Psychological Medicine, 8, 245-253.

Paykel, E.S. (1982). Handbook of affective disorders. Edingburgh: Churchill Livingstone.

Perris, C. A. (1966). A study of bipolar (manic-depressive) and unipolar recurrent depressive psychoses. Acta Psychiat. Scand., 42, 1-189.

Pflanz, M. (1973). Allgemeine Epidemiologie. Stuttgart: Thieme Verlag.

Phillips, D. L. & Segal, B. E. (1969). Sexual status and psychiatric symptoms. American Sociological Review, 34, 58-72.

Phillips, D. L., Segal, B. E. (1969). Sexual status and psychiatric symptoms. Am. Social Rev., 34, 58-72.

Pimrose, E. J. R. (1962). A community study. London: Tavistock.

Post, R. M. & Ballenger, J. C. (1984). Neurobiology of mood disorders. Baltimore: Williams and Wilkins.

Post, R. M., Rubinow, D. R. & Ballenger, J. C. (1986). Conditioning and sensitisation in the longitudinal course of affective illness. Brit. J. Psychiatr., 149, 191-201.

Potter, J. F. & Beevers, D. G. (1984). Pressor effects of alcohol in hypertension. The Lancent Jan., 21, 119-122.

Prudo, R., Brown, G. W., Harris, T. & Dowland, J. (1981). Psychiatric Disorder in a rural and an urban population: 2. Sensitivity to loss. Psychol. Med., 11, 601-616.

Prudo, R., Harris, T. & Brown, G. W. (1984). Psychiatric disorder in a rural and an urban population: 3. Social integration and the morphology of affective disorder. Psychol. Med., 14, 327-345.

Prusoff, B. A., Klerman, G. L. (1974). Differentiating depressed from anxious neurotic outpatients. Arch. Gen. Psychiatr., 30, 302-308.

Prystav, G. (1981). Psychologische Coping-Forschung. Diagnostika, 27, 189-214.

Quinton, D. & Rutter, M. (1985). Family, pathology and child psychiatric disorder: a four-year prespective study. In: Nicol, A. R. (Ed.). Longitudinal studies in child psychology and psychiatry. John Wiley & Sons, 91-134.

Radloff, L. S. & Rae, D. S. (1979). Susceptibility and precipitating factors in depression: Sex differences and similarities. Journal of Abnormal Psychology, 88, 174-181.

Rasch, G. (1966). An individual approach to item analysis. In Lazarsfeld, P. F. & Henry, N. W. (Eds.). Readings on mathematical social sciences (pp. 89 - 108). Chicago: Science Research Associates.

Regier, D. A., Boyd, J. H., Burke, J. D., Rae, D. S., Myers, J. K., Kramer, M., Robin (1988). One-month prevalence of mental disorders in the United States. Arch. Gen. Psychiat., 977-986.

Regier, D. A., Goldberg, I. D., Taube, C. A. (1978). The de facto US mental health services system: A public health prospective. Arch. Gen. Psychiatr., 35 , 685-693.

Regier, D. A., Myers, J. K. et al. (1984). The NIMH epidemiologic catchment area program historial context, major objectives, and study population characteristics. Arch. Gen. Psychiatry, 41, 934-941.

Regier, D. A., Myers, J. K., Kramer, M., Robins, L. N., Blazer, D. G., Hough, R. L. (1984). The NIMH epidemiologic catchment area program. Arch. Gen. Psychiat., 41, 934-941.

Regier, D., Goldberg, I., Burns, B., Hankin, J., Hoeper, E., Nycz, G. (1982). Specialist-generalist devision of responsibility for patients with mental disorders. Arch. Gen. Psychiatry, 39, 219-224.

Rehm, J., Koloska, R. & Fichter, M. (1987). Zur Validierung der deutschen Übersetzung der PERI-Demoralisationsskala. Manuskript und Vortrag für die 29. Tagung exp. arb. Psychologen in Aachen, 12.-16.04.1987.

Rehm, J., Witzke, W., Fichter, M., Eiberger, T. & Koloska, R. (1988). Was messen psychiatrische Skalen? Ein empirischer Vergleich. Diagnostika, 34, 227-243.

Reimann, H. & Häfner, H. (1972). Psychische Erkrankung alter Menschen in Mannheim. Soc. Psychiatry, 7, 53.

Remschmidt, H. & Schmidt, M. unter Mitarbeit von Klispera, C. (1977). Multiaxiales Klassifikationsschema für psychiatrische Erkrankungen des Kindes- und Jugendalters nach Rutter, Shaffer und Sturge. In Schmidt, M. (Ed.). Bern-Stuttgart-Wien: Huber.

Rennie, T. A. C. & Srole, L. (1956). Social class prevalence and distribution of psychosomatic conditions in an urban population. Psychosom. Med., 18, 449-456.

Revenstorf, D. (1980). Faktorenanalyse. Stuttgart: Kohlhammer.

Rhomberg, H. P. (1981). Koronare Risikofaktoren in einer ländlichen Bevölkerung und deren Beeinflußbarkeit innerhalb von 3 Jahren. Wien: Klin. Wschr. Suppl., 127, 93, 4-30.

Rhomberg, H. P. (1984). Hypertonie. Epidemiologie und Komplikationen. Wien: Med. Wschr., 9/10, 205-213.

Rice, J. et al. (1984). Sex-related differences in depression: familial evidence. J. of Affective Disorders, 7, 199-210.

Richman, N. (1977). Short term outcome of behaviour problems in three year old children. In: Graham P. J. (Ed.). Epidemiological approaches in child psychiatry. London-New York-San Francisco: Academic Press.

Richman, N., Stevenson, J. E., Graham, P. J. (1975). Prevalence of behaviour problems in 3-year-old children: An epidemiological study in a London borough. J. Child Psychol. Psychiatry, 16, 277-287.

Richman, N., Stevenson, J. E., Graham, P. J. (1985). Sex differences in outcome of preschool behaviour problems. In Nicol, A.R. (Ed.). Longitudinal studies in child psychology and psychiatry. Chichester: Wiley & Sons.

Robertson, N. C. (1979). Variations in referral patterns to psychiatric services by general practitioners. Psycho. Med., 9, 355-364.

Robins, L. N. (1985). Epidemiology: Reflections on testing the validity of psychiatric interviews. Arch. Gen. Psychiat., 42, 918-924.

Robins, L. N., Helzer, J. E., Crooughan, J. L. & Ratcliff, K. S. (1981). The NIMH Diagnostic Interview Schedule: Its history, characteristics and validity. Arch. Gen. Psychiat., 38, 381-389.

Robins, L. N., Helzer, J. E., Weissman, M. M., Orvaschel, H., Gruenberg, E., Burke (1984). Lifetime prevalence of specific psychiatric disorders in three sites. Arch. Gen. Psychiat., 41, 949-958.

Robins, L., Orvaschel, H., Anthony, J., Blazer, D., Burnam, M. A. & Burke, J. (1985). The diagnosic interview schedule. In Epidemiologic field methods in psychiatry: The NIMH epidemiologic catchment area program. In Eaton, W. W. & Kessler, L. G. (Eds.). New York: Academic Press Inc.

Roos, N. P. & Shapiro, E. (1981). The Manitoba Longitudinal Study on Aging. Preliminary findings on health care utilization. Medical Care, 19, 644-656.

Rorsman, B., Hagnell, O. & Lanke, J. (1982). Mortality in the Lundby Study: natural death in different forms of mental disorders in a total population investigated during a 25-year period. Neuropsychobiology, 8, 188-197.

Rosanoff, A. J. (1917). The role of mental disorders in Nassau County. Psychiatric Bull. New York, 2, 109-231.

Rosenman, R. H. et al. (1964). A predictive study of coronary heart disease. The Western Collaborative Study. JAMA, 189, 15-22.

Rosenman, R. H. et al. (1970). Coronary heart disease in the Western Collaborative Group Study. A follow-up experience of 4, 5 years. J. of Chron. Dis., 23, 173-190.

Rosenstock, I. (1960). What research in motivation suggest for public health. Amer. J. Publ. Health, 50, 295.

Rosenthal, R. & Rosnow, R. (1985). Contrast Analysis: Focussed comparisons in the analysis of variance. Cambridge: Cambridge University Press.

Rote Liste (1981). Verzeichnis von Fertigarzneimitteln der Mitglieder des Bundesverbandes der Pharmazeutischen Industrie. Aulendorf/Württ.: Edito Cantor.

Roth, J. A. (1969). The treatment of the sick. In Kosa, J., Antonovsky, A. E., Zola, I. K. (Eds.). Powerty and health. Cambridge, Mass.: Harvard University Press.

Roth, M., Gurney, C., Garside, R. F. & Kerr, T. A. (1972). The relationship between anxiety states and depressive illnesses. Part 1. Brit. J. of Psychiatr., 121, 147-161.

Roth, W. F. & Luton, F. H. (1942). The mental health program in Tennessee. Am. J. Psychiatry, 99, 662.

Rotter, J. B. (1966). Generalized expectancies for internal versus external control of reinforcement. Psychological Monographs, 80.

Roy, A. (1987). Five risk factors for depression. Brit. J. Psychiat., 150, 536-541.

Rushing, W. A. (1978). Status resources, societal reactions and type of mental hospital admissions. Am. Soc. Review, 43, 521-533.

Rutter, M., Quinton, D. (1977). Psychiatric disorder - ecological factors and concepts of causation. In McGurk, M. (Ed.). Ecological factors in human development. North-Holland, Amsterdam.

Rutter, M., Tizard, J., Whitmore, K. (1970). Education, health, and behaviour. New York: Longman Inc.

Rutter, M., Tizard, J., Yule, W., Graham, P. J., Whitmore, E. (1977). Epidemiologie in der Kinderpsychiatrie - die Isle of Wight Studien 1964-1974. Z. Kinder-Jugendpsychiatr., 5, 238.

Salonen, J. T. et al. (1983). Relation of blood pressure to reported intake of salt, saturated fats and alcohol in healthy middle-aged population. J. of Epid. and Community Health, 37, 32-37.

Samuelsson, S. (1982). Life events and mental disorders in an urban female population. Acta Psychiat. Scand. Suppl. 299, 65.

Saunders, J. B. et al. (1981). Alcohol-induced hypertension. The Lancet 26. Sept., 653-656.

Schapira, K., Roth, M., Kerr, T. A. & Gurney, C. (1972). The prognosis of affective disorders: The differentiation of anxiety states from depressive illness. Brit. J. Psychiat., 121, 175-181.

Schepank, H. (). Kohortenuntersuchung und Follow-up-Studie über die Erkrankungen gemäß ICD Ziff. 300-307 (WHO-Klassifikation). Forschungsantrag des SFB 116. Mannheim 1979 und 1982.

Schepank, H. (1982). Epidemiologie psychogener Erkrankungen. Z. Psychosom. Med., 28, 104-125.

Schepank, H. (1983). Report of an epidemiological field study about neurosis and psychosomatic disorders. Psychother. Psychosom., 40, 158-165.

Schepank, H. (1987). Psychogene Erkrankungen der Stadtbevölkerung. Eine epidemiologisch-tiefenpsychologische Untersuchung in Mannheim. Berlin-Heidelberg-New York-Tokio: Springer Verlag.

Schepank, H. (1988). Psychoneuroses and psychophysiological disorders: Prevalence, course and strategies for prevention. Psychotherapy and Psychosomatics, 49, 187-196.

Schepank, H., Hilpert, H., Hönmann, H., Janta, B., Parekh, H., Riedel, P., Schies (1984). Das Mannheimer Kohortenprojekt - die Prävalenz psychogener Erkrankungen in der Stadt. Z. Psychosom. Med., 30, 43-61.

Schepank, H. & Tress, W. (1987). Häufigkeit und Bedingungen psychogener Erkrankungen in der Stadtbevölkerung. Nervenheilkunde, 6, 23-26.

Schmidt, M. H., Althoff, A., Esser, G. & Allehoff, W. H. (1981). Selektion diagnostischer Merkmale, dargestellt an neurologisch-motoskopischen Untersuchungen 8-Jähriger. Z. Kinder-Jugend-Psychiatrie, 9, 423-434.

Schmidt, M. H., Esser, G., Allehoff, W., Geisel, B., Laucht, M., Reichert, W. J., Woerner, W., Voll, R. (1984). Syndromcharakter und Bedeutung cerebraler Dysfunktion in Abhängigkeit von Falldefinition und Bezugspopulation - Ergebnisse einer epidemiologischen Studie. Saarländ. Ärzteblatt., 3, 225.

Schmidt, M. H., Esser, G., Allehoff, W., Geisel, B., Laucht, M., Voll, R. (1982). Bedeutung cerebraler Dysfunktion bei Achtjährigen. Z. Kinder-Jugendpsychiatr., 10, 365.

Schmidt, M. H. et al. (1985). Prävalenz und Bedeutung cerebraler Dysfunktion bei achtjährigen Kindern in Mannheim. Projektbericht an die Deutsche Forschungsgemeinschaft.

Schneewind, K. A., Beckmann, M. & Hecht-Jackl, A. (1985). Das Familienklima aus der Sichtweise der Eltern und der Kinder. Forschungsbericht aus dem Institutsbereich Persönl.psychologie/Psychodiagnostik. München: Ludwig-Maximilians-Universität.

Schneewind, K. A., Beckmann, M. & Hecht-Jackl, A. (1985). Das FK-Testsystem, Testunterlagen & Testmanual. München: unveröffentlichter Bericht.

Schoknecht, G. (1985). Blutdruckmessungen bei Reihenuntersuchungen und epidemiologischen Studien - Bringt die Anwendung von "Random-Zero-Geräten" Vorteile? Öff. Gesund.- Wesen, 47, 501-506.

Schoknecht, G. et al. (1980). Bluthochdruck, Übergewicht und Hypercholesterinämie: unabhängige Risikofaktoren? Feldstudie Nordenham/Brake. Med. Welt, Heft 16, 31, 588-592.

Schoknecht & Thefeld (1985). Der Spandauer Gesundheitstest. Ergebnisse der Erstuntersuchung 1982/83. Soz. Ep., Heft 1, 5-9.

Schurman, R. A., Kramer, P. D. & Mitschel, J. B. (1985). The hidden mental health network. Arch. Gen. Psychiat., 42, 89-94.

Schwab, J. J., Bell, R. A., Warheit, G. J. & Schwab, R. B. (1979). Social order and mental health. New York: Brunner/Mazel Publishers.

Schwab, J. J. & Schwab, M. E. (1978). Socio-cultural roots of mental illness. New York: Plenum Press.

Schwab, J., Traven, N. & Warheit, G. (1978). Relationships between physical and mental illness. Psychosomatics, 19, 458-463.

Schwalb, H. et al. (1982). Hochdruck-Screening in einer oberbayerischen Landbevölkerung. Fortschr. der Med., 45, 2081-2084.

Selzer, M. L., Paluszny, M. & Carroll, R. (1978). A comparison of depression and physical illness in men and women. Am. J. Psychiatry, 135, 1368-1370.

Semler, G. & Wittchen, H. U. (1983). Das Diagnostic Interview Schedule (DIS). Erste Ergebnisse zur Reliabilität und differentiellen Validität der deutschen Fassung. In Kommer, D. & Röhrle, D. (Eds.) Gemeindepsychologische Perspektiven (pp. 109-117). München: Steinbauer u. Rau.

Sethi, B. B. (1964). Relationship of separation to depression. Arch. Gen. Psychiat., 10, 486-496.

Shapiro, S., Skinner, E., Kessler, L., van Korff, M., German, P. et al (1984). Utilization of health and mental health services. Arch. Gen. Psych., 4l, 971-978.

Sheldon, J. H. (1948). The social medicine of old age. Report of an inquiry in Wolverhampton. London: Oxford University Press.

Shepherd, M., Cooper, B., Brown, A. & Kalton, C. (1966). Psychiatric illness in general practice. London: Oxford University Press.

Shuval, J. T. (1970). Social function of medical practice. San Francisco.

Siegenthaler, W. (1984). Differentialdiagnose innerer Krankheiten. Stuttgart-New York: Thieme Verlag.

Siegrist, J. (1980). Die Bedeutung von Lebensereignissen für die Entstehung körperlicher und psychosomatischer Erkrankungen. Nervenarzt, 51, 313-320.

Siegrist, J. et al. (1982). The social context of active distress in patients with early myocardial infarction. Social Science and Medicine, 16, 443-453.

Siegrist, J. & Hendel-Kramer, A. (1979). Wege zum Arzt. Ergebnisse medizinsoziologischer Untersuchungen zur Arzt-Patienten-Beziehung. München-Wien-Baltimore: Urban & Schwarzenberg.

Sigurdsson, J. A. & Bengton, C. (1981). Prevalence and management of arterial hypertension in a population sample of Swedish women. Scand. J. of Soc. Med., 9/1, 41-47.

Silverman, C. (1968). The epidemiology of depression - a review. Am. J. Psychiatry, 124, 43-51.

Singer, E., Garfinkel, R., Cohen, S. M. & Srole, L. (1976). Mortality and mental health: evidence from the Midtown Manhatten Restudy. Social Science and Medicine, 10, 517-525.

Skrabal, F. et al. (1983). Neues Konzept für die Entstehung der essentiellen Hypertonie. Dtsch. Med. Wschr., 108, 1122-1126.

Spieker, C. et al. (1984). Analyse einer epidemiologischen Untersuchung über die Häufigkeit von Nierenerkrankungen in der scheinbar gesunden Normalbevölkerung. Med. Welt, 5, 141-143.

Srole, L. (1975). Measurement and classification in sociopsychiatric epidemiology: Midtown Manhattan Study (1954) and Midtown Manhattan Restudy (1974). J. Health and Soc. Behav., 16, 347-364.

Srole, L. & Fischer (1978). The Midtown Manhattan Study: Longitudinal focus on aging, genders and life transitions. Paper presented to Gerontology Society Symposium. Dallas, Texas.

Srole, L., Langer, T. S., Michael, S. T., Opler, M. K. & Rennie, T. A. C. (1962). Mental health in the metropolis: the Midtown Manhattan Study. New York: Mc Graw Hill.

Stavrakaki, C. & Vargo, B. (1986). The relationship of anxiety and depression: A review of the literature. Brit. J. Psychiat., 149, 7-16.

Steinberg, F. C., Leichner, P. P. & Harper, D. W. (1987). The interaction of sex-role identity and ideology conflicts with depression in women and men. Soc. Psychiatry, 22, 8-13.

Steinmeyer, E. & Czernik, A. (in press). Längsschnittuntersuchungen zur mehrdimensionalen Präferenzskalierung von Kausalattributionsmustern bei klinisch depressiven Subgruppen. In Zerssen, D. von & Möller, H.-J. (Eds.). Affektive Erkrankungen. Berlin-Heidelberg-New York-Tokyo: Springer.

Sternberg, E. & Gawrilowa, S. (1978). Über klinisch-epidemiologische Untersuchungen in der sowjetischen Alterspsychiatrie. Nervenarzt, 49, 347.

Stieber, J. et al. (1982). Häufigkeit, Bekanntheits- und Behandlungsgrad der Hypertonie in einer Großstadtbevölkerung. Ergebnisse der Münchner Blutdruck-Studie I. Münchn. Med. Wschr. (No.35), 124, 747-752.

Stieber, J. et al. (1984). Qualitätssicherung und Qualitätskontrolle der Blutdruckmessung. Fortschr. der Med., 102, 1041-1044.

Stieglitz, R. D., Baumann, U., Tobien, H. & v. Zerssen, D. (1980). Zur Stichproben- und Zeitvarianz von Testkennwerten bei einer Beschwerdenliste. Zeitschrift für experimentelle und angewandte Psychologie, 4, 631-654.

Stokes, G. et al. (1981). Management of hypertension newly detected by health screening. Med. J. of Aust., 1, 527-531.

Strauss, A. L. (1969). Medical organization, medical care and lower income groups. Soc. Sci. Med., 3, 143-177.

Strian, F. (1983). Angst. Heidelberg-Berlin: Springer.

Strotzka, H. (1969). Kleinburg. Eine sozialpsychiatrische Feldstudie. Wien: Österreichischer Bundesverlag.

Strotzka, H., Leitner, I., Czerwenka-Wenkstetten, G. & Graupe, S. R. (1966). Sozialpsychiatrische Feldstudie über eine ländliche Allgemeinpraxis. Soc. Psychiatry, 1, 83-87.

Studer, A. et al. (1980). Prävalenz der Hypertonie und Grenzwerthypertonie bei Studenten. Schweiz. Med. Wschr., 110, 338-346.

Sturt, E., Kumakura, N. & Der, G. (1984). How depressive life is - life-long morbidity risk for depressive disorder in the general population. J. of Affective Disorders, 7, 109-122.

Suchmann, E. (1965). Stages of illness and medical care. J. Hlth. and Soc. Beh., 6, 114-128.

Surtees, P. G., Sashidharan, S. P. & Dean, C. (1986). Affective disorder amongst women in the general population: A longitudinal study. Brit. J. Psychiat., 148, 176-186.

Tanner, J., Cockerham, W. & Spaeth, J. (1983). Predicting physician utilization. Medical Care, 21, 360-369.

Tarnopolsky, A., Barker, S. M., Wiggins, R. D. & McLean, E. K. (1978). The effect of aircraft noise in the mental health of a community sample: a pilot study. Psychological Medicine, 8, 219-233.

Tennant, C., Bebbington, B. & Hurry, J. (1980). Parental death in childhood and risk of adult depressive disorders: a review. Psychological Medicine, 10, 289-299.

Tennant, C. & Bebbington, P. (1978). The causation of depression: A critique of the work of Brown and his collegues. Psychol. Med., 8, 565-575.

Tennant, C., Bebbington, P. & Hurry, J. (1981). The role of life events in depressive illness: Is there a substantial causal relation? Psychological Medicine, 11, 379-389.

Tennant, C., Bebbington, P. & Hurry, J. (1982). Social experiences in childhood and adult psychiatric morbidity: a multiple regression analysis. Psychological Medicine, 12, 321-327.

Tennant, C., Hurry, C. & Bebbington, P. (1980). Parent-child separations during childhood: their relation to adult psychiatric morbidity and to psychiatric referal: preliminary findings. Acta Psychiat. Scand. Suppl., 285, 324-331.

Tennant, C., Smith, A., Bebbington, P. & Hurry, J. (1981). Parental loss in childhood. Relationship to adult psychiatric impairment and contact with psychiatric services. Arch. Gen. Psychiat., 38, 309-314.

Tennant, Ch. (1988). Parental loss in childhood. Arch. Gen. Psychiat., 45, 1045-1050.

Tessler, R., Mechanic, D. & Dimond, N. (1976). The effect of psychological distress on physician utilization: A prospective study. J. of Health and J. Soc. Beh., 17, 353-364.

Tofler, O. B. & Woodings, T. L. (1981). A 13-years follow-up of social drinkers. Med. J. of Aust. (No.9), 2, 479-481.

Torrey, E. F. (1987). Prevalence studies in schizophrenia. Brit. J. Psychiatr., 150, 598-608.

Tousignant, M., Brosseau, R. & Tremblay, L. (1987). Sex biases in mental health scales: Do women tend to report less serious symptoms and confide more than men? Psychological Medicine, 17, 203-215.

Treiman, D. J. (1975). Problems of concept and measurement in the comparation study of occupational mobility. Soc. Sci. Res., 4, 183-230.

Tudor, W., Tudor, J. F., Gove, W. R. (1977). The effect of sex role differences on the social controle of mental illness. J. Hlth. and Soc. Beh., 18, 98-112.

Tuma, A. H. & Maser, J. D. (1985). Anxiety and the anxiety disorders. Hillsdale-New York-London: Lavrence Ellbaum Associates.

Tuomilehto, J. et al. (1978). Epidemiology and treatment of hypertension in North Karelia with special reference to detection for hypertension. Acta Med. Scand. Suppl., 626, 25-28.

Tyrer, P., Owen, R. & Dowling, S. (1983). Gradual withdrawal of diazepam after long-term-therapy. Lancet, 1, 1402-1406.

Vafn Valkenburg, C., Akiskal, H. S., Puzantian, V. & Rosenthal, T. (1984). Anxious depressions: Clinical, family history, and naturalistic outcome - Comparisons with panic and major depressive disorders. J. of Affect. Dis., 6, 67-82.

Vaillant, G. E. & Schnurr, P. (1988). A 45 year-study of psychiatric impairment within a college sample selected for mental health. Arch. Gen. Psychiat., 45, 313-319.

Vaisänen, E. (1976). Psychiatric disorders in Finland. In Anderson, T., Kastrup, C. & Forsdahl, A. (Eds.). Somatic and psychiatric studies of geographically defined population (Vol. 263, pp. 22-33). Acta Psychiat. Scand. Suppl.

Vaughn, C. E. & Leff, J. P. (1976). The influence of family and social factors on the course of psychiatric illness. Brit. Journal of Psychiatry, 129, 125-137.

Vaughn, C. E., Snyder, K. S., Jones, S., Freeman, W. B. & Falloon, I. R. H. (1984). Family factors in schizophrenic relapse. Replication in California of british research on expressed emotion. Arch. Gen. Psychiat., 41, 1169-1177.

Veiel, H. O. (1986). Social support and mental disorder in old age. In Häfner, H., Moschel, G. & Sartorius, N. (Eds.). Mental health in the elderly (pp. 78-87). Berlin-Heidelberg-New York-Tokio: Springer.

Verhulst, F. C., Berden, F. G., Sanders-Woudstra, J. A. (1985).Mental health in Dutch children: II. The prevalence of psychiatric disorders and relationship between measures. Acta Psychiatr. Scand., 72, 1-45.

Vernon, S. W. & Roberts, R. E. (1981). Measuring nonspecific psychological distress and other dimensions of psychopathology. Further observations on the problem. Arch. Gen. Psychiat., 38, 1239-1247.

Vernon, S. W. & Roberts, R. E. (1982). Prevalence of treated and untreated psychiatric disorders in three ethnic groups. Social Science and Medicine, 16, 1575-1582.

Veroff, J., Kulka, R. A. & Douvan, E. (1981). Mental health in America: patterns of help-seeking from 1957 to 1976. New York: Basic Books Inc. Publishers.

Vetter, H. et al. (1984). Endokrine Aspekte des Hochdrucks. In Rosenthal, J. (Ed.). Arterielle Hypertonie (pp. 178-207). Berlin-Heidelberg-New York-Tokio.

Viamontes, J. A. & Schwerdtfeger, T. (1981). Hypertension and alcoholism. Curr. in Alcoholism, 8, 155-158.

Vikan, A. (1985). Psychiatric epidemiology in a sample of 1510 10-year-old children: I. Prevalence. J. Child Psychol. Psychiatry, 26, 55-75.

Voigt, G. & Börker, G. (1983). Hypertoniesuche im Rahmen eines gynäkologischen Reihenuntersuchungsprogramms in Karl-Marx-Stadt bei 54000 Frauen (...). Dt. Gesund.-Wesen, 38, 733-736.

Wahl, C. (1985). Genußmittelstatistik 1984. In Deutsche Hauptstelle gegen die Suchtgefahren (Ed.). DHS Informationsdienst (38. Jhrg.).

Wahl, C. (1986). Genußmittelstatistik 1985. In Infodienst der Deutschen Hauptstelle gegen die Suchtgefahren (Ed.). Hamm.

Warheit, G. (1980). Results from a study of a Florida country. In Dohrenwend, B. P. et al. (Ed.). Epidemiological estimates. New York: Praeger.

Warheit, G. J. (1979). Life events, coping, stress and depressive symptomatology. Am. J. Psychiatry, 136, 502-207.

Warheit, G. J. Holzer, E. E. III & Arey, S. A. (1975). Race and mental illness: An epidemiologic update. J. Health and Soc. Behav., 16, 243-256.

Warheit, G. J., Holzer, J. J. & Schwab, J. J. (1973). An analysis of social class and racial differences in depressive symptomatologie: a community study. J. Health and Soc. Behav., 14, 291-299.

Watts, A. A. H. (1962). Psychiatric disorders. In: Research Commitee of the Council of the College of General Practice. Stud. Med. Popul. (Suppl.), 14, 35-52.

Weinmann, S. R., Stone, K., Noam, G. G. et al. (1989). Comparison of DISC with clinican's DSM III diagnoses in psychiatric inpatients. J. Am. Acad. Child Adolesc. Psychiatry, 28, 53-60.

Weinstein, S. R., Stone, K. & Noam, G. G. et al. (1989). Comparison of DISC with clinican's DSM III diagnoses in psychiatric inpatients. J. Am. Acad. Child Adolescent Psychiatry, 28, 53-60.

Weissman, M. M. (1986). Epidemiologic research. Paper presented at the 40th anniversary of the National Mental Health Act., National Academy of Sciences. Washington D.C., June 1986.

Weissman, M. M. (1987). Assessing psychiatric disorders in children: Discrepancies between mothers' and children's reports. Arch Gen Psychiatry, 44, 747-753.

Weissman, M. M. & Klerman, G. L. (1977). Sex differences and the epidemiology of depression. Arch. Gen. Psychiat., 34, 98-111.

Weissman, M. M. & Klerman, G. L. (1978). Epidemiology of mental disorders. Arch. Gen. Psychiat., 35, 705-712.

Weissman, M. M. & Klerman, G. L. (1979). Sex differences and the epidemiology of depression. In Gomberg, E. S. & Franks, V. (Eds.). Gender and disordered behaviour: Sex differences in psychopathology (pp. 381-425). New York: Brunner/ Mazel.

Weissman, M. M., Leaf, P. J., Bruce, M. L. & Florio, L. (1988). The epidemiology of dysthymia in five communities: Rates, risks, comorbidity and treatment. Am. J. Psychiatr., 145, 815-819.

Weissman, M. M, Leaf, P. J., Holzer, C. E. III, Myers, J. K. & Tischler, G. L. (1984). The epidemiology of depression. An update on sex differences in rates. J. of Affective Disorders, 7, 179-188.

Weissman, M. M., Leaf, P. J. & Livingston-Bruce, M. (1987). Single parent women. A community study. Soc. Psychiatry, 22, 29-36.

Weissman, M. M., Leaf, P. J., Tischler, G. L., Blazer, D. G., Karno, M., Bruce, M. L. (1988). Affective disorders in five United States communities. Psychological Medicine, 18, 141-153.

Weissman, M. M. & Myers, J. K. (1978). Rates and risks of depressive syndromes in a US urban community. Acta Psyciat. Scand., 57, 219-231.

Weissman, M. M. & Myers, J. K. (1980). Psychiatric disorders in the US community: the application of research diagnostic criteria to a resurveyed community sample. Acta Psychiat. Scand., 62, 99-111.

Weissman, M. M., Myers, J. K. & Ross, C. E. (1986). Community surveys of psychiatric disorders. In Weissman, M. M., Myers, J. K. & Ross, C. E. (Eds.). New Brunswick, New Jersey: Rutgers Univ. Press.

Weissman, M. M., Myers, J. K. & Thompson, D. (1981). Depression and its treatment in a US urban community: 1975-1976. Arch. Gen. Psychiat., 38, 417-421.

Weissman, W. W. et al. (1984). Onset of major depression in early adulthood: increased familial loading and specificity. Arch. Gen. Psychiat., 41, 1136-1143.

Weyerer, S. (1981). Mental disorders among the elderly: true prevalence and use of medical services. Paper presented at the WPA/APA Regional Symposium in New York. USA, October 30-November 3, 1981.

Weyerer, S. & Dilling H. (1984). Prävalenz und Behandlung psychischer Erkrankungen in der Allgemeinbevölkerung. Ergebnisse einer Feldstudie in drei Gemeinden Oberbayerns. Nervenarzt, 55, 30-42.

Weyerer, S., Dilling, H., Kohl, R. & Martens, H. (1982). Social class and mental disorders. A study of the use of medical services. Soc. Psychiatry, 17, 133-141.

Weyerer, S., Elton, M., Diallina, M. & Fichter, M. M. (1986). The factor structure of the General Health Questionnaire among Greek and Turkish adolescents. European Arch. of Psych., 236, 75-82.

Weyerer, S., Feike, D. & Dilling, H. (1981). Nichterkannte Suchtkranke in der Allgemeinbevölkerung. Ergebnisse einer epidemiologischen Untersuchung. In Keup, W. (Ed.). Behandlung der Sucht und des .... Stuttgart-New York: Georg Thieme.

Weyerer, S. & Fichter, M. M. (1982). Psychiatric status and mortality risk among the elderly in the general population. In European Symposium on Social Psychiatry (Ed.), Helsinki.

Widmer, R. B. & Cadoret, R. J. (1978). Depression in primary care: changes in pattern of patient visits and complaints during a developing depression. J. Fam. Pract., 7, 293-302.

Williams, P. & Clare, A. (1979). Psychosocial disorders in general practice. London-New York-Toronto-Sydney: Academic Press.

Wing, J. K. & Bebbington, P. (1982). Epidemiology of depressive disorders in the community. J. of Affective Disorders, 4, 331-345.

Wing, J. K., Bebbington, P. E., Hurry, J., Tennant, C (1981). The prevalence in the general population of disorders familiar to psychiatrists in hospital practice. In Wing, J. K. et al (Ed.). What is a case?. London: Grant McIntyre.

Wing, J. K., Cooper, J. E. & Sartorius, N. (1974). The measurement and classification on psychiatric symptoms. Cambridge: Cambridge University press.

Wing, J. K. & Häfner, H. (1973). Roots of evaluation. The epidemiological basis for planning psychiatric services. London-New York-Toronto: Oxford University Press.

Wing, J. K. & Hailey, A. M. (1972). Evaluating a community psychiatric service - the Camberwell Register 1964-71. London: Oxford University Press.

Wing, S. et al. (1982). Isolated systolic hypertension in Evans county. J. of Chron. Dis., 35, 735-742.

Winokur, G., Clayton, P. J. & Reich, T. (1969). Manic depressive illness. C. V. Mosby Company.

Wittchen, H. U. (1984). Der Verlauf und Ausgang behandelter und unbehandelter affektiver Störungen unter psychopathologischen und psychologischen Aspekten. Habilitationsschrift. München.

Wittchen, H. U. (1987). Chronic difficulties and life events in the long-term course of affective and anxiety disorders. In Angermeyer, M. C. (Ed.). From social class to social stress (pp. 176-196). Berlin-Heidelberg: Springer.

Wittchen, H. U. & Fichter, M. M. (1980). Psychotherapie in der Bundesrepublik. Materialien und Analysen zur psychosozialen und psychotherapeutischen Versorgung. Weinheim-Basel: Beltz Verlag.

Wittchen, H. U. & Hecht, H. (1987). Sozialpsychologische Aspekte des Verlaufs und outcome. In Wittchen, H. U., v. Zerssen, D. (Eds.). Verläufe behandelter und unbehandelter Depressionen und Angststörungen (pp. 285-294). Heidelberg, New York: Springer.

Wittchen, H. U. & von Zerssen, D. (1988). Der Verlauf behandelter und unbehandelter Depressionen und Angststörungen. Berlin-Heidelberg: Springer.

Wolf, B., Poser, W., Schmidt, L. G. & Rüther, E. (1987). Medikamentenmißbrauch und -abhängigkeit bei stationären psychiatrischen Patienten. In Kleiner, D. (Ed.). Berlin-Heidelberg-New York-Tokyo: Springer.

Zerssen von, D. & Weyerer, S. (1982). Sex differences in rates of mental disorders. Internat. J. Mental Health, 11, 9-45.

Zerssen von, D. (1987). Die Klassifikation affektiver Störungen nach ihrem Verlauf. In Simhandl, C., Berner, P. & Luccioni, H. (Eds.). Klassifikationsprobleme in der Psychiatrie. Purkersdorf/Wien: Medizinisch-pharmazeutische Verlagsgesellschaft.

Zerssen von, D. & Koeller, D. M. (1976). Die Beschwerdenliste (BL). Weinheim: Beltz Verlag.

Zimmer, R., Bossert, S. & Lauter, M. (1986). Psychometrische Verfahren in der Geriatrie. In Lauter, M., Müller, H. J. & Zimmer, R. (Eds.). Untersuchungs- und Behandlungsverfahren in der Gerontopsychiatrie. Heidelberg: Springer.

Zimmer, R. & Lauter, M. (1984). Zum Problem der depressiven Pseudodemenz. Z. Gerontol., 17, 109-112.

Zimmerman, M. K. & Hartley, W. S. (1982). High blood pressure among employed women: a multi-factor discriminant analysis. J. Health and Soc. Behav., 23, 205-220.

Zimmermann, M. & Coryell, W. (1987). The inventory to diagnose depression, lifetime version. Acta. Psychiat. Scand., 75, 495-499.

Zintl-Wiegand, A., Cooper, B. (1979). Psychische Erkrankungen in der Allgemeinpraxis: Eine Untersuchung in Mannheim. Nervenarzt, 50, 352-359.

Zintl-Wiegand, A., Schmidt-Maushart, C., Leisner, R. & Cooper, B. (1978). Psychische Erkrankung in Mannheimer Allgemeinpraxen. Eine klinische und epidemiologische Untersuchung. In Häfner, H. (Ed.). Psychiatrische Epidemiologie (pp. 111-134). Berlin-Heidelberg-New York: Springer Verlag .

Zola, I. K. (1964). Illness behavior of the working class. Implications and recommendations. In Shostak, A. & Gomberg, W. (Eds.). Blue collar world (pp. 350-361) Prentice Hall.

Zung, W., Magill, M., Moore, J. T. & George, T. (1983). Recognition and treatment of depression in a family medicine practice. J. Clin. Psychiatry, 44, 1-6.

ANHANG

Tabelle 3.1.1 cc: Psychiatrische Morbidität (7-Tage-Prävalenz bei Altersgruppe $\geq$ 20 Jahre, Schweregrad 1-4) und soziale Charakteristika

Soziale Charakteristika	Erster Querschnitt 70er Jahre			Zweiter Querschnitt 80er Jahre		
	n (1.373)	S = 1 %	S = 2-4 %	n (1.382)*	S = 1 %	S = 2-4 %
Untersuchungsort						
Palling	270	22,2	18,9	265	15,5	21,9
Traunstein	557	23,3	19,7	571	20,1	21,0
Traunreut	546	17,2	21,6	546	15,9	20,0
Geschlecht						
männlich	601	20,1	17,0	622	19,5	20,4
weiblich	772	21,1	22,9	760	16,1	21,1
Alter in Jahren						
20 - 44	625	21,0	16,0	637	19,5	19,2
45 - 64	453	20,8	24,1	434	18,2	22,4
65 +	295	20,0	23,7	311	12,9	21,9
Familienstand						
ledig	194	16,0	26,3	241	17,7	23,2
verheiratet	946	21,1	17,7	898	18,5	18,4
verwitwet	173	22,5	26,0	183	12,0	25,1
geschieden	60	23,3	26,7	60	20,0	33,3
Soziale Klasse						
I + II	226	23,9	11,5	170	15,3	15,9
III	522	22,6	18,6	575	16,5	18,1
IV	487	18,5	20,3	463	20,5	21,2
V	183	15,9	41,3	170	15,9	34,1

* incl. beim 2. Querschnitt untersuchte Probanden, die die Teilnahme beim 1. Querschnitt verweigert hatten

Tabelle 3.1.1 g: Psychiatrische Diagnosen (letzte 7 Tage) zur ersten und zweiten Querschnittsuntersuchung (20 Jahre und älter), S = Schweregrad. Vergl. auch Tabelle 3.1.1 d für repräsentative Querschnittstichproben.

Psychiatrische Diagnosen ICD-8	Erster Querschnitt (t_1) 70er Jahre				Zweiter Querschnitt (t_2) 80er Jahre *				Erster Querschnitt (t_1)		Zweiter Querschnitt (t_2)		Psychiatrische Behandlungsrate
	S = 1		S = 2-4		S = 1		S = 2-4		S = 1-4		S = 1-4		%
(prä-)senile Demenz (290; 293.0)	22	1,6%	28	2,0%	11	0,8%	26	1,9%	50	3,6%	37	2,7%	10,8
andere organische psychiatrische Erkrankungen (292; 293.1-9; 294 außer 294.3; 309)	6	0,4%	13	0,9%	10	0,7%	15	1,1%	19	1,3%	25	1,8%	36,0
Schizophrenie	--		6	0,4%	2	0,1%	6	0,4%	6	0,4%	8	0,6	57,1
affektive und andere Psychosen	5	0,4%	22	1,6%	6	0,4%	10	0,7%	27	2,0%	16	1,2%	43,8
neurotische und psycho-somatische Erkrankungen (300; 305-308)	219	16,0%	199	14,5%	156	11,3%	157	11,4%	418	30,4%	313	22,6%	16,8
Persönlichkeitsstörungen (301; 302)	45	3,3%	12	0,9%	67	4,8%	39	2,8%	57	4,2%	106	7,7%	10,5
Alkoholismus/Drogen-abhängigkeit (291; 294; 303; 304)	35	2,5%	41	3,0%	62	4,5%	55	4,0%	76	5,5%	117	8,5%	11,2
Oligophrenie (310-315)	7	0,5%	9	0,7%	5	0,4%	14	1,0%	16	1,2%	19	1,4%	42,1
Gesamt (Diagnosen)	339		330		319		322		669		641		
Gesamt (Probanden)	284	20,7%	279	20,4%	243	17,6%	286	20,6%	563	41,0%	530	38,3%	
N	1.373				1.385				1.373		1.385		1.385

zu Tabelle 3.1.1 g:

Konfigurations-Frequenzanalyse:
Chi^2 Gesamt = 56,0; df = 31; p < .01;
Test für unspezifische Veränderungen:

I   Alpha-adjustiert = a/kxm = $0_2$10/10x2 = 0,003125; nur die Konfigurationen für Persönlichkeitsstörungen sind signifikant: Chi^2 bei t_1 = 7,6; df = 1; Chi^2 bei t_2 = 7,9; df = 12.
    Chi^2 Gesamt = 44,1; df = 15; p < .001.
II Testung von drei a-priori Hypothesen über Veränderungen (a adjust 5 % Niveau = 0,0083) bezüglich
    1. Neurotische und psychosomatische Erkrankungen
       Chi^2 bei t_2 = 5,3; df = 1; p < .10; Chi^2 bei t_2 = 5,8; df = 1; p < .10
    2. Persönlichkeitsstörungen
       Chi^2 bei t_1 = 8,3; df = 1; p < .05; Chi^2 bei t_2 = 8,6; df = 1; p < .05
    3. Alkoholismus und Drogenabhängigkeit
       Chi^2 bei t_1 = 5,2; df = 1; p < .10 und Chi^2 bei t_2 = 5,4; df = 1; p < .10 (beide von marginaler Signifikanz)

* incl. beim 2. Querschnitt untersuchte Probanden, die beim 1. Querschnitt ihre Teilnahme verweigert hatten

Tabelle 3.1.1 l: Alter und Geschlecht bei verschiedenen Stichproben, vgl. Tabelle 3.1.7 b

Stichprobe		15 - 19 Jahre		20 - 44 Jahre		45 - 64 Jahre		65 - 74 Jahre		75 + Jahre		Gesamt	
		m	w	m	w	m	w	m	w	m	w	m	w
Erste Querschnittsstich-													
probe der 70er Jahre	N	89	74	303	322	182	271	96	137	20	42	690	846
	%	12,9	8,7	43,9	38,1	26,4	32,0	13,9	16,2	2,9	5,0	44,9	55,1
Interviewte Stichprobe	N	163		625		453		233		42		1.536	
Verlaufsstichprobe	N	--	--	312	313	178	238	77	108	44	72	611	731
	%	--	--	51,1	42,8	29,1	32,6	12,6	14,8	7,2	9,8	45,5	54,5
Interviewte Stichprobe	N			625		416		185		116		1.342	
Prävalenzstichprobe													
der 80er Jahre	N	74	97	331	343	195	268	86	132	50	90	736	930
	%	10,1	10,4	45,0	36,9	26,5	28,8	11,7	14,2	6,8	9,7	44,2	55,8
Interviewte Stichprobe	N	171		673		463		218		140		1.666	

Tabelle 3.1.1 j: 7-Tages- und 5-Jahres-Prävalenzraten psychischer Störungen nach Altersgruppen (Prävalenzstichprobe der 80er Jahre, N = 1.666)

| Alter in Jahren | Maximaler Schweregrad | | | |
| | 7 Tage | | 5 Jahre | |
	S = 1	S = 2-4	S = 1	S = 2-4
15 - 19	11,7 %	12,9 %	5,3 %	24,0 %
20 - 44	19,0 %	19,6 %	12,8 %	32,1 %
45 - 64	16,6 %	25,1 %	24,3 %	32,5 %
65 - 74	14,2 %	19,7 %	10,6 %	26,1 %
75 +	17,3 %	28,1 %	13,7 %	32,4 %
Gesamt	16,8 %	21,2 %	10,9 %	32,0 %

Tabelle 3.1.1 k: Maximaler psychiatrischer Schweregrad (7 Tage) nach Alter und Geschlecht (Prävalenzstichprobe der 80er Jahre, N = 1.666)

| Schweregrad | Alter in Jahren | 15 - 19 | | 20 - 44 | | 45 - 64 | | 65 - 74 | | 75 + | |
	Geschlecht	m	w	m	w	m	w	m	w	m	w
1		9,5	13,4	20,6	17,5	14,9	17,9	12,8	15,2	20,0	15,7
2 - 4		10,8	14,4	20,6	18,7	24,1	25,7	22,1	18,2	10,0	38,2

Tabelle 3.1.1 l: Mittelwerte verschiedener Skalen in Abhängigkeit vom Alter Ergebnisse von Varianzanalysen (Prävalenzstichprobe der 80er Jahre, N = 1.666)

Alter in Jahren	Beschwerden-Liste	PERI-Symptomskala	Goldberg-Interview	Gesamtdauer psychiatrischer Störungen (Wochen)
15 - 19	12,56	22,77	7,25	34,22
20 - 44	11,65	19,98	6,19	52,34
45 - 64	14,58	21,22	8,22	67,49
65 - 74	14,03	19,01	7,75	40,77
75 +	15,13	19,10	10,57	57,53
ANOVA:	F = 7,6	F = 2,0	F = 10,8	F = 5,1
p	< .001	> .05	< .001	< .001

Tabelle 3.1.1 m: Psychiatrische Behandlungsrate (letzte 12 Monate) und Alter (20 Jahre und älter)

Alter in Jahren	Erster Querschnitt		Zweiter Querschnitt Prävalenz der 80er Jahre	
	n	% behandelt	n	% behandelt
20 - 44	625	2,6	671	2,8
45 - 64	453	1,8	461	4,6
65 +	295	2,4	357	2,8
Gesamt	1.373	2,3	1.489	3,4

Tabelle 3.1.1 n: Kombination von psychischen und somatischen Störungen (Schweregrad jeweils 2 -.4) für verschiedene Altersgruppen (Prävalenzstichprobe der 80er Jahre, N = 1.666)

Alter in Jahren	psychisch krank somatisch krank	psychisch krank somatisch gesund	psychisch gesund somatisch krank	psychisch gesund somatisch gesund
15 - 19	4,7 %	8,2 %	19,3 %	67,8 %
20 - 24	9,2 %	8,6 %	20,4 %	61,8 %
25 - 44	10,6 %	9,6 %	21,2 %	58,7 %
45 - 64	20,1 %	5,0 %	38,0 %	36,9 %
65 - 74	15,6 %	4,1 %	54,1 %	26,1 %
75 +	23,0 %	5,0 %	49,6 %	22,3 %

Chi^2 = 222,0; df = 15; p < .001

Tabelle 3.1.1 o: Prävalenz psychischer Erkrankungen (Schweregrad 2 - 4) nach Risikofaktoren, Schweregrad 2 -4. Prävalenzstichprobe der 80er Jahre, N = 1.666

Risikofaktoren		Punktprävalenz (7 Tage) %	Chi^2-Test	5-Jahres-Prävalenz %	Chi^2-Test
Aufgewachsen	bei:				
	nur Eltern	19,3	22.4	30,9	12.5
	z.T. bei Eltern	22,0	p < .001	33,0	p = .051
	meist 1 Elternteil	24,6		29,7	
	meist ohne Eltern	35,2		44,0	
Psychische Erkrankungen in der Familie					
(df = 2)	nein	17,3	24.3	26,0	40.2
	ja	26,5	p < .001	41,1	p < .001
Psychiatrische Behandlung					
Vater (df = 2)	nein	20,4	.50	31,1	1.5
	ja	21,4	n.s.	39,3	n.s.
Mutter (df = 2)	nein	20,4	.90	31,0	4.4
	ja	26,1	n.s.	43,5	n.s.
Geschwister					
(df = 2)	nein	20,0	6.0	30,6	6.2
	ja	31,9	p < .05	44,4	p < .05
Kinder (df = 2)	nein	20,9	22.8	31,0	18.8
	ja	60,0	p < .001	65,0	p < .001
Arbeitsbelastung					
(df = 6)	0	14,0	2.1	16,3	14.3
	1 - 4	17,0	n.s.	28,1	p < .001
	5 - 9	17,0		28,0	
	10 -	18,1		33,4	
Rauchen Anzahl der Zigaretten					
(df = 8)	0	19,8	24.9	29,8	32.7
	1 - 9	22,0		35,0	
	10 - 19	20,0	p < .01	31,7	p < .001
	20 - 39	25,5		38,7	
	40 -	39,0		48,8	
Kinder unter 15 Jahren					
(df = 2)	nein	22,2	6.7	32,0	1.2
	ja	17,8	p < .05	31,9	n.s.
RISK 2 (Haushalt und Beruf)					
(df = 2)	nein	22,1	3.1	32,0	.12
	ja	18,0	n.s.	31,5	n.s.
RISK 3 (Beruf und Haushalt und Kinder unter 15 Jahren)					
(df = 2)	nein	21,5	2.6	31,7	.41
	ja	17,9	n.s.	34,6	n.s.
Soziale Unterstützung					
(df = 2)	nein	35,2	44.6	46,9	39.3
	ja	18,0	p < .001	28,6	p < .001

Tabelle 3.1.1 p: Punktprävalenz einzelner Symptome des Goldberg-Interviews mit Schweregrad 2 ("objektive Einschätzung") für 1. Querschnitt (70er Jahre) und 2. Querschnitt (80er Jahre)

Alter in Jahren	Hypochond.		depressive Gedanken		deprimiert traurig		Wahn		Halluzinationen		langsam spontanarm		abwehrend		demonstrativ		ängstlich angespannt		gehoben beschleunigt		affektiv flach		gestörte Intelligenz		zwanghaft	
	70er	80er	70er	80er	70er	80er	70er	80er	70er	80er	70er	80er	70er	80er	70er	80er	70er	80er	70er	80er	70er	80er	70er	80er	70er	80er
15 - 19	.6	1.2	1.8	1.2	3.1	7.8	1.2	0	0	0	3.7	7.8	5.5	13.8	0	1.8	1.8	8.4	.6	.6	1.2	1.2	3.1	0		1.2
20 - 24	3.2	2.7	3.2	4.0	3.2	4.6	1.1	0	1.1	0	2.1	2.6	3.2	4.6	1.1	2.0	3.2	4.6	2.1	0	1.1	0	2.1	2.6		.7
25 - 29	3.8	3.1	6.1	2.0	6.1	4.1	0	0	0	0	3.8	2.0	8.3	5.1	0	1.0	6.8	4.1	.8	0	0	1.0	2.3	1.0		1.2
30 - 34	.8	1.4	4.0	1.4	3.2	1.4	0	0	0	0	.8	1.4	6.5	6.4	3.2	.7	6.5	4.3	1.6	0	.8	.7	0	0		1.7
35 - 39	3.4	4.2	5.4	4.2	6.0	3.4	.7	0	0	0	4.0	2.5	8.1	9.2	.7	3.4	8.1	6.7	0	0	1.3	1.7	3.4	1.7		3.0
40 - 44	4.0	2.4	6.5	3.0	8.1	5.5	1.6	0	0	0	3.2	1.8	7.3	4.3	1.6	3.7	8.9	9.2	.8	.6	1.6	.6	3.2	1.2		1.5
45 - 49	3.4	5.4	9.4	6.3	12.0	8.1	0	0	0	0	3.4	4.5	13.7	8.9	0	3.6	13.7	7.2	0	1.8	0	2.7	.9	2.7		2.1
50 - 54	3.9	4.0	12.4	5.6	11.6	5.7	0	0	0	0	0	1.6	10.9	7.3	.8	2.4	14.0	4.9	2.3	0	0	.8	.8	0		0
55 - 59	2.8	9.7	13.8	12.4	16.5	13.3	0	0	0	0	1.8	1.8	9.2	8.0	2.8	5.3	11.0	16.8	.9	1.8	0	.9	2.8	.9		3.3
60 - 64	5.1	5.4	8.2	3.6	8.2	6.2	0	.9	0	.9	5.1	1.8	11.2	2.7	4.1	6.2	7.1	6.2	1.0	1.8	0	0	2.0		.9	1.9
65 - 69	3.3	6.1	10.7	5.1	12.4	7.1	0	0	0	0	5.8	3.1	6.6	4.1	2.5	1.0	12.4	5.1	2.5	0	1.7	1.0	4.1		3.1	0
70 - 74	1.8	2.5	10.7	8.3	8.9	6.7	0	.8	0	0	8.9	4.2	8.0	5.8	2.7	5.8	4.5	3.3	1.8	2.5	1.8	2.5	10.7		8.3	0
75 +	0	4.3	12.9	5.1	11.3	7.3	0	1.4	0	1.4	9.7	9.5	6.5	7.3	0	.7	4.8	11.7	1.6	1.5	6.5	5.1	17.7		17.5	0
alle Altersgruppen	2.8	3.8	7.7	4.6	8.2	6.2	0.4	0.2	0.1	.2	3.8	3.6	8.1	6.9	1.4	2.8	7.9	7.2	1.2	.8	1.0	1.4	3.5		3.1	1.3

Tabelle 3.1.1 q: Punktprävalenz einzelner Symptome mit Schweregrad 2 - 4 des Goldberg-Interviews ("subjektive Einschätzung") für 1. Querschnitt (70er Jahre) und 2. Querschnitt (80er Jahre)

Alter in Jahren	Körperliche Symptome		Müdigkeit		Schlafstörungen		Schlaftabletten		Reizbarkeit		Konzentrationsmangel		depressive Stimmung		Angst		Phobien		Zwangssymptome		Depersonalisation		Gesamt-Skala subjektiv		Gesamt-Skala objektiv	
	70er	80er	70er	80er	70er	80er	70er	80er	70er	80er	70er	80er	70er	80er	70er	80er	70er	80er	70er	80er	70er	80er	70er	80er	70er	80er
15 - 19	4.4	3.6	1.3	5.3	1.9	3.0	.6	0	5.0	4.7	4.4	5.3	2.5	7.1	1.9	4.1	3.8	2.4	2.5	.6	0	0	5.0	4.7	14.1	4.1
20 - 24	10.5	10.7	4.2	3.3	2.1	3.3	2.1	0	10.5	8.6	5.3	1.3	8.4	5.3	7.4	6.0	6.3	3.3	6.3	.7	1.1	0	8.4	7.9	13.7	3.9
25 - 29	13.0	10.2	7.6	4.1	4.6	3.1	0	0	9.9	6.1	3.8	1.0	6.9	3.1	6.1	5.1	4.6	0	6.1	2.0	.8	0	9.2	4.1	20.5	2.0
30 - 34	12.9	7.1	3.2	6.4	6.5	4.3	0	2.9	13.7	6.4	1.6	2.9	4.0	3.6	6.5	6.4	2.4	2.1	4.0	4.3	0	0	9.7	11.4	16.1	.7
35 - 39	18.2	6.7	12.2	6.7	6.1	5.0	0	2.5	15.5	7.6	4.1	3.4	6.1	2.5	11.5	6.7	2.7	3.4	2.0	4.2	0	0	13.5	10.0	16.8	2.5
40 - 44	15.3	10.4	12.1	5.5	10.5	6.1	0	2.4	16.9	8.5	5.6	4.3	10.5	5.5	12.9	9.8	7.3	2.4	4.0	2.4	0	0	15.3	9.8	23.4	5.5
45 - 49	20.5	9.9	11.1	3.6	14.5	8.1	0	2.7	18.8	9.0	4.3	2.7	16.2	8.1	12.8	7.2	3.4	2.7	5.1	5.4	0	0	25.6	12.4	29.9	4.4
50 - 54	20.9	9.7	15.5	5.6	20.2	8.1	0	3.2	13.2	10.5	9.3	4.0	14.7	4.8	16.3	5.6	9.3	2.4	7.8	2.4	0	0	27.1	10.5	27.9	3.2
55 - 59	20.2	14.2	16.5	12.4	22.0	18.6	2.8	11.5	15.6	15.0	10.1	4.4	17.4	12.4	13.8	18.6	9.2	2.7	1.8	3.5	0	0	24.8	20.4	35.8	7.1
60 - 64	19.4	17.9	14.3	8.0	24.5	11.6	2.0	13.4	14.3	9.8	10.2	10.7	14.3	4.5	11.2	8.0	3.1	1.8	3.1	1.8	0	0	21.4	21.2	23.5	1.8
65 - 69	18.2	8.2	14.0	5.1	22.3	16.3	0	11.2	10.7	8.2	9.9	8.2	14.9	5.1	10.7	4.1	2.5	0	1.7	2.0	1.7	0	17.4	13.3	24.8	3.1
70 - 74	14.3	8.3	15.2	10.8	25.9	12.5	.9	8.4	8.0	8.3	12.5	12.5	13.4	8.3	8.9	7.5	6.3	.8	4.5	.8	.9	0	17.0	13.3	25.0	6.7
75 +	8.1	5.8	19.4	20.3	29.0	18.8	0	15.2	8.1	7.2	19.4	26.8	17.7	6.5	9.7	10.1	3.2	1.4	1.6	2.9	0	0	22.6	25.0	30.6	8.6
alle Altersgruppen	15.1	9.2	10.7	7.5	13.5	8.8	0.6	5.3	12.4	8.3	7.1	6.8	10.7	5.9	9.8	7.6	4.9	2.1	3.9	2.5	0.3	0	16.1	12.4	6.4	4.2

Tabelle 3.1.1 r: Punktprävalenz einzelner Symptome mit Schweregrad 2 - 4 des Goldberg-Interviews ("subjektive bzw. objektive Einschätzung") und der Beschwerdenliste für 1. Querschnitt (70er Jahre) und 2. Querschnitt (80er Jahre)

Alter in Jahren	Skala Gesamt Goldberg subjektiv & objektiv Score -12		BL subjektiv Angstitems		BL subjektiv Depressionsitems		Depressionsskala Goldberg objektiv Score -6		Score -10		Angstskala Goldberg objektiv Score -4	
	70er	80er	70er	80er	70er	80er	70er	80er	70er	80er	70er	80er
15 - 19	10.1	23.4	1.8	5.3	1.8	7.0	4.9	6.4	.6	0	2.5	5.8
20 - 24	13.7	18.7	2.1	6.6	5.2	8.6	7.3	6.6	2.1	0	3.1	6.6
25 - 29	19.1	12.2	3.8	1.0	5.3	4.1	7.6	4.1	2.3	1.0	5.3	5.1
30 - 34	17.7	19.3	2.4	3.6	4.0	7.1	7.3	6.4	.8	.7	4.8	5.0
35 - 39	19.6	17.6	3.4	5.0	6.7	7.5	10.7	5.8	2.0	3.3	6.7	5.8
40 - 44	25.8	17.8	4.8	5.5	5.6	5.5	14.5	7.9	5.6	1.8	11.3	8.5
45 - 49	35.0	27.0	5.1	2.7	8.5	7.1	19.7	10.6	5.1	2.7	9.4	7.1
50 - 54	32.6	21.1	7.8	4.8	8.5	8.1	20.2	8.1	9.3	2.4	15.5	4.8
55 - 59	41.3	30.4	7.3	11.5	4.6	15.9	24.8	15.9	8.3	5.3	12.8	13.3
60 - 64	31.6	33.9	9.2	6.2	5.1	6.2	22.4	15.9	5.1	1.8	5.1	5.3
65 - 69	28.1	19.4	5.8	2.0	10.7	7.1	19.0	10.2	8.3	3.1	10.7	2.0
70 - 74	26.8	23.3	9.8	4.2	9.8	5.8	18.8	15.0	6.3	5.0	5.4	4.2
75 +	40.3	32.4	8.1	7.9	12.9	7.1	33.9	21.4	8.1	6.4	6.5	10.0

Anhang zu Kapitel 3.1.2 (Prävalenz von Alkoholabusus und -abhängigkeit in der Bevölkerung)

Tabelle 3.1.2 k: Prävalenzstichprobe 80er Jahre, Alter $\geq$ 15 Jahre, Punktprävalenz (N = 1.666)

| | Diagnose Alkoholismus (303) oder Alkohol-psychose (291) durch den ärztlichen Interviewer | | | |
| | S = 1 | | S $\geq$ 2 | |
	N	%	N	%
Männer	52	92.9	63	90
Frauen	4	7.1	7	10
Soziale Klasse				
1 + 2	4	7.7	3	4.8
3	14	26.9	11	17.5
4	27	51.9	34	54
5	7	13.5	15	23.8
Alter				
15 - 19	0	0	2	3.2
20 - 24	4	7.7	6	9.5
25 - 44	31	59.6	29	46
45 - 64	10	19.2	23	36.5
65 +	7	13.5	3	4.8
Familienstand				
ledig	5	9.6	15	23.8
verheiratet	43	82.7	42	66.7
getrennt/geschieden	1	1.9	5	7.9
verwitwet	3	5.8	1	1.6

Tabelle 3.1.2 I: Häufigkeit einzelner Ausprägungsformen des Alkoholismus (ICD 8) für Männer mit Haupt- und Nebendiagnose Alkoholismus; $S \geq 1$ (Prävalenzstichprobe der 70er bzw. 80er Jahre)

	Palling $S \geq 1$		Traunreut $S \geq 1$		Traunstein $S \geq 1$		Gesamt $S \geq 1$	
	N	%	N	%	N	%	N	%
Erster Querschnitt t_1 303 (Alkoholismus)	22	100	18	100	27	100	67	100
davon: 303.0 (episodisch)	0	0	1	5.6	2	7.4	3	4.5
303.1 (gewohnheitsmäßig)	15	68.2	10	55.6	24		49	73.1
303.2 (chronisch)	7		3		0		10	
303.9 (andere)	0		4		1		5	
303 oder 291	0		0		0			
2. Querschnitt t_2 303 (Alkoholismus)	N = 23		N = 43		N = 43		N = 108	
davon: 303.3 (episodisch)	0	0	1	0.9	2	1.9	3	2.8
303.1 (gewohnheitsmäßig)	20	18.5	36	33.3	34	31.5	90	83.3
303.2 (chronisch)	2	1.9	6	5.6	5	4.6	13	12
303.9 (andere)	1	0.9	0	0	0	0	1	0.1
291	0	0	0	0	1	0.9	1	0.9

§) Statistik:

chi^2 gewohnheitsmäßig vs. nicht gewohnheitsmäßig,
1. Querschnitt = 6.52, df = 2, p < .001

chi^2 gewohnheitsmäßig vs. nicht gewohnheitsmäßig,
2. Querschnitt = 0.39, df = 2, n.s.

Tabelle 3.1.2 m: Trinkformen von Alkoholikern

	Männer S $\geq$ 1 N	%	Frauen S $\geq$ 1 N	%
Trinkpausen				
0 niemals	40	41.7	5	55.6
1 1x für weniger als 1 Monat	8	8.3	0	0
2 1x 1-6 Monate	12	12.5	1	11.1
3 1x 6 Monate	5	5.2	0	0
4 mehrmals 1 Monat	12	12.5	1	11.1
5 mehrmals 1-6 Monate	3	3.1	0	0
6 mehrmals 6 Monate	0	0	1	11.1
7 unbekannt	16	16.7	1	11.1
Rauschtrinken				
0 nein	49	51	6	66.7
1 1x/Monat	10	10.4	0	0
2 1-3x/Monat	15	15.6	2	22.2
3 1-3x/Woche	4	4.2	0	0
4 (fast) täglich)	2	2.1	0	0
5 unbekannt	16	16.7	0	0
Typisierung nach Jellinek				
0 Alpha	15	14.4	2	22.2
1 Beta	16	15.4	0	0
2 Gamma	18	17.3	1	11.1
3 Delta	18	17.3	3	33.3
4 Epsilon	3	0.03	0	0
5 unbekannt	34	32.7	3	33.3

Statistik: 1. chi^2 Trinkpausen 0 vs. 1-3 vs. 4-6 = 1.23, df = 2, n.s.
2. chi^2 Rauschtrinken 0 vs. 1-2 vs. 3-4 = 0.91, df = 2, n.s.
3. chi^2 Typisierung 0 vs. 1 vs. 2 vs. 3 vs. 4-5 = 3.07, df = 4, n.s.

Tabelle 3.1.2 n: Alkoholabhängigkeit (Prävalenzraten) und subjektives Erleben im Verlauf bei männlichen Alkoholikern; Verlaufsstichprobe Männer, N = 595

| | 1. Querschnitt | | | | 2. Querschnitt | | | |
| | S = 1 | | S ≥ 2 | | S = 1 | | S ≥ 2 | |
	N	%	N	%	N	%	N	%
Subjektive Beurteilung des eigenen Gesundheitszustandes								
0 sehr gut	6	1	4	0.7	5	0.8	6	1.0
1 gut	16	2.7	8	1.3	31	5.2	21	3.5
2 mäßig	10	1.7	14	2.4	20	3.3	19	3.2
3/4 schlecht/sehr schlecht	2	0.3	6	1.0	1	0.2	5	0.8
Durchschnitt x =	28	8.8	25	13.2	28	9.5	24	12.9
BL-Score SEM =		1.3		2.5		1.96		2.3

BL-Score Gesamtbevölkerung BL-Score Gesamtbevölkerung
x = N = 1.337 x = 10.4 N = 1.280 x = 12.57
SEM = 0.28 0.28

Goldberg-Interview
Durchschnittl. Summenscore

| gesamt x = | 28 | 6.0 | 25 | 15.0 | 28 | 4.8 | 24 | 7.0 |
| SEM = | | 1.6 | | 2.0 | | 1.5 | | 1.2 |

GB-Score Gesamtbevölkerung GB-Score Gesamtbevölkerung
SEM = N = 1.337 x = 7.5 N = 1.325 x = 6.7
0.23 0.21

§) 95 % Konfidenzbereiche für Prävalenzraten beider Querschnitte, verglichen nach subjektiver Beurteilung (0-1 vs. 2-3/4) und Schweregraden (bezogen auf N = 595):

0-1, S = 1:	Prävalenz = 3.7 %	1. Querschnitt: 2.18 - 5.22
	Prävalenz = 6.0 %	2. Querschnitt: 4.13 - 7.95
0-1, S ≥ 2:	Prävalenz = 2.0 %	1. Querschnitt: 0.88 - 3.12
	Prävalenz = 4.5 %	2. Querschnitt: 2.83 - 6.17
2-3/4, S = 1:	Prävalenz = 2.0 %	1. Querschnitt: 0.88 - 3.12
	Prävalenz = 3.5 %	2. Querschnitt: 2.02 - 4.98
2-3/4, S ≥ 2:	Prävalenz = 3.4 %	1. Querschnitt: 1.94 - 4.86
	Prävalenz = 4.0 %	2. Querschnitt: 2.43 - 5.57

Tabelle 3.1.2 o: Mittelwerte verschiedener Suchtvariablen etc. für die Prävalenz-Stichproben der 70er und 80er Jahre (Männer und Frauen)

	n befragt	70er Jahre (n = 1.536)		n befragt	80er Jahre (n = 1.666)	
		x	SEM		x	SEM
Summe MALT	78	1.54	0.18	110	0.96	0.12
Medikamentenabhängigkeit (0-4)	1.536	0.01	0.01	1.664	0.04	0.01
Alkoholismus 7 Tage (0-4)	1.536	0.07	0.01	1.664	0.09	0.01
Gesundheit subjektiv	1.531	1.27	0.02	1.657	1.28	0.02
HA-Konsultation 12 Monate	1.535	7.08	0.32	1.418	6.23	0.27
NA-Konsultation 12 Monate	1.535	0.04	0.01	1.654	0.03	0.01
Goldberg-Score subjektiv	1.529	3.57	0.10	1.666	3.31	0.09
Goldberg-Score objektiv	1.535	4.45	0.14	1.666	2.07	0.06
Goldberg Score gesamt	1.529	7.92	0.22	1.649	7.43	0.20
Summe BL	1.527	10.52	0.26	1.609	13.15	0.25

Tabelle 3.1.2 p: Anteil der Probanden der Stichprobe (Prävalenz 80er Jahre), welche MALT-F Kriterien 1 - 7 erfüllten (getrennt für Frauen und Männer)

		Männer			Frauen		
		Kriterien erfüllt	Gesamt		Kriterien erfüllt	Gesamt	
		n	N	%	n	N	%
1	Tägliche Alkoholmenge über mind. 2 Monate über 150 ml reiner Alkohol (Frauen 120 ml)	20	724	2.7	2	916	0.2
2	Symptome einer Polyneuropathie	1	153	0.7	0	22	0
3	Symptome eines Delirium tremens in Anamnese	6	154	0.8	0	22	0
4	Alkoholbedingte Lebererkrankung in den letzten 5 Jahren	28	725	3.8	1	916	0.1
5	Maximale Alkoholmenge an einem Tag; mindestens 1x im Monat über 500 ml reiner Alkohol	18	723	2.4	3	916	0.1
6	Foetor alcoholicus	15	154	2	1	22	0.1
7	Familienangehörige suchten Rat wegen Alkoholproblem des Probanden	7	154	1	0	22	0

§) Statistik: 1. chi^2 = 19.78, df = 1, p < 0.01
           4. chi^2 = 25.24, df = 1, p < 0.01
           5. chi^2 = 14.93, df = 1, p < 0.01

Tabelle 3.1.2 q: Der MALT-S- und MALT-F-Score bei Alkoholikern. Prävalenz-Stichprobe 80er Jahre (getrennt für Frauen und Männer)

MALT F + S (Gesamt) Punktezahl	Männer Alkoholismus S = 1	Männer Alkoholismus S ≥ 2	Frauen Alkoholismus S = 1	Frauen Alkoholismus S ≥ 2
	n	n	n	n
0	10	1	0	0
1	5	1	0	0
2	5	4	0	1
3	2	1	1	0
4	4	4	0	0
5	4	0	0	0
6	1	0	0	0
7	0	0	1	0
8	0	0	0	0
9	0	0	0	0
10	0	0	0	0
11	0	1	0	0
12	0	0	0	0
13	0	0	0	0
14	0	0	0	0
15	0	1	0	0
16	1	1	1	0
17	2	1	1	0
≥ 18	1	2	0	0

Tabelle 3.1.2 r: Mittlere MALT-Scores und Schweregrad des Alkoholismus. Prävalenz-Stichprobe 80er Jahre (getrennt für Frauen und Männer)

	Demoralisa-tionsskala PERI D424		Münchner Alkoholismus-Test MALT-F		MALT-S D515		MALT-Gesamt	
	x	(SEM)	x	(SEM)	x	(SEM)	x	(SEM)
Männer								
Alkoholismus Grad 1	14.8	2.2	0.98	0.3	2.4	0.4	6.3	1.3
Alkoholismus Grad 2	21.3	2.3	5.9	0.8	5.4	0.6	29	3.7
Frauen								
Alkoholismus Grad 1	49.8	6.3	2	1.2	4.5	1.8	12.5	4.7
Alkoholismus Grad 2	28.5	9.3	5.3	2.7	3.5	0.96	26.7	11.4

Tabelle 3.1.2 s: Ergebnisse zum Münchner Alkoholismus-Test (MALT) bei Männern der Prävalenzstichprobe der 80er Jahre

	Kriterium erfüllt bei Probanden mit Diagnose Alkoholismus (291, 303) nach ärztlichem Interview $S = 1$		Kriterium erfüllt bei Probanden mit Diagnose Alkoholismus (291, 303) nach ärztlichem Interview $S \geq 2$	
	N	%	N	%
MALT-F-Item				
1 Menge > 150 ml	1	1.9	18	29.5
2 Polyneuropathie	0	0	1	1.7
3 Delirium	0	0	6	9.8
4 Lebererkrankung	9	18.4	19	30.4
5 Maximale Menge > 500 ml	0	0	18	30.6
6 Foetor alcoholicus	1	2.2	12	19.7
7 Angehörige suchen Rat	0	0	7	11.5
MALT-S-Punktzahl				
0	11	26.8	2	4
1	7	17.1	4	8
2	6	14.6	7	14
3	5	12.2	5	10
4	4	9.8	8	16
5	5	12.2	6	12
6	1	2.4	4	8
7	0	0	2	4
8	1	2.4	4	8
9	0	0	1	2
10	1	2.4	7	14
MALT-Gesamtpunktzahl				
0	10	24.4	1	2.1
1	5	12.2	1	2.1
2	5	12.2	4	8.3
3	4	9.8	1	2.1
4	2	4.9	4	8.3
5	4	9.8	0	0
6	1	2.4	0	0
7	0	0	0	0
8	0	0	1	2.1
9	0	0	0	0
10	0	0	0	0
11	0	0	1	2.1
12	0	0	0	0
13	0	0	0	0
14	0	0	0	0
15	0	0	1	2.1
16	1	2.4	1	2.1
17	2	4.9	1	2.1
18	1	2.4	2	4.2
19	1	2.4	3	6.3
20	5	12.2	24	50.4

Tabelle 3.1.2 t: Auswirkungen des Alkoholismus (Prävalenzstichprobe der 80er Jahre)

	ausgeprägter Leidensdruck (Score 2, 3, 4)		ausgeprägte Störung sozialer Primärbezieh. (Score 2, 3, 4)		ausgeprägte Störung sozialer Sekundärbezieh. (Score 2, 3, 4)		eingeschränkte Arbeitsfähigkeit (Score 2, 3, 4)		eingeschränkte Freizeitaktivitäten (Score 2, 3, 4)	
	n/N	%	n/N	%	n/N	%	n/N	%	n/N	%
A Alkoholiker Grad 1	10	20.4	3	6.1	2	4.2	3	6.3	4	8.3
Alkoholiker Grad 2	15	24.2	15	24.2	8	12.9	8	13.3	7	11.5
B sonstige psychiatrische Diagnosen (außer Alkohol.) S = 1	49	27.1	10	5.5	8	4.4	10	5.6	17	9.4
sonstige psychiatrische Diagnosen S $\geq$ 2	206	60.6	67	19.6	44	13	52	15.7	97	28.6
Statistik A vs. B										
chi^2 =	20.6		0.12		0.1		1.3		67.1	
df =	p < 0.001		n.s.		n.s.		n.s.		p < 0.001	

	Beeinträchtigung im beruflichen Fortkommen (Score 2, 3, 4)		Unzufriedenheit mit Interaktionen am Arbeitsplatz (Score 2, 3)		Unzufriedenheit mit sexueller Beziehung (Score 2, 3)		Unzufriedenheit mit finanzieller Situation (Score 2, 3)	
	n/N	%	n/N	%	n/N	%	n/N	%
A Alkoholiker Grad 1	2	4.9	7	8	2	4.8	9	16.1
Alkoholiker Grad 2	6	11.8	5	5.7	8	20.5	22	38.8
B sonstige psychiatrische Diagnosen (außer Alkohol.) S = 1	6	4.3	13	11.9	11	10.4	23	11.9
sonstige psychiatrische Diagnosen S $\geq$ 2	21	9.6	30	32.2	35	18.9	80	22.1
Statistik A vs. B								
chi^2 =	0.15		15.8		0.3		4.6	
df = 1	n.s.		p < 0.001		n.s.		n.s.	

Tabelle 3.1.2 u: Somatische Diagnosen bei Alkoholikern (ICD 8 Nr. 303 oder 291; S $\geq$ 1) der Prävalenzstichprobe 80er Jahre; $\geq$ 15 Jahre

	männliche Alkoholiker S $\geq$ 1		Gesamtstich-probe		Stichprobe Männer	
	n	%	n	%	n	%
Erkrankungen des Bewegungsapparates	21	19.4	351	21.1	151	20.5
Erkrankungen des Verdauungsapparates	19	17.6	129	7.7	62	8.4
Herz-Kreislauf-Erkrankungen	30	27.8	601	36.1	219	29.8
neurologische Erkrankungen	3	2.8	105	6.3	28	3.8
Erkrankungen des Urogenitaltraktes	5	4.6	121	7.3	59	8.0

Tabelle 3.1.2 v: Trinkgewohnheiten bei Alkoholikern nach ICD 9 Nr. 303

	Männer $S \geq 1$		Frauen $S \geq 1$	
	N	%	N	%
Trinkgesellschaft				
0 allein	10	10.4	2	22.2
1 mit Partner	7	7.3	1	11.1
2 in Gesellschaft, gleiche Gruppe	40	41.7	1	11.1
3 in Gesellschaft, wechselnde Gruppe	24	25.0	4	44.4
4 keine Bevorzugung	15	15.7	1	11.1
7 unbekannt	1	--	0	–
Trinkort				
0 zu Hause	33	34	3	3
1 Gaststätte/Bar/Cafe	23	27.7	4	40
2 Betrieb	15	15.5	2	20
3 Verein	2	2.1	0	0
4 sonstiges	1	1	0	0
5 keine Bevorzugung	23	23.7	1	10
6 unbekannt	--	--	--	--
Beginn des Mißbrauchs				
0 vor dem 16. Lebensjahr	9	10.2	0	0
1 16. - 20. Lebensjahr	37	42	3	33.3
2 21. - 30. Lebensjahr	31	35.2	2	22.2
3 31. - 40. Lebensjahr	7	8	1	11.1
4 ab 41. Lebensjahr	4	4.5	0	0
7 unbekannt	10		3	33.3
Frequenz des Alkoholmißbrauchs in den letzten 5 Jahren				
0 täglich	57	58.8	3	33.3
1 fast täglich	22	22.7	4	44.4
2 episodisch	9	9.3	1	11.1
3 periodisch	1	1	0	0
4 ausgesprochene Wochenendbeziehung	8	8.2	0	0
5 unbekannt	--	--	--	--
Konsum in den letzten 5 Jahren				
0 gleichbleibend	46	47.9	3	37.3
1 ansteigend	10	10.4	1	11.1
2 abnehmend	31	32.3	3	33.3
3 unbekannt	9	9.4	2	22.2
Trinkzeiten				
0 zu den Mahlzeiten	3	3.1	0	0
1 ab morgens diffus	21	21.9	1	11.1
2 ab mittags diffus	15	15.6	0	0
3 ab abends diffus	20	20.8	5	55.6
4 unregelmäßig	26	27.1	2	22.2
5 unbekannt	11	11.5	1	11.1

§) Statistik: 1. chi^2 allein vs. sozial Trinken = 1.00, df = 1, n.s.
     2. chi^2 zu Hause vs. außer Haus = 0.46, df = 1, n.s.

Tabelle 3.1.3 m: Geschlechtsverteilung der Einnahme von Arzneimitteln (mind. 1x/4 Wo), Prävalenzstichprobe der 80er Jahre. Nullbesetzung in den Zeilen der Medikamentenklassen 3, 12, 15, 17, 21, 29, 33, 34, 37, 38, 39, 40, 41, 49, 50, 58, 64, 65, 66 und 68. - Rote Liste 1981 - nur wenn Nennungen pro Klasse ≥ 10

Rote Liste 1981 Nr.	Bezeichnung	Männer N=736	% Pers.	Frauen N=930	% Pers.	Total N=1.666	%	Statistik df = 1 Chi^2 = p = Männer vs. Frauen
01	Abmagerungsmittel	0	0	1	0,1	1	0,1	0,0 ns
02	Aldosteronantagonisten	3	0,4	7	0,8	10	0,6	0,3 ns
04	Analeptika	0	0	1	0,1	1	0,1	0,0 ns
05	Analgetika/Antirheumatika	45	6,1	81	8,7	126	7,6	3,6 ns
07	Antiallergika	2	0,3	9	1,0	11	0,7	2,1 ns
08	Antianämika	0	0	12	1,3	12	0,7	7,8 0,01
09	Antiarrhytmika	5	0,7	6	0,6	11	0,7	0,0 ns
10	Antibiotika	4	0,5	8	0,9	12	0,7	0,2 ns
11	Anitdiabetika	15	2,0	21	2,3	36	2,2	0,0 ns
13	Antiemetika	4	0,5	10	1,1	14	0,8	0,8 ns
14	Antiepileptika	3	0,4	4	0,4	7	0,4	0,0 ns
16	Antihypertonika	26	3,5	68	7,3	94	5,6	10,3 0,01
18	Antihypnotika	11	1,5	40	4,3	51	3,1	9,9 0,01
19	Antikoagulantia	5	0,7	4	0,4	9	0,5	0,1 ns
20	Antimykotika	1	0,1	6	0,6	7	0,4	1,4 ns
22	Antiphlogistika	2	0,3	0		2	0,1	0,7 ns
23	Antitussiva/Expektorantia	12	1,6	9	1,0	21	1,3	0,9 ns
24	Arteriosklerosemittel	0		3	0,3	3	0,2	0,9 ns
25	Balneotherapeutika	0		1	0,1	1	0,1	0,0 ns
26	Beta-Rezeptorenblocker	9	1,2	30	3,2	39	2,3	6,3 0,05
27	Bronchospasmolytika	8	1,1	13	1,4	21	1,3	0,1 ns
28	Cholagoga, Gallenwegs-therapeutika	2	0,3	20	2,2	22	1,3	9,7 0,01
30	Corticoide	1	0,1	3	0,3	4	0,2	0,0 ns
31	Dermatika	4	0,5	10	1,1	14	0,8	0,8 ns
32	Desinfizienta/Antiseptika	1	0,1	0		1	0,1	0,0 ns
35	Diuretika	4	0,5	19	2,0	23	1,4	5,7 ns
36	Durchblutungsfördernde Mittel	31	4,2	33	3,5	64	3,8	0,3 ns
42	Geriatrika	0		3	0,3	3	0,2	0,9 ns
43	Gichtmittel	29	3,9	11	1,2	40	2,4	12,1 0,001
44	Grippemittel	3	0,4	0		3	0,2	1,8 ns
45	Gynäkologika	3	0,4	3	0,3	6	0,4	0,0 ns
46	Hämorrhoidenmittel	2	0,3	2	0,2	4	0,2	0,0 ns
47	Hämostyptika/Anti-hämorrhagika	0		1	0,1	1	0,1	0,0 ns
48	Hypnotika/Sedativa	7	1,0	29	3,1	36	2,2	8,1 0,01
51	Infusions- u. Standard-injektionslösungen	0		1	0,1	1	0,1	0,0 ns
52	Kardiaka	45	6,1	128	13,8	173	10,4	25,0 0,001

Rote Liste 1981 Nr.	Bezeichnung	Männer N=736	% Pers.	Frauen N=930	% Pers.	Total N=1.666	%	Statistik df = 1 Chi^2 = p = Männer vs. Frauen	
53	Karies- u. Parodontose-mittel	1	0,1	0		1	0,1	0,0	ns
54	Koronarmittel	40	5,4	61	6,6	101	6,1	0,7	ns
55	Laxantia	0		10	1,1	10	0,6	6,2	0,05
56	Lebertherapeutika	10	1,4	5	0,5	15	0,9	2,2	ns
57	Lipidsenkende Stoffe	14	1,9	8	0,9	22	1,3	2,6	ns
59	Magen-Darm-Mittel	24	3,3	56	6,0	80	4,8	6,2	0,05
60	Migränemittel	7	1,0	21	2,3	28	1,7	3,4	ns
61	Mineralstoffpräparate	0		11	1,2	11	0,7	7,0	0,01
62	Mund- u. Rachenthera-peutika	6	0,8	4	0,4	10	0,6	0,4	ns
63	Muskelrelaxantia	0		4	0,4	4	0,2	1,6	ns
67	Ophthalmika	5	0,7	11	1,2	16	1,0	0,6	ns
69	Parkinsonmittel & Anti-hyperkinetika	3	0,4	6	0,6	9	0,5	0,1	ns
70	Psychopharmaka	41	5,6	94	10,1	135	8,1	10,7	0,001
71	Rhinologika	4	0,5	3	0,3	7	0,4	0,1	ns
72	Roborantia-Tonika	0		2	0,2	2	0,1	0,3	ns
73	Schilddrüsentherapeutika	6	0,8	64	6,9	70	4,2	36,1	0,001
74	Sera u. Impfstoffe	1	0,1	0		1	0,1	0,0	ns
75	Sexualhormone u. ihre Hemmstoffe	3	0,4	129	13,9	132	7,9	100,0	0,001
76	Spasmolytika	0		3	0,3	3	0,2	0,9	ns
77	Sulfonamide und andere Chemotherapeutika	2	0,3	4	0,4	6	0,4	0,0	ns
78	Thrombozytenaggre-gationshemmer	7	1,0	4	0,4	11	0,7	1,0	ns
79	Tuberkulosemittel	0		1	0,1	1	0,1	0,0	ns
80	Umstimmungsmittel	3	0,4	3	0,3	6	0,4	0,0	ns
81	Urologika	8	1,1	3	0,3	11	0,7	2,5	ns
82	Venenmittel	3	0,4	27	2,9	30	1,8	13,0	0,001
83	Vitamine	4	0,5	4	0,4	8	0,5	0,0	ns
84	Wundbehandlungsmittel	1	0,1	0		1	0,1	0,0	ns
85	Zytostatika	2	0,3	1	0,1	3	0,2	0,0	ns

Tabelle 3.1.3 n: Die meistverkauften rezeptpflichtigen Arzneimittel (1985) und Einnahme der Medikamente in der Oberbayerischen Verlaufsuntersuchung

Präparat	Verkauf über Apotheken 1985 Packungen in Mio Quelle: Arzneimitteltelegramm (zit. in Glaeske, 1987) Mio Pckg.	Oberbayerische Verlaufsuntersuchung Prävalenzstichprobe 80er Jahre N	%*
Novodigal	7,5	41	2,9
Lanitop	6,0	15	1,06
Isoket	4,5	17	1,2
Adalat	4,5	5	0,35
Lexotanil 6	4,5	29	2,05
Adumbran	4,5	17	1,2

* % bezüglich der Medikamente befragte Probanden

377

Tabelle 3.1.3 o: Häufigkeit der Medikamenteneinnahme und Alter

Häufigkeit der Einnahme (1 - 4)*	15 - 19 Jahre n/N	%	20 - 24 Jahre n/N	%	Alter 25 - 44 Jahre n/N	%	45 - 64 Jahre n/N	%	65 - 74 Jahre n/N	%	75 + Jahre n/N	%	Statistik Chi^2 =;	df =;	p <
D 530 Schmerzmittel	3	100.0	7	41.2	27	26.7	42	43.3	31	55.4	16	43.2	17.9	5	.01
D 531 Schlafmittel	0	0	0	0	12	12.6	42	42.0	24	44.4	25	59.5	43.19	4	.001
D 532 Beruhigungsmittel	0	0	1	7.7	31	27.9	40	38.8	14	29.8	10	27.0	7.07	4	ns
D 533 Anregungsmittel	0	0	0	0	1	1.1	1	1.4	2	5.4	0	0	3.97	4	ns

*) 1 = selten; 2 = 1x/Monat; 3 = 1x/Woche; 4 = fast täglich

Tabelle 3.1.3 p: Häufigkeit der Medikamenteneinnahme, Medikamentenabhängigkeit und Alkoholismus

Häufigkeit der Einnahme (1 - 4)*	Schweregrad der Diagnose "Medikamentenabhängigkeit" (Maximum aller Diagnosen D 536 u. D 537) 0 n/N	%	1 n/N	%	2 - 4 n/N	%	Statistik (df = 2) zw. Schweregradklassen Chi^2 =;	p <;	Schweregrad der Diagnose Alkoholismus (Maximum aller Diagnosen) 0 n/N	%	1 n/N	%	2 - 4 n/N	%	Statistik (df = 2) zw. Schweregradklassen Chi^2 =;	p =
D 530 Schmerzmittel	103	36.1	12	85.7	11	91.7	27.2	.001	123	42.4	1	8.3	2	22.2	6.8	.05
D 531 Schlafmittel	84	29.8	13	92.9	6	85.7	32.2	.001	100	35.6	0	0	3	30.0	6.6	.05
D 532 Beruhigungsmittel	76	26.5	10	76.9	9	90.0	32.0	.001	88	31.0	4	25.0	4	36.4	.4	ns
D 533 Anregungsmittel	1	.4	3	50.0	0	0	86.2	.001	3	1.4	0	0	1	12.5	5.9	.05

*) 1 = selten; 2 = 1x/Monat; 3 = 1x/Woche; 4 = fast täglich

Tabelle 3.1.3 q: Medikamenteneinnahme und maximaler Schweregrad der psychiatrischen Diagnosen

Häufigkeit der Einnahme (1 - 4)*	Maximaler Schweregrad d. psychiatrischen Diagnosen (t_2 + 5-Jahres-Intervall)						Statistik: df = 2; Chi^2 =; p =	
	0		1		2- 4			
	n/N	%	n/N	%	n/N	%		
D 530 Schmerzmittel	55	34.2	8	22.2	63	55.3	17.98	.001
D 531 Schlafmittel	26	17.4	12	30.8	65	56.5	44.4	.001
D 532 Beruhigungsmittel	17	11.5	6	17.6	73	56.6	68.83	.001
D 533 Anregungsmittel	0		0		4	5.6	9.27	.01

*) 1 = selten; 2 = 1x/Monat; 3 = 1x/Woche; 4 = fast täglich

Tabelle 3.1.3 r: Medikamenteneinnahme und Summenwert im Goldberg-Interview

Häufigkeit der Einnahme (1 - 4)*	Goldberg-Summenwert				Statistik: df = 1; Chi^2 = p <	
	$\leq$ 19		$\geq$ 20			
	n/N	%	n/N	%		
D 530 Schmerzmittel	101	36.2	24	77.4	18.0	.001
D 531 Schlafmittel	71	26.7	31	88.6	50.1	.001
D 532 Beruhigungsmittel	60	22.4	34	85.0	61.4	.001
D 533 Anregungsmittel	3	1.3	1	11.1	.83	ns

*) 1 = selten; 2 = 1x/Monat; 3 = 1x/Woche; 4 = fast täglich

Tabelle 3.1.3 s: Medikamenteneinnahme und "Demoralisation"

Häufigkeit der Einnahme (1 - 4)*	PERI-Demoralisationsskala				Statistik: df = 1; Chi^2 =; p =;	
	$\leq$ 15 P.		$\geq$ 16 P.			
	n/N	%	n/N	%		
D 530 Schmerzmittel	37	24.8	84	53.5	25.1	.001
D 531 Schlafmittel	26	17.2	72	49.3	33.2	.001
D 532 Beruhigungsmittel	16	10.9	75	47.8	47.5	.001
D 533 Anregungsmittel	1	.7	3	3.1	.71	ns

*) 1 = selten; 2 = 1x/Monat; 3 = 1x/Woche; 4 = fast täglich

Tabelle 3.1.3 t: Medikamenteneinnahme und maximaler Schweregrad der somatischen Diagnosen

Häufigkeit der Einnahme (1 - 4)*	Maximaler Schweregrad 1. - 5. somatische Diagnose						Statistik: df = 2; Chi^2 =; p =;	
	0		1		2 - 4			
	n/N	%	n/N	%	n/N	%		
D 530 Schmerzmittel	9	16.1	24	27.0	92	55.8	36.6	.001
D 531 Schlafmittel	6	10.5	22	24.4	75	48.4	31.9	.001
D 532 Beruhigungsmittel	9	14.8	18	20.0	69	43.4	24.1	.001
D 533 Anregungsmittel	0		2	2.5	2	2.0	1.26	ns

*) 1 = selten; 2 = 1x/Monat; 3 = 1x/Woche; 4 = fast täglich

Tabelle 3.1.4 i: Schmerzsymptome (Schweregrad $\geq$ 1) aus Beschwerdeliste (BL) und PERI-Demoralisationsskala nach Geschlecht

Score $\geq$ 1		gesamt		Männer		Frauen		Statistik	PHI-Koeffizient
		N/Ng	%	n/Ni	%	n/Ni	%	Chi^2-Test Signifikanz	
BL									
d376	Stiche in der Brust	545/1621	33,6	215/731	30,2	330/904	36,3	$Chi^2 =$ 6,58 ns df = 2	0,07
d377	Druck im Leib	526/1616	32,5	200/711	28,1	326/905	36,0	$Chi^2 =$ 10,94 p $\leq$ 0,05 df = 2	0,08
	Kreuz-/Rücken-schmerzen	919/1621	56,7	376/713	32,9	373/908	41,1	$Chi^2 =$ 11,61 p $\leq$ 0,001 df = 2	0,01
	Nacken-/Schulter-schmerzen	607/1619	37,5	243/712	32,9	373/907	41,1	$Chi^2 =$ 11,61 p $\leq$ 0,001 df = 2	0,08
PERI-D									
	Spannungskopf-/Bauchschmerzen	648/1584	40,9	245/699	35,1	403/885	45,5	$Chi^2 =$ 17,76 p $\leq$ 0,001 df = 2	0,11
	Kopfschmerzen	771/1577	48,9	261/699	37,6	510/883	57,8	$Chi^2 =$ 63,14 p $\leq$ 0,001 df = 2	0,20
	Verschiedene Beschwerden	779/1584	49,2	320/698	45,8	459/886	51,8	$Chi^2 =$ 5,55 ns df = 2	0,06

Tabelle 3.1.4 j: Schmerzsymptome aus Beschwerdenliste (BL) und PERI-Demoralisationsskala in der Bevölkerung nach Familienstand
Statistische Testung mit Chi-Quadrat und Residuenanalyse; * signifikant auf dem 5 %-Niveau, ** signifikant auf dem 1 %-Niveau, *** signifikant auf dem 0,1 %-Niveau

	ledig			verheiratet			verwitwet			geschieden			getrennt			Statistik
	n/N	%	z	n/N	%	z	n/N	%	z	n/N	%	z	n/N	%	z	(df = 4)
Stiche in der Brust	49/419	11,7	2,9	165/921	17,9	0,2	3/12	25,0	0,6	48/193	24,9	2,4	20/76	26,3	1,8	Chi^2 = 21,6 ***
Druck im Leib	56/417	13,4	-0,1	159/919	17,3	-0,2	2/12	16,7	-0,1	42/192	21,9	1,3	12/76	15,8	-0,4	Chi^2 = 2,54
Kreuz-/Rücken-schmerzen	121/419	28,9	-3,0	368/921	40,0	1,1	5/12	41,7	0,2	84/193	43,5	1,3	34/76	44,7	1,0	Chi^2 = 20,34 ***
Nacken-/Schulter-schmerzen	65/420	15,5	1,8	235/918	25,6	0,2	1/12	8,3	-1,2	52/193	26,9	0,5	30/76	39,5	2,5 **	Chi^2 = 14,46 **
Spannungskopf- oder Bauchschmerzen	97/408	23,8	-0,6	243/908	26,8	0,8	4/12	33,3	0,6	34/181	18,8	-1,8	24/75	32,0	1,1	Chi^2 = 7,8
Kopfschmerzen	111/406	27,3	-1,2	302/905	33,4	1,2	2/12	16,7	-0,9	43/179	24,0	-1,6	27/75	36,0	0,8	Chi^2 = 11,03 *
Verschiedene Beschwerden	80/408	19,6	-3,5	274/909	30,1	0,3	4/12	30,3	0,3	69/180	38,3	2,4 **	30/75	40,0	1,8 *	Chi^2 = 30,26 ***

Tabelle 3.1.4 k: Schmerzsymptome in der Bevölkerung aus Beschwerdenliste (BL) und PERI-Demoralisationsskala und maximale Ausprägung von Alkoholabhängigkeit/-mißbrauch über 5 Jahre
* $p < 0.05$; ** $p < 0.01$

| Score ≥ 2 | Schweregrad Alkoholabhängigkeit/-mißbrauch | | | | | | Statistik | |
| | 0 | | 1 | | ≥ 2 | | | |
	n/N	%	n/N	%	n/N	%	Chi^2-Test	Cramers V
BL								
Stiche in der Brust	500/1495	33,4	18/55	32,4	25/67	37,3	Chi^2 = 0,5 df = 2; p = 0,80	0,02
Druck im Leib	458/1490	32,6	16/55	29,1	22/67	32,8	Chi^2 = 3,1 df = 2; p = 0,22	0,04
Kreuz-/Rückenschmerzen	849/1495	56,8	27/55	49,1	41/67	61,2	Chi^2 = 1,9 df = 2; p = 0,40	0,03
Nacken-/Schulterschmerzen	571/1493	38,2	19/55	34,5	15/67	22,4	Chi^2 = 7,1 * df = 2; p = 0,03	0,07
PERI-D								
Spannungskopf-/ Bauchschmerzen	604/1465	41,2	18/54	33,3	24/62	38,7	Chi^2 = 1,5 df = 2; p = 0,48	0,03
Kopfschmerzen	728/1458	44,9	15/54	27,8	26/62	41,9	Chi^2 = 11,5 ** df = 2; p = 0,003	0,09
Verschiedene Beschwerden	723/1466	49,3	21/54	38,9	34/61	38,9	Chi^2 = 3,4 df = 2; p = 0,19	0,05

Tabelle 3.1.4 I: Schmerzsymptome aus der Beschwerdenliste (BL) und PERI-Demoralisationsskala in der Bevölkerung nach maximalen Schweregraden der psychiatrischen Diagnosen (5 Jahre); ** p = 0,001

Schmerzsymptome S = 2	Schweregrad psychiatrischer Diagnosen 5 Jahre						Statistik	
	0		1		= 2			
	n/N	%	n/N	%	n/N	%	Chi^2-Test	Cramers V
BL							**	
Stiche in der Brust	106/930	11,4	36/179	20,1	139/505	27,5	60,2	0,19
Druck im Leib	106/928	11,4	27/178	15,2	135/503	26,8	** 56,2	0,19
Kreuz-/Rückenschmerzen	312/930	33,5	76/180	42,2	221/504	43,8	** 16,5	0,10
Nacken-/Schulterschmerzen	185/929	19,9	41/178	23,0	155/505	30,7	** 21,2	0,11
PERI-D								
Spannungskopf- oder Bauchschmerzen	127/922	13,8	58/176	33,0	216/481	44,9	** 167,7	0,33
Kopfschmerzen	237/914	25,4	47/175	26,9	204/483	42,2	** 43,5	0,17
Verschiedene Beschwerden	189/922	20,5	45/175	25,7	241/482	49,9	** 132,8	0,29

Tabelle 3.1.5 I: Verlaufstypen für das 5-Jahres-Intervall für spezielle Diagnosen und Syndrome. Nur Hauptdiagnose berücksichtigt.

| ICD-9 Diagnose bei t_2 | Erkrankungsschweregrad mindestens 2 | | | | | | Statistik | | |
| | einzelne Episode | | wiederholte Episode | | chronisch | | Chi^2 =; | df =; | p = |
	N	%	N	%	N	%			
Endogene Depression 296.x	11	57,9	4	21,1	4	21,1	48,7	4	.000
Depressive Neurose 300.4	41	60,3	3	4,4	24	35,3	47,3	4	.000
Depressive Persönlichkeit 301.1	2	28,6	1	14,3	4	57,1	25,3	4	.000
Depressive Reaktion	43	81,1	3	5,7	7	13,2	7,4	4	.115
Depressives Syndrom gesamt	78	63,4	10	8,1	35	28,5	82,1	4	.000
Depressive Erkrankung *)	78	63,4	10	8,1	35	28,5	82,1	4	.000
Angstneurose	12	40,0	0		18	60,0	75,6	4	.000
Phobien	3	50,0	0		3	50,0	10,1	4	.038
Angstsyndrome *)	11	37,9	0		18	62,1	78,6	4	.000
Psychosom. Erkrankungen *)	56	64,4	11	12,6	20	23,0	86,8	4	.000

*) siehe Definition Fichter/Rehm/Witzke

Tabelle 3.1.6 c: Feldstudien über psychosomatische Erkrankungen

Untersucher	Stichprobe	Untersuchungsgegenstand	Häufigkeit
Essen-Möller et al. (1956) Hagnell (1968)	ländlich, Schweden, alle Altersgruppen	ärztliche Angaben, Beschwerden im Interview	Angaben für einzelne psychosomatische Störungen zwischen 0,1 % und 12 %
Pasamanick et al. (1959)	städtisch, Baltimore, alle Altersgruppen	psychosomatische Erkrankungen, festgestellt durch psychiatrische Untersuchung	3,6 % Prävalenz
Rennie & Srole (1956) Michael (1960)	städtisch, New York, 20 bis 59 Jahre	psychosomatische Symptome im Interview psychosomatische Erkrankungen, festgestellt durch psychiatrische Untersuchung	51,7 % Prävalenz 60 % Life-Time-Prävalenz 6,2 % Prävalenz
Leighton et al. (1963)	ländlich, Nordamerika, 20 Jahre und älter	psychophysiologische Symptommuster im Interview	59,9 % Prävalenz
Brunetti (1964)	ländlich, Frankreich, 17 bis 90 Jahre	psychosomatische Erkrankungen, festgestellt im psychiatrischen Interview, davon schwere Erkrankungen	40 % Life-Time-Prävalenz 37 % Prävalenz 4 % Prävalenz
Helgason (1964)	ländlich u. städtisch, Island, 60. Lebensjahr (retrospektiv)	ärztliche Angaben über psychosomatische Erkrankungen, ergänzt durch Fragebögen	Life-Time-Prävalenz für Männer: 5,3 % Frauen: 11,9 %
Schwab et al. (1974, 1978, 1979)	städtisch u. ländlich, Florida, USA, 17 bis 92 Jahre	in der Vergangenheit regelmäßig psychosomatische Erkrankungen und Beschwerden, festgestellt im Interview	35,4 % 1-Jahres-Prävalenz 51,6 % Life-Time-Prävalenz (15,1 % 3-Jahres-Inzidenz)
Ilfeld (1978)	städtisch, Chicago, 18 bis 64 Jahre	psychosomatische Erkrankungen, erinnerbar durch den Probanden im Interview	33 % 5-Jahres-Prävalenz
Varisänen (1976)	ländlich u. städtisch, Arbeitende in Finnland, 15 bis 64 Jahre	Neurosen und neurotische Symptome, diagnostiziert im psychiatrischen Interview	56,6 % Prävalenz
Binder & Angst (1981)	Kanton Zürich, 20 Jahre und älter	Beschwerden im Interview mit einer jeweiligen Mindesthäufigkeit und -dauer	Angaben für einzelne Beschwerden von ca. 1 bis ca. 17 %
Eide et al (1982)	städtisch u. ländlich, Norwegen, 20 bis 49 Jahre	psychosomatische Beschwerden im Interview	keine Angaben, nur Beschwerdenscores
Almeida-Filho (1983)	städtisch, Brasilien,	neurotische u. psychosomatische	15,7 % Prävalenz

Untersucher	Stichprobe	Untersuchungsgegenstand	Häufigkeit
	5 bis 14 Jahre	Erkrankungen, festgestellt im psychiatrischen Interview	
Schepank (1983, 1984)	städtisch, Mannheim, Jahrgänge 1935, 1945, 1955	in den letzten 7 Tagen bestehende psychosomatische Erkrankung, klassifizierbar nach ICD 8, Mindestschweregrad und/oder Mindestscore im GBI (Interview)	11,6 % Prävalenz
Bash (1984)	ländlich, städtisch u. Stammesmitglieder, 6 Jahre u. älter	psychosomatische Erkrankungen, festgestellt im psychiatrischen Interview, klassifizierbar nach ICD 8 bzw. 9	1,8 % Prävalenz
Halldin (1984)	ländlich u. städtisch, Zentral-Schweden, 18 bis 65 Jahre	psychosomatische Erkrankungen, festgestellt im psychiatrischen Interview	16,1 % 1-Jahres-Prävalenz
Weyerer, Dilling (1984)	kleinstädtisch, Oberbayern, 15 Jahre und älter; Verlaufsstichprobe N = 1.342	psychische Erkrankungen, im psychiatrischen, ärztlichen Interview identifiziert, klassifiziert nach ICD 8; psychosomatische Erkrankungen $S \geq 1$, $S \geq 2$	5,7 % Prävalenz 2,5 % Prävalenz
Fichter et al.	Oberbayerische Verlaufsuntersuchung, 20 Jahre, Verlaufsstichprobe N = 1.342	psychische Erkrankungen, im psychiatrischen, ärztlichen Interview identifiziert, klassifiziert nach ICD 8; psychosomatische Erkrankungen $S \geq 1$, $S \geq 2$	9,2 % Prävalenz 4,0 % Prävalenz

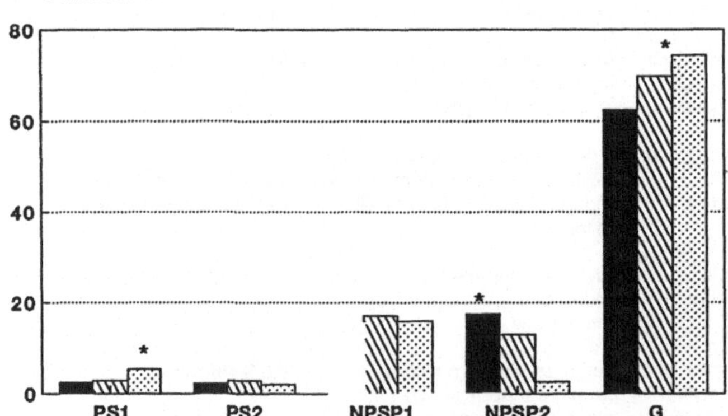

PS1   =   psychosomatisch Erkrankte mit Schweregrad 1
PS2   =   psychosomatisch Erkrankte mit Schweregrad ≥ 2
NPSP1 = nicht psychosomatisch psychisch Erkrankte mit Schweregrad 1
NPSP2 = nicht psychosomatisch psychisch Erkrankte mit Schweregrad ≥ 2
G   =   Gesunde

Abb. 3.1.6 c: Häufigkeit psychosomatischer und nicht psychosomatischer psychischer Erkrankungen in Abhängigkeit von der **Schulbildung** *p<.05; **p<.01; ***p<.001

386

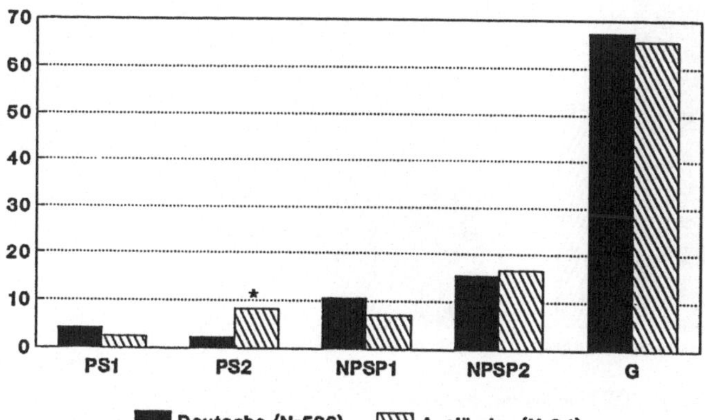

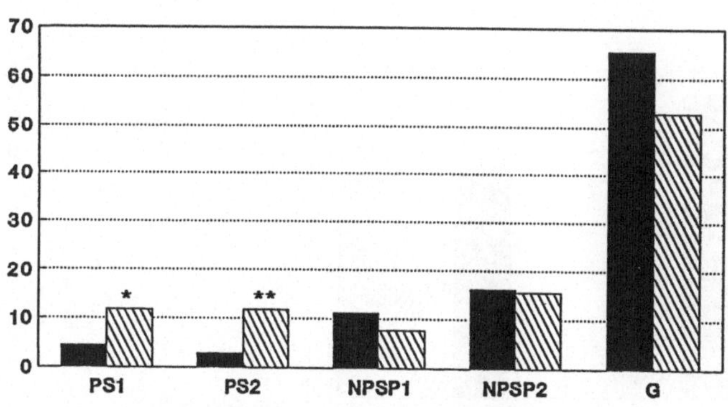

PS1	=	psychosomatisch Erkrankte mit Schweregrad 1
PS2	=	psychosomatisch Erkrankte mit Schweregrad $\geq$ 2
NPSP1	=	nicht psychosomatisch psychisch Erkrankte mit Schweregrad 1
NPSP2	=	nicht psychosomatisch psychisch Erkrankte mit Schweregrad $\geq$ 2
G	=	Gesunde

Abb. 3.1.6 e: Häufigkeit psychosomatischer und nicht psychosomatischer psychischer Erkrankungen unter **Ausländern** und Deutschen in Traunreut (1. und 2. Querschnittsuntersuchung). Statistischer Vergleich innerhalb desselben Querschnitts: $*p < .05$; $**p < .01$

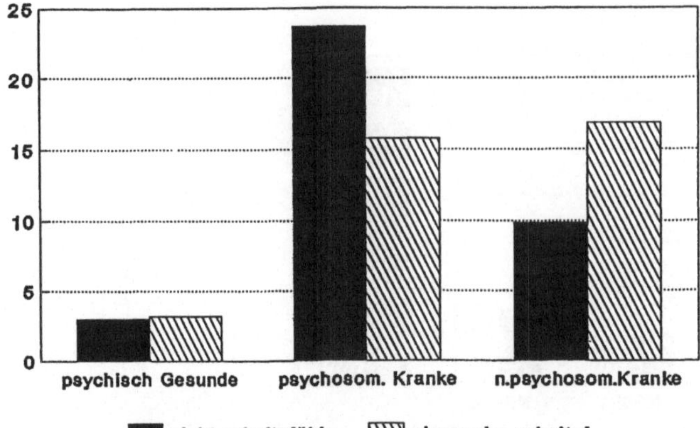

Abb. 3.1.6 f: Häufigkeit fehlender und eingeschränkter Arbeitsfähigkeit bei psychisch Gesunden (gesamt N=932), psychosomatisch Erkrankten (gesamt N=38) und nicht psychosomatisch psychisch Kranken (gesamt N=94), S$\geq$2.

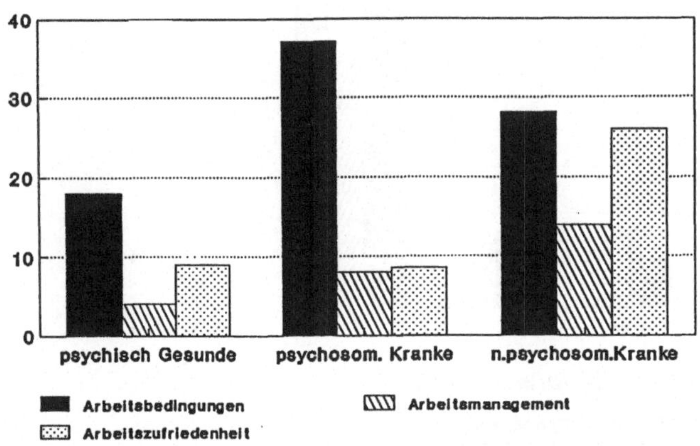

Abb. 3.1.6 g: Häufigkeit von negativ beurteilten Arbeitsbedingungen, -management und -zufriedenheit unter psychisch Gesunden (N=434), psychosomatisch (N=37) und nicht psychosomatisch psychisch Erkrankten.

388

Tabelle 3.1.7 g: Subjektiver Gesundheitszustand, Goldberg-Score und psychiatrische Morbidität bei Personen über 65 Jahre

	1. Querschnitt n = 295	2. Querschnitt n = 358
Subjektive Gesundheit mäßig bis sehr schlecht	54,9 %	52,6 %
GBI-Score (Mw)	9,3	8,8
Psychiatrische Morbidität Schweregrad mindestens 2	23,7 %	23,0 %

Tabelle 3.1.7 i: Psychiatrische Morbidität (letzte 7 Tage) und soziale Charakteristika bei verschiedenen Stichproben (65 Jahre und älter)

Soziale Charakteristika		Erster Querschnitt n = 295		Verlaufsstichprobe n = 300		80er Prävalenz n = 357	
		S = 1	S ≥ 2	S = 1	S ≥ 2	S = 1	S ≥ 2
Ort	PA	20 (30,3)	16 (24,2)	12 (17,9)	18 (26,9)	12 (16,2)	21 (28,4)
	TR	15 (15,8)	25 (26,3)	11 (11,5)	23 (24,0)	16 (12,5)	34 (27,0)
	TS	24 (17,9)	29 (21,6)	16 (11,7)	20 (14,6)	27 (17,2)	27 (17,2)
Geschlecht	m	24 (20,7)	21 (18,1)	17 (14,2)	20 (16,7)	21 (15,4)	24 (17,6)
	w	35 (19,6)	49 (27,4)	22 (12,2)	41 (22,8)	34 (15,4)	58 (26,2)
Alter	65 - 69 Jahre	23 (19,0)	28 (23,1)	10 (11,5)	16 (18,4)	12 (12,2)	20 (20,4)
	70 - 74 Jahre	20 (17,9)	24 (21,4)	14 (14,4)	17 (17,5)	19 (15,8)	23 (19,2)
	75 + Jahre	16 (25,8)	18 (29,0)	15 (12,9)	28 (24,1)	24 (17,3)	39 (28,1)
Schicht	I - II	10 (16,9)	8 (13,6)	6 (15,8)	3 (7,9)	12 (25,5)	3 (6,4)
	III	21 (18,3)	35 (30,4)	15 (10,8)	28 (20,1)	19 (12,1)	36 (22,9)
	IV	20 (20,8)	22 (22,9)	9 (12,3)	17 (23,3)	14 (14,7)	25 (26,3)
	V	8 (32,0)	5 (20,0)	9 (18,8)	13 (27,1)	9 (16,4)	17 (30,9)
Familienstand	ledig	7 (23,3)	10 (33,3)	4 (16,0)	9 (36,0)	6 (16,7)	14 (38,9)
	verheiratet	25 (17,5)	27 (18,9)	19 (13,5)	24 (17,0)	24 (15,4)	26 (16,7)
	getrennt/geschieden	3 (30,0)	3 (30,0)	2 (16,7)	3 (25,0)	3 (18,8)	4 (25,0)
	verwitwet	24 (21,4)	30 (26,8)	14 (11,5)	25 (20,5)	22 (14,8)	38 (25,5)

Tabelle 3.1.7 I: Psychosoziale Beeinträchtigung bei Personen mit psychiatrischen Störungen (Schweregrad mindestens 2) in verschiedenen Altersgruppen (80er Prävalenzstichprobe, n = 1.666)

Alter	Leidensdruck		Störung der Sekundärbeziehung		Störung der Primärbeziehung		Arbeitsunfähigkeit		Einschränkung der Freizeit	
	leicht	mäßig bis stark	leicht	mäßig bis stark	leicht	mäßig bis stark	leicht	mäßig bis stark	leicht	mäßig bis stark
15 - 19 Jahre	75,0 %	13,9 %	33,3 %	8;3 %	50,0 %	5,6 %	48,6 %	0	52,8 %	13,9 %
20 - 44 Jahre	53,6 %	20,3 %	9,5 %	5,8 %	18,8 %	4,7 %	12,1 %	4,2 %	17,9 %	26,2 %
45 - 64 Jahre	54,5 %	22,1 %	10,3 %	7,7 %	15,5 %	12,3 %	11,8 %	11,8 %	20,0 %	11,0 %
65 + Jahre	45,7 %	29,3 %	8,9 %	10,0 %	12,0 %	12,0 %	15,3 %	20,0 %	16,7 %	28,9 %

Tabelle 3.1.7 p: Psychiatrische Behandlungsrate (letzte 12 Monate) und Alter (20 Jahre und älter)

Alter	erster Querschnitt		zweiter Querschnitt (80er Prävalenz)	
	abs.	% behandelt	abs.	% behandelt
20 bis 44 Jahre	625	2,6 %	671	2,8 %
45 bis 64 Jahre	453	1,8 %	461	4,6 %
65 + Jahre	295	2,4 %	357	2,8 %
Gesamt	1.373	2,3 %	1.489	3,4 %

Tabelle 3.1.7 q: Grad der Informiertheit über psychiatrische Institutionen nach Wohnort, Geschlecht, Alter, Schicht und Familienstand (80er Prävalenz, 65 Jahre und älter, n = 358)

		Nervenarzt	Ehe-/Familien-beratungsstelle	Psychologe/ Psychotherapeut	Selbsthilfe-organisation
Wohnort	PA	50,0 **	12,1	13,6	1,5 **
	TR	45,7 **	22,4	16,5	36,5 **
	TS	66,4 **	24,0	15,8	11,0 **
Geschlecht	m	60,0	26,4	19,4	20,2
	w	53,2	17,7	13,3	16,7
Alter	65 - 69 Jahre	69,5 **	33,7 **	23,2 *	33,7 **
	70 - 74 Jahre	56,1 **	15,8 **	14,0 *	16,7 **
	75 + Jahre	44,5 **	16,0 **	11,0 *	6,8 **
Schicht	I - II	63,0	32,6	26,1	32,6 *
	III	53,7	20,8	13,4	17,4 *
	IV	53,1	17,3	15,0	11,2 *
	V	60,0	16,0	12,0	16,0 *
Familienstand	ledig	58,1	25,8	16,1	19,4
	verheiratet	62,5	25,7	20,4	22,4
	gesch./getrennt	50,0	18,8	18,8	12,5
	verwitwet	48,1	14,7	9,4	13,3

** p < .01
* p < .05

Tabelle 3.1.7 t: Zahl der Hausbesuche nach Alter für Personen von 65 Jahren und älter (80er Prävalenzstichprobe, n = 358)

Alter	Mittelwert der Anzahl der Hausbesuche (12 Monate)	ANOVA-Ergebnisse
65 bis 69 Jahre	0,77	
70 bis 74 Jahre	3,61	F = 6.4; p < .01
75 + Jahre	5,66	

Tabelle 3.1.7 u: Art der psychiatrischen Behandlung in den letzten 5 Jahren
(80er Prävalenzstichprobe, 65 Jahre und älter, n = 358)

Art der Behandlung	Prozentsatz
Nervenarzt	5,0 %
Psychologen/Psychotherapeuten	--
Beratungsstellen	--
Selbsthilfegruppen	--
Psychiatrische Klinik	1,2 %
Sonstiges	0,6 %
Irgendeine Behandlung	5,9 %

Tabelle 3.1.7 v: Psychiatrische Behandlung der beiden Querschnittsstichproben, 65 Jahre und älter

Behandlungsart	erster Querschnitt (lifetime)		zweiter Querschnitt (80er Prävalenz), 5 Jahre	
keine	260	(88,1 %)	304	(94,4 %)
nur ambulant	21	(7,1 %)	14	(4,3 %)
nur stationär	4	(1,4 %)	2	(0,6 %)
ambulant und stationär	10	(3,4 %)	2	(0,6 %)

Tabelle 3.1.7 w: Psychiatrische Behandlungsrate und Krankheitsverlauf nach Wohnort, Geschlecht, Alter, Schicht und Familienstand (Verlaufsstichprobe, 65 Jahre und älter, n = 301)

		Inzidenz (0/1 - 4)		Remission (1 - 4/0)		Chronisch (1 - 4/1 - 4)	
		% behandelt	abs.	% behandelt	abs.	% behandelt	abs.
Ort	PA	0	(0/ 7)	100	(1/ 1)	13,6	(3/22)
	TR	0	(0/12)	15,4	(2/13)	27,3	(6/22)
	TS	6,3	(1/16)	0	(0/33)	20,0	(4/20)
Geschlecht	m	5,6	(1/18)	0	(0/14)	16,7	(3/18)
	w	0	(0/17)	9,1	(3/33)	21,7	(10/46)
Alter	65 - 69 Jahre	0	(0/11)	0	(0/16)	26,7	(4/15)
	70 - 74 Jahre	7,7	(1/13)	13,3	(2/15)	41,2	(7/17)
	75 + Jahre	0	(0/11)	6,3	(1/16)	6,3	(2/32)
Schicht	I - II	0	(0/ 5)	14,3	(1/ 7)	0	(0/ 3)
	III	0	(0/17)	4,5	(1/22)	19,2	(5/26)
	IV	25,0	(1/ 4)	8,3	(1/12)	22,7	(5/22)
	V	0	(0/ 9)	0	(0/ 6)	23,1	(3/13)
Familienstand	ledig	0	(0/ 2)	0	(0/ 4)	27,3	(3/11)
	verheiratet	0	(0/19)	5,6	(1/18)	13,0	(3/23)
	getrennt/gesch.	0	(0/ 2)	0	(0/ 3)	0	(0/ 3)
	verwitwet	8,3	(1/12)	9,1	(2/22)	25,9	(7/27)

Tabelle 3.1.9 d: Systolischer Blutdruck (Mittelwert und SD) nach Geschlecht und Alter

	N	Mittel-wert	Standard-abweichung	95 % Konfidenz-bereich
Männer	648	135,0	17,7	133,6 - 136,4
20 - 24 Jahre	71	125,0	11,0	122,4 - 127,6
25 - 29 Jahre	43	128,5	12,1	124,8 - 132,2
30 - 34 Jahre	65	127,5	11,6	124,6 - 130,4
35 - 39 Jahre	55	128,5	16,3	124,1 - 132,9
40 - 44 Jahre	88	131,7	13,4	128,9 - 134,6
45 - 49 Jahre	52	135,2	15,0	131,0 - 139,4
50 - 54 Jahre	63	138,8	16,7	134,6 - 143,0
55 - 59 Jahre	42	135,8	18,5	130,0 - 141,6
60 - 64 Jahre	37	139,4	19,5	132,9 - 145,9
65 - 69 Jahre	39	144,9	20,0	138,4 - 151,4
70 - 74 Jahre	45	150,8	18,0	145,4 - 156,2
75 + Jahre	48	147,0	22,3	140,5 - 153,4
Frauen	811	136,1	24,0	134,4 - 137,7
20 - 24 Jahre	75	117,7	10,1	115,3 - 120,0
25 - 29 Jahre	51	116,7	13,8	112,9 - 120,6
30 - 34 Jahre	73	121,6	13,8	118,4 - 124,8
35 - 39 Jahre	62	122,0	13,0	118,7 - 125,3
40 - 44 Jahre	72	127,7	18,3	123,4 - 132,0
45 - 49 Jahre	57	133,9	20,9	128,3 - 139,4
50 - 54 Jahre	60	135,8	20,3	130,6 - 141,1
55 - 59 Jahre	68	142,8	24,3	136,9 - 148,7
60 - 64 Jahre	75	145,9	21,1	141,1 - 150,7
65 - 69 Jahre	58	148,6	24,2	142,2 - 155,0
70 - 74 Jahre	72	151,2	17,7	147,1 - 155,4
75 + Jahre	88	159,0	27,7	153,1 - 164,9

Tabelle 3.1.9 e: Diastolischer Blutdruck (Mittelwert und SD) nach Geschlecht und Alter

	N	Mittel-wert	Standard-abweichung	95 % Konfidenz-bereich
Männer	648	84,1	10,4	83,3 - 84,9
20 - 24 Jahre	71	79,0	8,3	77,1 - 81,0
25 - 29 Jahre	43	82,7	10,6	79,4 - 85,9
30 - 34 Jahre	65	83,6	8,4	81,5 - 85,7
35 - 39 Jahre	55	85,0	10,8	82,1 - 87,9
40 - 44 Jahre	88	85,8	10,7	83,6 - 88,1
45 - 49 Jahre	52	84,6	9,3	82,0 - 87,2
50 - 54 Jahre	63	85,1	10,5	82,5 - 87,8
55 - 59 Jahre	42	84,4	11,0	81,0 - 87,8
60 - 64 Jahre	37	85,9	10,7	82,4 - 89,5
65 - 69 Jahre	39	85,8	14,1	81,3 - 90,4
70 - 74 Jahre	45	84,9	9,1	82,2 - 87,6
75 + Jahre	48	84,2	11,6	80,8 - 87,5
Frauen	811	83,1	11,5	82,3 - 83,9
20 - 24 Jahre	75	74,8	7,6	73,0 - 76,0
25 - 29 Jahre	51	77,7	8,3	75,3 - 80,0
30 - 34 Jahre	73	79,0	9,7	76,8 - 81,3
35 - 39 Jahre	62	80,6	9,1	78,3 - 82,9
40 - 44 Jahre	72	83,1	11,0	80,5 - 85,7
45 - 49 Jahre	57	85,8	14,0	82,1 - 89,5
50 - 54 Jahre	60	84,5	10,9	81,6 - 87,3
55 - 59 Jahre	68	86,3	12,1	83,4 - 89,2
60 - 64 Jahre	75	86,5	11,4	83,9 - 89,1
65 - 69 Jahre	58	85,3	11,6	82,3 - 88,3
70 - 74 Jahre	72	84,7	9,5	82,5 - 87,0
75 + Jahre	88	87,2	13,6	84,3 - 90,1

Tabelle 3.1.9 h: Verteilung der Gewichtsklassen des "Body Mass Index" (BMI) für Männer, geordnet nach Blutdruckklassen

	Normoton		Grenzwertig		Hyperton	
	N	%	N	%	N	%
untergewichtig	12	3,2	1	0,8	0	0
normalgewichtig	150	39,7	39	29,8	39	28,9
Grenzbereich	170	45,0	64	48,9	69	51,1
übergewichtig	46	12,2	27	20,6	27	20,0

Tabelle 3.1.9 hh: Verteilung der Gewichtsklassen des "Body Mass Index" (BMI) für Frauen, geordnet nach Blutdruckklassen

	Normoton		Grenzwertig		Hyperton	
	N	%	N	%	N	%
untergewichtig	37	8,1	6	3,8	5	2,8
normalgewichtig	273	59,8	62	39,5	53	30,1
Grenzbereich	113	24,7	54	34,4	64	36,4
übergewichtig	34	7,4	35	22,3	54	30,7

Tabelle 3.1.9 i: BROCA-Index nach Blutdruckklassen und Geschlecht

	N	Mittel-wert	Standard-abweichung	95 % Konfidenz-bereich
gesamt	698	1,02	0,14	1,00 - 1,03
Männer				
Normoton	265	1,01	0,12	1,00 - 1,03
Grenzwertig	78	1,06	0,12	1,04 - 1,09
Hyperton	69	1,07	0,12	1,04 - 1,10
Frauen				
Normoton	217	1,00	0,14	0,95 - 0,99
Grenzwertig	33	1,05	0,18	0,98 - 1,11
Hyperton	36	1,10	0,22	1,03 - 1,17

Tabelle 3.1.9 k: Quetelet Index nach Blutdruckklassen und Geschlecht

	N	Mittel-wert	Standard-abweichung	95 % Konfidenz-bereich
gesamt	698	2,45	0,35	2,43 - 2,48
Männer				
Normoton	265	2,47	0,29	2,44 - 2,51
Grenzwertig	78	2,60	0,29	2,53 - 2,67
Hyperton	69	2,61	0,29	2,54 - 2,68
Frauen				
Normoton	217	2,29	0,33	2,25 - 2,34
Grenzwertig	33	2,49	0,43	2,34 - 2,64
Hyperton	36	2,61	0,51	2,44 - 2,78

Tabelle 3.1.9 l: Durchschnittliche Anzahl der Zigaretten pro Tag nach Blutdruckklassen und Geschlecht

	N	Mittel-wert	Standard-abweichung	95 % Konfidenz-bereich
gesamt	698	7,5	12,1	6,6 - 8,4
Männer				
Normoton	265	7,5	11,6	6,1 - 8,9
Grenzwertig	78	14,4	16,2	10,7 - 18,0
Hyperton	69	11,4	14,9	7,8 - 15,0
Frauen				
Normoton	217	4,6	8,5	3,4 - 5,7
Grenzwertig	33	5,3	10,0	1,8 - 8,8
Hyperton	36	5,4	13,2	0,9 - 9,8

Tabelle 3.1.9 s: Summenscore "Arbeitsbelastung" nach Blutdruckklassen und Geschlecht

	N	Mittel-wert	Standard-abweichung	95 % Konfidenz-bereich	Statistik
gesamt	698	9,3	6,1	8,8 - 9,6	ANOVA Geschlecht zwischen RR Klassen
Männer					
Normoton	265	9,6	5,9	8,9 - 10,3	F = .064 F = .098
Grenzwertig	78	8,7	5,6	7,5 - 10,0	
Hyperton	69	9,1	6,9	7,4 - 10,7	p = .80 p = .91
Frauen					
Normoton	217	9,0	6,2	8,2 - 9,9	
Grenzwertig	33	10,8	6,8	8,4 - 13,2	n.s. n.s.
Hyperton	36	9,0	5,5	7,1 - 10,9	

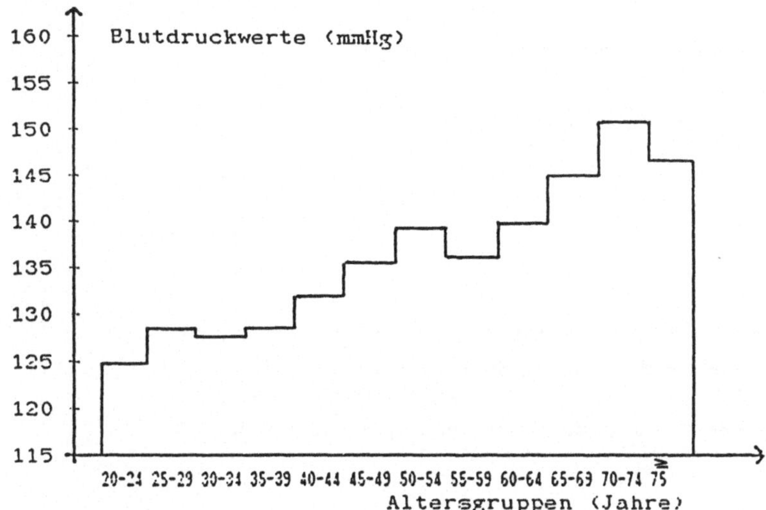

Systolische Blutdruckmittelwerte bei Mannern.

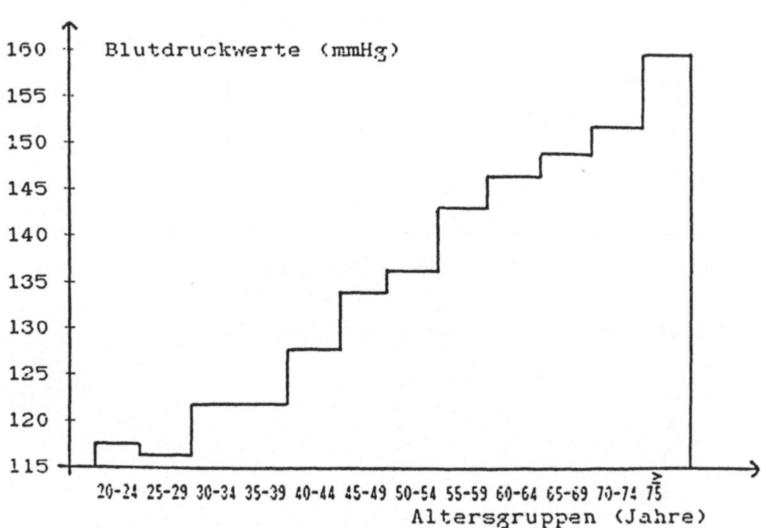

Systolische Blutdruckmittelwerte bei Frauen.

Abb. 3.1.9 a

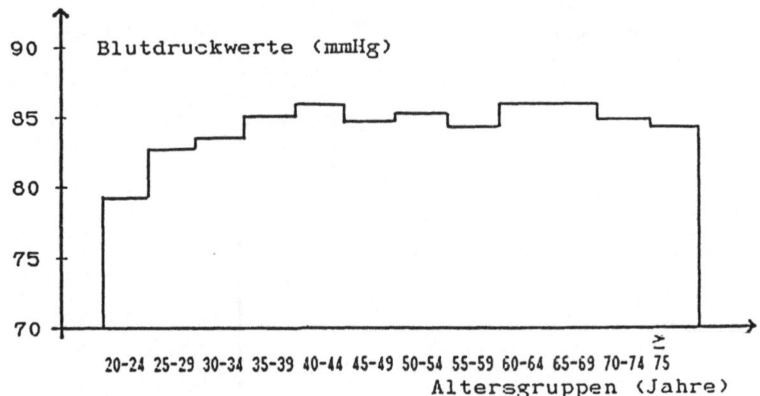

Diastolische Blutdruckmittelwerte bei Männern.

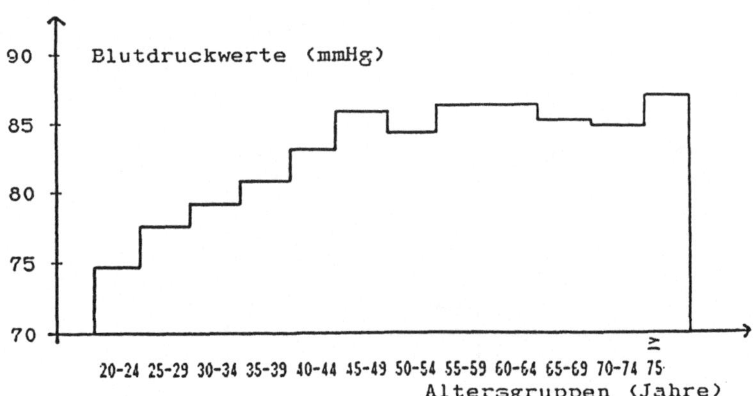

Diastolische Blutdruckmittelwerte bei Frauen.

Abb. 3.1.9 b

Tabelle 3.1.11 g: Mittelwerte und Standardabweichungen für Faktoren des Anorexia Nervosa Inventars zur Selbstbeurteilung (ANIS)

Alter in Jahren	Geschlecht	Figurbewußtsein		Insuffizienz		Anankasmus		Neg. A.E.		Bulimische Imp.		N
		mean	SD	mean	SD	mean	SD	mean	SD	mean	SD	
15	Knaben	0,76	0,80	0,56	0,62	1,80	1,02	0,35	0,60	0,78	1,25	18
15	Mädchen	0,96	0,98	0,66	0,72	1,85	1,02	0,42	0,65	0,74	0,93	34
16	Knaben	0,50	0,34	0,43	0,40	1,53	0,91	0,33	0,52	0,78	1,23	9
16	Mädchen	0,82	0,60	0,25	0,95	1,85	0,95	0,38	0,47	0,68	0,70	14
17	Knaben	0,66	0,65	0,63	0,54	1,47	1,33	0,25	0,37	0,96	1,20	12
17	Mädchen	1,18	0,77	0,82	0,70	1,79	1,01	0,64	0,69	0,96	1,10	22
18	Knaben	0,38	0,52	0,38	0,34	1,08	1,03	0,31	0,48	0,25	0,38	8
18	Mädchen	0,79	0,58	0,55	0,52	1,83	0,92	0,52	0,50	0,66	1,04	16
19	Knaben	0,72	1,07	0,71	0,53	2,54	0,92	0,65	1,14	1,05	1,59	10
19	Mädchen	1,46	0,85	0,70	0,62	2,30	0,84	0,61	0,66	0,68	0,93	14

Kommentar: Dargestellt sind für Jugendliche der Oberbayerischen Verlaufsuntersuchung die Mittelwerte (Skala 0 - 4) und Standardabweichungen für einzelne Faktoren des Anorexia Nervosa Inventars zur Selbstbeurteilung nach Fichter & Keeser (1980). Die einzelnen Faktoren sind benannt: 1. Figurbewußtsein (= Hauptfaktor mit 10 Items), 2. Insuffizienzgefühle, 3. Anankasmus, 4. Negative Auswirkungen des Essens, (5. Sexuelle Ängste, hier nicht aufgeführt) und 6. Bulimische Impulse. Die Ergebnisse können als Normwerte für eine deutsche Bevölkerungsstichprobe Jugendlicher angesehen werden; allerdings ist die Fallzahl begrenzt. Normwerte anhand sehr großer Fallzahlen liegen vor für türkische Jugendliche in der Türkei und griechische Jugendliche in Griechenland bzw. in Deutschland (vergl. Fichter et al., 1988).

Tabelle 3.2 dd: Psychiatrische/psychotherapeutische Behandlungsrate im 5-Jahres-Verlauf nach Diagnose (Schweregrad 2 - 4) und soziodemographische Daten; Prävalenzstichprobe der 80er Jahre ab 20 Jahre

Diagnosen ICD 9:	End. Psych. 295 - 299 % behandelte	Oligophrenie 317 - 319 %	Org. Psychose 290 - 294 %	Spez. Sympt. 307 %	Neurosen 300 %	Nonps. Psych. 310 %	Bel. Reaktion 308 - 309 %	Psychosom. 306, 316 %	Pers.Stör. 301 %	Alk./Drog. 303 - 305 %
Geschlecht										
Männer	83,3 (5/ 6)	50 (2/ 4)	36,4 (4/11)	25 (1/ 4)	26,7 (8/ 30)	41,7 (5/12)	30 (6/20)	14,8 (8/ 54)	7,1 (2/28)	11,7 (7/60)
Frauen	39,1 (9/23)	25 (2/ 8)	21,1 (4/19)	16,7 (1/ 6)	37,1 (36/ 97)	6,3 (1/16)	22,8 (13/57)	17,1 (12/ 70)	19,2 (5/26)	25 (2/ 8)
Alter										
20 - 44	60 (3/ 5)	44,4 (4/ 9)	--	20 (1/ 5)	36,9 (24/ 65)	50 (1/ 2)	36,4 (12/33)	18,9 (14/ 74)	24 (6/25)	8,1 (3/57)
45 - 64	50 (8/16)	-- (/ 2)	66,7 (2/ 3)	33,3 (1/ 3)	32 (16/ 50)	66,7 (4/ 6)	23,1 (6/26)	11,9 (5/ 42)	5,0 (1/20)	18,5 (5/27)
65 - 74	75 (3/ 4)	--	37,5 (3/ 8)	-- (/ 2)	33,3 (3/ 9)	10 (1/10)	9,1 (1/11)	16,7 (1/ 6)	-- (/ 7)	33,3 (1/ 3)
75 +	-- (/ 4)	-- (/ 1)	15,8 (3/19)	--	33,3 (1/ 3)	-- (/10)	-- (/ 7)	-- (/ 2)	-- (/ 2)	-- (/ 1)
Gemeinde										
Agrar	28,6 (2/ 7)	-- (/ 4)	36,4 (4/11)	-- (/ 1)	18,8 (3/ 16)	-- (/ 6)	50 (5/10)	7,7 (1/ 13)	14,3 (2/14)	-- (/10)
Industrie	47,1 (8/17)	50 (3/ 6)	15,4 (2/13)	20 (1/ 5)	40,8 (20/ 49)	30,8 (4/13)	13,8 (4/29)	18,9 (4/ 29)	10 (2/20)	16,7 (4/24)
Dienstleistung	80 (4/ 5)	50 (1/ 2)	33,3 (2/ 6)	25 (1/ 4)	33,9 (21/ 62)	22,2 (2/ 9)	26,3 (10/38)	15,5 (9/ 49)	15 (3/20)	14,7 (5/34)
Familienstand										
ledig	66,7 (4/ 6)	40 (4/10)	20 (1/ 5)	33,3 (1/ 3)	29,2 (7/ 24)	25 (1/ 4)	33,3 (4/12)	13,6 (3/ 22)	13,3 (2/15)	6,7 (1/15)
verheiratet	47,1 (8/17)	-- (/ 1)	22,2 (2/ 9)	20 (1/ 5)	39,7 (29/ 73)	28,6 (4/14)	20,6 (7/34)	14,1 (11/ 78)	17,2 (5/29)	15,6 (7/45)
gesch./getr.	66,7 (2/ 3)	--	-- (/ 1)	--	31,6 (6/ 19)	33,3 (1/ 3)	66,7 (4/ 6)	28,6 (4/ 14)	-- (/ 2)	-- (/ 6)
verwitwet	-- (/ 3)	-- (/ 1)	33,3 (5/15)	-- (/ 3)	18,2 (2/ 11)	-- (/ 7)	16 (4/25)	20 (2/ 10)	-- (/ 8)	50 (1/ 2)
Schicht										
I - II	-- (/ 2)	100 (1/ 1)	-- (/ 1)	--	40 (4/ 10)	100 (1/ 1)	-- (/ 7)	7,7 (1/ 13)	16,7 (1/ 6)	25 (1/ 4)
III	55,6 (5/ 9)	-- (/ 3)	-- (/ 5)	-- (/ 3)	40,8 (20/ 49)	15,4 (2/13)	32,3 (10/31)	12,5 (6/ 48)	19 (4/21)	15,4 (2/13)
IV	50 (4/ 8)	33,3 (1/ 3)	38,5 (5/13)	40 (2/ 5)	28,3 (15/ 53)	11,1 (1/ 9)	21,4 (6/28)	18,8 (9/ 48)	11,1 (2/18)	8,3 (3/36)
V	50 (5/10)	40 (2/ 5)	30 (3/10)	-- (/ 2)	33,3 (5/ 15)	40 (2/ 5)	27,3 (3/11)	26,7 (4/ 15)	-- (/ 9)	20 (3/15)

Diagnosen ICD 9:	End. Psych. 295 - 299 % behandelte	Oligophrenie 317 - 319 %	Org. Psychose 290 - 294 %	Spez. Sympt. 307 %	Neurosen 300 %	Nonps. Psych. 310 %	Bel. Reaktion 308 - 309 %	Psychosom. 306, 316 %	Pers.Stör. 301 %	Alk./Drog. 303 - 305 %
Schulbildung										
Volksschule	48,1 (13/27)	30 (3/10)	27,6 (8/29)	25 (2/ 8)	31,3 (30/ 96)	20 (5/25)	23,3 (14/60)	13,9 (11/ 79)	9,5 (4/42)	12,7 (8/63)
Mittelschule	50 (1/ 1)	--	--	-- (/ 1)	48 (12/ 25)	-- (/ 2)	38,5 (5/13)	18,8 (6/ 34)	33,3 (2/ 6)	100 (1/ 1)
Hochschule	--	--	-- (/ 1)	-- (/ 1)	33,3 (2/ 6)	100 (1/ 1)	-- (/ 4)	16,7 (2/ 12)	-- (/ 4)	-- (/ 4)
Haushalt										
Einpersonen	66,7 (4/ 6)	100 (3/ 3)	30,8 (4/13)	-- (/ 2)	29,6 (8/ 27)	16,7 (2/12)	26,9 (7/26)	18,2 (4/ 22)	7,1 (1/14)	28,6 (2/ 7)
Mehrpersonen	43,5 (10/23)	11,1 (1/ 9)	23,5 (4/17)	25 (2/ 8)	35,4 (35/ 99)	25 (4/16)	23,5 (12/51)	15,7 (16/102)	15 (6/40)	11,5 (7/61)
Berufstätigkeit										
nein	33,3 (7/21)	25 (2/ 8)	25 (7/28)	-- (/ 3)	43,1 (28/ 65)	19,2 (5/26)	26,7 (12/45)	18,4 (7/ 38)	21,7 (5/23)	21,7 (5/23)
ja	100 (5/ 5)	50 (2/ 4)	100 (1/ 1)	28,6 (2/ 7)	26,2 (16/ 61)	50 (1/ 2)	23,3 (7/30)	16,2 (13/ 80)	6,9 (2/29)	7,1 (3/42)
Arbeitslos										
nein	44,4 (12/27)	30 (3/10)	27,6 (8/29)	20 (2/10)	33,9 (39/115)	21,4 (6/28)	24 (18/75)	14,5 (17/117)	13,5 (7/52)	13,3 (8/60)
ja	100 (2/ 2)	-- (/ 1)	--	--	41,7 (5/ 12)	--	50 (1/ 2)	42,9 (3/ 7)	-- (/ 2)	12,5 (1/ 8)

Tabelle 3.3 d: Lebensereignisse nach G. Brown im 5-Jahres-Zeitraum (retrospektive Erfassung), Differenzierung nach Altersgruppen: 18 - 24 Jahre N = 32; 25 - 44 Jahre N = 98; 45 - 64 Jahre N = 107; 65 + Jahre N = 5; Gesamt N = 242
Dargestellt ist die Anzahl bestimmter Lebensereignisse n geteilt durch die Anzahl der Personen der Altersgruppe N (x = durchschnittliche Zahl der Ereignisse pro Person)
RFZ = Rückfragezeitpunkt (vergl. auch Abb. 3.3 a)

| Alter | Bereich | Bedrohlichkeit | RFZ | Anzahl der Lebensereignisse im | | | | | | | | | |
| | | | | 1. Jahr | | 2. Jahr | | 3. Jahr | | 4. Jahr | | 5. Jahr | |
				n	x	n	x	n	x	n	x	n	x
18 - 24 Jahre	Gesundheit	leicht		15	.469	9	.281	5	.156	3	.094	2	.063
25 - 44 Jahre				29	.269	36	.367	17	.173	11	.112	10	.102
45 - 64 Jahre				42	.393	26	.243	19	.178	15	.140	13	.121
65 + Jahre				1	.200	2	.400	1	.200	0	.000	0	.000
Gesamt				87	.360	73	.302	42	.174	29	.120	25	.103
18 - 24 Jahre		schwer		16	.500	19	.594	10	.313	4	.125	4	.125
25 - 44 Jahre				58	.592	50	.510	36	.367	36	.367	27	.276
45 - 64 Jahre				67	.626	36	.336	34	.318	26	.243	25	.234
65 + Jahre				2	.400	1	.200	0	.000	2	.400	2	.400
Gesamt				143	.591	106	.438	80	.331	68	.281	58	.240
18 - 24 Jahre	außerhalb	leicht		26	.813	35	1.094	23	.719	21	.656	13	.406
25 - 44 Jahre	Gesundheit			49	.500	51	.520	45	.459	27	.276	30	.306
45 - 64 Jahre				30	.280	30	.280	22	.206	32	.299	17	.159
65 + Jahre				1	.200	0	.000	2	.400	1	.200	0	.000
Gesamt				106	.438	116	.479	92	.380	81	.335	60	.248
18 - 24 Jahre		schwer		10	.313	5	.156	4	.125	3	.094	3	.094
25 - 44 Jahre				17	.173	18	.184	12	.122	4	.041	2	.020
45 - 64 Jahre				19	.178	14	.131	7	.065	11	.103	15	.140
65 + Jahre				0	.000	1	.200	0	.000	0	.000	0	.000
Gesamt				46	.190	38	.157	23	.095	18	.074	20	.083
18 - 24 Jahre	sicher	leicht		15	.469	7	.219	1	.313	3	.094	4	.125
25 - 44 Jahre	unabhängig			31	.316	30	.306	15	.153	10	.102	6	.061
45 - 64 Jahre				37	.346	24	.224	17	.159	19	.178	12	.112
65 + Jahre				2	.400	1	.200	2	.400	1	.200	0	.000
Gesamt				85	.351	62	.256	35	.145	33	.136	22	.091

Alter	Bereich	Bedrohlichkeit	RFZ	Anzahl der Lebensereignisse im									
				1. Jahr		2. Jahr		3. Jahr		4. Jahr		5. Jahr	
				n	x	n	x	n	x	n	x	n	x
18 - 24 Jahre		schwer		10	.313	12	.375	4	.125	3	.094	4	.125
25 - 44 Jahre				42	.429	28	.286	21	.214	22	.224	12	.122
45 - 64 Jahre				59	.551	36	.336	29	.271	23	.215	22	.206
65 + Jahre				0	.000	1	.200	0	.000	2	.400	2	.400
Gesamt				111	.459	77	.318	54	.223	50	.207	40	.165
18 - 24 Jahre	möglich	leicht		26	.813	27	.844	27	.844	21	.656	11	.344
25 - 44 Jahre	unabhängig			47	.480	51	.520	47	.480	28	.286	34	.347
45 - 64 Jahre				35	.327	29	.271	24	.224	28	.262	18	.168
65 + Jahre				0	.000	1	.200	1	.200	0	.000	0	.000
Gesamt				108	.446	108	.446	99	.409	77	.318	63	.260
18 - 24 Jahre		schwer		16	.500	12	.375	9	.281	4	.125	3	.094
25 - 44 Jahre				33	.337	40	.408	27	.276	18	.184	17	.173
45 - 64 Jahre				27	.252	14	.131	12	.112	14	.131	18	.168
65 + Jahre				2	.400	1	.200	0	.000	0	.000	0	.000
Gesamt				78	.322	67	.277	44	.182	36	.149	38	.157
18 - 24 Jahre	Fokus	leicht		30	.938	35	1.094	26	.813	20	.625	10	.313
25 - 44 Jahre	Proband			38	.388	47	.480	41	.418	30	.306	31	.316
45 - 64 Jahre				24	.224	24	.244	18	.168	16	.150	11	.103
65 + Jahre				0	.000	1	.200	2	.400	0	.000	0	.000
Gesamt				92	.380	107	.442	87	.360	66	.273	52	.215
18 - 24 Jahre		schwer		16	.500	14	.438	9	.281	4	.125	3	.094
25 - 44 Jahre				39	.398	40	.408	23	.235	22	.224	19	.194
45 - 64 Jahre				31	.290	18	.168	13	.121	16	.150	18	.168
65 + Jahre				2	.400	0	.000	0	.000	1	.200	1	.200
Gesamt				88	.364	72	.298	45	.186	43	.178	41	.169
18 - 24 Jahre	Fokus andere	leicht		11	.344	9	.281	2	.063	4	.125	5	.156
25 - 44 Jahre	Personen			40	.408	40	.408	21	.214	8	.082	9	.092
45 - 64 Jahre				48	.449	32	.299	23	.215	31	.290	19	.178
65 + Jahre				2	.400	1	.200	1	.200	1	.200	0	.000
Gesamt				101	.417	82	.339	47	.194	44	.182	33	.136
18 - 24 Jahre		schwer		10	.313	10	.313	5	.156	3	.094	4	.125
25 - 44 Jahre				35	.357	28	.286	24	.245	18	.184	10	.102
45 - 64 Jahre				55	.514	32	.299	28	.262	21	.196	22	.206
65 + Jahre				0	.000	2	.400	0	.000	1	.200	1	.200
Gesamt				100	.413	72	.298	57	.236	43	.178	37	.153

Tabelle 3.3 e: Lebensereignisse (Durchschnitt pro Person) über 5 Jahre nach sozialer Schicht. Schicht I und II: N = 27; Schicht III: N = 102; Schicht IV: N = 91; Schicht V: N = 21; Gesamt: N = 241

Dargestellt ist außer der Zahl der Ereignisse pro Jahr die mittlere Häufigkeit bestimmter Ereignisse pro Person in einem Jahr (x), berechnet nach der Formel x = Zahl der Ereignisse n geteilt durch die Anzahl der Probanden in der Schichtgruppe.

RFZ = Rückfragezeitpunkt

Soziale Schicht	Bereich	Bedrohlichkeit	RFZ	Anzahl der Lebensereignisse im									
				1. Jahr		2. Jahr		3. Jahr		4. Jahr		5. Jahr	
				n	x	n	x	n	x	n	x	n	x
I + II	Gesundheit	leicht		5	.185	2	.074	5	.185	4	.148	1	.037
III				36	.353	25	.245	13	.127	13	.127	12	.118
IV				35	.385	39	.429	20	.220	8	.088	10	.110
V				11	.524	5	.238	4	.190	4	.190	2	.095
Gesamt				87	.361	71	.295	42	.174	29	.069	25	.104
I + II		schwer		20	.741	10	.370	7	.259	5	.185	6	.222
III				64	.627	39	.382	40	.392	29	.284	23	.225
IV				48	.527	51	.560	23	.253	26	.286	18	.198
V				11	.524	5	.238	10	.476	8	.381	11	.524
Gesamt				143	.593	105	.436	80	.332	68	.282	58	.241
I + II	außerhalb Gesundheit	leicht		12	.444	17	.630	13	.481	13	.481	11	.407
III				36	.353	51	.500	43	.422	27	.265	25	.245
IV				44	.484	43	.473	26	.286	31	.341	21	.231
V				14	.667	2	.095	9	.429	9	.429	2	.095
Gesamt				106	.440	113	.469	91	.378	80	.332	49	.203
I + II		schwer		5	.185	9	.333	4	.148	1	.037	4	.148
III				21	.206	13	.127	11	.108	10	.098	6	.059
IV				17	.187	14	.154	6	.066	2	.022	5	.055
V				3	.143	2	.095	2	.095	4	.190	5	.083
Gesamt				46	.191	38	.158	23	.095	17	.070	20	.191
I + II	sicher unabhängig	leicht		6	.222	3	.111	7	.259	6	.222	2	.074
III				35	.343	22	.216	10	.098	13	.127	8	.078
IV				31	.341	33	.363	15	.165	10	.110	10	.110
V				13	.619	3	.143	3	.143	4	.190	2	.095
Gesamt				85	.353	61	.253	35	.145	33	.137	22	.091
I + II		schwer		17	.630	10	.370	6	.222	6	.222	8	.296
III				48	.471	28	.275	22	.216	23	.225	12	.118

Soziale Schicht	Bereich	Bedrohlichkeit	RFZ	Anzahl der Lebensereignisse im									
				1. Jahr		2. Jahr		3. Jahr		4. Jahr		5. Jahr	
				n	x	n	x	n	x	n	x	n	x
IV				35	.385	36	.396	18	.198	14	.154	13	.143
V				11	.524	3	.143	8	.381	7	.333	7	.333
Gesamt				105	.436	77	.320	54	.224	50	.207	40	.166
I + II	möglich	leicht		11	.407	16	.593	11	.407	11	.407	10	.370
III	unabhängig			37	.363	54	.529	46	.451	27	.265	29	.284
IV				48	.527	49	.538	31	.341	29	.319	21	.231
V				12	.571	4	.190	10	.476	9	.429	2	.095
Gesamt				108	.448	123	.510	98	.232	76	.315	62	.257
I + II		schwer		8	.296	9	.333	5	.185	0	.000	2	.074
III				37	.363	24	.235	29	.284	16	.593	17	.167
IV				30	.330	29	.319	11	.121	14	.137	10	.110
V				3	.143	4	.190	4	.190	5	.238	9	.429
Gesamt				78	.324	66	.274	49	.203	35	.145	38	.158
I + II	Fokus	leicht		10	.370	15	.556	9	.333	8	.296	7	.259
III	Proband			34	.333	48	.471	44	.431	27	.265	28	.275
IV				39	.429	39	.429	27	.297	25	.275	15	.165
V				9	.429	2	.095	9	.429	6	.286	2	.095
Gesamt				92	.382	104	.432	89	.369	66	.274	52	.216
I + II		schwer		9	.333	10	.370	5	.185	1	.037	6	.222
III				39	.382	22	.216	29	.284	20	.196	16	.157
IV				34	.374	34	.374	10	.110	15	.165	11	.121
V				6	.286	5	.238	4	.190	6	.286	8	.381
Gesamt				88	.365	71	.295	48	.199	42	.174	41	.170
I + II	Fokus andere	leicht		7	.259	4	.148	9	.333	9	.333	15	.556
III	Personen			38	.373	28	.275	15	.147	13	.127	9	.088
IV				40	.440	43	.473	19	.209	14	.154	16	.176
V				16	.762	5	.238	4	.190	7	.333	2	.095
Gesamt				101	.419	80	.332	47	.195	43	.178	42	.174
I + II		schwer		16	.593	9	.333	6	.222	4	.148	4	.148
III				45	.441	30	.294	28	.275	13	.127	13	.127
IV				31	.341	31	.341	18	.198	12	.132	12	.132
V				8	.381	2	.095	8	.381	8	.381	8	.381
Gesamt				100	.415	72	.299	60	.249	37	.154	37	.154

Tabelle 3.3 f: Lebensereignisse (durchschnittliche Zahl) pro Person nach "maximalem Schweregrad psychischer Erkrankungen in 5 Jahren" (S = 0 gesund: N = 109; S = 1 leichtere Erkrankung: N = 7; S = 2-4 schwerere Erkrankung: N = 126; Gesamt: N = 242)
n = Ereignisse pro Zeiteinheit; x = n/N = mittlere Zahl von Ereignissen pro Zeiteinheit und Person; RFZ = Rückfragezeitpunkt

Maximaler Schweregrad	Bereich	Bedrohlichkeit	RFZ	Anzahl der Lebensereignisse im									
				1. Jahr		2. Jahr		3. Jahr		4. Jahr		5. Jahr	
				n	x	n	x	n	x	n	x	n	x
Gesund	Gesundheit	leicht		34	.312	32	.294	16	.137	13	.119	11	.101
Leicht				1	.143	2	.286	0	.000	0	.000	1	.143
Schwer				52	.413	39	.310	26	.206	16	.127	13	.103
Gesamt				87	.360	73	.302	42	.174	29	.120	25	.103
Gesund		schwer		54	.495	43	.394	26	.239	28	.257	20	.183
Leicht				6	.857	4	.571	2	.286	2	.286	1	.143
Schwer				83	.659	59	.468	52	.413	38	.302	37	.294
Gesamt				143	.591	106	.438	80	.331	68	.281	58	.240
Gesund	außerhalb	leicht		56	.514	53	.486	5	.046	37	.339	29	.267
Leicht	Gesundheit			2	.286	7	1.000	2	.286	2	.286	0	.000
Schwer				48	.381	56	.444	37	.294	42	.333	31	.246
Gesamt				106	.438	116	.479	92	.380	81	.334	60	.248
Gesund		schwer		16	.147	12	.110	7	.064	3	.028	5	.046
Leicht				3	.429	0	.000	0	.000	3	.429	1	.143
Schwer				27	.214	26	.206	16	.127	12	.095	14	.111
Gesamt				46	.190	38	.157	23	.095	18	.074	20	.083
Gesund	sicher	leicht		32	.294	24	.220	15	.138	16	.147	9	.083
Leicht	unabhängig			1	.143	2	.286	0	.000	0	.000	0	.000
Schwer				52	.413	36	.286	20	.159	17	.135	13	.103
Gesamt				85	.351	62	.256	35	.145	33	.136	22	.091
Gesund		schwer		35	.321	25	.229	18	.165	14	.128	15	.138
Leicht				3	.429	2	.286	1	.143	1	.143	1	.143
Schwer				73	.579	50	.397	35	.278	35	.278	24	.190
Gesamt				111	.459	77	.318	54	.223	50	.207	40	.165

Maximaler Schweregrad	Bereich	Bedrohlichkeit	RFZ	Anzahl der Lebensereignisse im										
				1. Jahr		2. Jahr		3. Jahr		4. Jahr		5. Jahr		
				n	x	n	x	n	x	n	x	n	x
Gesund	möglich	leicht		57	.523	58	.532	52	.477	33	.303	31	.284
Leicht	unabhängig			0	.000	3	.429	1	.143	0	.000	1	.143
Schwer				51	.405	66	.273	46	.365	44	.349	31	.246
Gesamt				108	.446	127	.525	99	.409	77	.318	63	.260
Gesund		schwer		34	.312	27	.248	15	.138	16	.147	10	.092
Leicht				3	.429	1	.143	0	.000	2	.286	0	.000
Schwer				41	.325	39	.310	34	.270	18	.143	28	.222
Gesamt				78	.322	67	.277	49	.202	36	.149	38	.157
Gesund	Fokus	leicht		46	.422	47	.431	47	.431	25	.229	27	.248
Leicht	Proband			1	.143	4	.571	1	.143	0	.000	0	.000
Schwer				45	.357	56	.444	39	.310	41	.325	25	.198
Gesamt				92	.380	107	.442	87	.360	66	.273	52	.215
Gesund		schwer		40	.367	29	.266	14	.128	16	.147	14	.128
Leicht				5	.714	2	.286	0	.000	2	.286	0	.000
Schwer				43	.341	41	.325	31	.246	25	.198	27	.214
Gesamt				88	.364	72	.298	45	.186	43	.178	41	.169
Gesund	Fokus andere	leicht		43	.394	35	.321	20	.183	24	.220	13	.119
Leicht	Personen			0	.000	1	.143	0	.000	0	.000	1	.143
Schwer				58	.460	46	.365	27	.214	20	.159	19	.151
Gesamt				101	.417	82	.339	47	.194	44	.182	33	.136
Gesund		schwer		29	.266	23	.211	18	.165	14	.128	11	.101
Leicht				1	.143	1	.143	1	.143	1	.143	1	.143
Schwer				70	.556	48	.381	38	.302	28	.222	25	.198
Gesamt				100	.431	72	.298	57	.236	43	.178	37	.153

Tabelle 3.3 g: Chronische Schwierigkeiten (x = mittlere Anzahl pro Person) über 5 Jahre, aufgegliedert nach Altersgruppen A (15 - 44 Jahre, N = 107; 65 + Jahre, N = 5; gesamt: N = 242)
RFZ = Rückfragezeitpunkt; n = chronische Schwierigkeiten; x = n/N = mittlere Zahl chronischer Schwierigkeiten pro Zeiteinheit und Person (vergl. auch Abb. 3.3 b).

| Alter A | Bereich | Bedrohlichkeit | RFZ | Anzahl der chronischen Schwierigkeiten im | | | | | | | | | |
| | | | | 1. Jahr | | 2. Jahr | | 3. Jahr | | 4. Jahr | | 5. Jahr | |
				n	x	n	x	n	x	n	x	n	x
14 - 44 Jahre	Gesundheit	leicht		27	.208	2	.015	2	.015	4	.031	1	.008
45 - 64 Jahre				20	.187	1	.009	1	.009	2	.019	2	.019
65 + Jahre				1	.200	0	.000	0	.000	0	.000	0	.000
Gesamt				48	.198	3	.012	3	.012	6	.025	3	.012
14 - 44 Jahre		mittel		47	.362	7	.054	9	.069	4	.031	7	.054
45 - 64 Jahre				54	.505	4	.037	3	.028	4	.037	5	.047
65 + Jahre				2	.400	0	.000	0	.000	0	.000	0	.000
Gesamt				103	.426	11	.045	12	.050	8	.033	12	.050
14 - 44 Jahre		schwer		22	.169	3	.023	7	.054	3	.023	2	.015
45 - 64 Jahre				35	.327	4	.037	3	.028	6	.056	5	.047
65 + Jahre				3	.600	0	.000	0	.000	0	.000	0	.000
Gesamt				60	.248	7	.029	10	.041	9	.037	7	.029
14 - 44 Jahre	außerhalb	leicht		16	.063	2	.015	4	.031	1	.008	4	.031
45 - 64 Jahre	Gesundheit			8	.143	2	.019	4	.037	1	.009	1	.009
65 + Jahre				0	.000	0	.000	0	.000	0	.000	0	.000
Gesamt				24	.099	4	.017	8	.033	2	.008	5	.021
14 - 44 Jahre		mittel		51	.392	10	.077	14	.108	4	.031	9	.069
45 - 64 Jahre				28	.262	5	.047	5	.047	4	.037	4	.037
65 + Jahre				3	.600	0	.000	0	.000	0	.000	0	.000
Gesamt				82	.339	15	.062	19	.079	8	.033	13	.054
14 - 44 Jahre		schwer		15	.115	6	.046	6	.046	9	.069	5	.038
45 - 64 Jahre				23	.215	1	.009	3	.028	4	.037	3	.028
65 + Jahre				2	.400	0	.000	0	.000	1	.200	0	.000
Gesamt				40	.165	7	.029	9	.037	14	.058	8	.033
Summe Bereich Gesundheit				211	.872	21	.087	25	.103	23	.095	22	.091
Summe Bereich außerhalb Gesundheit				146	.603	26	.107	36	.149	24	.099	26	.107
Summe aller Bereiche				357	1.475	47	.194	61	.252	47	.194	48	.198

Tabelle 3.3 h: Chronische Schwierigkeiten (x = mittlere Anzahl pro Person) über 5 Jahre, aufgegliedert nach sozialer Schicht (Schicht I + II: N = 27; Schicht III: N = 102; Schicht IV: N = 91; Schicht V: N = 21; Gesamt: N = 241)
RFZ = Rückfragezeitpunkt; n = Zahl chronischer Schwierigkeiten; x = n/N = mittlere Zahl chronischer Schwierigkeiten pro Zeiteinheit und Person

Soziale Schicht	Bereich	Bedrohlichkeit	RFZ	Anzahl der chronischen Schwierigkeiten im									
				1. Jahr		2. Jahr		3. Jahr		4. Jahr		5. Jahr	
				n	x	n	x	n	x	n	x	n	x
I + II	Gesundheit	leicht		1	.037	0	.000	1	.037	1	.037	9	.333
III				2	.020	3	.029	1	.010	1	.010	23	.225
IV				0	.000	2	.022	1	.011	1	.011	13	.143
V				0	.000	1	.048	0	.000	0	.000	3	.143
Gesamt				3	.012	6	.025	3	.012	3	.012	48	.199
I + II		mittel		1	.037	0	.000	0	.000	2	.074	8	.296
III				5	.049	3	.029	5	.049	3	.029	50	.490
IV				4	.044	5	.055	5	.055	5	.055	35	.385
V				2	.095	0	.000	2	.095	2	.095	10	.476
Gesamt				12	.050	8	.033	12	.050	12	.050	103	.427
I + II		schwer		0	.000	2	.074	0	.000	1	.037	4	.148
III				3	.029	2	.020	4	.039	4	.039	14	.137
IV				2	.022	5	.055	5	.055	1	.011	28	.308
V				2	.095	0	.000	1	.048	1	.048	14	.667
Gesamt				7	.029	9	.037	10	.041	7	.029	60	.249
I + II	außerhalb Gesundheit	leicht		1	.037	0	.000	1	.037	1	.037	2	.074
III				3	.029	0	.000	3	.029	2	.020	13	.127
IV				1	.011	2	.022	4	.044	0	.000	5	.055
V				0	.000	0	.000	0	.000	1	.048	4	.190
Gesamt				5	.021	2	.008	8	.033	4	.017	24	.100
I + II		mittel		0	.000	0	.000	1	.037	3	.111	4	.148
III				6	.059	3	.029	9	.088	6	.059	33	.324
IV				6	.066	5	.055	7	.077	3	.033	33	.363
V				1	.048	0	.000	2	.095	3	.143	11	.524
Gesamt				13	.054	8	.033	19	.079	15	.062	81	.336
I + II		schwer		0	.000	3	.111	1	.037	0	.000	2	.074
III				5	.049	4	.039	5	.049	5	.049	15	.147
IV				2	.022	7	.077	2	.022	1	.011	15	.165
V				1	.048	0	.000	1	.048	0	.000	8	.381
Gesamt				8	.033	14	.058	9	.037	6	.025	40	.166
Summe Bereich Gesundheit				22	.091	23	.095	25	.104	22	.091	211	.876
Summe Bereich außerhalb Gesundheit				24	.100	24	.100	36	.149	25	.104	145	.602
Summe aller Bereiche				46	.191	47	.195	61	.253	47	.195	356	1.477

Tabelle 3.3 i: Chronische Schwierigkeiten (x = mittlere Anzahl pro Person) über 5 Jahre, aufgegliedert nach dem maximalen Schweregrad der psychischen Erkrankungen über 5 Jahre (S = 0 gesund: N = 109; S = 1 leicht: N = 7; S $\geq$ 2 deutlich bis sehr schwer: N = 126; Gesamt: N = 242)
RFZ = Rückfragezeitpunkt; n = Zahl chronischer Schwierigkeiten; x = n/N = mittlere Zahl chronischer Schwierigkeiten pro Zeiteinheit und Person

Maximaler Schweregrad	Bereich	Bedrohlichkeit	RFZ	Anzahl der chronischen Schwierigkeiten im									
				1. Jahr		2. Jahr		3. Jahr		4. Jahr		5. Jahr	
				n	x	n	x	n	x	n	x	n	x
Gesund	Gesundheit	leicht		2	.019	4	.037	0	.000	0	.000	21	.193
Leicht				0	.000	0	.000	0	.000	0	.000	2	.286
Schwer				1	.008	2	.016	3	.024	3	.024	25	.198
Gesamt				3	.012	6	.025	3	.012	3	.012	48	.198
Gesund		mittel		5	.046	3	.028	2	.018	5	.046	32	.294
Leicht				1	.143	0	.000	1	.143	2	.286	4	.571
Schwer				6	.048	5	.040	9	.071	4	.032	67	.532
Gesamt				12	.050	8	.033	12	.050	11	.045	103	.426
Gesund		schwer		2	.032	1	.009	2	.018	2	.018	11	.101
Leicht				0	.000	0	.000	0	.000	0	.000	1	.143
Schwer				5	.040	8	.063	8	.063	5	.040	48	.381
Gesamt				7	.029	9	.037	10	.041	7	.029	60	.248
Gesund	außerhalb Gesundheit	leicht		3	.028	1	.009	5	.046	1	.009	11	.101
Leicht				0	.000	0	.000	1	.143	0	.000	2	.286
Schwer				2	.016	1	.008	2	.016	3.	.024	11	.087
Gesamt				5	.021	2	.008	8	.033	4	.017	24	.099
Gesund		mittel		4	.037	3	.028	7	.064	6	.055	33	.303
Leicht				0	.000	0	.000	0	.000	1	.143	1	.143
Schwer				9	.007	5	.040	12	.095	8	.063	48	.381
Gesamt				13	.054	8	.033	19	.079	15	.062	82	.339
Gesund		schwer		1	.009	6	.055	2	.018	5	.046	8	.073
Leicht				0	.000	0	.000	0	.000	0	.000	1	.143
Schwer				7	.056	8	.063	7	.056	2	.016	31	.246
Gesamt				8	.033	14	.058	9	.037	7	.029	40	.165
Summe Bereich Gesundheit				22	.091	23	.095	25	.103	21	.087	211	.872
Summe Bereich außerhalb Gesundheit				26	.107	24	.099	36	.149	26	.107	146	.603
Summe aller Bereiche				48	.198	47	.194	61	.252	47	.194	357	1.475

Tabelle 3.3 k: Chronische Schwierigkeiten über 5-Jahres-Zeitraum nach Schweregrad psychiatrischer Erkrankungen 7 Tage bei t_2
S = 0 gesund: N = 127; S = 1 leicht: N = 39; S $\geq$ 2 deutlich bis sehr schwer: N = 76; Auswertung 1 (W)

Schweregrad 7 Tage	Spezifikation Bereich	Bedrohlichkeit	N chron. Schwierig- keiten	durchschnittl. Zahl chron. Schwierig- keiten pro Person
Gesund	Gesundheit	stark	30	.236
Leicht			15	.385
Schwer			48	.632
Gesund		mittel	59	.465
Leicht			28	.718
Schwer			59	.776
Gesund		leicht	40	.315
Leicht			6	.154
Schwer			15	.197
Gesund	außerhalb Gesundheit	stark	28	.220
Leicht			16	.410
Schwer			34	.447
Gesund		mittel	61	.480
Leicht			33	.846
Schwer			58	.763
Gesund		leicht	29	.228
Leicht			6	.154
Schwer			8	.105
Gesund	sicher unabhängig	stark	0	.000
Leicht			0	.000
Schwer			1	.013
Gesund		mittel	0	.000
Leicht			0	.000
Schwer			0	.000
Gesund		leicht	0	.000
Leicht			0	.000
Schwer			0	.000
Gesund	möglicher- weise unabhängig	stark	18	.142
Leicht			6	.154
Schwer			31	.408
Gesund		mittel	40	.315
Leicht			20	.513
Schwer			39	.513
Gesund		leicht	20	.157
Leicht			4	.103
Schwer			6	.079

Schweregrad 7 Tage	Spezifikation Bereich	Bedrohlichkeit	N chron. Schwierig- keiten	durchschnittl. Zahl chron. Schwierig- keiten pro Person
Gesund	Fokus	stark	0	.000
Leicht	Proband		0	.000
Schwer			0	.000
Gesund		mittel	0	.000
Leicht			0	.000
Schwer			0	.000
Gesund		leicht	0	.000
Leicht			0	.000
Schwer			0	.000
Gesund	Fokus andere	stark	38	.299
Leicht	Personen		19	.487
Schwer			43	.566
Gesund		mittel	71	.559
Leicht			42	1.077
Schwer			83	1.092
Gesund		leicht	53	.417
Leicht			11	.282
Schwer			17	.224

Tabelle 3.4.1 f: Psychiatrische Diagnosen (ICD 8) für die letzten 7 Tage bei t_1 und t_2 (reine Verlaufsstichprobe, n = 1.342; nur Probanden, die zu beiden Zeitpunkten t_1 und t_2 interviewt wurden). Alter bei $t_2 \geq 20$ Jahre

ICD 8-Kategorie	7 Tage-Prävalenzrate in % 1. Querschnitt (t_1)		7 Tage-Prävalenzrate in % 2. Querschnitt (t_2)	
	$S = 1$	$S \geq 2$	$S = 1$	$S \geq 2$
Senile Demenz 290; 293.0	1.2	1.2	.7	1.9
andere organische Psychosen 292; 293.1 - 9; 294 außer 294.3; 309	.3	.7	.7	1.0
Schizophrenie 295	--	.4	.1	.4
affektive Psychosen 296; 297; 298	.4	1.5	.4	.7
neurotisch-psychosomatische Erkrankungen 300; 305 - 308	13.7	11.7	10.1	10.7
Persönlichkeitsstörung 301; 302	2.8	.6	4.7	2.8
Alkohol/Drogen 291; 294.3; 303; 304	2.2	2.4	4.5	3.7
Oligophrenie 310 - 315	.7	.9	.4	1.0

Tabelle 3.4.1 g: Prävalenzraten (S $\geq$ 2) für verschiedene Diagnosegruppen aus dem Bereich affektive und psychosomatische Erkrankungen; Verlaufsstichprobe (n = 1.342)

Diagnosegruppe		Verlaufsstichprobe (n = 1.342)	
		bei t_1 (ICD 8)	bei t_2 (ICD 9)
a) endogene Depression	7 Tage	1.3	0.6
	5 Jahre	--	1.4
b) depressive Neurose	7 Tage	6.5	3.3
	5 Jahre	--	6.2
c) depressive Pers.	7 Tage	0.1	0.7
	5 Jahre	--	1.3
d) depressive Reaktion	7 Tage	--	1.4
	5 Jahre	--	4.1
e) depressives Syndrom gesamt ICD Nr. 296.1/6/8/9; 298.0; 300.4; 301.1; 309.0/1; 311.0/1	7 Tage	7.8	4.8
	5 Jahre	--	10.0
f) depressive Erkrank.	7 Tage	7.9	4.8
	5 Jahre	--	9.9
g) Angstneurose	7 Tage	.08	1.6
	5 Jahre	--	2.3
h) Phobien	7 Tage	0.0	0.5
	5 Jahre	--	0.7
i) Angstsyndrome ICD Nr. 300.0/2/5/7; 301.6; 308.0/1; 307.8; 309.2/9	7 Tage	2.5	1.6
	5 Jahre	--	2.2
j) Psychosom. Erkrank. ICD Nr. 306; 316	7 Tage	2.5	4.1
	5 Jahre	--	8.5
k) GBI depr. Stimmung	7 Tage	10.3	4.9
l) GBI depr. Gedanken	7 Tage	7.5	3.8
m) GBI depr. Angst	7 Tage	9.3	7.4
n) GBI depr. Phobie	7 Tage	4.7	2.1

Tabelle 3.4.1 h: Psychiatrische Diagnosen (letzte 7 Tage) zur ersten und zweiten Querschnittsuntersuchung. 1. Querschnittsstichprobe $\geq$ 20 Jahre und angereicherte Verlaufsstichprobe inklusive Verweigerer bei t_1, die bei t_2 interviewt werden konnten (Alter $\geq$ 20 Jahre, S = Schweregrad). Die Stichproben sind nicht identisch mit jenen in Tabelle a, sondern enthalten hier auch Probanden, die nur zu einem der beiden Zeitpunkte interviewt wurden.

Psychiatrische Diagnosen (ICD 8)	Erster Querschnitt (t_1) (Dilling & Weyerer) 70er Jahre				Zweiter Querschnitt (t_2) 80er Jahre				Erster Querschnitt (t_1)		Zweiter Querschnitt (t_2)		Psychiatrische Behandlungsrate
	S = 1		S $\geq$ 2		S = 1		S $\geq$ 2		S = 1 - 4		S = 1 - 4		
	N	%	N	%	N	%	N	%	N	%	N	%	%
(prä-)senile Demenz (290; 293.0)	22	1,6	28	2,0	11	0,8	26	1,9	50	3,6	37	2,7	10,8
andere organische psychiatrische Erkrankungen (292; 293.1 - 9; 294 außer 294.3; 309)	6	0,4	13	0,9	10	0,7	15	1,1	19	1,3	25	1,8	36,0
Schizophrenie	--	--	6	0,4	2	0,1	6	0,4	6	0,4	8	0,6	57,1
affektive und andere Psychosen (296; 297; 298; 299)	5	0,4	22	1,6	6	0,4	10	0,7	27	2,0	16	1,2	43,8
neurotische und psychosomatische Erkrankungen (300; 305 - 308)	219	16,0	199	14,5	156	11,4	157	11,4	418	30,4	313	22,6	16,8
Persönlichkeitsstörungen (301; 302)	45	3,3	12	0,9	67	4,8	39	2,8	57	4,2	106	7,7	10,5
Alkoholismus/Drogenabhängigkeit (291; 294.3; 303; 304)	35	2,5	41	3,0	62	4,5	55	4,0	76	5,5	117	8,5	11,2
Oligophrenie (310 - 315)	7	0,5	9	0,7	5	0,4	14	1,0	16	1,2	19	1,4	42,1

Psychiatrische Diagnosen (ICD 8)	Erster Querschnitt (t_1) (Dilling & Weyerer) 70er Jahre				Zweiter Querschnitt (t_2) 80er Jahre				Erster Querschnitt (t_1)		Zweiter Querschnitt (t_2)		Psychiatrische Behandlungsrate
	$S = 1$		$S \geq 2$		$S = 1$		$S \geq 2$		$S = 1 - 4$		$S = 1 - 4$		
	N	%	N	%	N	%	N	%	N	%	N	%	%
Gesamt (Diagnosen)	339		330		319		322		669		641		
Gesamt (Probanden)	284	20,7	279	20,4	243	17,6	286	20,6	563	41,0	530	38,3	
N	1.373				1.385				1.373		1.385		1.385

I

II

Konfigurationsfrequenzanalyse:

I

II

Chi^2 Gesamt = 56,0; df = 31; p < .01;
Test für unspezifische Veränderungen:
alpha adjustiert = a/kxm = 0,10/10x2 = 0,003125; nur die Konfiguration für Persönlichkeitsstörungen ist signifikant:
Chi^2 bei t_1 = 7,6; df = 1; Chi^2 bei t_2 = 7,9; df = 12; Chi^2 Gesamt = 44,1; df = 15; p < .001
Testung von drei a-priori Hypothesen über Veränderungen (a adjust 5 % Niveau = 0,0083) bezüglich
1. Neurotische und psychosomatische Erkrankungen:
Chi^2 bei t_1 = 5,3; df = 1; p < .10; Chi^2 bei t_2 = 5,8; df = 1; p < .10
2. Persönlichkeitsstörungen:
Chi^2 bei t_1 = 8,3; df = 1; p < .05; Chi^2 bei t_2 = 8,6; df = 1; p < .05
3. Alkoholismus und Drogenabhängigkeit:
Chi^2 bei t_1 = 5,2; df = 1; p < .10; Chi^2 bei t_2 = 5,4; df = 1; p < .10 (beide von marginaler Signifikanz)

Tabelle 3.4.1 i: Psychiatrische Morbidität (approximative Life-Time-Prävalenz) für Verlaufsstichprobe (n = 1.342), Schweregrad $\geq$ 2 unter Berücksichtigung von 1 Jahr vor t_1, t_1, 5-Jahres-Intervall und t_2 (= 6 Jahre/2 Querschnitte) und Verwendung von ICD 8 Diagnosen - "Erst- und Zweitdiagnosen". Aufschlüsselung nach soziodemographischen Charakteristika

	maximaler Schwere-grad = 1	maximaler Schwere-grad = 2	Chi-Quadrat-Test p
Ort			
PA	20.7	36.2	< .001
TR	11.5	42.5	
TS	21.6	41.3	
Geschlecht			
m	18.7	39.0	= .55 (ns)
w	16.7	41.3	
Alter			
20 - 24	17.6	34.0	
25 - 44	19.9	39.0	
45 - 64	17.1	45.2	= .08 (ns)
65 - 74	14.1	36.2	
75 +	15.5	42.2	
Familienstand			
ledig	14.8	40.7	
verheiratet	19.9	38.0	
getrennt/geschieden	11.5	57.4	< .01
verwitwet	12.0	44.6	
Schicht			
I + II	26.1	27.9	
III	19.4	36.9	< .001
IV	14.7	42.9	
V	11.4	57.8	
fester Partner			
nein	14.7	48.7	
ja, zusammen	19.1	37.7	< .01
ja, nicht zusammen	12.2	36.6	
Schulbildung			
niedrig	16.6	43.4	
mittel	19.4	32.9	< .001
hoch	22.8	26.8	
berufstätig			
ja	19.7	38.9	= .13 (ns)
nein	15.5	41.4	
arbeitlos			
nein	17.8	39.7	= .11 (ns)
ja	9.7	58.1	
Berufsausbildung			
nein	14.6	45.8	< .001
ja	19.7	36.3	
Einpersonenhaushalt			
ja	12.6	47.9	< .05
nein	18.6	38.8	

Tabelle 3.4.1 k: Inzidenz, Remission und Chronizität für niedrigere Schwelle (Schweregrad $\geq$ 1) nach Familienstand, Sozialer Klasse und Problembereichen; angereicherte Verlaufsstichprobe; Alter $\geq$ 20 Jahre bei t_2; Ergebnisse der loglinearen Analyse

Soziale Charakteristika zum Zeitpunkt I	Gesund 0 →0		Inzidenz 0 →1/2/3/4		Remission 1/2/3/4→0		Chronisch 1/2/3/4 → 1/2/3/4		Gesamt
	N	%	N	%	N	%	N	%	N
Familienstand									
ledig	107	67,7	51	32,3	22	28,2	56	71,8	236
verheiratet	376	68,1	176	31,9	151	47,5	167	52,5	870
getrennt/geschieden	19	59,4	13	40,6	10	34,5	19	65,5	61
verwitwet	77	80,2	19	19,8	35	44,3	44	55,7	175

$Chi^2 = 7,36$; df = 3; ns. $\qquad$ $Chi^2 = 10,46$; df = 3; ns.
Testung der Hypothese, daß Verheiratete niedrigere Morbiditätsraten aufweisen: Z = 0,55; df = 1; ns.
a-priori Testung der Hypothese niedrige Remissionsrate für ledige Personen: Z = 2,02; df = 1; p < 0.05

	Gesund		Inzidenz		Remission		Chronisch		Gesamt
Soziale Klasse									
I + II	78	71,6	31	28,4	34	60,7	22	39,3	165
III	252	70,4	106	29,6	90	45,0	110	55,0	558
IV	192	67,4	93	32,6	65	39,9	98	60,1	448
V	52	64,2	29	35,8	29	34,1	56	65,9	166

$Chi^2 = 1,9$; df = 3; ns. $\qquad$ $Chi^2 = 10,9$; df = 3; p < 0.05
Drei Tests für a-priori Hypothesen:
1. Höhere Chronizitätsrate in der niedrigsten sozialen Klasse (V): Z = 1,12; df = 1; ns.
2. Test für erhöhte Inzidenzrate in der niedrigsten sozialen Klasse (V): Z = 2,11; df = 1; p < .05
3. Test für Hypothese: niedrigere Chronizitätsrate in höheren sozialen Schichten (I + II): Z = 1,73; df = 1; p < .05

	Gesund		Inzidenz		Remission		Chronisch		Gesamt
Berufliche oder private Probleme (t_1)									
nein	444	70,8	183	29,2	127	46,0	149	54,0	903
leicht	73	67,0	36	33,0	34	50,0	34	50,0	177
deutlich	50	61,0	32	39,0	43	42,6	58	57,4	183
schwer	12	60,0	8	40,0	14	25,9	40	74,1	74

$Chi^2 = 4,4$; df = 3; ns. $\qquad$ $Chi^2 = 8,7$; df = 3; p < 0.05
Test der Hypothese, daß schwere Probleme Indikatoren für hohe Chronizitätsrate sind: Z = 1,74; df = 1; p < 0.05

Tabelle 3.4.1 kk: Inzidenz, Remission und Chronizität für niedrigere Schwelle (Schweregrad $\geq$ 1) nach Gemeindetyp, Gechlecht und Alter. Angereicherte Verlaufsstichprobe inklusive Verweigerer von t_1 (welche bei t_2 nachuntersucht werden konnten). Alter $\geq$ 20 Jahre bei t_2; Ergebnisse der loglinearen Analyse und Chi^2-Test; nur t_1 und t_2 (nicht das Intervall) berücksichtigt.

Soziale Charakteristika zum Zeitpunkt I	Gesund N = 838 0 →0		Inzidenz N = 838 0 →1/2/3/4		Remission N = 507 1/2/3/4 →0		Chronisch 1/2/3/4 → 1/2/3/4		Gesamt
	N	%	N	%	N	%	N	%	N
Gesamt	579	69,1	259	30,9	218	43,3	286	56,7	1.342
Untersuchungsort t_1									
Palling	118	71,1	48	28,9	39	39,8	59	60,2	264
Traunreut	257	73,2	94	26,8	72	39,6	110	60,4	533
Traunstein	204	63,6	117	36,4	107	47,8	117	52,2	545

$Chi^2 = 7,72$; df = 2; p < 0.05 $Chi^2 = 0,33$; df = 2, ns.
Chi^2 Gesamt = 2,43; df = 2; ns.
Testung der Hypothese einer niedrigeren Morbiditätsrate in der Landgemeinde Palling: Z = 0,02; df = 1; ns.

	Gesund		Inzidenz		Remission		Chronisch		Gesamt
Geschlecht									
männlich	263	63,8	149	36,2	83	41,7	116	58,3	611
weiblich	316	74,2	110	25,8	135	44,3	170	55,7	731

$Chi^2 = 10,0$; df = 1; p < 0.01 $Chi^2 = 0,22$; df = 1; ns.
Zwei Tests für a-priori Hypothesen:
1. Test für höhere Rate chronischer Erkrankungen bei Männern: Z = 0,29; df = 1; ns.
2. Test für höhere Inzidenzrate bei Männern: Z = 1,92; df = 1; p < .05

	Gesund		Inzidenz		Remission		Chronisch		Gesamt
Alter									
20 - 44	277	64,6	152	35,4	84	42,9	112	57,1	625
45 - 64	161	70,3	68	29,7	78	41,7	109	58,3	416
65 +	141	78,3	39	21,7	56	46,3	65	53,7	301

$Chi^2 = 11,5$; df = 2; p < 0.01 $Chi^2 = 0,65$; df = 2; ns.
Drei Tests für a-priori Hypothesen:
1. Test für höhere Inzidenz bei jüngerer Altersgruppe (20 - 44 Jahre): Z = 1,69; df = 1; p < .05
2. Test für niedrigere Inzidenz bei älterer Altersgruppe (65 + Jahre): Z = 2,23; df = 1; p < .05
3. Test für höhere Rate chronischer Erkrankungen bei höchster Altersgruppe (75 + Jahre): Z = 0,44; df = 1; ns.

Tabelle 3.4.1 l: Dauer psychischer Störungen, Schweregrad 2 - 4, erhoben zum Zeitpunkt t_2 (ohne Berücksichtigung der Ergebnisse von t_1); Verlaufsstichprobe und Prävalenzstichprobe der 80er Jahre

Dauer	Verlaufsstichprobe (N = 1.342)		80er Prävalenzstichprobe (N = 1.666)	
- 1 Jahr	90	22,2	116	21,8
1 - 2 Jahre	39	8,7	60	11,3
2 - 3 Jahre	33	8,1	42	7,9
3 - 4 Jahre	23	5,7	29	5,4
4 - 5 Jahre	28	6,9	40	7,5
> 5 Jahre	192	47,4	245	46,1
maximaler Schweregrad 2 - 4 in 5 Jahren	405		532	

Tabelle 3.4.1 m: Dauer der psychischen Erkrankung vor der 1. Querschnittserhebung (t_1) (A272) und im 5-Jahres-Intervall (1. psychiatrische Diagnose, Dauer Jahre)

Dauer der psych. Erkrankung ($S \geq 2$ im 5-Jahres-Intervall zwischen t_1 und t_2)	Dauer der psychischen Erkrankung bei t_1 vor dem 1. Querschnitt												
	unklar		bis 3 Monate		3 - 12 Monate		1 - 5 Jahre		5 - 10 Jahre		10 - 20 Jahre		über 20 Jahre		Zellensumme
	N	(%)	N	(%)	N	(%)	N	(%)	N	(%)	N	(%)	N	(%)	
unklar	59	(11,2)	8	(1,5)	10	(1,9)	52	(9,8)	47	(8,9)	66	(12,5)	31	(5,9)	273 (51,7)
unter 1 Jahr	3	(0,6)	2	(0,4)	2	(0,4)	8	(1,5)	11	(2,1)	17	(3,2)	8	(1,5)	51 (9,7)
1 - 2 Jahre	2	(0,4)	0	(0)	0	(0)	7	(1,3)	4	(0,8)	2	(0,4)	4	(0,8)	19 (3,6)
2 - 3 Jahre	5	(0,9)	1	(0,2)	1	(0,2)	6	(1,1)	1	(0,2)	2	(0,4)	3	(0,6)	19 (3,6)
3 - 4 Jahre	1	(0,6)	0	(0)	1	(0,2)	4	(0,8)	7	(1,3)	2	(0,4)	0	(0)	15 (2,8)
4 - 5 Jahre	2	(0,4)	0	(0)	1	(0,2)	4	(0,8)	3	(0,6)	2	(0,4)	2	(0,4)	14 (2,7)
durchgehend alle Quartale im 5-Jahres-Intervall	19	(3,6)	1	(0,2)	3	(0,6)	26	(4,9)	20	(3,8)	41	(7,8)	27	(5,1)	137 (25,9)
N	91	(17,2)	12	(2,3)	18	(3,4)	107	(20,3)	93	(17,6)	132	(25,0)	75	(14,2)	528 (100)

Tabelle 3.4.2 c: Korrelationstabelle (Produkt Moment bzw. punktbiseriale Korrelation) als Basis für Berechnungen zum Hauptmodell mit LISREL (N = mindestens 192 Fälle, die keinerlei missing values aufweisen)

	Schwere-grad der Erkrankg. bei t_1 (0 - 4) AZ005	Anzahl chronisch. Schwierig-keiten über 5 J. DBZ 1	Anzahl Lebens-ereignisse über 5 J. LBZ 1	Summen-score De-moralis.-Skala D 424	Schwere-grad der Erkrankg. bei t_2 (0 - 4) Z 41	Verhältnis zur Mutter in Kindh. D 58	Verhältnis zum Vater in Kindh. D 61	Beziehung d. Eltern zueinander D 62	Finanz. Lage in Kindh. D 63	Chron. Erkrankg. in Kindh. D 64	Körperl. Gebre-chen D 65	aufgew. bei wem Grew up
Zahl chron. Schwierigkeiten	.29	--										
Zahl Life-Events	.21	.46	--									
Demoralisa-tions-Skala	.35	.16	.22	--								
Schweregrad Erkrankung t_2	.33	.23	.23	.52	--							
D 58	.10	.13	.12	.09	.19	--						
D 61	.13	.20	.08	.18	.23	.51	--					
D 62	.15	.14	.11	.23	.22	.40	.53	--				
D 63	.10	.17	.14	.12	.19	.23	.24	.28	--			
D 64	.12	.24	.13	.08	.16	.09	.09	.03	.03	--		
D 65	.07	.29	.18	.05	.11	-.03	.09	.04	.07	.43	--	
Grew up	.12	.16	.13	.11	.18	.28	.20	.33	.09	.15	.05	--
Soz. Unterst. t_2	-.07	-.21	-.11	-.18	-.03	-.19	-.21	-.13	-.13	-.06	-.13	-0.09

Sachverzeichnis

435